U0253666

现代临床护理实践与护理管理

主编　聂伯翠　刘承秀　姚红雁　张双玲

孙明云　陈梦娇　罗　影

黑龙江科学技术出版社

图书在版编目（CIP）数据

现代临床护理实践与护理管理／聂伯翠等主编. --
哈尔滨：黑龙江科学技术出版社，2023.2
ISBN 978-7-5719-1788-3

Ⅰ．①现… Ⅱ．①聂… Ⅲ．①护理学 Ⅳ．①R47

中国国家版本馆CIP数据核字（2023）第029027号

现代临床护理实践与护理管理
XIANDAI LINCHUANG HULISHIJIAN YU HULIGUANLI

主　　编	聂伯翠　刘承秀　姚红雁　张双玲　孙明云　陈梦娇　罗　影	
责任编辑	陈兆红	
封面设计	宗　宁	
出　　版	黑龙江科学技术出版社	
	地址：哈尔滨市南岗区公安街70-2号　　邮编：150007	
	电话：（0451）53642106　传真：（0451）53642143	
	网址：www.lkcbs.cn	
发　　行	全国新华书店	
印　　刷	黑龙江龙江传媒有限责任公司	
开　　本	787 mm×1092 mm　1/16	
印　　张	22.75	
字　　数	576千字	
版　　次	2023年2月第1版	
印　　次	2023年2月第1次印刷	
书　　号	ISBN 978-7-5719-1788-3	
定　　价	238.00元	

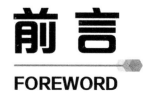

前言

FOREWORD

在现代医疗改革中,各级医疗机构坚持以改善护理服务、提高护理质量、丰富护理内涵、拓展服务领域为重点,推行以改革护理服务模式、落实责任制整体护理为核心的优质护理服务,促进了护理服务贴近患者、贴近临床、贴近社会。此时,加强科学管理,提高护理服务能力,推动护理事业发展、医学模式转变和提升医疗技术水平齐头并进,满足社会和人民群众不断提高的健康服务需求,成为当前护理人员面临的巨大挑战。

为迎接这一挑战,护理人员要全面学习与临床护理相关的学科知识,并在多学科的理论支持下,将先进的护理技术应用于实际工作,不断提升自己的护理服务能力和专业水平。与此同时,护理人员也应重视加强护理队伍建设,如对各级护理人员进行岗位培训、建立有效的激励和约束机制等,以实现护理管理的科学化、专业化、精细化。由此,我们特邀请一批护理学专家,编写了这本《现代临床护理实践与护理管理》,希望对广大护理人员的工作起到一定的指导作用。

本书力求将护理学理论知识与临床实践融为一体,培养严谨的临床护理思维,健全护理管理体系。首先简要介绍了护理学的概念、性质、任务和范畴,以及护理操作等内容,使读者能够全面了解护理工作的基础内容;然后结合近年的护理学研究成果,详细阐述了各科室常见病的护理操作;最后对护理管理的相关知识进行了讲解。本书内容覆盖面较广,既突出了专科护理的特点,又强调了护理管理的重要性,适合各级医疗机构的护理人员参考阅读。

全体编者为撰写本书竭尽全力,但难免存在疏漏之处,诚恳地希望各位读者提出宝贵意见,以供再版时修改。

《现代临床护理实践与护理管理》编委会

2022 年 10 月

目 录

CONTENTS

第一章 护理学绪论

第一节 护理学的概念

护理学是一门以自然科学和社会科学为理论基础的综合性应用科学,它从出现到发展成为一个独立学科走过了一百多年的历程,也就是英国人弗罗伦斯·南丁格尔创建护理教育、开办护理事业以来的历史过程。在这较长的历史进程中,随着医学科学与相关科学的发展和在某个特定时期人们对健康定义的认识和需求的不断提高,护理概念的演变大致经历了以疾病护理为中心、以患者护理为中心、以整体人的健康护理为中心的三个历史阶段。这些理论认识的进步,是在护理实践的积累和对护理学总体研究的基础上发展形成的。

一、以疾病护理为中心阶段

这个阶段的初期护理,仅作为一种劳务为患者提供一些生活、卫生处置方面的服务。随着护理教育的开展,护理人员能将简单的护理知识与技术应用于临床,如为患者进行口腔护理、皮肤护理等。在人们心目中,护理只是一种操作或一种技艺,是医疗工作中的辅助性劳动。随着自然科学的不断发展及各种科学学说的创立,医学科学理论和临床实践逐渐摆脱了宗教和神学的束缚,人们开始用生物医学模式的观点来解释疾病,即疾病是由细菌感染或外来因素袭击导致的损伤和/或脏器与组织功能障碍,此阶段,人们仅以机体是否有损伤作为健康与不健康的界定标准。在这种健康概念的指导下,医疗行为着眼于对躯体或患病部位疾病的诊断和治疗,从而形成了以疾病为中心的指导思想。在这种思想的影响下,人们认为护理是依附于医疗的,因此,护士扮演着医嘱执行人的角色,把协助医师对疾病进行检查、诊断、治疗看成是护理工作的主要内容;把认真执行医疗计划、协助医师除去患者躯体上的"病灶"和修复脏器、组织功能作为护理工作的根本任务、目标和职责。护理工作处在附属、被动的地位,这在相当程度上影响了护理学的理论发展,护理学没有自己完整的理论体系,护理学教程基本上是套用医疗专业基础医学、临床医学理论外加疾病护理常规和技术操作规程的内容。因此,以疾病护理为中心的护理模式,决定了护理人员是医师助手的附属地位,造成了护理人员被动执行医嘱的局面。

事物都是在不断实践中发展,又在发展中加以验证的。以疾病为中心的护理模式是护理学发展过程的第一个历史阶段,这一时期的护理实践及其发挥的作用具有以下特点:①护理工作虽处于从属地位,但与医疗工作分工比较明确,责任界定比较清楚,护理工作在整个生命科学中占有重要的地位;②在一个较长时期的护理实践中,经过前辈们的努力,总结、建立了一整套护理制度、疾病护理常规、技术操作规程等,为护理学的发展提供了理论依据和实践基础;③以基础医学、临床医学、疾病护理为主的课程的开办,为完善现代护理学科的理论体系奠定了良好的基础;④以疾病为中心的护理,因对疾病的发生、发展、转归与患者的心理、情绪、精神,以及社会等因素的关系不了解,使护理过程只局限在患者躯体、局部病灶上,而忽略了对患者心理及其他因素的护理。这个阶段延续到了20世纪60年代。

二、以患者护理为中心阶段

一般认为,以患者护理为中心的理论来源于美国籍奥地利理论生物学家贝塔朗菲的系统论、玛莎·罗杰斯的护理概念理论、美国心理学家马斯洛的需求层次论、生态学家纽曼的人和环境的相互关系的学说等。这些学说的研究和确立,为人们提供了重新认识健康与心理、情绪、精神、社会环境几者关系的理论依据。例如,马斯洛认为,对人合理的基本需要的满足可以预防疾病,不能满足需要就孕育着疾病,而恢复这些需要可以治疗疾病。也就是根据人体的整体系统性和需要层次性来对患者进行身心护理,就能更好地帮助患者提高健康水平。1948年,世界卫生组织(WHO)对人的健康作出了新的定义,"健康不仅仅是没有躯体上的疾病和缺陷,还要有完整的心理和社会适应状态",这一健康观念的更新,使护理内容、护理范畴得到了充实和延伸,为护理学的研究开辟了新领域。1955年,美国的莉迪亚·霍尔提出在护理工作中应用护理程序这一概念。程序是事物向一定目标进行的系列活动,护理程序则是以恢复或促进人的健康为目标,进行的一系列前后连贯、相互影响的护理活动。护理程序的提出,是第一次将系统的、科学的方法具体用于护理实践,使护理工作有了转折性的发展。随着高等教育的设立及一些护理理论的相继问世,护理专业跨入了一个新的高度。

20世纪60年代,美国护士玛莎·罗杰斯首次提出:"应重视人是一个整体,除生物因素外,心理、精神、社会、经济等方面的因素都会影响人的健康状态和康复程度。"70年代,美国罗彻斯特大学医学家恩格尔提出了生物、心理、社会这一新的模式,引起了健康科学领域认识观的根本改变,在护理学领域产生了深刻的影响。这一模式强化了身心是一元的,形神是合一的,两者是不可分割的整体,身心疾病和心身疾病是交互的,既可"因病致郁"又可"因郁致病",只不过主次、先后转化不同而已,进一步阐明了人是一个整体的概念。在这种新要领的指导下,护理工作由对疾病护理为中心转向了以患者护理为中心的护理方式。应用护理程序全面收集患者生理、心理、社会等方面的资料,制订相应的护理计划,实施身心整体护理。新的医学模式给护理学注入了新的活力,使护理理论、护理内容、活动领域拓宽到了心理、行为、社会、环境、伦理等范畴。护理概念、护理研究任务和研究内容、学科知识体系等发生了根本性变化,并肩负起了特定的任务和目标,护理学得到了充实和发展。这一阶段是护理学开始形成独立的、较完整的理论体系和实践内容的重要历史时期,对未来护理事业的发展产生了深远的影响,给现实护理工作带来了诸多变化。

(一)护理内容、护理范畴的转化和延伸

(1)从单纯的医院内床边护理转向医院外为社区、家庭提供多种服务。

(2)从单纯的治疗疾病护理转向对一个完整的人的护理,也就是根据人的整体系统性和需要层次性来满足患者各种合理的需要,并进行健康咨询、保健指导。

（3）护士由单纯执行医嘱、实施医疗措施转向卫生宣教、心理护理、改变环境条件等,独立完成诸多促进、维护患者康复,战胜病痛,减轻痛苦的护理工作。

(二)护患关系由主动和被动向指导合作及共同参与的方向转化

以疾病护理为中心阶段,受生物医学模式观念的影响,护士主动做的是协助医师解决患者躯体上的病,而不是护理患病的人,在这种情况下,患者也只能被动地接受治疗和护理。其心理、精神、情绪、家庭等方面的问题,得不到护理人员的帮助和照顾,更不可能参与疾病治疗、护理方案的决策。由于护患之间缺乏交流和沟通,导致彼此关系冷漠,患者无法起到在恢复健康、预防疾病方面的主观能动作用。在以患者护理为中心阶段,由于健康概念的更新,医护人员认识到患者是一个系统的整体,故在护理过程中除完成一般诊疗护理计划,更多的是对患者进行心理疏导、康复教育,以及满足患者的需求。在制订医疗护理计划时,重视对患者的意见和要求的采纳,这样可以提高患者的参与意识,取得更好的治疗效果。

(三)护理人员的知识结构发生了根本性变化

随着医学模式的转变、健康定义的更新和护理学的自成体系,护理人员所掌握的知识内容必须发生相应的变化,否则就不能适应新的护理模式的要求。如护理学教育的课程设置由原来单纯以疾病为中心的医学知识,转向以医学知识为基础,增加了一些自然科学、心理学、人际关系学、行为学、伦理学、美学、管理学等知识,开始建立起以人的健康为中心的护理学教育模式,并为护理学的进一步发展奠定了理论基础。

(四)护理管理指导思想的转变

以疾病护理为中心阶段,护理管理尤其病房管理多以方便护理工作为出发点。因此,规章制度限制患者这样、那样活动的内容占有一定的比重,给患者带来诸多不便;而在以患者护理为中心阶段制定的护理制度、护理措施是以把患者看成一个统一的整体为出发点,处处以患者需要为准则,重视患者的个体差异,因人施护。在病房管理工作中,积极争取患者的参与并尊重他(她)们的意见。对护理人员工作质量的评价中,除了需要具有娴熟的专业知识和技术,还要考查其对患者的服务是否具有系统性和全面性。

(五)护理学的研究方向、研究范围、研究内容发生了很大变化

随着医学模式的转变、健康定义的更新,护理学的功能面临新的挑战,为完成新时期的护理任务,促进护理学科的发展,除需对基础护理、专科护理、新业务、新技术的理论进行研究,还要开展对人整体系统性的研究,如人的心理、精神、情绪、社会状况与健康的关系;医院环境对患者康复的影响,以及护理过程中人际关系的研究,如医师与护士、护士与患者之间的关系,这是护理过程中基本的人际关系;未来社会人们的健康状况及对护理学的要求,疾病谱的变化给护理学带来的影响等。

三、以整体人的健康护理为中心阶段

随着健康定义的更新,人们的保健意识也发生了相应的变化,保健已成为每个公民的迫切需求。在以疾病护理为中心阶段,人们在患病后才感到健康受到损害并寻求治疗,在局部病灶治愈后则认为自己完全恢复了健康。在这种观念的影响下,医疗保健的重点是面向急、危、重症的少数患者。另外,随着医学科学的进步和新药物的问世,传统的疾病谱发生了很大的变化,由细菌所致的疾病得到了很好的控制,但与心理、情绪、行为、环境等因素有关的疾病却大为增加,如心脑血管病、恶性肿瘤、糖尿病等,这再次说明了疾病具有整体性。

1978 年,世界卫生组织正式公布了在人类保健方面的战略目标,即"2000 年人人享有卫生保健"。这一目标的提出,促使世界各国政府不得不重新考虑本国的卫生工作方向,以及将财政开支、人力资源转移至农村、社区、家庭的问题。1980 年,美国护士协会(AMA)根据护理学的发展和人类对健康保健的需求,对护理实践的性质、任务和范畴下了一个科学性的定义,即"护理是诊断和治疗人类对现存的和潜在的健康问题的反应",这一定义再次反映了护理的整体概念。从定义中可以看出护理的着重点是人类对健康问题的"反应",而不是健康问题和疾病本身,这就限定了护理是为人类健康服务的专业,也是与医疗专业相区别之处。

定义指出,护理是诊断和治疗人类对健康问题反应的活动过程。"诊断"是找出问题或确定问题的过程;"治疗"是解决问题的过程;"反应"是多方面的,如生理的、病理的、心理的、行为的反应等,这些反应均发生在整体的人身上。因此,护理的对象是整体的人,而不是单纯某局部的病,定义还提到护理对象是有"现存的和潜在的健康问题"的人,"健康问题"是指与人类健康有关的各种问题,也就是对维持或恢复人类健康状态有损害作用的各种因素,这些因素或问题现存于或潜在于人们的机体、生理、心理、自然环境及社会环境中。这就意味着,护理对象不仅是已经生病的患者,还包括尚未生病但有潜在致病因素或存在健康问题的人。定义中指出的"人类对健康问题的反应",是针对健康问题的,即患者在康复过程中也会存在影响健康的问题,这就不难看出"问题"和"疾病"是两个不同的概念。因此,护士比医师需要解决的问题更多。定义中的"健康问题"及"人类对健康问题的反应",适应了新的健康定义和医学模式的转变,护理学开始涉及人类学、哲学、心理学、自然科学等学科领域。这不仅有助于护理学成为一门专业,延伸了护理学的活动范畴,提高了护理实践的深度,还在理论上使护理人员获得了前所未有的自主决策权。护理学在理论和实践的发展中又进入了一个新的历史时期。这一时期的护理任务是促进健康、预防疾病、帮助康复、减轻痛苦,提高全人类的健康水平。为此,要加强护理学教育,调整护理学教育,调整护理人员的知识结构,提高护理队伍的整体素质,使护理人员能更好地完成时代赋予的护理任务。

AMA 对护理的定义对护理工作的影响是广泛的、深刻的,它使护理学成了现代科学体系中的一门综合自然科学,为人类健康服务的应用科学;使护理工作任务由原来对患者的护理,拓宽到了从人类健康至疾病护理的全过程;使工作范畴从医院延伸到了社区、家庭,从个体延伸到了群体。护理的工作方法是收集资料、制定护理方案、落实护理计划、评价护理效果。进行护理诊断和治疗是一个自主性、独立性很强的活动过程,与传统的被动执行医嘱形成了明显的反差。这种护理模式解决了以往传统护理中被忽略却又客观存在的大量健康问题,使护理成为人类健康有力的科学保证。

(聂伯翠)

第二节 护理学的性质、任务和范畴

一、护理学的性质

护理学是一种什么性质的科学,不同的护理概念会有不同的解释。随着护理概念的更新,护理学有了新的内涵。我国著名研究者周培源认为,"护理学是社会科学、自然科学理论指导下的一门综合性的应用科学","护理学是医学科学中分出来的一个独立学科,它不仅有自己完整的理论体系,而且在应用新技术方面有许多新的发展。护理学在医学中越来越占有重要地位"。我国护理专家林菊英认为,"护理学是一门新兴的独立学科","护理理论逐渐自成体系,有其独立的学说与理论,有明确的为人民保健服务的职责"。顾英奇曾说过,"护理学是一门独立的学科,它在整个生命科学中占有重要的地位"。著名护理专家安之璧也曾对护理的性质下过定义,"护理学是医学科学领域中的一项专门的学科,是医学科学的重要组成部分,又是临床医学的一个重要方面(因为它属于医学领域中的一门学科,涉及临床医学内容较多,但又不完全属于临床医学的内容)。正因为它与其他科学有一定的横向联系,因此,它又是社会科学、自然科学相互渗透的一门综合性的应用科学"。

国外护理界一些知名人士对护理学的性质也有各种各样的见解。伊莫金·金认为,"护理是行动、反应、相互作用和处理的过程,护士帮助各种年龄和社会经济地位的人在日常生活中满足他们的基本需要,并在生命的某些特殊时期应付健康和疾病的问题"。美国《Journal of Aduanced Nursing》的一篇《关于四种护理理论的提法的比较》,认为护理是一门科学,它可帮助人们达到最完善的健康状态。英国人弗罗伦斯·南丁格尔对护理学虽未予以明确定义,但她认为,"人是各种各样的,由于社会、职业、地位、民族、信仰、生活习惯、文化程度的不同,所得的疾病和病情也不同,要使千差万别的人都能达到治疗和康复所需要的最佳身心状态,本身就是一项最精细的艺术"。

虽然国内外研究者对护理学的性质看法不一,概括词句和角度不尽相同,但均涉及关于护理学性质的三个问题:护理学是不是一门科学? 护理学是不是一门独立的学科? 护理学是不是一门自然科学、社会科学的综合性应用科学?

(一)护理学是一门科学

在说明护理学是一门科学之前,首先要明确什么是科学。概括地讲,科学是自然、社会和思维的知识体系,它是通过人们的生产、社会实践发展起来的。科学的任务是揭示事物发展的规律,是对实践经验的总结和升华,是实践经验的结晶。每一门科学都只是研究客观世界发展过程中的某一阶段或某种运动方式。这就说明科学有经验科学与理论科学的区别,科学与科学理论有密切的联系,有内涵的重叠。护理学是一个实践性、技术性很强的专业,是以一定的科学原理为依据,又在活动中不断总结经验,促进理论升华的。如以疾病护理为中心、以患者护理为中心、以整体人的健康保健为中心的护理模式的演变,是在新的护理理论指导下完成,又在实践中不断总结经验,不断完善的。这就是说明在护理学的整体活动中,既要有理论科学又要有经验科学,才能完成护理任务。

鉴于以上客观现实和理论,护理学就是一门科学。但由于护理学尚属一门新兴科学,它的兴起与发展只经历了一百余年的历史,前八九十年的发展比较缓慢,后四五十年发展虽较快,但它的理论才刚刚形成,学科建设还在起步中,大量的护理实践还未能被更好地总结,护理模式尚需要进一步验证。尽管如此,护理学是一门科学的信念是不可动摇的。只有树立护理学是一门科学的观念,才能振奋护理人员的精神,推动护理事业的发展。

(二)护理学是一门独立学科

在论证护理学是一门科学的同时,还应讨论护理学是不是一门独立学科,这对确定护理学的性质是至关重要的。护理学是不是一门独立学科,不同的研究者持有不同的理论和观点。有人认为护理学既不完全依赖其他学科,也不是完全独立的学科;有人则认定根据护理学的知识体系、服务对象和任务,可以说护理学是一门独立的学科。我们认为后一种说法是有道理的。论证护理学是不是独立学科,首先要对"独立"有个正确的概念。所谓"独立",其含义只能是相对的,而不是绝对的。在新发明、新发现应用到实际工作中去的周期日益缩短,科学知识急剧增加的今天,学科相互渗透是必然的。不与其他学科不发生任何关系、不借用其他学科的成就来充实自己的情况是不存在的。把护理学理解为如此的"独立"是不恰当的,对任何一个独立学科采取如此的看法,也是不符合客观现实的。·

那么为什么有的人对护理学是不是一门独立学科会产生疑问呢?原因首先是将"独立"理解得太绝对,没有认真地分析"独立"的含义;其次是因为临床护理和预防保健工作的理论支持多以医学的若干学科为基础。因此,有人认为护理学既然运用的是医学理论,就应该是附属于医学的,而不是独立的。诚然,护理工作中的基础护理、专业护理等,这是根据基础医学和有关临床医学的理论延伸、发展而来的,但在运用过程中不是简单的重复,而是在护理学领域中通过实践形成了自身的特定内容、目标和任务,旨在为治疗患者的身心疾病、减轻患者的痛苦、满足患者的需要、促进人类的健康创造优良的环境和条件。由此看来,护理学要完成本学科的既定任务,除了需要医学理论,还要借助自然科学、社会科学、行为科学及心理学等理论的支持,这些理论既丰富了护理学的知识体系,又构成了护理学的特定内容体系。这就说明,护理学有自己的理论与观点,有自己的活动领域与活动范围,有自己的研究任务与研究内容,因此护理学已自成体系,完全有理由认定护理学是一门独立学科。

在论证护理学是一门独立学科的同时,还应明确其属性问题,这对确定护理学的性质是有意义的。要认识护理学的属性,必须对其承担的任务和达到目标所采取的手段进行分析。前面已经讲过"护理是诊断和治疗人类对现存的和潜在的健康问题的反应",这是护理与医疗专业相区别之处。但是在完成本学科任务时,除了需要借助社会学、心理学、行为学等理论外,在很大程度上还要以医学理论和方法为基础,来满足患者恢复健康和帮助健康人提高健康水平的各种需求。另外,为做好上述工作,护理人员须为患者创造良好的心理环境和周围环境,也就是说护理任务的完成不仅需要运用医学知识提供的手段,而且需要运用心理学、社会学和行为学方面的知识提供的手段。再有,从"人是一个整体"这一观念出发,护理的对象不仅是生病的人,还包括尚未生病但有潜在致病因素或存在健康问题的人。这就说明健康不仅意味着人体生物学变量的偏离被纠正,而且也包括建立心理和社会状态的平衡。综上所述,护理学是自然科学、社会科学理论指导下的综合性应用科学,它具有自然科学和社会科学的双重性。

二、护理学的任务和范畴

(一)护理学的任务

随着护理事业的发展,护理概念的更新,护理的任务和职能正经历着深刻的变化。如美国研究者卡伦·克瑞桑·索伦森和茹安·拉克曼合著的《基础护理》一书,在"护士作用的变化"一节中提到:"早在1948年,护士埃丝特·露西尔·布朗(Esther Lncille Brown)就告诉护士们要把她们的作用看成是变化的,是朝气蓬勃的,而不是固定不变的。当代护理正处在变化和适应时期,对扩大或护士作用扩大这种词正开展着讨论。"国内外研究者对护理学的任务给予了充分的关注,纷纷阐述了各自的看法和观点。1965年,德国法兰克福会议上讨论修订的《护士伦理学国际法》规定,护理学任务是"护士护理患者,担负着建立有助康复的、物理的、社会的和精神的环境,并着重用教授和示范的方法预防疾病,促进健康。他们为个人、家庭和居民提供保健服务,并与其他行业合作"。1978 年,世界卫生组织在德国斯图加特召开的关于护理服务、提高护理学理论水准的专题讨论会上议定:"护士作为护理学这门学科的专业工作者,唯一任务就是帮助患者恢复健康,并帮助健康人提高健康水平。"1980 年,美国护士协会提出了现代护理学定义,"护理是诊断和治疗人类对现存的和潜在的健康问题的反应"。1986 年,我国在南京召开的全国首届护理工作会议上,原卫生部副部长顾英奇在讲话中指出,"护理工作除配合医疗执行医嘱外,更多更主要的是对患者的全面照顾,促进其身心恢复健康……护理学就是要研究社会条件、环境变化、情绪影响与疾病发生、发展的关系,对每个患者的具体情况进行具体分析,寻求正确的护理方式,消除各种不利的社会、家庭、环境、心理等因素,以促进患者康复……随着科学技术的进步,社会的发展,人民生活水平的提高,护士将逐步由医院走向社会,更多地参与防病保健。因此护理学有其明确的研究目标和领域,在卫生保健事业中与医疗有着同等重要的地位"。

以上这些论述表明,随着时代的进步和在某个特定时期人们对健康定义的认识和对保健需求的提高,护理学的任务、功能、作用和服务对象发生了很大的变化。这些变化是传统护理学向现代护理学过渡的重要标志,是护理概念更新的重要依据。主要变化有以下几个方面:①护理不再是一项附属于医疗的、技术性的职业,而是独立、平等地与医师共同为人类健康服务的专业。美国研究者卡伦·克瑞桑·索伦森和茹安·拉克曼认为,"护士的独特作用是帮助患者或健康人进行有益于健康的活动或使之恢复健康"。②新的护理的任务,已经不只是对患者的护理,而是扩展到了对人的保健服务。护理人员除了需要完成对疾病的护理,还担负着心理、社会方面的治疗任务。护理的目标除了谋求纠正患者局部或脏器功能变异外,还要致力于保证患者心理的平衡。这就说明护理对象既包括在生理方面有疾病的人,也包括未患疾病但有健康问题的人或既有现存的也有潜在的健康问题的人。这就使得护理任务由对患者的护理扩展到了从健康到疾病的全过程。③由于护理学是为人类健康服务的专业,就要设法消除各种不利健康的社会、家庭、心理等因素,创造一个使人愉快和有利于治疗疾病及恢复健康的环境。这就说明,护理工作的场所不再限定在医院床边,而要拓宽至社会、家庭和所有有人群的地方,开展卫生教育,进行健康咨询和防病治病。

(二)护理学的范畴

随着护理观念的更新,护理任务及作用的改变,护理学的研究方向、研究任务、研究内容也发生了相应的转变。在以疾病护理为中心阶段,护理学的研究主要围绕疾病护理和技术护理开展,因此,在疾病专科护理、常规护理、技术操作方面积累了较丰富的经验,形成了较系统的内容,为现代护理学研究奠定了理论和实践的基础。随着健康定义的更新,为更好地实现人类健康这一总目标,护理任务、活动领域、服务对象都在发生着相应的变化。因此,护理学的研究方向、研究内容必须发生改变,人们需要用科学的理论、实践适应和促进护理学的发展。护理学研究应充实以下主要方面。

(1)更新传统的研究内容。疾病护理、护理技术等方面的研究,过去有较好的基础,现今面临的任务是进一步总结、创新、引进各种先进的经验和方法,使之更加科学、严谨和规范,引导护理技术现代化。不断发现各新病种的护理理论和护理技术并应用于临床,特别是与心理、行为、精神、环境密切相关的疾病,如心脑血管病、恶性肿瘤、糖尿病及老年病等,应加强研究,攻克护理中的难点。

(2)充实关于人的研究。人是生理、心理、精神、文化的统一体,是动态的,又是独特的。随着健康观念的更新,如何开展人的心理(包括患者心理)、精神、社会状况、医院环境(包括护患关系)对疾病发生、发展、转归,以及对健康影响的研究,是现代护理学研究的核心问题。只有对这些问题进行深入的研究,才能引导护理人员全面地为整体的动态的健康人、有潜在健康问题的人和患者提供高质量的护理。

(3)新的护理定义决定了护理学是为人的健康服务的专业。因此,以患者护理为中心必须向以整体人的健康护理为中心的方向转化。这就要求护理人员在工作中既要重视人类现存的健康问题,还要顾及潜在的影响健康的因素,更要做好预防保健和卫生宣教工作。这就不难看出,护理工作的对象不仅是患者,还有存在致病因素的人和健康的人;护理工作的活动领域从医院延伸至社区、家庭和有人群的地方。这就很自然地改变了传统的工作程序、内容和模式。为使护理工作适应变化的情况,面对新问题提出的挑战,护理人员必须履行新的职责,进行新的研究和探索。①成立什么样的管理机构,组织协调财政开支、转移人力资源,使护理人员从医院走向社区、家庭和有人群的地方;用什么方法激励护理人员自身的积极性,培养其责任心,使其能主动开展卫生教育,做好健康咨询和防病治病工作;根据人群的文化素养、生活条件、地理条件和周围环境的不同应制订些什么计划和措施,怎样组织实施。②要使护理人员适应变化的工作环境和内容,更好地承担起为人类健康服务的职责,必须进行专业培训或护理学继续教育。对于采取什么方式和进行哪些教育,应进行研究和探索。在这方面不仅需要理论研究,还要在实践中不断探索,尽快总结出一套符合中国国情的护理模式。③对一些特殊领域的人群,如长时间位于水下和地层深处作业、宇航人员等,健康保健怎样开展;由于环境特殊,对护理提出哪些新的要求。这些都是需要研究的新领域、新课题。

(4)新的护理定义反映了护理的整体观念。在实施中遇到的具体问题,如医疗诊断与护理诊断是一种什么关系、护理诊断与护理问题是一个什么概念、护理程序与护理过程有什么区别、整体护理与心身疾病护理有什么差异,这些均属概念性问题。只有概念明确了,才能做好工作。因此,必须进行理论和实践方面的研究,求得正确的答案。

(5)护理学是医学领域里的一门独立学科,已被社会所承认,其任务和服务范围在不断向纵深延伸,传统的知识体系(学科群)不再适应新形势的要求,因此,必须加以充实、补充和调整。从我国护理教育现状来看,虽然一些护理专家努力进行了探索和改革的尝试,护理学发生了一些可喜的变化,但仍未完全摆脱传统的知识体系模式。设置一个什么样的学科群才能适应现代护理学的要求,是值得大家思考的问题。著名护理专家林菊英认为,"在各类护士学校的课程内,既有加强护士基本素质的人文科学,如文学、美学、音乐、伦理学科,也有社会科学,如社会学、行为科学等,还有为护理学提供基础的医学基础课。但这些课的安排不是按医学生需要的内容和学时,而是按护理学的要求,从人的生老病死全过程讲起。同时结合社会保健组织中护士的作用、对不同人群所需的护理保健知识,其中包括对患者的护理技术"。正确认识这些问题并解决这些问题,对建设护理学科、开拓护理事业、培养护理人才是十分重要的。

(聂伯翠)

第三节 护理人员的职业道德

一、护理职业道德的概念

道德是一种社会意识形态,属上层建筑的范畴。它是依靠社会舆论、内心信念和传统习惯力量,来调整人们相互之间关系的行为规范的总和,作为一种精神力量,调动着人们生产或工作的积极性,影响着人们之间的关系。

职业道德是从事一定职业的人,在特定的工作或劳动中的行为规范,是一般社会道德在职业生活中的特殊表现。职业道德主要包括对职业价值的认识、职业情感的培养、敬业精神的树立、职业意志的锻炼,以及良好职业行为的形成。职业道德是促进人们自我修养、自我完善的重要保证,它可影响从事这一职业的人的道德理想、道德行为和职业的发展方向,影响和促进整个社会道德的进步。我国广泛开展的精神文明建设,实际上就是对各行各业的工作者或劳动者进行的职业道德教育。职业道德可影响和决定本职业对社会的作用。

职业道德是人类社会所特有的道德现象,这种现象包括两方面的内容,即职业道德意识和职业道德行为。职业道德意识是职业道德的主要方面,包括职业道德的观念、态度、情感、信念、意志、理想及善恶概念等。职业道德行为是在道德意识指导下进行的职业活动。护理人员的职业道德是一种特殊的意识,是护理人员在履行自己职责的过程中,调整个人与他人、个人与社会之间关系的行为准则和规范的总和。在护理实践中,这些行为标准和规范又可作为对护理人员及其行为进行评价的一种标准存在,影响着护理人员的心理意识,以至形成护理人员独特的、与职业相关的内心信念,从而构成护理人员的个人品质和职业道德境界。因此,也可以说,护理职业道德是护理人员在实施护理工作中,以好坏进行评价的原则规范、心理意识和行为活动的总和。

随着医学模式的转变,护理概念和健康定义的更新,以及护理学作为独立学科的确立(原为附属专业),规定了护理学是为人的健康服务的专业。护理工作任务和目标发生了根本性转变,由单纯以疾病护理、以患者护理为中心,转变为以整体人的健康护理为中心。护理对象既包括有心理又有生理问题的人,还有未患疾病但有潜在健康问题的人。护理工作范畴由单纯的医院内护理,拓宽至社区、家庭和有人群地方的防病治病和卫生保健。为更好地适应这些转变,完成护理任务,护理人员的职业道德也应从调整个体人际关系,扩大到包括调整护理事业与社会关系在内的更广阔的领域。因此,护理人员职业道德的内涵和外延,正在向着更深入更广泛的范畴发展。

强调护理人员的职业道德是事业的需要,是促进人类健康的需要。其意义体现在预防和治疗患者的疾病,以及促进人类健康等方面。根据"护理是诊断和治疗人类对现存的和潜在的健康问题的反应"的定义,不难看出现代护理学的根本任务有着新的内涵和外延,由此,也决定了新的护理内容和方法。基于这种情况,护理已不再是一种单纯的应用性操作技术,而是一门完整独立的科学体系。护理也绝非生物医学护理与心理医学护理的简单相加,而是要做到心身是一元的、形神是合一的,两者必须有机结合形成系统的整体护理,因此,护理必须具有更高的要求和囊括更丰富的内容。为此,护理人员必须有独特的角色、责任和任务,而这角色、责任的体现和任务的完成,直接取决于护理人员的专业能力和道德水平。也就要求护理人员既要有高深的专业知识和技术,又要有高度的责任心、同情心、事业心和使命感,才能不断提高护理质量,满足患者不同层次的需求。为促进人类健康提供专科护理、健康咨询、膳食营养,以及安全舒适环境等,这些工作的完成质量都与护理人员的道德水准有关,而道德水准差、对人类健康事业漠不关心、缺乏敬业精神和责任感、工作马虎、作风懒散的护理人员,护理质量自然下降,甚至会因为工作失误给患者造成严重后果。衡量护理人员职业道德水准的标准,就是护理质量和效果,就是在护理全过程中能否尽职尽责地履行职业道德责任,达到保护生命、减轻痛苦、促进人类健康的目的。

二、护理人员的职业道德要求

护理工作的服务对象是人,包括患者、有潜在健康问题的人和健康人。要最大限度地满足这些人的卫生保健需要,主要限制因素是护理人员的专业理论、专业技术和道德水平,这些因素是相互促进、相互转化的。其中护士的道德理想、道德信念和道德品行,影响和决定着护士对待服务对象的根本态度,促进着护士的护理行为。通过护理人员的自觉意识,并借助社会舆论的支持,促进护士业务技能的发挥和对服务对象的同情心和责任感,使护理工作得以正常进行并能保持优良的质量。另外,护理工作的全过程充分体现着科学性和服务性的特点,科学性表现在护理学已形成了理论体系和新概念,每项专业护理、基础护理、技术操作均有理论依据,每项措施均有严格的时间性、连续性、准确性,而且有规范的工作程序和标准要求。服务性表现在对服务对象全面的照顾,包括提供理想的生活、治疗、休养环境、膳食营养、防病治病知识、临终关怀等。在完成上述任务的过程中,往往会发生患者病情危重、昏迷和无人监督的情况,因此,只有靠护理人员高尚的职业良心,牢固树立社会主义的人道主义思想,遵循全心全意为人类健康服务的宗旨,才能做好护理工作。

(一)热爱护理事业

热爱护理事业要求护士有敬业精神,具有一生献身护理事业的愿望和情感,树立在护理岗位上全心全意为促进人类健康贡献毕生的决心。热爱护理事业来源于对护理工作正确与深刻的认识,来源于对护理工作价值与作用的体验。护理是促进人类健康的专业,是医学科学的组成部分,通过保护生命、减轻痛苦、预防疾病、促进健康的间接形式促进社会的发展,护士是不可缺少的社会角色。护理工作虽然具体而又繁忙,但正是这种平凡的工作在为社会做贡献,为人类谋幸福。在中外护理史上有不少护理工作者,由于热爱护理事业,在自己的工作岗位上留下了可歌可泣的事迹,受到了人们的颂扬和爱戴。

(二)热爱服务对象

护理服务对象是有生理功能、思维能力和情感的人。不仅有健康人,更有躯体上、精神上、心理上受疾病折磨的人,甚至有在死亡线上挣扎的人。这些人寄希望于医护人员,护士的职业行为直接关系到人们的生老病死,关系到千家万户的悲欢离合。因此,护理人员一定要满腔热忱地关心患者的疾苦,爱护患者,把患者利益放在第一位。要做到这一点,必须树立高度的同情心和责任感。同情心、责任感是护理人员的一种道德感情,是心灵的表露,是护理人员必须具备的道德品行。对患者深切的同情和认真负责的精神是一切高尚行为的基础,同情患者就要设身处地体察患者的痛苦,帮助患者;同情患者就不能对患者的痛苦麻木不仁,司空见惯,习以为常;同情患者就应该以患者为中心,就应该认真负责地做好患者的整体护理。

热爱服务对象,就应该与服务对象心心相印,对他们不能爱答不理,不能嫌烦怕乱,更不能不尊重他们,应做到有问必答,有事必帮,尊重他们维护健康的权利,采纳他们的建议,欢迎他们积极参与防病治病和卫生宣教工作,以提高全民族的健康水平,这些都是护理人员应遵守的职业道德规范。

(三)严格遵守护理制度

护理制度是护理人员在长期的护理实践中,根据护理工作的性质、任务、特点、工作程序、技术标准、信息传递,以及与这些内容有关的人力、物力、设备、人际关系等的管理,经过反复实践与验证制定出来的确保患者安全和护理质量的有关规定,经卫生行政部门按照组织程序确定下来的制度。

由此可见,护理制度是护理工作规律的客观反映,是各项护理工作的保证。因为护理工作除了具有分工细、内容多、范围广、人际接触广的特点,全程护理工作还要严格遵循科学性、技术性、服务性的要求。如何使护理工作正常运转,做到护理人员坚守岗位、忠于职守,确保医疗、护理计划准确,保证患者在接受治疗、检查、护理过程中的安全,以及更好地为患者提供生活、心理、休养环境和膳食营养护理等,必须有一套完整、系统、科学、有效的制度作保证,如交接班制度、查对制度、分级护理制度、岗位责任制度、预防院内感染制度、差错事故管理制度、膳食管理制度,以及物品管理制度等。有了护理制度才能保证护理教学、护理科研和继续护理学教育等的贯彻执行。因此,护理人员必须严格遵守各项护理制度,这不仅是护士的基本职业要求,也是制约护理人员履行职责的重要保证。

1.严密细致地观察患者病情变化

观察患者病情变化是护理人员的一项重要职责,是护理人员必须具备的道德要求。护理人员必须以高度的责任感,耐心细致地观察病情,以及时准确地捕捉每一个瞬息变化。观察病情及时准确对患者的康复是至关重要的,可根据病情制订有针对性的医疗、护理计划,可为危重患者赢得抢救时间,挽救生命,还可发现和预防并发症的发生。观察病情时,夜班护理人员更要加强责任心,因为病情变化发生在夜间的机会相对较多,但夜班人员少,工作忙,容易忽略病情变化,再加上夜间缺乏监督,思想容易松懈,护理人员如不保持警惕,可能会忽略患者的病情变化,在这种情况下,道德责任、道德信念、道德良心就会起主导作用。

2.严格遵守操作规程

护理工作是为人类健康服务的,要求护理人员对每项操作都持审慎的态度。"审",即详细、周密、明察;"慎",即小心、谨慎、精确。"审慎"就是要求护理人员对操作认真负责,一丝不苟,严查细对,并以这种严肃认真的负责态度,给患者以安全感,保证操作质量,取得患者的信任。"审慎"是护士责任的一个重要心理素质,也是高尚道德的一种表现。哲学家伊壁鸠鲁认为:"最大的善乃是审慎,一切美德乃由它产生。"这就说明,一个人对待工作持审慎态度是重要的,护理工作更是如此。在医院里,绝大部分的医疗、护理措施都要护理人员执行,如口服给药、肌内给药、静脉给药、灌肠、导尿、气管插管、人工呼吸、心外按压、呼吸机应用、正压给氧、心脏电击复律等,这些操作均有严格的规程要求。护理工作中出现的打错针、服错药、输错血、灌错肠、插错胃管等,无一不是违反操作规程造成的。就查对程序来说,操作中如不按程序查对,或不按要求全部查对,或不认真查对,就可能发生差错事故,给患者造成痛苦、残疾甚至死亡,这方面的教训是极其深刻的。因此,护理人员在进行工作时必须严格执行操作规程,实行医疗、护理措施时,必须做到严禁工作马虎、草率从事,对患者要有高度的同情心、责任心、细心和耐心,才能做到一丝不苟地遵守操作规程,这也是职业道德的要求。

(四)努力钻研专业理论和技术,提高自身专业水平

一个职业道德良好的护理人员,不仅要有热爱护理事业、忠于患者利益、自觉遵守各项护理制度的优秀品质,还必须具有扎实的护理医学理论基础、精湛的护理技术水平和解决护理疑难问题的能力,才能很好地完成工作任务。现代科学技术发展迅速,不断出现新学科、新理论、新技术、新领域。据有关资料介绍,近年来科学技术的新发明、新发现比过去两千多年的总和还要多,而且科学技术的发明、发现被应用至实际工作中的周期日趋缩短。有人分析医学知识量大约每10年翻一番,这样,知识更新的周期必然缩短。18世纪,科学技术更新的周期约为80年,而现代只有5～10年,自然,知识废旧率相应提高。一个人一生的工龄为30～40年,在这漫长的时间里,仅靠在学校学习的知识,不进行知识更新、不钻研专业知识显然跟不上科学技术发展的步伐,适应不了工作的需要。有人统计,一个人在工作岗位上获得的知识占全部知识的80%～90%,这就说明护理人员在职钻研业务知识对提高自身素质是何等重要。随着护理观念的更新、独立学科的建立、服务领域的拓宽,以及健康教育的开展等,不提高自身的专业水平,就不可能更好地完成保护生命、减轻痛苦、促进健康的任务。

(五)认真做好心理护理

随着医学模式的转变,人们逐渐认识到疾病和健康不仅与先天因素、理化因素及生物因素有关,而且与社会环境、地理因素、工作条件、人际关系、心境状态有密切关系。因此,不仅通过药物和医疗手段能治病,健康的情绪和良好的心境更有利于健康和疾病的康复。有些疾病需要心理和药物治疗同时进行才能痊愈,甚至在某些情况下心理治疗可起到药物治疗所起不到的作用。因此,护理人员要从"人是一元的""形神是合一的"观念出发,认真、细致地做好心理护理。弗罗伦斯·南丁格尔认为:"护理工作的对象不是冷冰冰的石块、木头和纸片,而是有热血和生命的人类。"因此,护理人员在进行心理护理时,必须以高度的同情心、责任感,从心理学的角度了解、分析患者的综合情况,在制订心理护理计划时应掌握以下原则。

1.对患者的心理需求要有预见性

这就要求护理人员全面了解患者所受社会、心理、生理因素的影响,以敏锐的观察力发现患者情绪的波动、语言语调的变化、饭量的增减、睡眠的好坏,预测每个患者可能出现的心理问题和心理需求,以便及时、准确地为患者解除痛苦,满足需求。

2.心理护理要体现个体差异

由于服务对象的年龄、性格特征、文化修养、民族习惯、社会地位、经济状况、所患疾病种类等的不同,所产生的心理问题或心理需求亦不一样,故在进行心理护理时一定要有针对性,充分体现个体差异,对患者进行区别对待,才能获得好的效果。

3.心理护理要着眼于消除患者的消极情绪和有碍健康的心境

通过对患者进行心理疏导、安慰、解释、鼓励、启发、劝解,以及努力创造良好的治疗、休养环境(柔和充足的光线、适宜的温度和湿度、清新的空气、和谐的色彩、悦耳的音响等)和膳食条件,提高患者生活质量、树立其信心,使其主动配合治疗。临床实践证明,情绪能影响机体的免疫功能,恐惧、紧张、抑郁、悲观等情绪可使机体免疫功能低下,而欢快、乐观等情绪可提高机体的免疫功能,起到防病治病的作用。进行心理护理,就是使患者能够保持最佳心理状态,起到保持健康、预防疾病和治疗疾病的目的。

4.心理护理需要良好的语言修养

语言不仅是表达思维、表达感情的工具,也是交流思想、传递意志的工具。语言疏导是护理人员做好心理护理的重要手段,护理人员必须加强语言修养,亲切的语言可给服务对象以安慰、鼓舞和信任;能调动患者战胜自身疾病的勇气和信心;能给同事间以协调、合作、和谐的感受,增强友善、团结和理解。职业语言应有以下原则和要求。

(1)说话要文明礼貌。说话文明礼貌能给服务对象以信任感和安全感。询问病情、解答问题、卫生宣教、指导自我护理及进行某些检查时,说话要耐心、诚恳、准确,且忌粗犷。对患者要有称呼,如同志、大爷、大娘、先生、小姐等,患者配合检查、治疗后应道声谢谢。

(2)说话语调要温和,避免生硬。护理艺术也和其他艺术一样,有情才能感人。护理人员对服务对象要有高度的同情心,说话自然就会有感情,就能做到说话亲切、语调温和,患者愿意与之交流。一个好的护理人员应该通过语言激励患者振奋精神,坚定其与病魔做斗争的信心,切忌生硬的刺激性语言,任何缺乏感情的语言都会使患者感到伤心、不安和丧失战胜疾病的信心。

(3)要注意保守秘密。患者是带着痛苦和期望来医院就诊的,为了解除身心的痛苦,因为信任医护人员,会把不跟父母、亲人说的话或隐私向医护人员倾吐,如生理上的缺陷、心理上的痛苦等。医护人员应怀着高度的同情心和责任感,帮助患者解除身心的痛苦,不应任意传播,对一些预后不良的患者,应根据其心理承受能力,与医师共同协商如何对其作恰如其分的解释,必要时需保守秘密。

(4)说话要看对象,不能千篇一律。患者来自四面八方,他们所受的教育、文化素养、社会地位、民族习惯、经济状况、性格特征、病情轻重,均有一定差异。因此,为使心理护理能有针对性,说话方式和分寸不能千篇一律,用什么词、什么口气说话需要斟酌。对性格豁达、开朗的患者就可以随便一点,甚至幽默一点;对性格内向的人,说话就要谨慎,避免发生误会;对农民或文化水平低的患者,特别是老年人,说话要通俗易懂或用方言;对病情重或预后不好的患者,视具体情况而定。

总之,护理人员在运用语言进行护理时,要坚持保护性、科学性、艺术性、灵活性相统一的原则,根据不同对象和具体情况灵活运用语言,表达意志要清楚、贴切,防止恶性、刺激性语言,以获得理想的心理护理效果。

(六)团结友善,通力合作

护理工作任务重、内容多、分工细,活动领域宽,独立性小,适应性大。在对服务对象实施医疗、护理计划,进行系统性整体护理时,不是孤立、封闭的,而是要与多方面相互联系、相互制约、相互支持才能完成。特别是在当今社会,医院由传统的管理转入经济核算,所提供的服务和应用的卫生材料,均向着以质论价或以价论质的方向进行转变,这本身就增加了护理工作的复杂性,而且在完成护理任务的全过程中,要与医疗、医技、总务后勤、器械设备、行政、财会等部门发生联系,需要得到这些部门的帮助和支持。为做好护理工作,最大限度地满足患者身心的需求,应主动与有关部门联系,调节关系,形成团结协作、相互理解、共同促进的工作气氛,使得大家都能心情舒畅地完成各自的任务,这也是职业道德的重要标志。

(聂伯翠)

第二章 临床护理操作

第一节 肌内注射

肌内注射法是将一定量药液注入肌肉组织内的方法。自肌内注射的药物可通过毛细血管壁到达血液内,吸收较完全而且生效迅速。

一、目的

(1)不宜或不能做静脉注射,要求比皮下注射更迅速发生疗效时采用。

(2)用于注射刺激性较强或药量较大的药物。

二、准备

(一)操作者准备

穿戴整齐,修剪指甲,洗手,戴口罩。

(二)用物准备

皮肤消毒液、无菌棉签、2 mL 或 5 mL 注射器、按医嘱准备的药物、弯盘、医嘱本、手消毒液等。

(三)患者准备

了解注射的目的、方法及注意事项,能主动配合。

(四)环境准备

清洁、安静、光线适宜或有足够的照明。

三、操作程序

(1)查对,并向患者解释操作的目的和过程。

(2)协助患者取合适的体位,确定注射部位。如选用臀大肌内注射,用"十字法"或"连线法"定位。①"十字法":从臀裂顶点向左或向右画一水平线,再从髂嵴最高点作一垂直线,将一侧臀部分为四个象限,外上象限避开内角为注射部位;②"连线法":髂前上棘与尾骨连线的外上1/3处为注射部位。

（3）取出无菌棉签,蘸取消毒液。

（4）常规分别消毒安瓿和注射部位皮肤。

（5）用无菌纱布包住安瓿的瓶颈及以上部分,折断安瓿。

（6）检查注射器包装,取出注射器,吸取药液,排尽空气,二次查对。

（7）左手的拇指和示指绷紧皮肤,右手持注射器并固定针栓,针头与皮肤垂直,用手臂带动腕部的力量,快速刺入肌肉（切勿将针头全部刺入）,左手放松绷紧的皮肤,抽动活塞观察无回血后,固定针栓并缓慢推注药物。

（8）注射完毕,用无菌棉签轻压进针处,快速拔出针头,按压片刻。

（9）再次核对,观察患者有无不良反应。

（10）整理床单位,协助患者躺卧舒适。

（11）清理用物,洗手,记录。

四、注意事项

（1）严格执行查对制度和无菌操作原则。

（2）两种药物同时注射时,应注意配伍禁忌。

（3）对2岁以下婴幼儿不宜选用臀大肌内注射,因其臀大肌尚未发育好,注射时有损伤坐骨神经的危险,最好选择臀中肌和臀小肌内注射。

（4）对需长期注射者,应交替更换注射部位,并选用细长针头,以避免或减少硬结的发生。

（5）注意职业防护,用后的针头及时放入锐器盒。

（宋明月）

第二节 皮下注射

皮下注射法是将少量药液或生物制剂注入皮下组织的方法。常用的部位有上臂三角肌下缘、前臂外侧、腹部、后背和大腿外侧方。

一、目的

（1）注入小剂量药物,用于不宜口服给药而需在一定时间内发生药效时。

（2）局部麻醉用药。

（3）预防接种。

二、准备

（一）操作者准备

穿戴整齐,修剪指甲,洗手,戴口罩。

（二）用物准备

皮肤消毒液、无菌棉签、2 mL注射器、按医嘱准备的药液、医嘱本、弯盘、手消毒液等。

(三)患者准备

了解注射的目的、方法及注意事项,能主动配合。

(四)环境准备

清洁、安静、光线适宜或有足够的照明。

三、操作程序

(1)查对无误后,解释操作的目的和过程,选择注射部位。

(2)将安瓿尖端的药液弹至体部。

(3)按无菌操作法取出棉签,蘸取消毒液,常规消毒安瓿。

(4)常规消毒注射部位皮肤,待干。

(5)用无菌纱布包住安瓿瓶颈及以上部分,折断安瓿。

(6)检查注射器,取出并接好针头。

(7)抽吸药液,排尽空气,二次查对。

(8)左手绷紧注射部位皮肤,右手持注射器,示指固定针栓,使针头与皮肤呈 30°～40°角,迅速将针梗 1/2～2/3 刺入皮下。

(9)固定针栓,左手抽吸活塞,如无回血即可缓慢推药。

(10)注射完毕,用棉签轻压在针刺处,迅速拔针,再次查对。

(11)处理用物,洗手、记录。

四、注意事项

(1)严格执行查对制度和无菌操作原则。

(2)对皮肤有刺激的药物一般不做皮下注射。

(3)对过度消瘦者,可捏起局部组织,适当减少穿刺角度。

(4)进针角度不宜超过 45°,以免刺入肌层。

(5)注意职业防护,用后的针头及时放入锐器盒。

(何贝贝)

第三节 皮内注射

皮内注射法是将少量药液注入表皮和真皮之间的方法。

一、目的

(1)药物的皮肤敏感试验。

(2)预防接种。

(3)局部麻醉的起始步骤。

二、准备

(一)操作者准备
穿戴整齐,修剪指甲,洗手,戴口罩。

(二)用物准备
消毒溶液、无菌棉签、1 mL 注射器、弯盘、注射用药液(过敏试验时需备急救药物和注射器)、医嘱本等。

(三)患者准备
了解注射的目的、方法及注意事项。

(四)环境准备
清洁、安静、光线适宜或有足够的照明。

三、操作程序

(1)严格执行查对制度和无菌操作原则,按医嘱抽吸药液。

(2)备齐用物,携至患者床旁,仔细查对患者的姓名、床号、药名、浓度、剂量、方法、时间并解释。如做药物过敏试验,应先询问患者有无过敏史。

(3)选择注射部位,药物过敏试验一般为前臂掌侧下段。

(4)用 75% 乙醇常规消毒皮肤,待干。

(5)二次查对,排尽注射器内空气。

(6)针尖斜面向上与皮肤呈 5°角刺入皮内,推注药液 0.1 mL,局部隆起呈皮丘,皮丘变白并显露毛孔,随即拔出针头。再次查对。

(7)若为药物过敏试验,应告知患者勿离开病室(或注射室),若有不适应立即告知医师。在20分钟后观察试验结果。

(8)帮助患者取舒适体位,清理用物。

(9)洗手,记录。

四、注意事项

(1)严格执行查对制度和无菌操作原则。

(2)药物过敏试验前,应询问患者的用药史、过敏史及家族史,如患者对需要注射的药物有过敏史,应及时与医师联系,更换其他药物。

(3)药物过敏试验消毒皮肤时忌用碘伏,以免影响对局部反应的观察。

(4)在药物过敏试验前,皮试液应现配现用,剂量准确,同时应备好急救药品,以防发生意外。

(5)进针角度为针尖斜面全部进入皮内为宜,进针角度过大易将药液注入皮下,影响结果的观察和判断。

(6)药物过敏试验结果为阳性,应告知医师、患者和家属,并记录在病历上。

(谷洋洋)

第四节　静 脉 输 液

一、准备

(一)仪表
着装整洁,佩戴胸牌,洗手,戴口罩。

(二)用物
注射盘内放干棉球缸、一次性输液器、网套、止血带、橡皮小枕及一次性垫巾、弯盘、0.75％碘伏、棉签、胶布、启盖器、药液瓶外贴输液标签(上写患者姓名、床号、输液药品、剂量、用法、日期、时间、输液架)。

二、操作步骤

(1)根据医嘱备齐用物,携至床旁查对床号、姓名、剂量、用法、时间、药液瓶和面貌,并摇动药瓶对光检查。

(2)做好解释工作,询问大小便,备胶布。

(3)开启铝盖中心部分(如备物时加完药可省去)套网套,消毒瓶塞中心及瓶颈,挂于输液架上,检查输液器并打开,插入瓶塞至针头根部。

(4)排气,排液 3～5 mL 至弯盘内。

(5)选择血管、置小枕及垫巾,扎止血带、消毒皮肤,待干。

(6)再次查对床号、姓名、剂量、用法、时间、药液瓶。

(7)再次检查空气是否排尽,夹紧,穿刺时左手绷紧皮肤并用拇指固定静脉,见回血,松止血带及螺旋夹。

(8)胶布固定,干棉球遮盖针眼,调节滴速,开始15分钟应慢,无异常可调节至正常速度。

(9)交代注意事项,整理床及用物。

(10)爱护体贴患者,协助卧舒适体位。

(11)洗手、消毒用物。

三、临床应用

(一)静脉输液注意事项
(1)严格执行无菌操作和查对制度。

(2)根据病情需要,有计划地安排轮流顺序,如需加入药物,应合理安排,以尽快达到输液目的,注意配伍禁忌。

(3)需长期输液者,要注意保护和合理使用静脉,一般从远端小静脉开始。

(4)输液前应排尽输液管及针头内空气,药液滴尽前要按需及时更换溶液瓶或拔针,严防造成空气栓塞。

(5)输液过程中应加强巡视,耐心听取患者的主诉,严密观察注射部位皮肤有无肿胀,针头有无脱出,阻塞或移位,针头和输液器衔接是否紧密,输液管有无扭曲受压,输液滴速是否适宜及输液瓶内溶液量等,以及时记录在输液卡或护理记录单上。

(6)需 24 小时连续输液者,应每天更换输液器。

(7)颈外静脉穿刺置管,如硅胶管内有回血,须及时用稀释肝素溶液冲注,以免硅胶管被血块堵塞;如遇输液不畅,须注意是否存在硅胶管弯曲或滑出血管外等情况。

(二)常见输液反应及防治

1.发热反应

(1)减慢滴注速度或停止输液,以及时与医师联系。

(2)对症处理,寒战时适当增加盖被或用热水袋保暖,高热时给予物理降温。

(3)按医嘱给抗过敏药物或激素治疗。

(4)保留余液和输液器,必要时送检验室做细菌培养。

(5)严格检查药液质量、输液用具的包装及灭菌有效期等,防止致热物质进入体内。

2.循环负荷过重(肺水肿)

(1)立即停止输液,以及时与医师联系,积极配合抢救,安慰患者,使患者有安全感和信任感。

(2)为患者安置端坐位,使其两腿下垂,以减少静脉回流,减轻心脏负担。

(3)加压给氧,可使肺泡内压力升高,减少肺泡内毛细血管渗出液的产生,同时给予 20%～30% 乙醇湿化吸氧。因乙醇能降低肺泡内泡沫的表面张力,使泡沫破裂消散,从而改善肺部气体交换,迅速缓解缺氧症状。

(4)按医嘱给用镇静剂、扩血管药物和强心剂如洋地黄等。

(5)必要时进行四肢轮流结扎,即用止血带或血压计袖带做适当加压,以阻断静脉血流,但动脉血流仍通畅。每隔 5～10 分钟轮流放松一侧肢体的止血带,可有效地减少静脉回心血量,待症状缓解后,逐步解除止血带。

(6)严格控制输液滴速和输液量,对心、肺疾病患者及老年人、儿童尤应慎重。

3.静脉炎

(1)严格执行无菌操作,对血管壁有刺激性的药物应充分稀释后应用,并防止药物溢出血管外。同时,要有计划地更换注射部位,以保护静脉。

(2)患肢抬高并制动,局部用 95% 乙醇或 50% 硫酸镁行热湿敷。

(3)理疗。

(4)如合并感染,根据医嘱给予抗生素治疗。

4.空气栓塞

(1)立即停止输液,以及时通知医师,积极配合抢救,安慰患者,以减轻恐惧感。

(2)立即为患者置左侧卧位(可使肺的位置低于右心室,气泡侧向上漂移到右心室,避开肺动脉口)和头低足高位(在吸气时可增加胸腔内压力,以减少空气进入静脉。由于心脏搏动将空气混成泡沫,分次小量进入肺动脉内)。

(3)氧气吸入。

(4)输液前排尽输液管内空气,输液过程中密切观察,加压输液或输血时应专人守护,以防止空气栓塞发生。

(楚梦苛)

第五节　血压的测量

一、正常血压及生理性变化

(一)正常血压

血压是指血液在血管内流动时对血管壁的侧压力。一般指动脉血压,如无特别注明均指肱动脉的血压。

当心脏收缩时,主动脉压急剧升高,至收缩中期达最高值,此时的动脉血压称收缩压。当心室舒张时,主动脉压下降,至心舒末期达动脉血压的最低值,此时的动脉血压称舒张压。血压的计量单位,过去多用 mmHg(毫米汞柱),后改用国际统一单位 kPa(千帕)。目前仍用 mmHg(毫米汞柱)。以下为两者换算公式。

$$1\ kPa=7.5\ mmHg$$
$$1\ mmHg=0.133\ kPa$$

在安静状态下,正常成人的血压范围为(12.0~18.5)/(8.0~11.9) kPa[(90~139)/(60~89) mmHg],脉压为 4.0~5.3 kPa(30~40 mmHg)。

(二)生理性变化

在各种生理情况下,动脉血压可发生各种变化,影响血压的生理因素有以下几点。

1.年龄

随着年龄的增长血压逐渐升高,以收缩压升高较明显。以下为儿童血压的计算公式。

$$收缩压(mmHg)=80+年龄\times2$$
$$舒张压=收缩压\times2/3$$

2.性别

青春期前的男女血压差别不明显。成年男子的血压比女性高 0.7 kPa(5 mmHg);绝经期后的女性血压又逐渐升高,与男性差不多。

3.昼夜和睡眠

血压在上午 8~10 时达全天最高峰,之后逐渐降低;午饭后又逐渐升高,下午 16~18 时出现全天次高值,然后又逐渐降低;至入睡后 2 小时,血压降至全天最低值;早晨醒来又迅速升高。睡眠欠佳时,血压稍升高。

4.环境

寒冷时血管收缩,血压升高;气温高时血管扩张,血压下降。

5.部位

一般右上肢血压常高于左上肢,下肢血压高于上肢。

6.情绪

紧张、恐惧、兴奋及疼痛均可引起血压升高。

7.体重

正常人发生高血压的危险性与体重增加成正比。

8.其他

吸烟、劳累、饮酒、药物等都对血压有一定的影响。

二、异常血压的观察

(一)高血压

目前基本上采用世界卫生组织(WHO)和国际高血压联盟(ISH)高血压治疗指南的高血压定义:在未服抗高血压药的情况下,成人收缩压≥18.7 kPa(140 mmHg)和/或舒张压≥12.0 kPa(90 mmHg)。95%的患者为病因不明的原发性高血压,多见于动脉硬化、肾炎、颅内压增高等,最易受损的部位是心、脑、肾、视网膜。

(二)低血压

一般认为血压低于正常范围且有明显的血容量不足表现如脉搏细速、心悸、头晕等,即可诊断为低血压。常见于休克、大出血等。

(三)脉压异常

脉压增大多见于主动脉瓣关闭不全、主动脉硬化等;脉压减小多见于心包积液、缩窄性心包炎等。

三、血压的测量

(一)血压计的种类和构造

1.水银血压计

分立式和台式两种,其基本结构都包括输气球、调节空气的阀门、袖带、能充水银的玻璃管、水银槽几部分。袖带的长度和宽度应符合标准:宽度比被测肢体的直径宽20%,长度应能包绕整个肢体。能充水银的玻璃管上标有刻度,范围为0～40.0 kPa(0～300 mmHg),每小格表示0.3 kPa(2 mmHg);玻璃管上端和大气相通,下端和水银槽相通。当输气球送入空气后,水银由玻璃管底部上升,水银柱顶端的中央凸起可指出压力的刻度。水银血压计测得的数值相当准确。

2.弹簧表式血压计

由一袖带与有刻度2.7～4.0 kPa(20～30 mmHg)的圆盘表相连而成,表上的指针指示压力。此种血压计携带方便,但欠准确。

3.电子血压计

袖带内有一换能器,可将信号经数字处理,在显示屏上直接显示收缩压、舒张压和脉搏的数值。此种血压计操作方便,清晰直观,不需听诊器,使用方便、简单,但欠准确。

(二)测血压的方法

1.目的

通过测量血压,了解循环系统的功能状况,为诊断、治疗提供依据。

2.准备

听诊器、血压计、记录纸、笔。

3.操作步骤

(1)测量前,让患者休息片刻,以消除活动或紧张因素对血压的影响。检查血压计,如袖带的宽窄是否适合患者,玻璃管有无裂缝,橡胶管和输气球是否漏气等。

(2)向患者解释,以取得合作。患者取坐位或仰卧,被测肢体的肘臂伸直、掌心向上,肱动脉与心脏在同一水平。坐位时，肱动脉平第 4 软骨；卧位时，肱动脉平腋中线。如手臂低于心脏水平，血压会偏高；手臂高于心脏水平，血压会偏低。

(3)放平血压计于上臂旁，打开水银槽开关，将袖带平整地缠于上臂中部，袖带的松紧以能放入一指为宜，袖带下缘距肘窝 2～3 cm。如测下肢血压，袖带下缘距腘窝 3～5 cm，将听诊器胸件置于腘动脉搏动处，记录时注明下肢血压。

(4)戴上听诊器，关闭输气球气门，触及肱动脉搏动。将听诊器胸件放在肱动脉搏动最明显的地方，但勿塞入袖带内，以一手稍加固定。

(5)挤压输气球，打气至肱动脉搏动音消失，水银柱又升高 2.7～4.0 kPa(20～30 mmHg)后，以每秒 0.5 kPa(4 mmHg)左右的速度放气，使水银柱缓慢下降，视线与水银柱所指刻度平行。

(6)在听诊器中听到第一声动脉音时，水银柱所指刻度即为收缩压；当搏动音突然变弱或消失时，水银柱所指的刻度即为舒张压。当变音与消失音之间有差异时，或危重者应记录两个读数。

(7)测量后，驱尽袖带内的空气，解开袖带。安置患者于舒适卧位。

(8)血压计右倾 45°，关闭气门，气球放在固定的位置，以免压碎玻璃管，关闭血压计盒盖。

(9)用分数式，即收缩压/舒张压记录测得的血压值，如 14.7/9.3 kPa(110/70 mmHg)。

4.注意事项

(1)测血压前，要求安静休息 20～30 分钟，如运动、情绪激动、吸烟、进食等可导致血压偏高。

(2)血压计要定期检查和校正，以保证其准确性，切勿倒置或震动。

(3)打气不可过猛、过高，如水银柱里出现气泡，应调节或检修，不可带着气泡测量。

(4)如所测血压异常或血压搏动音听不清时，需重复测量。先将袖带内气体排尽，使水银柱降至"0"，稍等片刻再行第二次测量。

(5)对偏瘫、一侧肢体外伤或手术后患者，应在健侧手臂上测量。

(6)排除影响血压值的外界因素，如袖带太窄、袖带过松、放气速度太慢测得的血压值偏高，反之则测得的血压值偏低。

(7)长期测血压应做到四定：定部位、定体位、定血压计、定时间。

（王　丽）

第六节　脉搏的测量

一、正常脉搏及生理性变化

(一)正常脉搏

随着心脏节律性收缩和舒张，动脉内的压力也发生周期性的波动，这种周期性的压力变化可引起动脉血管发生扩张与回缩的搏动，这种搏动在浅表的动脉可触摸到，临床简称为脉搏。正常人的脉搏节律均匀、规则，间隔时间相等，每搏强弱相同且有一定的弹性，每分钟搏动的次数为60～100 次(即脉率)。脉搏通常与心率一致，是心率的指标。

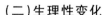

（二）生理性变化

脉率受许多生理性因素影响而发生一定范围的波动。

1.年龄

一般新生儿、幼儿的脉率较成人快。

2.性别

同龄女性比男性快。

3.情绪

兴奋、恐惧、发怒时脉率增快,忧郁时则慢。

4.活动

一般人运动、进食后脉率会加快;休息、禁食则相反。

5.药物

兴奋剂可使脉搏增快,镇静剂、洋地黄类药物可使脉搏减慢。

二、异常脉搏的观察

（一）脉率异常

1.速脉

成人脉率在安静状态下＞100次/分,称为心动过速。见于高热、甲状腺功能亢进（由于代谢率增加而使脉率增快）、贫血或失血等患者。正常人可有窦性心动过速,为一过性的生理现象。

2.缓脉

成人脉率在安静状态下低于60次/分,称心动过缓。颅内压升高、病态窦房结综合征、二度以上房室传导阻滞,或服用某些药物如地高辛、普尼拉明、利舍平、普萘洛尔等可出现缓脉。正常人可有生理性窦性心动过缓,多见于运动员。

（二）脉律异常

脉搏的搏动不规则,间隔时间时长时短,称为脉律异常。

1.间歇脉

在一系列正常均匀的脉搏中出现一次提前而较弱的脉搏,其后有一较正常延长的间歇（即代偿性间歇）,称期前收缩。见于各种心脏病或洋地黄中毒的患者,正常人在过度疲劳、精神兴奋、体位改变时也偶尔出现间歇脉。

2.脉搏短绌

脉搏短绌是指同一单位时间内脉率少于心率。由于心肌收缩力强弱不等,有些心排血量少的搏动可发出心音,但不能引起周围血管搏动,导致脉率慢于心率。特点是脉律完全不规则,心率快慢不一、心音强弱不等。多见于心房颤动者。

（三）强弱异常

1.洪脉

当心排血量增加,血管充盈度和脉压较大时,脉搏强大有力,称洪脉。见于高热、甲状腺功能亢进、主动脉关闭不全等患者,运动后、情绪激动时也常触到洪脉。

2.细脉

当心排血量减少,动脉充盈度降低时,脉搏细弱无力,扪之如细丝,称细脉或丝脉。见于大出血、主动脉瓣狭窄和休克、全身衰竭的患者,是一种危险的脉象。

3.交替脉

交替脉指节律正常而强弱交替出现的脉搏,称为交替脉。交替脉是左心室衰竭的重要体征。常见于高血压性心脏病、急性心肌梗死、主动脉关闭不全等患者。

4.水冲脉

脉搏骤起骤落,有如洪水冲涌,故名水冲脉。主要见于主动脉关闭不全、动脉导管未闭、甲状腺功能亢进、严重贫血患者。检查方法是将患者前臂抬高过头,检查者用手紧握患者手腕掌面,可明显感知。

5.奇脉

在吸气时脉搏明显减弱或消失为奇脉。其产生主要与吸气时左心室的排血量减少有关。常见于心包腔积液、缩窄性心包炎等患者,是心脏压塞的重要体征之一。

(四)动脉壁异常

由于动脉壁弹性减弱,动脉变得迂曲不光滑,有条索感,如按在琴弦上,多见于动脉硬化的患者。

三、测量脉搏的技术

(一)部位

临床上常在浅在、靠近骨骼的动脉测量脉搏,最常用、最方便的是桡动脉,患者也乐于接受。其次为颞动脉、颈动脉、肱动脉、腘动脉、足背动脉、胫后动脉和股动脉等。如怀疑患者心搏骤停或休克时,应选择大动脉为诊脉点,如颈动脉、股动脉。

(二)测脉搏的方法

1.目的

通过测量脉搏,可间接了解心脏的情况,观察相关疾病发生、发展规律,为诊断、治疗提供依据。

2.准备

治疗盘内备带秒钟的表、笔、记录本及听诊器。

3.操作步骤

(1)洗手,戴口罩,备齐用物,携至床旁。

(2)核对患者,解释目的。

(3)协助患者取坐位或半坐卧位,手臂放在舒适位置,腕部伸展。

(4)以示指、中指、无名指的指端按在桡动脉表面,压力大小以能清楚地触及脉搏为宜,注意脉律、强弱、动脉壁的弹性。

(5)一般情况下测30秒,所测得的数值乘以2,心脏病患者、脉率异常者、危重患者则应以1分钟记录。

(6)协助患者取舒适体位。

(7)将脉搏绘制在体温单上。

4.注意事项

(1)诊脉前患者应保持安静,剧烈运动后应休息20分钟后再测。

(2)偏瘫患者应选择健侧肢体测量。

(3)脉搏细、弱难以测量时,用听诊器测心率。

(4)脉搏短绌的患者,应由两人同时测量,一人听心率,另一人测脉率,由听心率者发出"开始"和"停止"的口令,计数1分钟,以分数式记录:心率/脉率。若心率120次,脉率90次,即应写成120/90次/分。

(王　丽)

第七节　心　电　监　护

心电监护是通过显示屏连续动态观察心电图、血压、血氧饱和度的一种无创监测方法。

一、目的

(1)持续心率、血压、血氧饱和度动态监测,以及时发现病情变化,指导临床治疗、护理及抢救工作。

(2)正确及时识别心律失常。

(3)观察心脏起搏器功能。

二、准备

(一)操作者准备
穿戴整齐,洗手。

(二)用物准备
心电监护仪、电极片、75%乙醇、棉签、医嘱本、笔、纸、垃圾桶。

(三)患者准备
采取舒适的体位,皮肤清洁,必要时剃去局部的毛发。

(四)环境准备
清洁、安静、光线适宜。

三、操作程序

(1)备齐用物,携至患者床旁,仔细查对患者的姓名、住院号,解释安置心电监护的目的,消除患者顾虑,取得合作。

(2)协助患者取舒适的体位,以平卧位或半卧位为宜。

(3)将监护仪放置床旁连接电源,打开电源开关检查备用。

(4)暴露患者胸部,正确定位。右上(RA):胸骨右缘锁骨中线第一肋间;左上(LA):胸骨左缘锁骨中线第一肋间;右下(RL):右锁骨中线剑突水平处;左下(LL):左锁骨中线剑突水平处;胸导(V):胸骨左缘第四肋间。放置电极片处皮肤用75%乙醇涂擦,保证电极片与皮肤接触良好。

(5)二次查对,将电极片连接至监护仪导联线上,按照监护仪标识贴于患者胸部正确位置。

(6)正确安置血压袖带。

(7)正确安置血氧饱和度指套(避免与血压袖带同一肢体)。

(8)选择波形显示较清晰的导联,根据患者病情,设定各项参数报警界限,打开报警系统。

（9）帮助患者取舒适体位,整理床单位,冬天注意保暖。

（10）解释注意事项,处理用物。

（11）洗手,再次查对后签字,并记录心电监护的各项数据。

四、注意事项

（1）严格执行查对制度,做好解释工作,消除患者紧张、恐惧的心理。

（2）嘱患者卧床休息,不要下床活动,更换体位时,妥善保护各连接导线。

（3）放置电极片时,应避开伤口、瘢痕、中心静脉导管、起搏器及电除颤时电极板的放置部位。告知患者不能自行移动或取下电极片,若电极片周围皮肤有瘙痒不适,应及时告知护士;注意定期更换电极片的粘贴位置。

（4）密切观察心电图波形,以及时处理干扰和电极片脱落;观察心率、心律变化,如需详细了解心电图变化,需做常规导联心电图。

（5）成人、儿童、新生儿的血压袖带是有差异的,应给患者使用尺寸适当的袖带,袖带宽度为成人上臂周长的40%,婴儿的50%;袖带长度要保证充气部分绕肢体50%～80%,一般长度为宽度的2倍。

（6）血压袖带不宜安置在静脉输液或留置导管的肢体。袖带应安置在患者肘关节上1～2 cm处,松紧程度应以能够插入1指为宜,保证记号Φ正好位于肱动脉搏动之上;测量肢体的肱动脉应与心脏（右心房）保持水平并外展45°。

（7）血压测量时患者应避免移动,偏瘫患者应选择健侧上臂测量。

（8）注意更换血氧饱和度传感器的位置,以避免皮肤受损或血液循环受影响。休克、体温过低、低血压或使用血管收缩药物、贫血、偏瘫、指甲过长、周围环境光照太强、电磁干扰及涂抹指甲油等对血氧饱和度监测有影响。

（9）停止心电监护时,先关机,断开电源,再撤除导联线及电极片、血压袖带、氧饱和度指套等;观察贴电极片处皮肤有无皮疹、水疱等现象。

（赵玉娟）

第八节　非同步电除颤

非同步电除颤是利用一定量的电流经胸壁直接通过心脏,使心肌纤维瞬间同时除极,从而消除异位性快速心律失常的方法。

一、目的

使心室颤动（简称室颤）、心室扑动（简称室扑）转为窦性心律。

二、准备

（一）操作者准备

着装整齐。

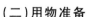

(二)用物准备

除颤器、医用耦合剂、纱布、弯盘。

(三)患者准备

仰卧于硬板床上,充分暴露前胸。

(四)环境准备

请家属离开,关门。

三、操作程序

(1)准确判断病情。

(2)迅速备齐用物至患者床旁,患者取仰卧位。

(3)开启除颤仪电源开关。

(4)选择非同步模式(开启电源即为非同步模式),调节除颤能量,一般成人单相波除颤用200~360 J,双相波除颤用100~200 J;儿童除颤初始2~3 J/kg,最大不超过5 J/kg。

(5)电极板上均匀涂耦合剂。

(6)正确放置电极板,负极放在右锁骨中线第二肋间,正极放于左腋前线内侧平第五肋间,两电极板贴紧皮肤。

(7)按下充电按钮充电。

(8)再次观察心电示波为室颤、室扑,确认周围人员无直接或间接与患者接触。

(9)双手同时按下放电按钮放电。

(10)观察除颤效果。

(11)移开电极板,检查胸部皮肤情况,清洁皮肤,整理床单位。

(12)整理用物,核查患者姓名、床号。

(13)洗手,记录。

四、注意事项

(1)除颤前移去患者身上的金属物,确定除颤部位无水及导电材料,清洁并擦干皮肤,禁止使用乙醇、含有苯基的酊剂或止汗剂。

(2)电极板放置的位置要准确,与患者皮肤密切接触,耦合剂涂抹要均匀,防止皮肤灼伤。婴幼儿应使用儿童专用电极板。

(3)电极板放置部位应避开瘢痕、伤口处,如患者带有植入性起搏器,电极板距起搏器部位至少10 cm。

(4)除颤前确定周围人员无直接或间接与患者接触,操作者身体不能与患者接触。

(5)除颤放电后电极板应放在患者身上不动,观察除颤效果,如仍为室颤或室扑,可再次除颤;如出现心室停搏,应立即进行胸外心脏按压。对于细颤型室颤患者应先进行心脏按压、氧疗及药物先处理,使之变为粗颤后,再进行电除颤,以提高除颤成功率。

(6)动作迅速、准确。

(7)使用后将电极板充分清洁,以及时充电备用。

(赵玉娟)

第九节 氧 疗 法

一、目的

提高动脉血氧分压和动脉血氧饱和度,增加动脉血氧含量,纠正各种因素导致的缺氧状态,促进组织的新陈代谢,维持机体正常生命活动。

根据呼吸衰竭的类型及缺氧的严重程度,选择给氧方法和吸入氧分数。Ⅰ型呼吸衰竭:PaO_2 在 6.7~8.0 kPa,$PaCO_2$<6.7 kPa,应给予中流量(2~4 L/min)吸氧,吸入氧浓度>35%。Ⅱ型呼吸衰竭:PaO_2 在 5.3~6.7 kPa,$PaCO_2$ 正常,间断给予高流量(4~6 L/min)高浓度(>50%),若 PaO_2>9.3 kPa,应逐渐降低吸氧浓度,防止长期吸入高浓度氧引起中毒。

供氧装置分氧气筒和管道氧气装置两种。

给氧方法分鼻导管给氧、氧气面罩给氧及高压给氧。

氧气面罩给氧适于长期使用氧气,患者严重缺氧、神志不清,病情较重者,氧气面罩吸入氧分数最高可达 90%,但由于气流及无法及时喝水,常会造成口腔干燥、沟通及谈话受限。而鼻导管给氧则没有这些问题。鼻导管给氧方法又分单侧鼻导管给氧法和双侧鼻导管给氧法。

吸氧方式的选择:严重缺氧但无二氧化碳潴留者,宜采用面罩吸氧(吸入氧分数最高可达90%);缺氧伴有二氧化碳潴留者可用双侧鼻导管吸氧方法。

二、准备

(一)用物准备

1.治疗盘外

氧气装置一套包括氧气筒(管道氧气装置无)、氧气流量表装置、扳手、用氧记录单、笔、安全别针。

2.治疗盘内

橡胶管、湿化瓶、无菌容器内盛一次性双侧鼻导管或一次性吸氧面罩、消毒玻璃接管、无菌持物镊、无菌纱布缸、治疗碗内盛蒸馏水、弯盘、棉签、胶布、松节油。

3.氧气筒

氧气筒顶部有一总开关,控制氧气的进出。氧气筒颈部的侧面,有一气门与氧气表相连,是氧气自氧气瓶中输出的途径。

4.氧气流量表装置

由压力表、减压阀、安全阀、流量表和湿化瓶组成。压力表测量氧气筒内的压力。减压阀是一种自动弹簧装置,将氧气筒流出的氧压力减至 2~3 kg/cm²(0.2~0.3 MPa),使流量平稳安全。当氧流量过大、压力过高时,安全阀内部活塞自行上推,过多的氧气由四周小孔流出,确保安全。流量表是测量每分钟氧气的流量,流量表内有浮标上端平面所指的刻度,可知氧气每分钟的流出量。湿化瓶内盛 1/3~1/2 蒸馏水或 20%~30%乙醇(急性肺水肿患者吸氧时用,可降低肺泡内泡沫的表面张力,使泡沫破裂,扩大气体和肺泡壁接触面积使气体易于弥散,改善气体交换功能),通气管浸入水中,湿化瓶出口与鼻导管或面罩相连,湿化氧气。

5.装表

把氧气放在氧气架上,打开总开关放出少量氧气,快速关上总开关,此为吹尘(为防止氧气瓶上灰尘吹入氧气表内)。然后将氧气表向后稍微倾斜置于气阀上,用手初步旋紧固定然后再用扳手旋紧螺帽,使氧气表立于氧气筒旁,按湿化瓶,打开氧气检查氧气装置是否漏气,氧气输出是否通畅后,关闭流量表开关,推至病床旁备用。

(二)患者、护理人员及环境准备

患者了解吸氧目的、方法、注意事项及配合要点。取舒适体位,调整情绪。护理人员应衣帽整齐,修剪指甲,洗手,戴口罩。环境安静、整洁、光线、温度、湿度适宜,远离火源。

三、操作步骤

(1)携用物至病床旁,再次核对患者。

(2)用湿棉签清洁患者双侧鼻腔,清除鼻腔分泌物。

(3)连接鼻导管及湿化瓶的出口。调节氧流量,轻度缺氧 1~2 L/min,中度缺氧 2~4 L/min,重度缺氧 4~6 L/min,氧气筒内的氧气流量=氧气筒容积(L)×压力表指示的压力(kg/cm)。

(4)鼻导管插入患者双侧鼻腔约 1 cm,鼻导管环绕患者耳部向下放置,动作要轻柔,避免损伤黏膜、根据情况调整长度。

(5)停止用氧时,首先取下鼻导管(避免误操作引起肺组织损伤),安置患者于舒适体位。

(6)关流量表开关,关氧气筒总阀,再开流量表开关,放出余气,再关流量表开关,最后砌表(中心供氧装置,取下鼻导管后,直接关闭流量表开关)。

(7)处理用物,预防交叉感染。

(8)记录停止用氧时间及效果。

四、注意事项

(1)用氧时认真做好四防:防火、防震、防热、防油。

(2)禁用带油的手进行操作,氧气和螺旋口禁止上油。

(3)氧气筒内氧气不能用完,压力表指针应>5 kg/cm²(0.5 MPa)。

(4)防止灰尘进入氧气瓶,避免充氧时引起爆炸。

(5)长期、高浓度吸氧者观察患者有无胸骨后烧灼感、干咳、恶心、呕吐、烦躁及进行性呼吸困难加重等氧中毒现象。

(6)长期吸氧,吸氧浓度应<40%。氧气浓度与氧流量的关系:吸氧浓度(%)=21+4×氧流量(L/min)。

(孙明云)

第十节 雾化吸入

一、操作目的

(1)用于止咳平喘,帮助患者解除支气管痉挛。

(2)改善肺通气功能。

(3)湿化气道。

(4)预防和控制呼吸道感染。

二、操作流程

(一)评估

(1)患者的心理状态,合作程度。

(2)对氧气雾化吸入法的认识。

(3)环境整齐、安静,用氧安全的认识。

(二)准备

(1)按需备齐用物,根据医嘱备药。

(2)环境:四防(火、油、热、震)。

(3)查对、解释。

(三)雾化实施

(1)取坐位、半坐卧位。

(2)将氧气雾化吸入器与氧气连接,调节氧气流量(8~10 L/min),检查出雾情况。

(3)协助患者将喷气管含入口中并嘱其紧闭双唇作深慢呼吸。

(四)处理

(1)吸毕,取下雾化器,关闭氧气开关,擦净面部,询问感觉,采取舒适卧位。

(2)观察记录:雾化吸入的情况。

(3)用物:妥善清理,归原位。

三、操作关键环节提示

(1)每次雾化吸入时间不应超过 20 分钟,如用液体过多应计入液体总入量内。若盲目用量过大有引起肺水肿或水中毒的可能。

(2)有增加呼吸道阻力的可能。当雾化吸入完几小时后,呼吸困难反而加重,除警惕肺水肿外,还可能是由于气道分泌物液化膨胀阻塞加重的原因。

(3)预防呼吸道再感染。由于雾滴可带细菌入肺泡,故有可能继发革兰阴性杆菌感染,不但要加强口、鼻、咽的卫生护理,还要注意雾化器、室内空气和各种医疗器械的消毒。

(4)长期雾化吸入治疗的患者,所用雾化量必须适中。如果湿化过度,可致痰液增多,对危重患者神志不清或咳嗽反射减弱时,常可因痰不能及时咳出而使病情恶化甚至死亡。如果湿化不

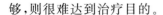

够,则很难达到治疗目的。

(5)注意防止药物吸收后引起的不良反应。

(6)过多长期使用生理盐水雾化吸入,会因过多的钠吸收而诱发或加重心力衰竭。

(7)雾化器应垂直拿,用面罩罩住口鼻或用口含嘴,在吸入的同时应作深吸气,使药液充分到达支气管和肺内。

(8)氧流量调至 4～5 L/min,请不要擅自调节氧流量,禁止在有氧环境附近吸烟或燃明火。

(9)雾化前半小时尽量不进食,避免雾化吸入过程中气雾刺激,引起呕吐。

(10)每次雾化完后要及时洗脸或用湿毛巾抹干净口鼻部留下的雾珠,防止残留雾滴刺激口鼻皮肤,以免引起皮肤过敏或受损。

(11)每次雾化完后要协助患者饮水或漱口,防止口腔黏膜二重感染。

(孙明云)

第十一节　机械吸痰法

一、目的

清除呼吸道分泌物,保持呼吸道通畅,预防并发症发生。适用于排痰无力、痰液黏稠、意识不清、危重、老年体弱者。可通过患者口腔、鼻腔、气管插管或气管切开处进行负压吸引。

二、准备

(一)用物准备

治疗盘外:电动吸引器或中心吸引器包括马达、偏心轮、气体过滤器、压力表、安全瓶、贮液瓶、开口器、舌钳、压舌板、电源插座等。

治疗盘内:带盖缸 2 只(1 只盛消毒一次性吸痰管若干根、1 只盛有消毒液的盐水瓶)、消毒玻璃接管、治疗碗 2 个(1 只内盛无菌生理盐水、1 只内盛消毒液用于消毒玻璃接管)、弯盘、消毒纱布、无菌弯血管钳 1 把、消毒镊子 1 把、棉签 1 包、液状石蜡、冰硼散等,急救箱 1 个备用。

(二)患者、护理人员及环境准备

患者取舒适体位,稳定情绪,了解吸痰目的、方法、注意事项及配合要点。护理人员应衣帽整齐,修剪指甲,洗手,戴口罩。环境安静、整洁、光线、温度、湿度适宜。

三、操作步骤

(1)携用物至病床旁,接通电源,打开开关,调节负压,检查吸引器性能。

(2)检查患者口腔(昏迷患者可借助压舌板及开口器)、鼻腔,有无义齿,如有应先取下活动义齿,患者头部转向一侧,面向操作者。

(3)连接吸痰管,先吸少量生理盐水。用于检查吸痰管是否通畅,并润滑吸痰管前端。

(4)一手反折吸痰管末端,另一手持无菌弯血管钳或无菌镊子夹取吸痰管前端,插入口咽部10～15 cm(过深可触及支气管处,易堵塞呼吸道)后,放松吸痰管末端,先吸口咽部分泌物,再吸气管内分泌物。吸痰时采取上下左右旋转向上提吸痰管的方法,有利于呼吸道分泌物吸出,避免损伤呼吸道黏膜。每次吸引时间少于 15 秒,防止缺氧。

(5)吸痰管拔出后,用生理盐水抽吸。防止分泌物堵塞吸痰管。

(6)观察患者呼吸道是否畅通及面部、呼吸、心率、血压等情况及吸出液的色、质、量。

(7)协助患者擦净面部分泌物,整理床单位,取舒适体位。

(8)处理用物,吸痰管玻璃接头清洁后,放入盛有消毒液的治疗碗中浸泡,或清洁后,置低温消毒箱内消毒备用。

(9)洗手,观察并记录治疗效果与反应。

四、注意事项

(1)严格无菌操作,吸痰管应即吸即弃。

(2)吸痰动作应轻柔,以防呼吸道黏膜损伤。

(3)痰液黏稠者可配合叩击、雾化吸入,提高治疗效果。

(4)储液瓶内的液体不得超过 2/3。

(5)每次吸痰时间不超过 15 秒,以免缺氧。

(6)两次吸痰间隔不少于 30 分钟。

(7)气管隆嵴处不宜反复刺激,避免引起咳嗽反射。

(罗 影)

第十二节 灌 肠 术

一、目的

(1)刺激肠蠕动,软化和清除粪便,排出肠内积气,减轻腹胀。

(2)清洁肠道,为手术、检查和分娩做准备。

(3)稀释和清除肠道内有害物质,减轻中毒。

(4)为高热患者降温。

根据灌肠的目的不同分为保留灌肠和不保留灌肠。不保留灌肠按灌入液体量不同,分大量不保留灌肠和小量不保留灌肠(小量不保留灌肠适用于危重患者、老年体弱、小儿、孕妇等)。

二、准备

(一)物品准备

治疗盘内备通便剂(按医嘱备)、一次性手套 1 双、剪刀(用开塞露时)1 把,弯盘 1 个,卫生纸、纱布 1 块。

治疗盘外备:温开水(用肥皂栓时)适量、屏风、便盆、便盆布 1 个。

(二)患者、护理人员及环境准备

患者了解通便目的、方法、注意事项及配合要点。取侧卧屈膝位,调整情绪,指导或协助患者

清洗肛周,备便盆。护理人员应衣帽整齐,修剪指甲,洗手,戴口罩。环境安静、整洁,光线、温度、湿度适宜,关闭门窗,备屏风或隔帘,保护患者隐私,消除紧张、恐惧心理,取得合作。

三、评估

(1)评估患者病情、治疗情况、意识、心理状态及合作度。

(2)评估患者的腹胀情况,肛周皮肤和黏膜的完整性。

四、操作步骤

(1)关闭门窗,用屏风遮挡患者,保护患者隐私。

(2)条件许可患者可帮助其取左侧卧位,双腿屈曲,背向操作者,暴露肛门,便于操作。

(3)患者臀部移至床沿,臀下铺一次性尿垫,保持床单位清洁,便器放置在床旁。

(4)将弯盘置于臀部旁,用血管钳关闭灌肠筒胶管倒灌肠液于筒内,悬挂灌肠筒于输液架上,灌肠筒内液面与肛门距离不超过 30 cm。

(5)将玻璃接头一头连接肛管,另一头连接灌肠筒胶管。

(6)戴一次性手套,一手分开肛门,暴露肛门口,嘱患者张口呼吸,使患者放松便于插管,另一手将肛管轻轻旋转插入肛门,沿着直肠壁进入直肠 7～10 cm。

(7)固定肛管,打开血管钳,缓缓注入灌肠液,速度不可过快过猛,以防刺激肠黏膜,出现排便。

(8)用血管钳关闭灌肠筒胶管,一手持卫生纸紧贴肛周下沿,防止灌肠液流出,另一手将肛管轻轻拔出,置弯盘内。

(9)擦净肛周,协助患者取舒适卧位,灌肠液在体内保留 10～20 分钟后再排便。充分软化粪便,提高灌肠效果。

(10)清理用物。

(11)协助患者排便,整理床单位。洗手、记录。

五、注意事项

(1)灌肠液温度控制在 38 ℃,温度过高损伤肠黏膜,温度过低可引起肠痉挛。

(2)灌肠如遇患者有便意、腹胀时,嘱患者做深呼吸,让灌肠液在体内尽量保留 10～20 分钟后再排便。

(3)消化道出血、急腹症、妊娠、严重心血管疾病患者禁忌灌肠。

六、相关护理方法

(一)人工取便术

(1)条件许可患者可帮助其取左侧卧位,双腿屈曲,背向操作者,暴露肛门,便于操作。

(2)患者臀下铺一次性尿垫保持床单位清洁,便器放置在床旁。

(3)戴一次性手套,在右手示指端倒 1～2 mL 的 2%利多卡因,插入肛门停留 5 分钟,利多卡因对肛管和直肠起麻醉作用,能减少刺激,减轻疼痛。

(4)嘱患者张口呼吸,轻轻旋转插入肛门,沿着直肠壁进入直肠。

(5)手指轻轻摩擦,松弛粪块,取出粪块,放入便器,重复数次,直至取净,动作轻柔,避免损伤肠黏膜或引起肛周水肿。

（6）取便过程中注意观察患者的生命体征和反应，如发现面色苍白、出汗、疲惫等表现，应暂停，休息片刻，若患者心率明显改变，应立即停止操作。

（7）操作结束，清洗肛门和臀部并擦干，病情许可时可行热水坐浴，促进局部血液循环，减轻疼痛防止病原微生物传播。

（8）整理消毒用物，洗手并做记录。

（9）注意事项：有肛门黏膜溃疡、肛裂及肛门剧烈疼痛者禁用此法。

（二）便秘的护理

（1）正确引导，合理安排膳食结构。

（2）协助患者适当增加运动量。

（3）养成良好的排便习惯。

（4）腹部进行环形按摩，通过按摩腹部，刺激肠蠕动，促进排便。方法：用右手或双手叠压稍微按压腹部，自右下腹盲肠部开始，依结肠蠕动方向，经升结肠、横结肠、降结肠、乙状结肠做环形按摩，或在乙状结肠部，由近心端向远心端做环形按摩，每次 5～10 分钟，每天 2 次。可由护士操作或指导患者自己进行。

（5）遵医嘱给予口服缓泻药物，禁忌长期使用，产生依赖性而失去正常的排便功能。

（6）简便通便术包括通便剂通便术和人工取便术。是患者及家属经过护士指导，可自行完成的一种简单易行、经济有效的护理技术。常用剂通便剂有开塞露（由 50% 的甘油或少量山梨醇制成，装于塑料胶壳内一种溶剂）、甘油栓（由甘油和硬脂酸制成，为无色透明或半透明栓剂，呈圆锥形，密封于塑料袋内一种溶剂，需冷藏储存）、肥皂栓（将普通肥皂削成底部直径 1 cm，长 3～4 cm 圆锥形栓剂）。具有吸收水分、软化粪便、润滑肠壁刺激肠蠕动的作用。人工取便术是用手指插入直肠，破碎并取出嵌顿粪便的方法。常用于粪便嵌塞的患者采用灌肠等通便术无效时，以解除患者痛苦的方法。

（赵玉娟）

第十三节　休息与睡眠护理

休息与睡眠是人类最基本的生理需要。良好的休息和睡眠如同充分的营养和适度的运动一样，对保持和促进健康起着重要作用。作为护士，必须了解睡眠的分期、影响睡眠的因素及患者的睡眠习惯，切实解决患者的睡眠问题，帮助患者达到可能的最佳睡眠状态。

一、休息

休息是指在一段时间内，通过相对地减少机体活动，使身心放松，处于一种没有紧张和焦虑的松弛状态。休息包括身体和心理两方面的放松，通过休息，可以减轻疲劳和缓解精神紧张。

（一）休息的意义和方式

1.休息的意义

对健康人来说，充足的休息是维持机体身心健康的必要条件；对患者来说，充足的休息是促进疾病康复的重要措施。休息对维护健康具有重要的意义,具体表现如下:①休息可以减轻或消除疲劳,缓解精神紧张和压力。②休息可以维持机体生理调节的规律性。③休息可以促进机体正常的生长发育。④休息可以减少能量的消耗。⑤休息可以促进蛋白质的合成及组织修复。

2.休息的方式

休息的方式是因人而异的,取决于个体的年龄、健康状况、工作性质和生活方式等因素。对不同的人而言,休息有着不同的含义。例如,对从事脑力劳动的人而言,他的休息方式可以是散步、打球、游泳等;而对于从事这些活动的运动员来讲,他的休息反而是读书、看报、听音乐。无论采取何种方式,只要达到缓解疲劳、减轻压力、促进身心舒适和精力恢复的目的,就是有效的休息。在休息的各种形式中,睡眠是最常见也是最重要的一种。

(二)休息的条件

要想得到充足的休息,应满足以下 3 个条件,即充足的睡眠、生理上的舒适和心理上的放松。

1.充足的睡眠

休息的最基本的先决条件是充足的睡眠。充足的睡眠可以促进个体精力和体力的恢复。虽然每个人所需要的睡眠时间有较大的区别,但都有最低限度的睡眠时数,满足了一定的睡眠时数,才能得到充足的休息。护理人员要尽量使患者有足够的睡眠时间和建立良好的睡眠习惯。

2.生理上的舒适

生理上的舒适也就是身体放松,是保证有效休息的前提。因此,在休息之前必须将患者身体上的不适降至最低程度。护理人员应为患者提供各种舒适服务,包括祛除或控制疼痛、提供舒适的体位或姿势、协助患者搞好个人卫生、保持适宜的温湿度、调节睡眠时所需要的光线等。

3.心理上的放松

要得到良好的休息,必须有效地控制和减少紧张和焦虑,心理上才能得到放松。由于生病、住院时个体无法满足社会上、职业上或个人角色在义务上的需要,加之住院时对医院环境及医务人员感到陌生,对自身疾病的担忧等,患者常常会出现紧张和焦虑。因此,护理人员应耐心与患者沟通,恰当地运用知识和技能,提供及时、准确的服务,尽量满足患者的各种需要,才能帮助患者减少紧张和焦虑。

二、睡眠

睡眠是各种休息中最自然、最重要的方式。人的一生中有 1/3 的时间要用在睡眠上。任何人都需要睡眠,通过睡眠可以使人的精力和体力得到恢复,可以保持良好的觉醒状态,这样人才能精力充沛地从事劳动或其他活动。睡眠对于维持人的健康,尤其是促进疾病的康复,具有重要的意义。

(一)睡眠的定义

现代医学界普遍认为睡眠是一种主动过程,是一种知觉的特殊状态。睡眠时,人脑并没有停止工作,只是换了模式,虽然对周围环境的反应能力降低,但并未完全消失。通过睡眠,人的精力和体力得到恢复,睡眠后可保持良好的觉醒状态。

由此,可将睡眠定义为周期性发生的持续一定时间的知觉的特殊状态,具有不同的时相,睡眠时可相对地不做出反应。

(二)睡眠原理

睡眠是与较长时间的觉醒交替循环的生理过程。目前认为,睡眠由睡眠中枢控制。睡眠中枢位于脑干尾端,它向上传导冲动,作用于大脑皮质(也称上行抑制系统),与控制觉醒状态的脑干网状结构上行激动系统的作用相拮抗,引起睡眠和脑电波同步化,从而调节睡眠与觉醒的相互转化。

(三)睡眠分期

通过脑电图(EEG)测量大脑皮质的电活动,眼电图(EOG)测量眼睛的运动,肌电图(EMG)测量肌肉的状况,发现睡眠的不同阶段,脑、眼睛、肌肉的活动处于不同的水平。正常的睡眠周期可分为两个相互交替的不同时相状态,即慢波睡眠和快波睡眠。成人进入睡眠后,首先是慢波睡眠,持续80~120分钟后转入快波睡眠,维持20~30分钟后,又转入慢波睡眠。整个睡眠过程中有4或5次交替,越近睡眠的后期,快波睡眠持续时间越长。两种睡眠时相状态均可直接转为觉醒状态,但在觉醒状态下,一般只能进入慢波睡眠,而不能进入快波睡眠。

1.慢波睡眠

脑电波呈现同步化慢波时相,伴有慢眼球运动,肌肉松弛但仍有一定张力,亦称正相睡眠或非快速眼球运动睡眠(NREM)。在这段睡眠期间,大脑的活动下降到最低,使得人体能够得到完全的舒缓。此阶段又可分为4期。

(1)第Ⅰ期:为入睡期,是所有睡眠时相中睡得最浅的一期,常被认为是清醒与睡眠的过渡阶段,仅维持几分钟,很容易被唤醒。此期眼球有着缓慢的运动,生理活动开始减少,同时生命体征和新陈代谢逐渐减缓,在此阶段的人们仍然认为自己是清醒的。

(2)第Ⅱ期:为浅睡期。此期的人们已经进入无意识阶段,不过仍可听到声音,仍然容易被唤醒。此期持续10~20分钟,眼球不再运动,机体功能继续变慢,肌肉逐渐放松,脑电图偶尔会产生较快的宽大的梭状波。

(3)第Ⅲ期:为中度睡眠期,持续15~30分钟。此期肌肉完全放松,心搏缓慢,血压下降,但仍保持正常,难以唤醒并且身体很少移动,脑电图显示梭状波与δ波(大而低频的慢波)交替出现。

(4)第Ⅳ期:为深度睡眠期,持续15~30分钟。此期全身松弛,无任何活动,极难唤醒,生命体征比觉醒时明显下降,体内生长激素大量分泌,人体组织愈合加快,遗尿和梦游可能发生,脑电波为慢而高的δ波。

2.快波睡眠

快波睡眠亦称异相睡眠或快速眼球运动睡眠(REM)。此期的睡眠特点是眼球转动很快,脑电波活跃,与觉醒时很难区分。其表现与慢波睡眠相比,各种感觉功能进一步减退,唤醒阈值提高,极难唤醒,同时骨骼肌张力消失,肌肉几乎完全松弛。此外,这一阶段还会有间断的阵发性表现,如眼球快速运动、部分躯体抽动,同时有心排血量增加、血压上升、心率加快、呼吸加快而不规则等交感神经兴奋的表现。多数在醒来后能够回忆的生动、逼真的梦境都是在此期发生的。

睡眠中的一些时相对人体具有特殊的意义,如在NREM第Ⅳ期的睡眠中,机体会释放大量的生长激素来修复和更新上皮细胞和某些特殊细胞,如脑细胞,故慢波睡眠有利于促进生长和体力的恢复。而REM睡眠则对于学习记忆和精力恢复似乎很重要。因为在快波睡眠中,脑耗氧量增加,脑血流量增多,且脑内蛋白质合成加快,有利于建立新的突触联系,可加快幼儿神经系统成熟。同时快波睡眠对保持精神和情绪上的平衡最为重要。因为这一时期的梦境都是生动的、充满感情色彩的,此梦境可减轻、缓解精神压力,使人将忧虑的事情从记忆中消除。非快速眼球运动睡眠与快速眼球运动睡眠的比较见表2-1。

表 2-1　非快速眼球运动睡眠与快速眼球运动睡眠的比较

项目	非快速眼球运动睡眠	快速眼球运动睡眠
脑电图	第 I 期:低电压 α 节律 8～12 次/秒 第 II 期:宽大的梭状波 14～16 次/秒 第 III 期:梭状波与 δ 波交替 第 IV 期:慢而高的 δ 波 1～2 次/秒	去同步化快波
眼球运动	慢的眼球转动或没有	阵发性的眼球快速运动
生理变化	呼吸、心率减慢且规则 血压、体温下降 肌肉渐松弛 感觉功能减退	感觉功能进一步减退 肌张力进一步减弱 有间断的阵发性表现: 心排血量增加,血压升高,呼吸 加快且不规则,心率加快
合成代谢	人体组织愈合加快	脑内蛋白质合成加快
生长激素	分泌增加	分泌减少
其他	第 IV 期发生夜尿和梦游	做梦且为充满感情色彩、稀奇古怪的梦
给你	有利于个体体力的恢复	有利于个体精力的恢复

(四)睡眠周期

对大多数成人而言,睡眠是每 24 小时循环一次的周期性程序。一旦入睡,成人平均每晚经历 4～6 个完整的睡眠周期,每个睡眠周期由不同的睡眠时相构成,分别是 NREM 睡眠的 4 个时相和 REM 睡眠,持续 60～120 分钟,平均为 90 分钟。睡眠周期各时相按一定的顺序重复出现。这一模式总是从 NREM 第 I 期开始,依次经过第 II 期、第 III 期、第 IV 期之后,返回 NREM 的第 III 期然后到第 II 期,再进入 REM 期,当 REM 期完成后,再回到 NREM 的第 II 期(图 2-1),如此周而复始。在睡眠时相周期的任一阶段醒而复睡时,都需要从头开始依次经过各期。

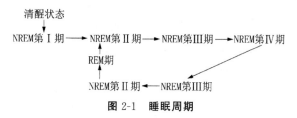

图 2-1　睡眠周期

在睡眠周期中,每一时相所占的时间比例随睡眠的进行而有所改变。一般刚入睡时,个体进入睡眠周期约 90 分钟后才进入 REM 睡眠,随睡眠周期的进展,NREM 第 III、IV 时相缩短,REM 阶段时间延长。在最后一个睡眠周期中,REM 睡眠可达到 60 分钟。因此,大部分 NREM 睡眠发生在上半夜,REM 睡眠则多在下半夜。

(五)影响睡眠的因素

1.生理因素

(1)年龄:通常人睡眠的需要量与其年龄成反比,但有个体差异。新生儿期每天睡眠时间最长,可达 16～20 小时,成人 7～8 小时。

(2)疲劳:适度的疲劳,有助于入睡,但过度的精力耗竭反而会使入睡发生困难。

(3)昼夜节律:"睡眠-觉醒"周期具有生物钟式的节律性,如果长时间频繁地夜间工作或航空时差,就会造成该节律失调,从而影响入睡及睡眠质量。

(4)内分泌变化:妇女月经前期和月经期常出现嗜睡现象,绝经期妇女常失眠,与内分泌变化有关。

(5)寝前习惯:睡前的一些行为习惯,如看报纸杂志、听音乐、喝牛奶、洗热水澡或泡脚等,当这些习惯突然改变或被阻碍进行时,可能使睡眠发生障碍。

(6)食物因素:含有较多 L-色氨酸的食物,如肉类、乳制品和豆类都能促进入睡,缩短入睡时间,是天然的催眠剂;少量饮酒能促进放松和睡眠,但大量饮酒会干扰睡眠,使睡眠变浅;含有咖啡因的浓茶、咖啡及可乐饮用后使人兴奋,即使入睡也容易中途醒来,且总睡眠时间缩短。

2.病理因素

(1)疾病影响:几乎所有疾病都会影响睡眠。例如,各种原因引起的疼痛未能及时缓解时严重影响睡眠,精神分裂症、强迫性神经症等患者常处于过度觉醒状态。生病的人需要更多时间的睡眠来促进机体康复,却往往因为多种症状困扰或特殊的治疗限制而无法获得正常的睡眠。

(2)身体不适:身体的舒适是获得休息与安睡的先决条件,饥饿、腹胀、呼吸困难、憋闷、身体不洁、皮肤瘙痒、体位不适等都是常见的影响睡眠的原因。

3.环境因素

睡眠环境影响睡眠状况,适宜的温湿度、安静、整洁、舒适、空气清新的环境常可增进睡眠,反之则会对睡眠产生干扰。

4.心理因素

焦虑不安、强烈的情绪反应(如恐惧、悲哀、激动、喜悦)、家庭或人际关系紧张等常常影响患者的睡眠。

5.其他

食物摄入多少、体育锻炼情况、某些药物等也会影响睡眠形态。

(六)促进睡眠的护理措施

1.增进舒适

人们在感觉舒适和放松时才能入睡。为了使患者放松,对于一些遭受病痛折磨的患者采用有效镇痛的方法;做好就寝前的晚间护理,如协助患者洗漱、排便;帮助患者处于正确的睡眠姿势,妥善安置身体各部位的导管、引流管及牵引、固定等特殊治疗措施。

2.环境控制

人们睡眠时需要的环境条件包括适宜的室温和通风、最低限度的声音、舒适的床和适当的照明。一般冬季室温 18～22 ℃,夏季 25 ℃左右,湿度以 50%～60% 为宜;根据患者需要,睡前开窗通风,清除病房内异味,使空气清新;保持病区尽可能地安静,尽量减少晚间交谈;提供清洁、干燥的卧具和舒适的枕头、被服;夜间调节住院单元的灯光。

3.重视心理护理

多与患者沟通交流,找出影响患者休息与睡眠的心理社会因素,通过鼓励倾诉、正确指导,消除患者紧张和焦虑情绪,恢复平静、稳定的状态,提高休息和睡眠质量。

4.建立休息和睡眠周期

针对患者的不同情况,帮助患者建立适宜的休息和睡眠周期。患者入院后,原有的休息和睡眠规律被打乱,护士应在患者醒时进行评估、治疗和常规护理工作,避免因一些非必要任务而唤醒患者,同时鼓励患者合理安排日间活动,适当锻炼。

5.尊重患者的睡眠习惯

病情允许的情况下,护理人员应尽可能根据患者就寝前的一些个人习惯,选择如提供温热饮料,允许短时间的阅读、听音乐,协助沐浴或泡脚等方式促进睡眠。

6.健康教育

使患者了解睡眠对健康与康复的重要作用,心、身放松的重要意义和一些促进睡眠的常用技巧。与患者一起讨论有关休息和睡眠的知识,分析困扰患者睡眠的因素,针对具体情况给予相应指导,帮助患者建立有规律的生活方式,养成良好的睡眠习惯。

（朱红霞）

第三章 神经内科护理

第一节 偏 头 痛

偏头痛是一类发作性且常为单侧的搏动性头痛。发病率各家报告不一,有学者描述约6%的男性,18%的女性患有偏头痛,男女之比为1:3;Wilkinson的数字为约10%的英国人口患有偏头痛;有报告在美国约有2 300万人患有偏头痛,其中男性占6%,女性占17%。偏头痛多开始于青春期或成年早期,约25%的患者于10岁以前发病,55%的患者发生在20岁以前,90%以上的患者发生于40岁以前。在美国,偏头痛造成的社会经济负担为10亿~17亿美元。在我国也有大量患者因偏头痛而影响工作、学习和生活。多数患者有家庭史。

一、临床表现

(一)偏头痛发作

有学者在描述偏头痛发作时将其分为5期来叙述。需要指出的是,这5期并非每次发作所必备的,有的患者可能只表现其中的数期,大多数患者的发作表现为2期或2期以上,有的仅表现其中的1期。另外,每期特征可以存在很大不同,同一个体的发作也可不同。

1.前驱期

60%的偏头痛患者在头痛开始前数小时至数天出现前驱症状。前驱症状并非先兆,不论是有先兆偏头痛还是无先兆偏头痛均可出现前驱症状。可表现为精神、心理改变,如精神抑郁、疲乏无力、懒散、昏昏欲睡,也可情绪激动。易激惹、焦虑、心烦或欣快感等。尚可表现为自主神经症状,如面色苍白、发冷、厌食或明显的饥饿感、口渴、尿少、尿频、排尿费力、打哈欠、颈项发硬、恶心、肠蠕动增加、腹痛、腹泻、心慌、气短、心率加快,对气味过度敏感等,不同患者前驱症状具有很大的差异,但每例患者每次发作的前驱症状具有相对稳定性。这些前驱症状可在前驱期出现,也可于头痛发作中,甚至持续到头痛发作后成为后续症状。

2.先兆

约有20%的偏头痛患者出现先兆症状。先兆多为局灶性神经症状,偶为全面性神经功能障碍。典型的先兆应符合下列4条特征中的3条,即重复出现,逐渐发展、持续时间不多于1小时,并跟随出现头痛。大多数病例先兆持续5~20分钟。极少数情况下先兆可突然发作,也有的患者于头痛期间出现先兆性症状,尚有伴迁延性先兆的偏头痛,其先兆不仅始于头痛之前,尚可持续到头痛后数小时至 7 天。

先兆可为视觉性的、运动性的、感觉性的,也可表现为脑干或小脑性功能障碍。最常见的先兆为视觉性先兆,约占先兆的 90％。如闪电、暗点、单眼黑蒙、双眼黑蒙、视物变形、视野外空白等。闪光可为锯齿样或闪电样闪光、城垛样闪光。视网膜动脉型偏头痛患者眼底可见视网膜水肿,偶可见樱红色黄斑。仅次于视觉现象的常见先兆为麻痹。典型的是影响一侧手和面部,也可出现偏瘫。如果优势半球受累,可出现失语,数十分钟后出现对侧或同侧头痛,多在儿童期发病,这称为偏瘫型偏头痛。偏瘫型偏头痛患者的局灶性体征可持续 7 天以上,甚至在影像学上发现脑梗死。偏头痛伴迁延性先兆和偏头痛性偏瘫以前曾被划入"复杂性偏头痛"。偏头痛反复发作后出现眼球运动障碍称为眼肌瘫痪型偏头痛。多为动眼神经麻痹所致,其次为滑车神经和展神经麻痹。多有无先兆偏头痛病史,反复发作者麻痹可经久不愈。如果先兆涉及脑干或小脑,则这种状况被称为基底型偏头痛,又称基底动脉型偏头痛。可出现头昏、眩晕、耳鸣、听力障碍、共济失调、复视,视觉症状包括闪光、暗点、黑蒙、视野缺损、视物变形。双侧损害可出现意识抑制,后者尤见于儿童。尚可出现感觉迟钝,偏侧感觉障碍等。

偏头痛先兆可不伴头痛出现,称为偏头痛等位症。多见于儿童偏头痛。有时见于中年以后,先兆可为偏头痛发作的主要临床表现而头痛很轻或无头痛。也可与头痛发作交替出现,可表现为闪光、暗点、腹痛、腹泻、恶心、呕吐、复发性眩晕、偏瘫、偏身麻木及精神心理改变。如儿童良性发作性眩晕、前庭性美尼尔氏病、成人良性复发性眩晕。有跟踪研究显示,为数不少的以往诊断为美尼尔氏病的患者,其症状大多数与偏头痛有关。有报告描述了一组成人良性复发性眩晕患者,年龄在 7～55 岁,晨起发病症状表现为反复发作的头晕、恶心、呕吐及大汗,持续数分钟至 4 天不等。发作开始及末期表现为位置性眩晕,发作期间无听觉症状。发作间期几乎所有患者均无症状,这些患者眩晕发作与偏头痛有着几个共同的特征,包括可因乙醇、睡眠不足、情绪紧张造成及加重,女性多发,常见于经期。

3.头痛

头痛可出现于围绕头或颈部的任何部位,可位颞侧、额部、眶部。多为单侧痛,也可为双侧痛,甚至发展为全头痛,其中单侧痛者约占 2/3。头痛性质往往为搏动性痛,但也有的患者描述为钻痛。疼痛程度往往为中、重度痛,甚至难以忍受。往往是晨起后发病,逐渐发展,达高峰后逐渐缓解。也有的患者于下午或晚上起病,成人头痛大多历时 4 小时至 3 天,而儿童头痛多历时 2 小时至 2 天。尚有持续时间更长者,可持续数周。有人将发作持续 3 天以上的偏头痛称为偏头痛持续状态。

头痛期间不少患者伴随出现恶心、呕吐、视物不清、畏光、畏声等,喜独居。恶心为最常见伴随症状,达一半以上,且常为中、重度恶心。恶心可先于头痛发作,也可于头痛发作中或发作后出现。近一半的患者出现呕吐,有些患者的经验是呕吐后发作即明显缓解。其他自主功能障碍也可出现,如尿频、排尿障碍、鼻塞、心慌、高血压、低血压、甚至可出现心律失常。发作累及脑干或小脑者可出现眩晕、共济失调、复视、听力下降、耳鸣、意识障碍。

4.头痛终末期

此期为头痛开始减轻至最终停止这一阶段。

5.后续症状期

多数的患者于头痛缓解后出现一系列后续症状,表现怠倦、困钝、昏昏欲睡。有的感到精疲力竭、饥饿感或厌食、多尿、头皮压痛、肌肉酸痛,也可出现精神心理改变,如烦躁、易怒、心境高涨或情绪低落、少语、少动等。

(二)儿童偏头痛

儿童偏头痛是儿童期头痛的常见类型。儿童偏头痛与成人偏头痛在一些方面有所不同。性别方面,发生于青春期以前的偏头痛,男女患者比例大致相等,而成人期偏头痛,女性比例大大增加,约为男性的 3 倍。

儿童偏头痛的诱发及加重因素有很多与成人偏头痛一致,如劳累和情绪紧张可诱发或加重头痛,为数不少的儿童可因运动而诱发头痛,儿童偏头痛患者可有睡眠障碍,而上呼吸道感染及其他发热性疾病在儿童比成人更易使头痛加重。

在症状方面,儿童偏头痛与成人偏头痛亦有区别。儿童偏头痛持续时间常较成人短。偏瘫型偏头痛多在儿童期发病,成年期停止,偏瘫发作可从一侧到另一侧,这种类型的偏头痛常较难控制。反复的偏瘫发作可造成永久性神经功能缺损,并可出现病理征,也可造成认知障碍。基底动脉型偏头痛,在儿童也比成人常见,表现闪光、暗点、视物模糊、视野缺损,也可出现脑干、小脑及耳症状,如眩晕、耳鸣、耳聋、眼球震颤。在儿童出现意识恍惚者比成人多,尚可出现跌倒发作。有些偏头痛儿童尚可仅出现反复发作性眩晕,而无头痛发作。一个平时表现完全正常的儿童可突然恐惧、大叫、面色苍白、大汗、步态蹒跚、眩晕、旋转感,并出现眼球震颤,数分钟后可完全缓解,恢复如常,称之为儿童良性发作性眩晕,属于一种偏头痛等位症。这种眩晕发作典型的始于 4 岁以前,可每天数次发作,其后发作次数逐渐减少,多数于 7~8 岁以后不再发作。与成人不同,儿童偏头痛的前驱症状常为腹痛,有时可无偏头痛发作而代之以腹痛、恶心、呕吐、腹泻,称为腹型偏头痛等位症。在偏头痛的伴随症状中,儿童偏头痛出现呕吐较成人更加常见。

儿童偏头痛的预后较成人偏头痛好。6 年后约有一半儿童不再经历偏头痛,约 1/3 的偏头痛得到改善。而始于青春期以后的成人偏头痛常持续几十年。

二、诊断与鉴别诊断

(一)诊断

偏头痛的诊断应根据详细的病史做出,特别是头痛的性质及相关的症状非常重要。如头痛的部位、性质、持续时间、疼痛严重程度、伴随症状及体征、既往发作的病史、诱发或加重因素等。

对于偏头痛患者应进行细致的一般内科查体及神经科检查,以除外症状与偏头痛有重叠、类似或同时存在的情况。诊断偏头痛虽然没有特异性的实验室指标,但有时给予患者必要的实验室检查非常重要,如血、尿、脑脊液及影像学检查,以排除器质性病变。特别是中年或老年期出现的头痛,更应排除器质性病变。当出现严重的先兆或先兆时间延长时,有学者建议行颅脑 CT 或MRI 检查。也有学者提议当偏头痛发作每月超过 2 次时,应警惕偏头痛的原因。

国际头痛协会(IHS)头痛分类委员会于 1962 年制定了一套头痛分类和诊断标准,这个旧的分类与诊断标准在世界范围内应用了 20 余年,至今我国尚有部分学术专著仍在沿用或参考这个分类。1988 年国际头痛协会头痛分类委员会制定了新的关于头痛、脑神经痛及面部痛的分类和诊断标准。目前临床及科研多采用这个标准。本标准将头痛分为 13 个主要类型,包括了总数129 个头痛亚型。其中常见的头痛类型为偏头痛、紧张型头痛、丛集性头痛和慢性发作性偏头痛,而偏头痛又被分为 7 个亚型(表 3-1~表 3-4)。这 7 个亚型中,最主要的两个亚型是无先兆偏头痛和有先兆偏头痛,其中最常见的是无先兆偏头痛。

表 3-1　偏头痛分类

无先兆偏头痛

有先兆偏头痛

　　偏头痛伴典型先兆

　　偏头痛伴迁延性先兆

　　家族性偏瘫型偏头痛

　　基底动脉型偏头痛

　　偏头痛伴急性先兆发作

眼肌瘫痪型偏头痛

视网膜型偏头痛

可能为偏头痛前驱或与偏头痛相关联的儿童期综合征

　　儿童良性发作性眩晕

　　儿童交替性偏瘫

偏头痛并发症

　　偏头痛持续状态

　　偏头痛性偏瘫

不符合上述标准的偏头痛性障碍

表 3-2　国际头痛协会关于无先兆偏头痛的定义

无先兆偏头痛

诊断标准：

　　1.至少 5 次发作符合第 2～4 项标准

　　2.头痛持续 4～72 小时(未治疗或没有成功治疗)

　　3.头痛至少具备下列特征中的 2 条

　　　　(1)位于单侧

　　　　(2)搏动性质

　　　　(3)中度或重度(妨碍或不敢从事每天活动)

　　　　(4)因上楼梯或类似的日常体力活动而加重

　　4.头痛期间至少具备下列 1 条

　　　　(1)恶心和/或呕吐

　　　　(2)畏光和畏声

　　5.至少具备下列 1 条

　　　　(1)病史、体格检查和神经科检查不提示器质性障碍

　　　　(2)病史和/或体格检查和/或神经检查确实提示这种障碍(器质性障碍),但被适当的观察所排除

　　　　(3)这种障碍存在,但偏头痛发作并非与这种障碍有密切的时间关系上首次出现

表 3-3　国际头痛协会关于有先兆偏头痛的定义

有先兆偏头痛

先前用过的术语:经典型偏头痛,典型偏头痛;眼肌瘫痪型、偏身麻木型、偏瘫型、失语型偏头痛

诊断标准:

1.至少 2 次发作符合第 2 项标准

2.至少符合下列 4 条特征中的 3 条

　　(1)一个或一个以上提示局灶大脑皮质或脑干功能障碍的完全可逆性先兆症状

　　(2)至少一个先兆症状逐渐发展超过 4 分钟,或 2 个或 2 个以上的症状接着发生

　　(3)先兆症状持续时间不超过 60 分钟,如果出现 1 个以上先兆症状,持续时间可相应增加

　　(4)继先兆出现的头痛间隔期在 60 分钟之内(头痛尚可在先兆前或与先兆同时开始)

3.至少具备下列 1 条

　　(1)病史:体格检查及神经科检查不提示器质性障碍

　　(2)病史和/或体格检查和/或神经科检查确实提示这障碍,但通过适当的观察被排除

　　(3)这种障碍存在,但偏头痛发作并非在与这种障碍有密切的时间关系上首次出现

有典型先兆的偏头痛

诊断标准:

1.符合有先兆偏头痛诊断标准,包括第 2 项全部 4 条标准

2.有一条或一条以上下列类型的先兆症状

　　(1)视觉障碍

　　(2)单侧偏身感觉障碍和/或麻木

　　(3)单侧力弱

　　(4)失语或非典型言语困难

表 3-4　国际头痛协会关于儿童偏头痛的定义

1.至少 5 次发作符合第(1)、(2)项标准

　　(1)每次头痛发作持续 2~48 小时

　　(2)头痛至少具备下列特征中的 2 条

　　　　位于单侧

　　　　搏动性质

　　　　中度或重度

　　　　可因常规的体育活动而加重

2.头痛期间内至少具备下列 1 条

　　(1)恶心和/或呕吐

　　(2)畏光和畏声

　　　国际头痛协会的诊断标准为偏头痛的诊断提供了一个可靠的、可量化的诊断标准,对于临床和科研的意义是显而易见的,有学者特别提到其对于临床试验及流行病学调查有重要意义。但临床上有时遇到患者并不能完全符合这个标准,对这种情况学者们建议随访及复查,以确定诊断。

　　　由于国际头痛协会的诊断标准掌握起来比较复杂,为了便于临床应用,国际上一些知名的学

者一直在探讨一种简单化的诊断标准。其中 Solomon 介绍了一套简单标准,符合这个标准的患者 99％符合国际头痛协会关于无先兆偏头痛的诊断标准。这套标准较易掌握,供参考。

(1)具备下列 4 条特征中的任何 2 条,即可诊断无先兆偏头痛:①疼痛位于单侧;②搏动性痛;③恶心;④畏光或畏声。

(2)另有 2 条符加说明:①首次发作者不应诊断;②应无器质性疾病的证据。

在临床工作中尚能遇到患者有时表现为紧张型头痛,有时表现为偏头痛性质的头痛,为此有学者查阅了国际上一些临床研究文献后得到的答案是,紧张型头痛和偏头痛并非是截然分开的,其临床上确实存在着重叠,故有学者提出二者可能是一个连续的统一体。有时遇到有先兆偏头痛患者可表现为无先兆偏头痛,同样,学者们认为二型之间既可能有不同的病理生理,又可能是一个连续的统一体。

(二)鉴别诊断

偏头痛应与下列疼痛相鉴别。

1.紧张型头痛

紧张型头痛又称肌收缩型头痛。其临床特点是头痛部位较弥散,可位于前额、双颞、顶、枕及颈部。头痛性质常呈钝痛,头部压迫感、紧箍感,患者常述犹如戴着一个帽子。头痛常呈持续性,可时轻时重。多有头皮、颈部压痛点,按摩头颈部可使头痛缓解,多有额、颈部肌肉紧张。多少伴有恶心、呕吐。

2.丛集性头痛

丛集性头痛又称组胺性头痛、Horton 综合征,表现为一系列密集的、短暂的、严重的单侧钻痛。与偏头痛不同,头痛部位多局限并固定于一侧眶部、球后和额颞部。发病时间常在夜间,并使患者痛醒。发病时间固定,起病突然而无先兆,开始可为一侧鼻部烧灼感或球后压迫感,继之出现特定部位的疼痛,常疼痛难忍,并出现面部潮红,结膜充血、流泪、流涕、鼻塞。为数不少的患者出现 Horner 征,可出现畏光,不伴恶心、呕吐。诱因可为发作群集期饮酒、兴奋或服用扩血管药引起。发病年龄常较偏头痛晚,平均 25 岁,男女之比约 4：1。罕见家族史。治疗包括非甾体抗炎止痛剂;激素治疗;睾丸素治疗;吸氧疗法(国外介绍为 100％氧,8～10 L/min,共 10～15 分钟,仅供参考);麦角胺咖啡因或双氢麦角碱睡前应用,对夜间头痛特别有效;碳酸锂疗效尚有争议,但多数介绍其有效,但中毒剂量有时与治疗剂量很接近,曾有老年患者(精神患者)服一片致昏迷者,建议有条件者监测血锂水平,不良反应有胃肠道症状、肾功能改变、内分泌改变、震颤、眼球震颤、抽搐等;其他药物尚有钙通道阻滞剂、舒马普坦等。

3.痛性眼肌麻痹

痛性眼肌麻痹又称 Tolosa-Hunt 综合征,是一种以头痛和眼肌麻痹为特征,涉及特发性眼眶和海绵窦的炎性疾病。病因可为颅内颈内动脉的非特异性炎症,也可能涉及海绵窦。常表现为球后及眶周的顽固性胀痛、刺痛,数天或数周后出现复视,并可有第Ⅲ、Ⅳ、Ⅵ对脑神经受累表现,间隔数月数年后复发,需行血管造影以排除颈内动脉瘤。皮质类固醇治疗有效。

4.颅内占位所致头痛

占位早期,头痛可为间断性或晨起为重,但随着病情的发展,多成为持续性头痛,进行性加重,可出现颅内高压的症状与体征,如头痛、恶心、呕吐、视盘水肿,并可出现局灶症状与体征,如精神改变、偏瘫、失语、偏身感觉障碍、抽搐、偏盲、共济失调、眼球震颤等,典型者鉴别不难。但需注意,也有表现为十几年的偏头痛,最后被确诊为巨大血管瘤者。

三、防治

（一）一般原则

偏头痛的治疗策略包括两个方面：对症治疗及预防性治疗。对症治疗的目的在于消除、抑制或减轻疼痛及伴随症状。预防性治疗用来减少头痛发作的频度及减轻头痛严重性。对偏头痛患者是单用对症治疗还是同时采取对症治疗及预防性治疗，要具体分析。一般说来，如果头痛发作频度较小，疼痛程度较轻，持续时间较短，可考虑单纯选用对症治疗。如果头痛发作频度较大，疼痛程度较重，持续时间较长，对工作、学习、生活影响较明显，则在给予对症治疗的同时，给予适当的预防性治疗。总之，既要考虑到疼痛对患者的影响，又要考虑到药物不良反应对患者的影响，有时还要参考患者个人的意见。Saper 的建议是每周发作 2 次以下者单独给予药物性对症治疗，而发作频繁者应给予预防性治疗。

不论是对症治疗还是预防性治疗均包括两个方面，即药物干预及非药物干预。非药物干预方面，强调患者自助。嘱患者详细记录前驱症状、头痛发作与持续时间及伴随症状，找出头痛诱发及缓解的因素，并尽可能避免。如避免某些食物，保持规律的作息时间、规律饮食。不论是在工作日，还是周末抑或假期，坚持这些方案对于减轻头痛发作非常重要，接受这些建议对 30% 患者有帮助。另有人倡导有规律的锻炼，如长跑等，可能有效地减少头痛发作。认知和行为治疗，如生物反馈治疗等，已被证明有效，另有患者于头痛时进行痛点压迫，于凉爽、安静、暗淡的环境中独处，或以冰块冷敷均有一定效果。

（二）药物对症治疗

偏头痛对症治疗可选用非特异性药物治疗，包括简单的止痛药、非甾体抗炎药及麻醉剂。对于轻、中度头痛，简单的镇痛药及非甾体抗炎药常可缓解头痛的发作。常用的药物有脑清片、对乙酰氨基酚、阿司匹林、萘普生、吲哚美辛、布洛芬、罗通定等。麻醉药的应用是严格限制的，Saper 提议主要用于严重发作，其他治疗不能缓解，或对偏头痛特异性治疗有禁忌或不能忍受的情况下应用。偏头痛特异性 5-HT 受体拮抗剂主要用于中、重度偏头痛。偏头痛特异性 5-HT 受体拮抗剂结合简单的止痛剂，大多数头痛可得到有效的治疗。

5-HT 受体拮抗剂治疗偏头痛的疗效是肯定的。麦角胺咖啡因既能抑制去甲肾上腺素的再摄取，又能拮抗其与 β-肾上腺素受体的结合，于先兆期或头痛开始后服用 1 片，常可使头痛发作终止或减轻。如效不显，于数小时后加服 1 片，每天不超过 4 片，每周用量不超过 10 片。该药缺点是不良反应较多，并且有成瘾性，有时剂量会越来越大。常见不良反应为消化道症状、心血管症状，如恶心、呕吐、胸闷、气短等。孕妇、心肌缺血、高血压、肝肾疾病等忌用。

酒石酸麦角胺主要用于中、重度偏头痛，特别是当简单的镇痛治疗效果不足或不能耐受时。其有多项作用：既是 $5-HT_{1A}$、$5-HT_{1B}$、$5-HT_{1D}$ 和 $5-HT_{1F}$ 受体拮抗剂，又是 α-肾上腺素受体拮抗剂，通过刺激动脉平滑肌细胞 5-HT 受体而产生血管收缩作用；它可收缩静脉容量性血管、抑制交感神经末端去甲肾上腺素再摄取。作为 $5-HT_1$ 受体拮抗剂，它可抑制三叉神经血管系统神经源性炎症，其抗偏头痛活性中最基础的机制可能在此，而非其血管收缩作用。其对中枢神经递质的作用对缓解偏头痛发作亦是重要的。给药途径有口服、舌下及直肠给药。生物利用度与给药途径关系密切。口服及舌下含化吸收不稳定，直肠给药起效快，吸收可靠。为了减少过多应用导致麦角胺依赖性或反跳性头痛，一般每周应用不超过 2 次，应避免大剂量连续用药。

有学者总结酒石酸麦角胺在下列情况下慎用或禁用：年龄 55～60 岁（相对禁忌）；妊娠或哺

乳;心动过缓(中至重度);心室疾病(中至重度);胶原-肌肉病;心肌炎;冠心病,包括血管痉挛性心绞痛;高血压(中至重度);肝、肾损害(中至重度);感染或高热/败血症;消化性溃疡性疾病;周围血管病;严重瘙痒。另外,该药可加重偏头痛造成的恶心、呕吐。

舒马普坦亦适用于中、重度偏头痛发作。作用于神经血管系统和中枢神经系统,通过抑制或减轻神经源性炎症而发挥作用。曾有人称舒马普坦为偏头痛治疗的里程碑。皮下用药 2 小时,约 80% 的急性偏头痛有效。尽管 24~48 小时内 40% 的患者重新出现头痛,这时给予第 2 剂仍可达到同样的有效率。口服制剂的疗效稍低于皮下给药,起效亦稍慢,通常在 4 小时内起效。皮下用药后 4 小时给予口吸制剂不能预防再出现头痛,但对皮下用药后 24 小时内出现的头痛有效。

舒马普坦具有良好的耐受性,其不良反应通常较轻和短暂,持续时间常在 45 分钟以内,包括注射部位的疼痛、耳鸣、面红、烧灼感、热感、头昏、体重增加、颈痛及发音困难。少数患者于首剂时出现非心源性胸部压迫感,仅有很少患者于后续用药时再出现这些症状。罕见引起与其相关的心肌缺血。

应用舒马普坦注意事项及禁忌证:年龄超过 60 岁(相对禁忌证);妊娠或哺乳;缺血性心肌病(心绞痛、心肌梗死病史、记录到的无症状性缺血);不稳定型心绞痛;高血压(未控制);基底型或偏瘫型偏头痛;未识别的冠心病(绝经期妇女,男性>40 岁,心脏病危险因素如高血压、高脂血症、肥胖、糖尿病、严重吸烟及强阳性家族史);肝、肾功能损害(重度);同时应用单胺氧化酶抑制剂或单胺氧化酶抑制剂治疗终止后 2 周内;同时应用含麦角胺或麦角类制剂(24 小时内),首次剂量可能需要在医师监护下应用。

酒石酸双氢麦角碱的效果超过酒石酸麦角胺。大多数患者起效迅速,在中、重度发作特别有用,也可用于难治性偏头痛。与酒石酸麦角胺有共同的机制,但其动脉血管收缩作用较弱,有选择性收缩静脉血管的特性,可静脉注射、肌内注射及鼻腔吸入。静脉注射途径给药起效迅速。肌内注射生物利用度达 100%。鼻腔吸入的绝对生物利用度 40%,应用酒石酸双氢麦角碱后再出现头痛的频率较其他现有的抗偏头痛剂小,这可能与其半衰期长有关。

酒石酸双氢麦角碱较酒石酸麦角胺具有较好的耐受性、恶心和呕吐的发生率及程度非常低,静脉注射最高,肌内注射及鼻吸入给药低。极少成瘾和引起反跳性头痛。通常的不良反应包括胸痛、轻度肌痛、短暂的血压上升。不应给予有血管痉挛反应倾向的患者,包括已知的周围性动脉疾病,冠状动脉疾病(特别是不稳定性心绞痛或血管痉挛性心绞痛)或未控制的高血压。注意事项和禁忌证同酒石酸麦角胺。

(三)药物预防性治疗

偏头痛的预防性治疗应个体化,特别是剂量的个体化。可根据患者体重,一般身体情况、既往用药体验等选择初始剂量,逐渐加量,如无明显不良反应,可连续用药 2~3 天,无效时再接用其他药物。

1.抗组胺药物

苯噻啶为一有效的偏头痛预防性药物。可每天 2 次,每次 0.5 mg 起,逐渐加量,一般可增加至每天3 次,每次 1.0 mg,最大量不超过 6 mg/d。不良反应为嗜睡、头昏、体重增加等。

2.钙通道拮抗剂

氟桂利嗪,每晚 1 次,每次 5~10 mg,不良反应有嗜睡、锥体外系反应、体重增加、抑郁等。

3.β 受体阻滞剂

普萘洛尔,开始剂量 3 次/天,每次 10 mg,逐渐增加至 60 mg/d,也有介绍 120 mg/d,心率<60 次/分者停用。哮喘、严重房室传导阻滞者禁用。

4.抗抑郁剂

阿米替林每天 3 次,每次 25 mg,逐渐加量。可有嗜睡等不良反应,加量后不良反应明显。氟西汀每片 20 mg,每晨 1 片,饭后服,该药初始剂量及有效剂量相同,服用方便,不良反应有睡眠障碍、胃肠道症状等,常较轻。

5.其他

非甾体抗炎药,如萘普生;抗惊厥药,如卡马西平、丙戊酸钠等;舒必剂、硫必利;中医中药(辨证施治、辨经施治、成方加减、中成药)等皆可试用。

(四)关于特殊类型偏头痛

与偏头痛相关的先兆是否需要治疗及如何治疗,目前尚无定论。通常先兆为自限性的、短暂的,大多数患者于治疗尚未发挥作用时可自行缓解。如果患者经历复发性、严重的、明显的先兆,考虑舌下含化尼非地平,但头痛有可能加重,且疗效亦不肯定。给予舒马普坦及酒石酸麦角胺的疗效亦尚处观察之中。

(五)关于难治性、严重偏头痛性头痛

这类头痛主要涉及偏头痛持续状态,头痛常不能为一般的门诊治疗所缓解。患者除持续的进展性头痛外尚有一系列生理及情感症状,如恶心、呕吐、腹泻、脱水、抑郁、绝望,甚至自杀倾向。用药过度及反跳性依赖、戒断症状常促发这些障碍。这类患者常需收入急症室观察或住院,以纠正患者存在的生理障碍,如脱水等;排除伴随偏头痛出现的严重的神经内科或内科疾病;治疗纠正药物依赖;预防患者于家中自杀等。应注意患者的生命体征,可做心电图检查。药物可选用酒石酸双氢麦角碱、舒马普坦、阿片类及止吐药,必要时亦可谨慎给予氯丙嗪等。可选用非肠道途径给药,如静脉注射或肌内注射给药。一旦发作控制,可逐渐加入预防性药物治疗。

(六)关于妊娠妇女的治疗

给予地美罗注射剂或片剂,并应限制剂量。还可应用泼尼松,其不易穿过胎盘,在妊娠早期不损害胎儿,但不宜应用太频。如欲怀孕,最好尽最大可能不用预防性药物并避免应用麦角类制剂。

(七)关于儿童偏头痛

儿童偏头痛用药的选择与成人有很多重叠,如止痛药物、钙通道阻滞剂、抗组胺药物等,但也有人质疑酒石酸麦角胺药物的疗效。如能确诊,重要的是对儿童及其家长进行安慰,使其对本病有一个全面的认识,以缓解由此带来的焦虑,对治疗当属有益。

四、护理

(一)护理评估

1.健康史

(1)了解头痛的部位、性质和程度:询问是全头疼还是局部头疼;是搏动性头疼还是胀痛、钻痛;是轻微痛、剧烈痛还是无法忍受的疼痛。偏头疼常描述为双侧颞部的搏动性疼痛。

(2)头疼的规律:询问头疼发病的急缓,是持续性还是发作性,起始与持续时间,发作频率,激发或缓解的因素,与季节、气候、体位、饮食、情绪、睡眠、疲劳等的关系。

（3）有无先兆及伴发症状：如头晕、恶心、呕吐、面色苍白、潮红、视物不清、闪光、畏光、复视、耳鸣、失语、偏瘫、嗜睡、发热、晕厥等。典型偏头疼发作常有视觉先兆和伴有恶心、呕吐、畏光。

（4）既往史与心理-社会状况：询问患者的情绪、睡眠、职业情况及服药史，了解头疼对日常生活、工作和社交的影响，患者是否因长期反复头疼而出现恐惧、忧郁或焦虑心理。大部分偏头疼患者有家族史。

2.身体状况

检查意识是否清楚，瞳孔是否等大等圆、对光反射是否灵敏；体温、脉搏、呼吸、血压是否正常；面部表情是否痛苦，精神状态怎样；眼睑是否下垂、有无脑膜刺激征。

3.主要护理问题及相关因素

（1）偏头疼与发作性神经血管功能障碍有关。

（2）焦虑与偏头疼长期、反复发作有关。

（3）睡眠形态紊乱与头疼长期反复发作和/或焦虑等情绪改变有关。

（二）护理措施

1.避免诱因

告知患者可能诱发或加重头疼的因素，如情绪紧张、进食某些食物、饮酒、月经来潮、用力性动作等；保持环境安静、舒适、光线柔和。

2.指导减轻头疼的方法

如指导患者缓慢深呼吸，听音乐、练气功、生物反馈治疗，引导式想象，冷、热敷及理疗、按摩、指压止痛法等。

3.用药护理

告知止痛药物的作用与不良反应，让患者了解药物依赖性或成瘾性的特点，如大量使用止痛剂，滥用麦角胺咖啡因可致药物依赖。指导患者遵医嘱正确服药。

（孙明云）

第二节　短暂性脑缺血发作

短暂性脑缺血发作（TIA）是局灶性脑缺血导致突发短暂性可逆性神经功能障碍。症状通常在几分钟内达到高峰，发作持续5～30分钟后可完全恢复，但反复发作。传统的TIA定义时限为24小时内恢复。TIA是公认的缺血性卒中最重要的独立危险因素。近期频繁发作的TIA是脑梗死的特级警报，应予高度重视。

一、护理评估

（一）病因及发病机制

TIA病因尚不完全清楚。基础病因是动脉粥样硬化，这种反复发作主要是供应脑部的大动脉痉挛、缺血，小动脉发生微栓塞所致；也可能由于血流动力学的改变、血液成分的异常等引起局部脑缺血症状。治疗上以祛除病因、减少和预防复发、保护脑功能为主，对由明确的颈部血管动脉硬化斑块引起明显狭窄或闭塞者可选用手术治疗。

(二)健康史

了解发病的诱因、症状及持续时间。一般 TIA 多发于 50～70 岁中老年人,男性较多。突然起病,迅速出现局限性神经功能缺失的症状与体征,数分钟达到高峰,持续数分钟或十余分钟缓解,不遗留后遗症;可反复发作,每次发作症状相似。

(三)身体评估

1.了解分型与临床表现

临床上常将 TIA 分为颈内动脉系统和椎-基底动脉系统两大类。

(1)颈内动脉系统 TIA:持续时间短,发作频率低,较易发生脑梗死。常见症状有对侧单肢无力或轻度偏瘫,感觉异常或减退,病变侧单眼一过性黑是颈内动脉分支眼动脉缺血的特征性症状,优势半球受累可出现失语症。

(2)椎-基底动脉系统 TIA:持续时间长,发作频率高,进展至脑梗死机会少。常见症状有阵发性眩晕、平衡障碍,一般不伴耳鸣。其特征性症状为跌倒发作和短暂性全面性遗忘症。还可出现复视、眼震、构音障碍、共济失调、吞咽困难等。

跌倒发作是指患者转头或仰头时下肢突然失去张力而跌倒,发作时无意识丧失。短暂性全面性遗忘症是指发作性短时间记忆丧失,持续数分至数十分钟。

2.了解既往史和用药情况

既往是否有原发性高血压、心脏病、高脂血症和糖尿病病史,并且了解用药情况,血压血糖控制情况。

3.了解患者的饮食习惯和家族史

了解患者是否长期摄入高胆固醇饮食,是否偏食、嗜食,是否吸烟、饮酒,了解其长辈及家属有无脑血管病的患病情况。

(四)实验室及其他检查

数字减影血管造影(DSA)可见颈内动脉粥样硬化斑块、狭窄等;彩色经颅多普勒(TCI)脑血流检查可显示血管狭窄、动脉粥样硬化斑块。

(五)心理-社会评估

突然发病引起患者的恐惧、焦虑。

二、护理诊断

(一)知识缺乏

缺乏本病防治知识。

(二)有受伤的危险

危险与突发眩晕、平衡失调及一过性失明等有关。

(三)潜在并发症

脑卒中。

三、护理目标

能够对疾病的病因和诱发因素有一定的了解,积极治疗相关疾病,患者的焦虑有所减轻。

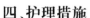

四、护理措施

(一)祛除危险因素

帮助患者寻找和祛除自身的危险因素,积极治疗原发病,让患者了解肥胖、吸烟、酗酒、饮食结构不合理与本病的关系,改变不良生活方式,养成良好的生活习惯,防止发生高血压和动脉粥样硬化,从而预防 TIA 的发生。

(二)饮食护理

让患者了解高盐、低钙、高肉类、高动物脂肪饮食及吸烟、酗酒等与本病的关系;指导患者进食低脂、低胆固醇、低盐、低糖、充足蛋白质和丰富维生素饮食,戒除烟酒,忌刺激性及辛辣食物,避免暴饮暴食。

(三)用药护理

TIA 治疗目的是消除病因、减少及预防复发、保护脑功能,对短时间内反复发作者,应采取有效治疗,防止脑梗死发生。病因明确者应针对病因进行治疗。目前对短暂性脑缺血发作的治疗性和预防性用药主要是抗血小板聚集药和抗凝药物两大类。抗血小板聚集药可减少微栓子及TIA 复发。常见药物有阿司匹林和噻氯匹定;而抗凝治疗适用于发作次数多,症状较重,持续时间长,且每次发作症状逐渐加重,又无明显禁忌证的患者,常见药物有肝素和华法林。还可给予钙通道阻滞剂、脑保护治疗和中医中药。抗凝治疗首选肝素。

按医嘱服药,在用抗凝药治疗时,应密切观察有无出血倾向。抗血小板聚集药如阿司匹林宜饭后服,以防胃肠道刺激,并注意观察有无上消化道出血征象。详细告知药物的作用机制、不良反应及用药注意事项,并注意观察药物的疗效情况。

(四)健康指导

(1)疾病知识指导:详细告知患者本病的病因、常见症状、预防及治疗知识。帮助患者消除恐惧心理,同时强调本病的危害性。

(2)适当运动:坚持适当的体育锻炼和运动,注意劳逸结合。鼓励患者坚持慢跑、快走、打太极拳、练气功等,促进心血管功能,改善脑血液循环。对频繁发作的患者应尽量减少独处时间,避免发生意外。

(3)用药指导:嘱患者按医嘱服药,不要随意更改药物及停药;告知患者药物的作用、不良反应及用药注意事项。如发现 TIA 反复发作,症状加重,应及时就医。

(4)保持心情愉快,情绪稳定,避免精神紧张和过度疲劳。

(五)心理护理

帮助患者了解本病治疗和预后的关系,消除患者的紧张、恐惧心理,保持乐观心态,积极配合治疗,并自觉改变不良生活方式,建立良好生活习惯。

五、护理评价

患者对疾病相关知识有了一定的认识,知道如何服用药物和自我监测病情,学会积极地配合治疗,患者的焦虑减轻或消失,有效地预防了并发症的发生。

(孙明云)

第三节　病毒性脑膜炎

病毒性脑膜炎是一组由各种病毒感染引起的脑膜急性炎症性疾病,临床以发热、头痛和脑膜刺激征为主要表现。本病大多呈良性过程。

一、病因及发病机制

多数的病毒性脑膜炎由肠道病毒引起。该病毒属于微小核糖核酸病毒科,有 60 多个不同亚型,包括脊髓灰质炎病毒、柯萨奇病毒 A 和 B、埃可病毒等,其次为流行性腮腺炎、单纯疱疹病毒和腺病毒。

肠道病毒主要经粪-口途径传播,少数通过呼吸道分泌物传播;大部分病毒在下消化道发生最初的感染,肠道细胞上有与肠道病毒结合的特殊受体,病毒经肠道入血,产生病毒血症,再经脉络丛侵犯脑膜,引发脑膜炎症改变。

二、临床表现

(1)本病以夏秋季为高发季节,在热带和亚热带地区可终年发病。儿童多见,成人也可罹患。多为急性起病,出现病毒感染的全身中毒症状如发热、头痛、畏光、肌痛、恶心、呕吐、食欲减退、腹泻和全身乏力等,并可有脑膜刺激征。病程在儿童常超过 1 周,成人病程可持续 2 周或更长时间。

(2)临床表现可因患者的年龄、免疫状态和病毒种类不同而异,如幼儿可出现发热、呕吐、皮疹等症状,而脑膜刺激征轻微甚至无脑膜刺激征;手足口综合征常发生于肠道病毒 71 型脑膜炎,非特异性皮疹常见于埃可病毒 9 型脑膜炎。

三、辅助检查

脑脊液压力正常或增高,白细胞数正常或增高,可达$(10\sim100)\times10^{6}/L$,早期可以多形核细胞为主,8～48 小时后以淋巴细胞为主。蛋白质可轻度增高,糖和氯化物含量正常。

四、治疗

本病是一种自限性疾病,主要是对症治疗、支持治疗和防治并发症。对症治疗:如头痛严重者可用止痛药,癫痫发作可选用卡马西平或苯妥英钠等,脑水肿在病毒性脑膜炎不常见,可适当应用甘露醇。对于疱疹病毒引起的脑膜炎,应用阿昔洛韦抗病毒治疗可明显缩短病程和缓解症状,目前针对肠道病毒感染临床上使用或试验性使用的药物有人免疫球蛋白和抗微小核糖核酸病毒药物普来可那立。

五、护理评估

(一)健康史
发病前有无发热及感染史(呼吸道、消化道)。

(二)症状

发热、头痛、呕吐、食欲减退、腹泻、乏力、皮疹等。

(三)身体状况

(1)生命体征及意识,尤其是体温及意识状态。

(2)头痛:头痛部位、性质、有无逐渐加重及突然加重,脑膜刺激征是否阳性。

(3)呕吐:呕吐物性质、量、频率,是否为喷射样呕吐。

(4)其他症状:有无人格改变、共济失调、偏瘫、偏盲、皮疹。

(四)心理状况

(1)有无焦虑、恐惧等情绪。

(2)疾病对生活、工作有无影响。

六、护理诊断/问题

(一)体温过高

体温过高与感染的病原有关。

(二)意识障碍

意识障碍与高热、颅内压升高引起的脑膜刺激征及脑疝形成有关。

(三)有误吸的危险

误吸与脑部病变引起的脑膜刺激征及吞咽困难有关。

(四)有受伤的危险

受伤与脑部皮质损伤引起的癫痫发作有关。

(五)营养失调

低于机体需要量与高热、吞咽困难、脑膜刺激征所致的入量不足有关。

(六)生活自理能力缺陷

生活自理能力缺陷与昏迷有关。

(七)有皮肤完整性受损的危险

有皮肤完整性受损的危险与昏迷抽搐有关。

(八)语言沟通障碍

语言沟通障碍与脑部病变引起的失语、精神障碍有关。

(九)思维过程改变

思维过程改变与脑部损伤所致的智能改变、精神障碍有关。

七、护理措施

(一)高热的护理

(1)注意观察患者发热的热型及相伴的全身中毒症状的程度,根据体温高低定时监测其变化,并给予相应的护理。

(2)患者在寒战期及时给予增加衣被保暖;在高热期则给予减少衣被,增加其散热。患者的内衣以棉制品为宜,且不宜过紧,应勤洗勤换。

(3)在患者头、颈、腋窝、腹股沟等大血管走行处放置冰袋,以及时给予物理降温,30分钟后测量降温后的效果。

(4)当物理降温无效、患者持续高热时,遵医嘱给予降温药物。给予药物降温后特别是有昏迷的患者,要观察其神志、瞳孔、呼吸、血压的变化。

(5)做好基础护理,使患者身体舒适;做好皮肤护理,防止降温后大量出汗带来的不适;给予患者口腔护理,以减少高热导致口腔分泌物减少引起的口唇干裂、口干、舌苔,以及呕吐、口腔残留食物引起的口臭带来的不适感及舌尖、牙龈炎等感染;给予会阴部护理,保持其清洁,防止卧床所致的泌尿系统感染;床单位清洁、干燥、无异味。

(6)患者的饮食应以清淡为宜,给予细软、易消化、高热量、高维生素、高蛋白、低脂肪饮食。鼓励患者多饮水,多吃水果和蔬菜。意识障碍不能经口进食者及时给予鼻饲,并计算患者每公斤体重所需的热量,配置合适的鼻饲饮食。

(7)保持病室安静舒适,空气清新,室温 18～22 ℃,湿度 50％～60％适宜。避免噪声,以免加重患者因发热引起的躁动不安、头痛及精神方面的不适感。降低室内光线亮度或给患者戴眼罩,减轻因光线刺激引起的燥热感。

(二)病情观察

(1)严密观察患者的意识状态,维持患者的最佳意识水平。严密观察病情变化,包括意识、瞳孔、血压、呼吸、体温等生命体征的变化,结合其伴随症状,正确判断、准确识别因智能障碍引起的表情呆滞、反应迟钝,或因失语造成的不能应答,或因高热引起的精神萎靡,或因颅压高所致脑疝引起的嗜睡、昏睡、昏迷,应及时并准确地反馈给医师,以利于患者得到恰当的救治。

(2)按时给予脱水降颅压的药物,以减轻脑水肿引起的头痛、恶心、呕吐等脑膜刺激征,防止脑疝的发生。

(3)注意补充液体,准确记录 24 小时出入量,防止低血容量性休克而加重脑缺氧。

(4)定时翻身、叩背、吸痰,以及时清理口鼻呼吸道分泌物,保持呼吸道通畅,防止肺部感染。

(5)给予鼻导管吸氧或储氧面罩吸氧,保证脑组织氧的供给,降低脑组织氧代谢。

(6)避免噪声、强光刺激,减少癫痫发作,减少脑组织损伤,维护患者意识的最佳状态。

(7)癫痫发作及癫痫持续状态的护理详见癫痫患者的护理。

(三)精神症状的护理

(1)密切观察患者的行为,每天主动与患者交谈,关心其情绪,以及时发现有无暴力行为和自杀倾向。

(2)减少环境刺激,避免引起患者恐惧。

(3)注意与患者沟通交流和护理操作技巧,减少不良语言和护理行为的刺激,避免患者意外事件的发生。①在与患者接触时保持安全距离,以防有暴力行为患者的伤害。②在与患者交流时注意表情,声音要低,语速要慢,避免使患者感到恐惧,从而增加患者对护士的信任。③运用顺应性语言劝解患者接受治疗护理,当患者焦虑或拒绝时,除特殊情况外,可等其情绪稳定后再处理。④每天集中进行护理操作,避免反复的操作引起患者的反感或激惹患者的情绪。⑤当遇到患者有暴力行为的倾向时,要保持沉着、冷静的态度,切勿大叫,以免使患者受到惊吓后产生恐惧,引发攻击行为而伤害他人。

(4)当患者烦躁不安或暴力行为不可控时,以及时给予适当约束,以协助患者缓和情绪,减轻或避免意外事件的发生。约束患者时应注意以下几点:①约束患者前一定要向患者家属讲明约束的必要性,医师病程和护理记录要详细记录,必要时签知情同意书,在患者情绪稳定的情况下也应向家属讲明约束原因。②约束带应固定在患者手不可触及的地方。约束时注意患者肢体的

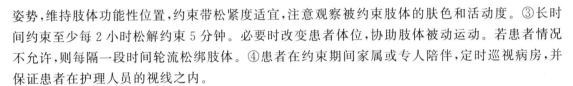

姿势,维持肢体功能性位置,约束带松紧度适宜,注意观察被约束肢体的肤色和活动度。③长时间约束至少每 2 小时松解约束 5 分钟。必要时改变患者体位,协助肢体被动运动。若患者情况不允许,则每隔一段时间轮流松绑肢体。④患者在约束期间家属或专人陪伴,定时巡视病房,并保证患者在护理人员的视线之内。

(四)用药护理

(1)遵医嘱使用抗病毒药物,静脉给药注意保持静脉通路通畅,做好药物不良反应宣教,注意观察患者有无谵妄、震颤、皮疹、血尿,定期抽血监测肝、肾功能。

(2)使用甘露醇等脱水降颅压的药物,应保证输液快速滴注,并观察皮肤情况,药液有无外渗,准确记录出入量。

(3)使用镇静、抗癫痫药物,要观察药效及药物不良反应,定期抽血,监测血药浓度。

(4)使用退热药物,注意及时补充水分,观察血压情况,预防休克。

(五)心理护理

(1)要做好患者心理护理,介绍有关疾病知识,鼓励患者配合医护人员的治疗,树立战胜疾病的信心,减轻恐惧、焦虑、抑郁等不良情绪,以促进疾病康复。

(2)对有精神症状的患者,给予家属帮助,做好患者生活护理,减少家属的焦虑。

(六)健康教育

(1)指导患者和家属养成良好的卫生习惯。

(2)加强体质锻炼,增强抵抗疾病的能力。

(3)注意休息,避免感冒,定期复查。

(4)指导患者服药。

(孙明云)

第四节 结核性脑膜炎

结核性脑膜炎是神经系统结核病最常见的类型。发病特点如下。①儿童发病高于成人:这是由于儿童抵抗力相对较低,防御功能薄弱,增加了感染的概率。②农村高于城市:这是由于农村卫生条件差,诊断、治疗和预防条件差。③北方高于南方:这是由于北方气候寒冷,人们为了保持室内温度居室很少开窗通风换气,造成相对密闭状态。如果家中有一传染源患者存在,则被感染的危险性很大。又因冬季长,阳光不足,结核分枝杆菌(简称结核菌)易于生存,导致结核性脑膜炎发病。

一、感染途径与发病机制

(1)结核菌侵入血流,经脑膜动脉到达脑膜称为真性血行感染,多见乳幼儿。由于肺内原发灶恶化,发生干酪样坏死、液化形成原发空洞,或肺门淋巴结发生干酪样坏死,干酪物破溃使大量结核菌随着侵入血流内,开成结核菌血症,经血液循环播散至脑膜。

(2)结核菌经血行播散到脉络丛形成结核病灶,以后病灶破入脑室,累及脑室室管膜系统,引起室管膜炎、脉络丛炎导致脑脊液分泌增多,故结核性脑膜炎通常并发交通性脑积水。

（3）全身粟粒性结核，通过血液循环直接播散到脑膜上。结核菌一旦在大脑皮质停留便有两种可能，一是不繁殖，故不产生活动性结核病变；二是繁殖，形成干酪样病变，侵犯脑室和蛛网膜下腔。该病变可突然排出干酪样物质和结核菌，引起急性结核性脑膜炎，而较多的情况是缓慢排出结核菌，引起亚急性或慢性结核性脑膜炎，临床以后者居多。

上述颅内结核病灶在某些诱因存在时，如高热、外伤、妊娠、传染病、营养缺乏、长期服用激素等都可使潜在病灶破溃，排出大量结核菌于蛛网膜下腔到脑基底池，直至全部脑膜感染。

（4）颅外感染灶以肺、纵隔内淋巴结为主，其次则为脊柱结核或椎旁脓肿、盆腔结核、肠系膜淋巴结结核及泌尿生殖系结核并发结核性脑膜炎为多见。这是因为人的机体所有部位的活动性或干酪性结核病变都可借助淋巴、血行播散而发生结核性脑膜炎。上述各部位只是发生的概率多少有所不同。肺内任何类型的病变都可并发结核性脑膜炎，但是慢性纤维空洞型肺结核、肺硬化、肺结核瘤、已钙化的局灶型结核等并发结核性脑膜炎的概率明显减少。全身急性肺结核并发结核性脑膜炎概率最多，其次为原发复合征后期。

脊柱结核、椎旁脓肿、慢性结核性脓胸、盆腔及泌尿生殖系统结核病灶中的结核菌都可借椎动脉系统进入脑底动脉环，从而形成脑底脑膜炎。而椎静脉无静脉瓣且又与肋间静脉相通，胸腔内的长期炎症与充血，使肋间静脉长期充盈扩张，血流量增加，由于阵咳肺急剧收缩与扩张，不论肺或胸壁来的结核菌或干酪样物质，都易于通过肋间静脉沿椎静脉系统逆行感染形成脑底脑膜炎。

腹腔脏器结核处的结核菌及干酪物质，可因病变侵蚀门静脉系统与下腔静脉，结核菌进入肺血液循环，从而形成周身粟粒结核与结核性脑膜炎。

脑附近组织如中耳、乳突窦、颈椎或颅骨的结核病灶可能直接侵犯脑膜，但引起发病者为数较少。

二、病理改变

结核性脑膜炎是在血管屏障受到破坏，结核菌经血液循环侵入脑膜的基础上发生的。以脑膜病变为最突出，但实际上炎症常同时侵犯到脑实质或同时伴有结核瘤、结核性脑动脉炎并引起脑梗死，或脑血管炎坏死而破裂出血等病变。亦可侵犯脊髓蛛网膜。现将主重病理分述如下。

（一）脑膜病变

结核菌侵入血管，由脑膜动脉弥散而发生。因此最早期表现为血管的病变，血管的病理特点是以渗出和浸润性改变为主。脑膜血管充血、水肿，脑膜浑浊、粗糙、失去光泽、大量白色或灰黄色渗出物沿着脑基底、延髓、脑桥、脚间池、大脑外侧裂、视交叉等处蔓延，以底部与脑外侧裂最为显著。脑膜上有多数散在的粟粒样灰黄色或灰白色小结节。显微镜下见到软脑膜及蛛网膜下腔有弥散性细胞浸润。主要为单核细胞、淋巴细胞及少量中性白细胞。血管周围也有单核细胞及淋巴细胞浸润。此时期如能得到及时治疗，脑膜渗出性病变可全部被吸收。如治疗不规则，病变可呈慢性经过，以增生性病变为主。此时颅底渗出物粘连、增厚、机化，出现较多的肉芽组织及干酪样坏死灶。

（二）脑实质病变

脑膜因炎症而产生渗出物，脑实质浅层可因脑膜炎而有脑炎改变，并发程度不等的脑水肿及脑肿胀。脑膜病变愈重，在相近的脑实质病变愈重。脑实质发生充血及不同程度的水肿。外观表现脑沟变浅，脑回变宽。严重者脑沟回消失而连成一片。在脑实质有结核结节、结核瘤的形成。显微镜下见到血管周围淋巴细胞炎性浸润，神经细胞有不同程度的退行性病变及胶质细胞增生,还有髓鞘脱失。脑实质可见出血性病变,多数为点状出血,少数呈弥漫甚至大片出血。

(三)脑血管病变

结核性脑膜炎时,由于炎症的渗出和增生,可产生动脉内膜炎或全动脉炎。在脑膜动脉的外膜、中层及在血管内膜都有炎症改变。这些血管的炎症变化可发展成类纤维性坏死或完全干酪样化,结果导致血栓形成梗死。这些情况在未经抗结核治疗的患者表现更为明显。梗死可以是表浅的,但当动脉被累及时,基底节动脉也往往发生梗死,从而导致脑组织软化。

(四)脑脊液通路阻塞及脑积水

结核性脑膜炎时,大量灰黄色或灰白色黏稠的渗出物蔓延到延髓、脑桥、脚间池、大脑外侧裂、视交叉等处蛛网膜。这些渗出物及水肿液包围、挤压颅底血管及神经引起第Ⅱ、Ⅲ、Ⅵ、Ⅶ对脑神经损害。随着病情迁延,聚集在脑底部的渗出物进而发生干酪样坏死及纤维蛋白增生机化,形成又硬又厚的结核肉芽组织,阻碍脑脊液的循环,继而发生交通性脑积水。

当结核性脑膜炎急性期,结核炎症侵及脑室内脉络丛及室管膜时,使之充血、水肿、浑浊、增厚,有结核结节和干酪坏死。当脑脊液循环通路发生阻塞时,如一侧或双侧室间孔狭窄,阻塞可出现一侧或双侧侧脑室扩张,如导水管狭窄或阻塞时可发生第三脑室以上的扩张。当第四脑室正中孔或外侧孔开口处被大量干酪物阻塞,可发生整个脑室扩张,称之为非交通性脑积水。在结核性脑膜炎晚期或慢性期因脑室极度扩大或结核瘤压迫脑血液循环使回流受阻,或蛛网膜回吸收障碍,或因颅底渗出物机化,粘连堵塞,脑脊液部分或全部不能流入蛛网膜下腔,而形成慢性脑积水。

(五)脊髓和脊膜病变

结核性脑膜炎常伴有脊髓蛛网膜炎,脊髓早期以炎性渗出为主,脊髓各段脊膜肿胀、充血、水肿、粘连增厚,可见大量结核结节和干酪样坏死。粘连脊膜可以包绕成囊肿,或形成瘢痕将蛛网膜下腔完全闭塞。其病变可以弥散而不规则分布在颈、胸、腰段,也可只局限于1~2脊髓节段。如粘连严重,病变范围广泛,影响了脊髓腔脑脊液循环,或使脊髓的血管受压,脊髓发生软化或退化性变化;脊髓实质在显微镜下可见单核细胞浸润、髓鞘脱失,神经细胞出现退行性变化和坏死。

(六)脑结核瘤的形成

脑结核瘤来自血行播散,在脑内或脊髓内形成块状结核肉芽肿,多见于脑内,好发于小脑、大脑半球、脑皮质等各部位。少见于脊髓内。大小不一,一般以0.5 cm以上的结核结节称为结核瘤。其小如黄豆,大如栗子,可单个孤立存在,也有多个融合成团或串状。一旦结核瘤液化破溃入脑部或脊髓血管或直接侵入脑室及蛛网膜下腔则发生结核性脑膜炎或结核性脊膜炎。

三、临床表现

(一)临床症状与体征

1.一般症状

发病年龄多为儿童及少年,但成人也不少见,儿童以3岁以下居多,成人以18~30岁发病较多。男女发病无差异。四季均可发病,以春季较多。起病多缓慢或呈亚急性,但也有呈急性的。起病时有发冷发热,全身过敏,畏光,周身疼痛,食欲减低,精神差,便秘,头痛,呕吐。有的呼吸道症状较为突出,如咳嗽、喘憋、缺氧等;有的消化道症状突出,以腹泻多见,便秘较少。

2.神经系统症状

(1)脑膜刺激征:颈和腰骶神经根受炎症渗出物刺激,多数患者出现颈部伸肌收缩,颈项强

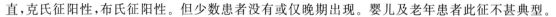

直,克氏征阳性,布氏征阳性。但少数患者没有或仅晚期出现。婴儿及老年患者此征不甚典型。

(2)脑神经损害症状:结核性脑膜炎的病理变化主要为颅底炎症。脑神经通过颅底受到炎症渗出物的刺激、包裹、压迫;或结核性栓塞性动脉内膜炎,使脑实质缺血、软化;或脑结核瘤侵及脑神经核及其通路;及颅内高压的影响均可导致脑神经损害。临床多见于面神经,次为外展神经、动眼神经、视神经,可以是部分的或完全的,也可以是一侧的或双侧的,可以是结核性脑膜炎的首发症状,但多数于病象明显时出现。

(3)颅内压增高的症状。①头痛:由于颅内压增高,引起脑血管张力增高及脑膜紧张,或脑膜炎症刺激脑神经末梢而产生头痛。为结核性脑膜炎首发症状,常较剧烈而持久,以枕后痛多见,因结核性脑膜炎的病变部位大多以脑底为主,不少也可出现额颞部痛。②呕吐:由于脑室内压力增高或结核炎症刺激迷走神经核及延髓网状结构导致呕吐,是颅压增高、脑膜受刺激的一个常见症状,多发生于头痛剧烈时,有的呈喷射性呕吐,可伴或不伴恶心,若在晨间空腹出现,且无恶心先兆,则更有意义。③视盘水肿:由于颅压增高,压迫其内通过的视网膜中央血管,妨碍来自视网膜中央血管周围与视神经周围间歇的液体流通,发生视神经盘水肿,进而萎缩而失明。④意识障碍:颅压增高,炎症刺激引起脑皮质缺血、缺氧及脑干网状结构受损,导致意识障碍,可表现为嗜睡、昏睡、意识模糊、谵妄,甚至昏迷。⑤脑疝:颅压进一步增高,脑组织向压力小的地方移动,形成脑疝。临床上常见小脑幕切迹疝(颞叶钩回疝)及枕骨大孔疝(小脑扁桃体疝)。小脑幕切迹疝表现为昏迷、一侧瞳孔散大、光反射消失、对侧肢体瘫痪、全身抽搐及生命体征改变。枕骨大孔疝表现为急性发生、突然呼吸停止、深昏迷、双侧瞳孔散大、光反射消失、四肢弛缓、血压下降、迅速死亡。

(4)脑实质损害症状:由于结核性脑膜炎可同时侵犯脑实质,或合并脑血管病变,脑组织缺血、缺氧、软化,导致脑实质损害,临床表现多种多样,常见有以下几种。①瘫痪:可出现偏瘫、单瘫、截瘫、四肢瘫,以偏瘫多见。②去大脑强直:临床呈现牙关紧闭,向后伸仰,双侧上下肢伸直,常伴呼吸不规则,肌肉颤搐。去大脑僵直是因中脑红核水平以下和脑桥上部的神经结构破坏或功能中断所致,常见于小脑幕切迹疝。③去皮质强直:表现为双上肢屈曲,双下肢强直性伸直,为中脑红核水平以上的双侧内囊及皮质损害所致。强痛刺激可诱出去大脑皮质强直反应。④四肢手足徐动、震颤,为基底神经损害所致。⑤舞蹈样运动:表现为极快的不规则和无意义的不自主运动如挤眉、弄眼、吐舌、耸肩等,系基底节、小脑、黑质病损所致。

(5)自主神经受损症状:表现为皮质-内脏联合损害如呼吸异常、循环障碍、胃肠紊乱、体温调节障碍。还可表现肥胖、尿崩症和脑性失盐综合征等。

(6)脊髓受损症状:结核性脑膜炎随病情的进展,病变可蔓延至脊髓膜、脊髓神经根和脊髓实质,临床上表现为脊神经受刺激和脊髓受压迫症状,椎管不通畅,脑脊液呈结核性脑膜炎改变等。结核性脊髓蛛网膜炎、椎管内结核瘤及脊柱结核均可伴发不同程度的脊髓损害。

(二)临床分型

目前国内大致把结核性脑膜炎分为以下几型。

1.单纯型结核性脑膜炎

这是临床上较常见的一种类型。病变主要限于脑膜,临床表现具有脑膜刺激症状和体征,以及典型的结核性脑膜炎脑脊液改变,无意识障碍、昏迷、抽搐等脑实质受损症状,若能早期诊断,以及时治疗,预后较好。

2.脑膜脑炎型

除脑膜炎症状外,同时出现脑实质弥散性或局限性受损表现如精神症状(精神运动性兴奋、幻觉);不同程度的意识障碍,严重时昏迷、瘫痪抽搐、失语;少数可出现异常运动如偏侧舞蹈、手足徐动、震颤等及自主神经功能紊乱症状如尿崩症、过度睡眠等。此型临床症状严重,一般预后较差。

3.结核性脑膜炎并发缺血性脑血管病

临床上也常见,表现为在清醒的发展过程中较快地(1～3天)出现或突然出现单瘫或偏瘫,以及其他神经系统局灶性症状和体征。如损害优势半球可伴有失语,此为大脑中动脉或颈内动脉发生闭塞。若四肢瘫伴小脑共济失调则为基底动脉闭塞。脑血管造影常显示管径变细、局部狭窄或闭塞。

4.浆液型结核性脑膜炎

婴幼儿、儿童较成人多见,常伴有活动性结核病灶,多由于结核病的中毒反应所致。浆液渗出物只限于脑底部,视交叉附近,临床表现脑膜刺激征轻微,脑脊液压力增高,细胞(以淋巴细胞为主)和蛋白轻度增高或正常。可出现头痛、发热、盗汗、感觉过敏等结核中毒症状。经过治疗,可以很快恢复,预后良好。

5.脊髓型

幼儿及儿童多见,结核炎症侵犯脊髓导致脊髓压迫和软化。临床表现除脑膜刺激征外,还合并脊髓横贯性完整性或部分性损害,表现病灶水平以下运动障碍,深浅感觉障碍及二便障碍。脑脊液可黄变,蛋白细胞分离,脑脊液动力学试验可不通或半通。此型恢复很慢,预后不良。

6.结核性慢性蛛网膜炎

不多见,主要是由于结核性脑膜炎病变局限于部分脑膜或脊膜,呈一种慢性炎症经过,引起软膜、蛛网膜增厚,形成粘连。粘连的脑膜或脊膜可以包绕形成囊肿或形成瘢痕将脑或脊髓的蛛网膜下腔部分压闭。前者如阻碍了脑脊液循环可出现严重的颅压增高症状;后者如影响了脊髓的脑脊液循环或供应脊髓的血管受压,脊髓发生软化,则临床出现脊髓受损症状。脊髓碘油造影见低动缓慢,分散呈点滴状或索条状,或出现不规则充盈缺损。

(三)临床分期

结核性脑膜炎发病过程一般比较缓慢,临床上可以分为早期、中期、晚期。此三期是结核性脑膜炎在无化疗前自然发展的临床表现。

1.早期(前驱期)

一般见于起病的1～2周,起病缓慢,多表现一般结核的中毒症状如发热、食欲缺乏、消瘦、精神差、感觉过敏。由于脑膜刺激征缺乏,造成早期诊断的困难。

2.中期(脑膜刺激期)

1～2周,表现为头痛、呕吐、颈项强直,此期可出现颅压增高症状及脑实质受损症状,脊髓受损症状及自主神经功能障碍。腰穿脑脊液呈典型结核性脑膜炎变化。

3.晚期(昏迷期)

1～3周,以上症状加重,意识障碍加深进入昏迷,临床出现频繁抽搐,弛张高热,呼吸不整,去脑或去皮质强直,可出现脑疝危象,多因呼吸和循环中枢麻痹而死亡。

4.慢性期(迁延期)

结核性脑膜炎经化疗后,特别是经不规则化疗后,使病情迁延达数月之久。头痛、呕吐轻微可间断出现,意识可以清楚,脑膜刺激征轻微或缺如,脑脊液基本正常或变化不大。这样既不能定为晚期,又不是早期或中期。属慢性迁延期即病程超过 1 个月而病情又不符合晚期者。如今在化疗时代,此型在临床上颇为多见。

四、实验室及辅助检查

(一)血液检查

少数伴有轻度贫血,与长期低热、食欲缺乏、呕吐及营养不良有关。白细胞大都正常或轻度升高,少数严重病例可有明显的中性粒细胞升高,个别可出现类白血病反应。血沉多升高,临床上一直将血沉升高作为判断结核病活动性的依据之一,但血沉并不能把结核病变的活动性部位反映出来。

(二)脑脊液检查

结核性脑膜炎脑脊液的变化出现较早,是诊断和鉴别诊断之一。

1.压力

一般都升高到 $1.765 \sim 1.961$ kPa($180 \sim 200$ mmH$_2$O)。外观:可为清亮或呈淡黄色,甚至呈草黄色,或稍浑浊或毛玻璃状。有时因纤维蛋白原含量过多,脑脊液放出后可立即凝固于试管内。有的静置数小时至 24 小时后液面可形成薄膜,对诊断结核性脑膜炎很有价值,但此现象并非结核性脑膜炎所特有。

2.脑脊液细胞学检查

结核性脑膜炎的脑脊液,绝大多数白细胞升高到 $(300 \sim 500) \times 10^6$/L 甚至少数可达 1.5×10^9/L 以上,嗜中性粒细胞的比例较高,$60\% \sim 80\%$。

3.脑脊液生化改变

(1)糖含量降低:一般常低于 4.5 mmol/L。病程早期糖量可以不低。随着病程的进展出现糖降低。糖越低越有诊断价值。其机制在于炎症时,细菌及白细胞对葡萄糖的利用增加;细菌毒素引起神经系统代谢改变;脑膜炎症细胞的代谢产物抑制了膜携带运转功能,致使糖由血向脑脊液运转发生障碍,脑脊液内糖量减少。但单独糖量降低一项指标不能作为诊断结核性脑膜炎的依据。因为影响糖量降低的因素很多,如脑脊液置放过久、呕吐、进食过少及化脓性脑膜炎、隐球菌性脑膜炎等都可以影响脑脊液中糖的含量,而使糖量降低。

(2)氯化物降低:一般低于 120 mmol/L。氯化物含量降低,比糖的指标灵敏,其诊断意义比糖量降低更大,可作为结核性脑膜炎诊断的重要参考。病程越长,氯化物含量越低,诊断价值越大。特别在氯化物含量降低与糖含量平行降低时,更有诊断价值。其机制与葡萄糖降低相同。也有人认为由于结核性脑膜炎患者频发呕吐,大量出汗,服盐过少,与血浆氯化物减少有直接关系。

(3)蛋白质含量增高:对诊断、处理和预后观察具有重要作用。一般在 450 mg/L 以上。后期若发生椎管内蛛网膜粘连,蛋白质可增至 10 000 mg/L 以上。但脑脊液蛋白变化没有葡萄糖、氯化物和细胞学检查敏感。如果结核性脑膜炎在治疗过程中,脑脊液蛋白持续增高或长期不能下降,则有可能成为慢性的危险,预后十分不良。同时,脑脊液蛋白增高不是结核性脑膜炎特有,只要脑膜及脉络丛有炎性改变或腰穿时外伤性出血,脑脊液蛋白含量就会增加甚至很高,且能持续很久不能吸收,故须结合葡萄糖及氯化物的变化综合分析判断。

4.脑脊液细菌学检查

细菌学检查为结核性脑膜炎的重要诊断依据,可用直接涂片,或用薄膜法找细菌,或培养结核菌生长。但目前无论集菌或培养阳性率均不很高,近年报道脑脊液 TB-PCR 及 TB-Ab 阳性率较高,对诊断有较高的意义。

5.脑脊液的实验室检查

近来,许多学者努力在免疫学方面进行研究,探索新的有效诊断方法,以解决结核性脑膜炎早期实验室诊断的问题。脑脊液中免疫球蛋白测定及淋巴细胞转化试验对结核性脑膜炎的诊断、鉴别诊断及预后判定上有一定意义。脑脊液中醛缩酶活性在结核性脑膜炎初期即显示升高,可作为早期诊断参考。溶菌酶的测定可作为结核性脑膜炎诊断及判定预后的参考。利用结核菌特异性免疫反应来检测脑脊液中结核菌可溶性抗原或特异性抗体,无疑会对确定诊断提供更有力的证据。此外,其他方法,如荧光素钠试验和溴化测定有助于结核性脑膜炎的早期诊断。色氨酸试验对结核性脑膜炎的诊断亦有一定意义。脑脊液中乳酸含量测定,可用于结核性脑膜炎的诊断和鉴别诊断的辅助方法。脑脊液中氨基酸的分析可作为早期诊断的参考。色谱仪的应用为近来诊断结核性脑膜炎提供了线索。

(三)CT 扫描

结核性脑膜炎 CT 扫描虽无特异性,但有其规律性变化。一般在 CT 扫描上可显示直接及间接两方面的变化。直接变化主要有结核瘤、基底池渗出物及脑实质粟粒性结核;间接变化主要有脑积水、脑水肿及脑梗死等。CT 的主要表现如下。

1.脑实质粟粒性病灶

脑实质粟粒性病灶是结核性脑膜炎早期组织内形成的粟粒样肉芽肿。CT 表现为广泛分布于大脑皮质或脑组织内细小的密度均等的结节,强化扫描时密度增加。

2.脑膜密度增强

当位于大脑皮质或脑膜的粟粒样肉芽肿破入蛛网膜下腔后,脑膜产生大量渗出物,积聚于脑底各脑池内。早期病理变化以浆液性为主,此时 CT 扫描无变化;当浆液渗出被纤维素性渗出代替,并有结核性肉芽肿形成时,CT 扫描在脑底部可显示已有改变的各脑池轮廓及脑膜广泛密度增强。最常见的部位是鞍上池、环池、大脑外侧裂等。

3.环状、盘状、团块状和点状阴影

环状、盘状、团块状和点状阴影是结核瘤的 CT 表现。结核瘤可发生于大脑或小脑的任何部位,多位于小脑幕上,分布在额叶、颞叶、顶叶;小脑幕下多在小脑半球或蚓部。结核性脑膜炎早期有较多的炎性反应,边缘胶原组织较少,周围为程度不等的炎性水肿区,此时 CT 平扫表现为高密度、等密度或低密度区,一般呈盘状或不规则团块状。等密度结核瘤平扫时仅可见一环形低密度带,即周围脑水肿区,如果没有周围脑水肿区,则等密度的结核瘤在平扫时不能辨认。平扫呈低密度的结核瘤不能与脑梗死鉴别,但强化扫描后结核瘤密度增强,脑梗死则不能增强。因此,强化扫描应视为确定结核瘤的必不可少的 CT 检查步骤。随病程延长,结核瘤边缘渐形成胶原组织,内部物质干酪化,周围组织水肿消失,平扫一般呈高密度盘状阴影,强化扫描表现中心密度较低,周边密度明显增强的环形影,少数可呈串珠样影,这是一种特征性表现。

4.脑室扩张和缩小

脑底部的渗出物阻塞脑脊液流通,导致脑脊液循环障碍,因而各脑室出现积水而扩张。CT扫描即可见各脑室有不同程度的扩张积水,其程度可随病程延长而加重,随抗结核治疗而减轻,

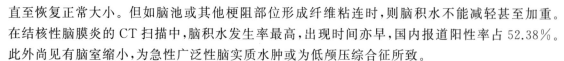

直至恢复正常大小。但如脑池或其他梗阻部位形成纤维粘连时,则脑积水不能减轻甚至加重。在结核性脑膜炎的 CT 扫描中,脑积水发生率最高,出现时间亦早,国内报道阳性率占 52.38%。此外尚见有脑室缩小,为急性广泛性脑实质水肿或为低颅压综合征所致。

5.脑室周围密度减低

脑室周围为沿脑室周围分布的低密度带,强化扫描影像不增强,脑室周围密度减低与脑积水有密切关系。

6.局部或广泛低密度水肿区

结核性脑膜炎时因脑水肿程度不同,CT 检查可有局部或广泛性低密度影或伴随中线移位。强化扫描影像不增强。

7.脑实质密度减低梗死区

这是脑软化的 CT 表现,是由于结核性脑膜炎时结核性动脉炎或动脉周围炎导致局部脑组织缺血、软化而形成,多见为大脑中动脉支配区受累。CT 扫描所见为脑实质局部或广泛性低密度区,形状不规则,范围大小不一,强化扫描不增强。

8.索状、结节状高密度影像

索状密度增高影像是由于结核性炎症累及动脉内膜及外壁所形成,强化扫描密度增强;结节状高密度影像是由结节性小肉芽肿所构成,强化扫描后密度增强。索状与结节混合高密度影像表明脑动脉、脑实质同时具有结核性改变强化,扫描后密度增强。索状与结节混合高密度影像表明脑动脉、脑实质同时具有结核性改变,强化扫描后密度增强。索状影像为早期结核性脑膜炎特征性表现,具有诊断上的意义。

此外,对于结核性脑膜炎各型,CT 能显示的病变部位与临床表现基本一致。因此 CT 扫描还可协助判断病变的部位和范围,为结核性脑膜炎的诊断提供了一种重要的检测手段。

五、诊断与鉴别诊断

(一)诊断

诊断结核性脑膜炎除脑脊液内结核菌检出阳性外,还没有其他特异性检查方法,从而在诊断方面还存在着一定的困难。但结核性脑膜炎脑脊液内结核菌的阳性率很低,因此单靠脑脊液结核菌检出以确定诊断是不明智的。综合判断是必需的,如症状的特征、颅内压高低;脑脊液氯化物、糖减低及蛋白含量的增多,脑脊液细胞学呈混合细胞反应;意识障碍与麻痹的出现;与临床表现一致的规律性 CT 变化等迄今是惯用的诊断手段,其中动态观察脑脊液的生化及细胞学检查具有重要诊断价值,特别强调如下数值界限:①颅压增高在 1.961 kPa(200 mmH$_2$O)以上。②脑脊液氯化物下降到 65 mmol/L 以下时,且有逐渐递减或持续之趋势。③脑脊液糖含量下降到 4.5 mmol/L 以下时,且有逐渐递减或持续之趋势。④脑脊液蛋白含量增高到 450 mg/L 以上,且有逐渐递增之趋势。⑤脑脊液白细胞总数局限于(300~500)×10^6/L 个,持续时间较长的以淋巴细胞、激活淋巴细胞为主混合细胞反应。⑥用玻片离心沉淀法收集脑脊液标本,发现结核菌,对诊断有重要意义。①~⑤项均超出正常数值对诊断有肯定意义;其中有 4 项异常对诊断有重要意义;②~③项异常仅具有参考意义。

为做到早期诊断,凡有以下情况者应高度怀疑结核性脑膜炎:①微热一周以上伴无症状者。②未查明原因的烦躁、嗜睡或哭闹、失眠等脑症状。③出现不明原因的神经定位症状。④癫痫样抽搐伴发热者。⑤呕吐伴有微热查不到原因者。⑥持续 2 周以上头痛查不到原因者。此时,需

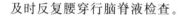

及时反复腰穿行脑脊液检查。

(二)鉴别诊断

典型的结核性脑膜炎临床诊断并不困难,但在结核性脑膜炎的早期或不典型病例,诊断不十分容易,常与结核性脑膜炎发生混淆而难于鉴别的疾病如下。

1.化脓性脑膜炎

起病急,除发热外很快出现呕吐、抽风、嗜睡、昏迷,早期即有脑膜刺激征,可伴感染性休克或全身败血症表现及硬膜下积液;血白细胞高,中性粒细胞高,有核左移现象及中毒性颗粒;胸部X线片可有肺炎、肺脓肿、脓胸;结核菌素试验多为阴性;脑脊液检查最为重要,化脓性脑膜炎时脑脊液外观早期仍清亮,稍后显浑浊或呈脓性。细胞数每立方毫米可达数千至数万,氯化物降低不如结核性脑膜炎明显,但糖降低更著,蛋白升高相似。离心后的脑脊液涂片及培养可找到化脓细菌。脑脊液细胞学检查在渗出期,以嗜中性粒细胞反应为主。由于致病因素的持续作用,有些嗜中性粒细胞胞体变小,染色变灰,核染色质浓密呈块状,胞质浑浊,颗粒消失,胞体破碎或轮廓模糊,而成为脓细胞,感染严重时嗜中性粒细胞胞质内可见中毒性颗粒及相应的致病菌;增生期以单核-吞噬细胞反应为主,嗜中性粒细胞急剧减少;修复期以淋巴细胞反应为主,直至嗜中性粒细胞完全消失,小淋巴细胞和单核细胞比例正常化。

2.病毒性脑膜炎

发热、呕吐、抽风、意识障碍、精神症状发展较快,伴有各种病毒感染的特殊症状,有些显示季节性,结核菌素试验多阴性,胸部X线片多正常,血白细胞总数及中性粒细胞可正常或偏高,脑积水罕见。脑脊液检查对鉴别极其重要。外观五色透明,白细胞计数为$(50\sim500)\times10^6/L$,糖及氯化物含量正常,蛋白正常或轻度增高。脑脊液细胞学检查早期可有明显的嗜中性粒细胞反应,但因持续时间短(可仅数小时,一般为24～48小时),又因患者往往来诊较迟,致使化验检查很难见到病毒性脑膜炎时脑脊液的嗜中性粒细胞反应。而由淋巴细胞、激活淋巴细胞和浆细胞的增加所代替,形成病毒性脑膜炎的典型的脑脊液细胞学图像——淋巴样细胞反应。随着病情发展而进入修复阶段时,可出现单核细胞反应。在单纯疱疹病毒性脑膜炎的淋巴样细胞中常可见到特征性的胞质内包涵体。国内已有学者用单克隆抗体(McAb)酶联免疫吸附试验(ELISA)和免疫荧光快速诊断法检测脑脊液单纯病毒抗原和抗体,使早期诊断成为可能。

3.新型隐球菌性脑膜炎

新型隐球菌性脑膜炎与结核性脑膜炎的临床表现和脑脊液改变很相似,唯一可靠的鉴别方法,是脑脊液经细胞玻片离心后,对所收集物行MGG染色,常可在脑脊液标本中直接发现隐球菌,菌体圆形,直径5～15 μm,MGG染色呈蓝色,无核,常于圆形菌体上长出有较小的芽孢,菌体中心折光性较强;或做墨汁染色黑底映光法可见圆形,具有厚荚膜折光之隐球菌孢子;脑脊液培养亦可发现隐球菌。脑脊液细胞学变化以激活淋巴细胞和单核-吞噬细胞反应为主,后者常可吞噬隐球菌,类似脂肪吞噬细胞和红细胞吞噬细胞。

4.癌性脑膜炎

有一些中枢神经系统转移癌为脑软膜的弥散性癌转移,而脑内并无肿块,称为癌性脑膜炎,多见于中年以上患者,是由肺癌或身体其他器官的恶性肿瘤转移到脑膜而引起,发病急,病程进展快,迅速恶化死亡。如为肺癌转移时,X线检查可显示癌性病灶,且无临床结核病中毒症状。脑脊液细胞学检查常常发现有癌细胞。而对部分此类患者采用CT扫描也常常难以发现。

5.淋巴细胞脉络丛脑膜炎

结核性脑膜炎的脑脊液除了细胞数增加外,还有糖、氯化物的减少。而本病脑脊液糖和氯化物含量一般少有改变;淋巴细胞增多并占绝对优势,无粒细胞反应期;预后良好。

六、治疗

结核性脑膜炎应采取综合治疗,治疗必须及时和彻底。

(一)抗结核药物治疗

结核性脑膜炎的抗结核药物治疗原则同肺结核一样,即早期、适量、联合、规律及全程用药。为了提高疗效,结核性脑膜炎化疗药物选择应考虑脑膜的结构,从药物动力学和药物的通透性来决定。此外,一般有炎症的脑膜,其血管的通透性是增加的,有利于抗生素及化疗药物进入脑脊液。

以药物通透性及总体有效性的标准选择结核性脑膜炎系统治疗的药物,首选5化治疗,强化期治疗方案为异烟肼(INH)、利福平(RFP)、链霉素(SM)、吡嗪酰胺(PZA)、乙胺丁醇 EMB(PAS)使用3~4个月,在此期脑脊液基本恢复正常,然后转入巩固期治疗,INH、RFP、PZA 或 INH、RFP、EMB 使用5~6个月。脊髓型或部分危重者疗程适当延长到12个月。一般经9~12个月的治疗可取得良好的效果。

用药剂量:成人每天 INH 0.6~0.9 g,SM 0.75~1.00 g,PZA 1.5 g,PAS 8~12 g,EMB 0.75~1.00 g,RFP 0.45~0.60 g,儿童每天每千克体重 INH 15~30 mg,SM 15~30 mg,RFP 10~20 mg,PZA 20~30 mg,PAS 200~300 mg。

近年来,国内外有关耐药菌逐年增加的报道,如从患儿接触史中提示有原发耐药或通过治疗发生继发耐药时,应及时改用其他抗结核药,如氧氟沙星、卷曲霉素、利福喷汀、阿米卡星、力排肺疾等。

对有下列情况之一者应考虑耐药的可能:①脑脊液培养出结核菌,并证实为耐药菌株。②不规则治疗超过3个月或中途自行停药者。③不规则化疗6个月疗效不佳者。④传染源是久治不愈的结核患者或不规则治疗者,复发的结核性脑膜炎患者。⑤肺结核或肺外结核合并结核性脑膜炎者。可根据药物敏感试验,治疗反应,必要时再改动治疗方案。

(二)激素治疗

激素具有抗炎、抗感染、抗纤维化、抗过敏及抑制海士曼(Herxheimer)反应的作用。激素与抗结核药物合用可提高结核性脑膜炎之疗效,对此目前认识基本一致。

1.应用激素的作用

减少脑膜的炎性渗出,促进脑和脑膜的炎症的消散和吸收,对防止纤维组织增生有良好的效果。减轻继发的动脉内膜炎和脑软化及神经根炎;减轻炎症反应,抑制结缔组织增生。

激素能抑制海士曼反应,防止患者在急性期死亡,有人解释这种现象是由于大量结核菌死亡,释放出大量结核蛋白引起反应所致;改善机体的应激能力和一般状态,促进食欲,增加消化液的分泌,有利于疾病的恢复,使患者较顺利地度过危险期;激素尚可补充某些严重的结核患者存在的肾上腺皮质功能不全,并可减少抗结核药物的毒性反应。

2.激素使用原则

(1)使用激素应有明确目的,一般是促使脑和脑膜的炎症消散和吸收,防止纤维组织增生和动脉炎等,它主要对渗出性病变疗效最好,因此,在急性期越早应用越好,急性期使用激素的剂量应该充分,以求迅速控制急性渗出性炎症。

(2)对于不同类型使用激素的原则也不尽相同,对脑膜炎型开始可用短期突击性的大剂量激素,以后维持时间也要长。此型不仅全身应用激素,还要积极配合鞘内注入激素,才能收到良好的效果。

(3)使用激素的具体剂量和时限根据机体的反应、病变的性质和轻重、体重大小等因素来确定,以达到上述临床效果为目的,经巩固一个阶段后应考虑及时减少激素的剂量和逐步停药的问题。

(4)对晚期患者虽疗效较差也可适当应用。因晚期者以增生的干酪性病变占优势,但仍有渗出性病变,其临床征象主要是由于脑水肿和脑膜渗出性病变引起的。

(5)使用激素静脉输注比口服效果好。

3.应用剂量及疗程

对急性期患者多用短期突击大剂量的激素,以求迅速控制炎性反应。因患者多有呕吐,服药后不能保证吸收,所以对重症患者常采用静脉输注给药。

用法:氢化可的松(亦可用地塞米松)静脉输注,成人剂量为 $150\sim200$ mg/d,小儿 $5\sim7$ mg/(kg·d),情况好转后改用口服泼尼松,成人口服 30 mg/d,儿童口服 15 mg/d。临床症状和脑脊液检查明显好转,病情稳定时开始减量,一般首次减量在用药后第 $3\sim5$ 周,以后每 $7\sim10$ 天减量一次,每次减量为 5 mg。总疗程为 $8\sim12$ 周(早期及部分患者 $8\sim10$ 周即可),总疗程不宜超过 3 个月,若病情实属需要而难以停药时,也可适当延长至半年,但用药时间超过 3 个月患者尸检证实,肾上腺皮质萎缩程度与激素应用时间长短成正比。

激素减量的时间不应呆板地确定,主要根据具体情况而定。在激素减量过程中,由于减量过快脑膜炎症状未得到控制或由于患者对激素形成了依赖,此时可重新出现脑膜刺激征或颅高压的症状,脑脊液化验又出现反跳现象。这种情况观察数天后,如仍未消退,应增加激素的用量至最低有效量,待上述症状完全消失,脑脊液基本变到原来水平再缓慢减量。

(三)抗脑水肿治疗

无论急性期或慢性期出现颅压增高时,采取适当措施来降低颅内压,控制脑水肿是结核性脑膜炎治疗极其重要的环节。

脱水疗法主要作用是利用高渗溶液提高血浆渗透压,使血与脑脊液和脑组织内不同浓度所造成的渗透压差异进行脱水,使脑组织及脑脊液中的部分液体通过血液循环经肾脏排出,从而达到减轻脑水肿,降低颅内压的目的。

1.甘露醇

甘露醇是临床最常用的脱水药,广泛使用于结核性脑膜炎伴有颅压增高的患者。甘露醇通过血与脑和血与脑脊液间渗透压差而产生脱水作用。一般配成20%过饱和溶液,同时须加温使其溶解,否则可发生休克。每次 $1\sim2$ g/kg,于 15 分钟内静脉滴注。静脉给药后 20 分钟开始起作用,$2\sim3$ 小时作用最强,维持$4\sim6$ 小时,一般每天用 $2\sim4$ 次。不良反应甚少,偶可引起一时性头痛和心律失常。

2.甘油

复方甘油注射液是由甘油和氯化钠配制而成的灭菌水溶液。使脑脊液同血液间形成暂时性渗透压梯度,从而将细胞间及组织间隙中的水分吸入血中,使组织发生脱水状态。其优点:①降低颅内压迅速,且因进入脑组织的量不多,并参与代谢,故一般不伴"反跳"。②选择性地脱去脑组织中的水分,对身体其他组织中的水分影响不大。③不引起过多的水及电解质的丢失,可较长时间使用。④能改善脑代谢及脑血流量,可提供热量。成人,一次 500 mL,每天 1~2 次,静脉滴注。也可口服,配成 50% 甘油盐水 60 mL,每天 4 次,适用于结核性脑膜炎所致慢性脑积水时,或甘露醇脱水后维持脱水。该药毒性反应甚少,偶出现血红蛋白尿,其发生率与滴注速度过快有关,故应严格控制滴注速度,以每分钟 2 mL 为宜。一旦发生血红蛋白尿,应及时停药,很快即可消失,恢复后可继续使用。

3.葡萄糖

能提高血浆渗透压,具有脱水利尿作用,使颅压迅速降低,血容量改善,提高血糖,供给能量,促进神经细胞的氧化过程,改善脑细胞代谢,有利于脑功能的恢复,且无不良反应,故常用于不需强烈脱水或适用于其他脱水剂的 2 次用药之间,以防止"反跳"出现,一般用 50% 葡萄糖 60 mL,静脉滴注,每天 2~4 次。

4.血清蛋白或浓缩血浆

直接使血胶体渗透压增高而引起脱水,降低颅内压;使抗利尿激素分泌减少而利尿;血黏度降低而有助于脑循环,还能补充蛋白质,参与氨基酸代谢,产生能量,故有其优点。一般用20%~25%人血清蛋白50 mL,或浓缩血浆100~200 mL,每天静脉滴注1~2次,适用于重症结核性脑膜炎且营养及免疫功能低下者。由于脱水作用较差且价格高,故常不作为常规脱水剂用。

5.利尿药

利尿药主要通过增加肾小球滤过率,抑制肾小管对钠、钾及氯离子的重吸收,使肾小管内保持较高的渗透压,减少水的再吸收,使尿量显著增加,而造成机体脱水,从而间接使脑组织脱水,降低颅内压。利尿剂的脱水功效远不及高渗脱水药,先决条件是肾功能良好和血压正常,适用于结核性脑膜炎时与甘露醇、葡萄糖合并使用,以增加脱水效果。

常用药物如下:①呋塞米,20~40 mg,每天 3~4 次,也有主张用大剂量 250 mg,加入 500 mL林格液,静脉滴注,1 小时内滴完。利尿作用持久,降低颅内压显著,可用于结核性脑膜炎急救。不良反应相对较少,偶见呕吐、皮疹、直立性低血压、粒细胞减少等。②乙酰唑胺,一般用量0.25~0.50 g,每天 2~3 次,连服一周。不良反应较少,长期大剂量可发生代谢性酸中毒,少见血尿、腹痛。适用于结核性脑膜炎急性脑积水进行不甚急剧及慢性进行性脑积水者,或用于高渗液静脉滴注疗程之前后。

(四)脑代谢活化剂治疗

结核性脑膜炎炎症、水肿和充血可使脑细胞功能受到严重的损害,为积极改善脑代谢紊乱,促进脑功能恢复,防止和减少脑损害的后遗症,可在急性期已过,病情稳定后应用促进脑细胞代谢,改善脑功能的药物即脑代谢活化剂。

1.胞磷胆碱

胞磷胆碱可促进磷脂代谢,改善神经细胞功能;提高脑干网状结构上行激活系统的作用,促进意识恢复;改善脑血管运动张力,增加脑血流,提高脑内氧分压,改善脑缺氧。一般以 250~500 mg 加入 25%~50% 葡萄糖 20~40 mL 静脉注射或 10% 葡萄糖液 500 mL 静脉滴注,也可肌内注射250 mg,一天两次。

2.细胞色素 C

细胞色素 C 对组织的氧化和还原起促进作用。可增加脑血流和脑氧代谢率,从而改善脑代谢,一般15~30 mg 加入 25%~50% 葡萄糖 20~40 mL 缓慢静脉推注或 10% 葡萄糖液 500 mL

静脉滴注,每天 1～2 次,连用 7～30 天。

3.三磷酸腺苷

三磷酸腺苷是机体能量的主要来源,可通过血-脑脊液屏障,为脑细胞的主要能源,可增加脑血液循环,且能直接作用于脑组织,激活脑细胞的代谢,每次 20 mg 肌内注射,每天 1～2 次,或每次 20～40 mg 加入 25%～50%葡萄糖 40 mL 静脉注射,或加入 5%～10%葡萄糖 500 mL 静脉滴注,每天 1 次,2～3 周。

4.辅酶 A

辅酶 A 对糖、脂肪、蛋白质的代谢起重要作用,可促进受损细胞恢复功能,一般以 50～100 U 加 25%～50%葡萄糖液 40 mL 静脉注射,或加入 5%～10%葡萄糖液 500 mL 静脉滴注,每天 1 次,连用 2～3 周。常与三磷酸腺苷、细胞色素 C 合用可提高疗效。

(五)鞘内注射

目前,临床上多采用 INH＋地塞米松鞘内注射,这样既可减少抗结核药物的局部刺激作用,又可迅速地控制脑膜炎局部炎症反应。在实际工作中鞘内注射有如下优点。

(1)可提高脑脊液中 INH 和激素有效浓度,形成局部高浓度的杀灭结核菌的环境,有利于治疗。

(2)避免 INH 全身给药通过肝脏乙酰化形成乙酰异烟肼。

(3)迅速降低脑脊液中细胞数和蛋白含量,使脑脊液恢复正常时间快 1/2。并有效地预防和治疗椎管内脑脊液的阻塞。

(4)腰穿后放脑脊液降低颅内压,减轻脑水肿,防止脑疝形成,降低病死率。

因此,在全身应用抗结核药物和激素基础上并用鞘内注射可大大缩短结核性脑膜炎的疗程。鞘内注药:INH 50～100 mg,地塞米松 1～2 mg,一次注入。开始每天 1 次,3 天后隔天 1 次,7 次为 1 个疗程。待病情好转、脑脊液恢复正常,则逐渐停用。注药前要放脑脊液 5～6 mL,如颅内压很高时放液要慎重,可将腰穿针芯不要全部拔出,以使脑脊液缓慢流出后再注药。患者昏迷前夕、晚期结核性脑膜炎是鞘内注射的最好适应证。

七、外科手术

侧脑室引流:适用于结核性脑膜炎所致急性脑积水,内科治疗无效者,特别是脑疝将要形成,或刚形成时,可起到抢救生命的明显效果;慢性脑积水急性发作时或慢性进行性脑积水用其他降颅压措施无效时也可考虑使用。不良反应是引流过速可致脑内静脉破裂,造成脑出血;引流过多可造成脑脊液分泌过多;引流过久可继发颅内细菌感染。在结核性脑膜炎治疗过程中,经常发生粘连梗阻而致难以控制的脑积水。可采用脑室、脑池分流术以达持久性的减低颅内压作用。

八、预后与转归

结核性脑膜炎发病急慢不定,但病程都较长,自愈者少,恶化、死亡者较多。自化疗应用以来,不良的预后大有改善。结核性脑膜炎的预后取决于抗结核药物治疗的早晚,以及开始治疗的方法正确与否;所感染的结核菌是否为耐药菌株;患者的发病年龄;治疗时期的病期、病型;是否合并脑积水;初治或复治(恶化或复发);脑脊液生化和细胞学变化等都能影响治疗的效果。这些综合因素和预后都有密切的关系。

结核性脑膜炎早期,脑底渗出物可因及时治疗而完全吸收,临床可无症状或症状完全好转,治疗后可无任何后遗症。脑脊液恢复正常,结核菌转阴,中枢神经系统的病灶亦可完全吸收。但是如果诊断和治疗被延误,则结核性脑膜炎颅底炎症由脑膜延及脑实质,引起意识障碍和精神症状。累及脑血管,引起脑软化、偏瘫、癫痫发作、失语。炎症波及间脑,引起严重自主神经功能紊乱。累及锥体外系出现各种异常运动。累及脑桥及延髓引起吞咽、迷走和副神经损害。患者因渗出物的粘连和压迫引起呼吸不畅或出现陈-施氏呼吸,可因呼吸中枢麻痹而死亡。上述不同程度的临床征象既是造成死亡的原因,也是出现后遗症的主要原因。常见有肢体运动障碍、视听觉障碍、智力障碍。当发生后遗症时,根据病情,选择使用新针疗法、推拿按压、中医中药、康复锻炼。药物方面可根据病情选用脑细胞代谢活化剂、脱水药物、内分泌制剂及镇静地西泮剂型。

九、护理

(一)一般护理

(1)绝对卧床休息。卧床时间一般为半年,卧床给以头高位 15°~20°,颈项强直者去枕。

(2)保持病室安静,避免强光强声刺激。

(3)保持床单位整齐、清洁、干燥,加强皮肤护理,防止压疮的发生。

(4)注意保持大便通畅。3 天无大便,遵医嘱给予缓泻剂,预防颅内压增高。

(5)如呕吐或惊厥时,将患者侧卧,以免呕吐物吸入气管。

(6)饮食护理。易进高蛋白、高热量、高维生素、高糖、低脂的食物。

(7)心理护理。保持患者情绪稳定,避免精神紧张,帮助患者树立战胜疾病的信心,配合治疗。

(8)配合医师做好腰椎穿刺前、中、后的护理工作。

(9)密切观察神志、瞳孔、体温、脉搏、呼吸血压等变化,以及时记录。瞳孔忽大忽小时提示中脑受损。注意颅内高压及肢体活动情况。观察药物的不良反应。

(10)遵医嘱给予持续低流量吸氧。

(11)发热患者遵医嘱给予降温。做好口腔护理。

(12)昏迷患者注意眼睛的保护,做好各种管道的护理,保持通畅;严格无菌操作,防感染。对烦躁不安、抽搐的患者,给以保护性措施。保持呼吸道通畅,头偏向一侧,定期翻身叩背防坠积性肺炎。

(13)加强肢体功能锻炼,制订有效的肢体训练计划。

(二)颅内高压的护理

(1)观察患者头痛的程度及持续时间,有无呕吐,呕吐是否为喷射性及呕吐物的性质,患者的呼吸情况,判断颅内压升高的程度,为降颅压治疗提供依据。

(2)观察脱水剂的临床反应。①观察脱水前后患者头痛、呕吐物情况。②脱水剂快慢对病情的影响。③脱水剂间隔时间的影响。④严重颅内高压患者甘露醇与呋塞米间隔使用。⑤肾功能不全应观察尿量变化,以防肾功能恶化。

(3)侧脑室引流的护理。①首先做好侧脑室引流术前准备、术中护理。②术后观察脑脊液颜色及每天脑脊液引流量。③正确判断脑室内压力。④观察脑室内压力与临床症状的关系。⑤注意引流后的消毒、无菌处理。

十、健康教育

(1)讲解结脑患者的早期症状及特点,以便早发现早治疗。

（2）宣传结核病的传染传播途径、传染方式，注意个人卫生，杜绝随地吐痰，加强个人防护。

（3）讲解卧床休息的重要性，避免过早下床活动。

（4）坚持长期、规律服药原则。

（5）新生儿接种卡介苗是预防儿童结脑的有效措施。

（6）合理膳食，进高热量、高蛋白、高维生素、低脂、易消化的饮食。

（7）加强肢体功能锻炼。

（8）定期复查肝、肾功能，以及脑脊液、尿、痰、血常规。

（9）禁烟酒。

（孙明云）

第五节 吉兰-巴雷综合征

吉兰-巴雷综合征（GBS）是可能与感染有关和免疫抑制参与的急性（或亚急性）特发性多发性神经病。以周围神经和神经根脱髓鞘，以及小血管周围淋巴细胞及吞噬细胞的炎性反应为病理特点。

一、护理评估

（一）病因及发病机制

本病的确切病因不清，多数认为属神经系统的一种迟发性过敏性自身免疫性疾病。可发生于感染性疾病、疫苗接种或外科处理后，也可无明显诱因。与先期空肠弯曲菌感染有关，还可能与巨细胞病毒、EB病毒、肺炎支原体、乙型肝炎病毒和人类免疫缺陷病毒等感染有关。

（二）健康史

了解疾病发生是否为急性起病，病前有无感染史。此病各年龄组均可发病，以儿童和青壮年多见，一年四季均可发病。多数患者病前1～4周有上呼吸道、消化道感染症状或有疫苗接种史。

（三）身体评估

1.运动障碍

急性或亚急性起病，出现肢体对称性弛缓性瘫痪，通常自双下肢开始，多于数天至2周达到高峰。病情危重者在1～2天内迅速加重，出现四肢完全性瘫痪、呼吸肌和吞咽肌麻痹，危及生命。腱反射减低或消失，发生轴索变性可出现肌萎缩。

2.感觉障碍

感觉障碍比运动障碍轻，表现为肢体远端感觉异常如烧灼感、麻木、刺痛和不适感和/或手套袜子型感觉缺失。

3.脑神经损害

脑神经损害以双侧面瘫多见。

4.自主神经症状

患者可有发汗异常，皮肤潮红、发凉、发热，手足肿胀及营养障碍；严重病例可有心动过速、直立性低血压。

(四)实验室及其他检查

典型的脑脊液改变为起病 1 周后蛋白质含量明显增高而细胞数正常,称蛋白-细胞分离现象,为本病特征性表现。

(五)心理-社会评估

是否因瘫痪而焦虑,是否因呼吸麻痹、濒死感而恐惧、紧张或害怕,是否因恢复慢而出现消极情绪。

二、护理诊断

(一)低效性呼吸型态

低效性呼吸型态与呼吸肌麻痹有关。

(二)躯体移动障碍

躯体移动障碍与四肢肌肉进行性瘫痪有关。

(三)吞咽困难

吞咽困难与脑神经受损所致延髓麻痹、咀嚼肌无力及气管切开等因素有关。

(四)有发生废用综合征的危险

发生失用综合征与躯体运动障碍有关。

(五)有皮肤完整性受损的危险

皮肤完整性受损与长期卧床有关。

(六)焦虑、恐惧

焦虑、恐惧与呼吸困难、濒死感有关。

三、护理目标

患者的呼吸功能能够维持正常;患者的肢体保持功能位,未出现失用综合征;患者的基本生活需求得到满足;患者未出现压疮;患者和家属的焦虑感得到缓解。

四、护理措施

(一)一般护理

急性期卧床休息,重症患者应在重症监护病房治疗;鼓励患者多咳嗽和深呼吸。当患者有四肢瘫时给予使用床档,需要加强陪护,保证患者的安全,防止坠床或跌倒。

(二)饮食护理

给予高蛋白、高维生素、高热量且易消化的食物,保证机体足够的营养,吞咽困难者予以鼻饲流质饮食,进食时和进食后 30 分钟应抬高床头,防止窒息。

如有缺氧症状如呼吸困难、烦躁、出汗、指(趾)甲及口唇发绀,肺活量降至 1 L 以下或动脉氧分压低于 9.3 kPa(70 mmHg)时宜及早使用呼吸机。一般先用气管内插管,如 1 天以上无好转,则行气管切开,使用呼吸机。

(三)症状护理

1.密切观察患者的生命体征

尤其是呼吸的变化,严格掌握使用呼吸机的指征。护理人员应熟悉血气分析的正常值,如发现异常及时报告医师,调整呼吸机各项指标。保持呼吸道通畅,使其头偏向一侧。定时翻身、叩背、吸痰,给予雾化吸入,以及时排除呼吸道分泌物,预防肺不张和肺部感染。

2.肢体运动障碍的护理

应对患者说明早期肢体锻炼的重要性,保持肢体的轻度伸展,帮助患者被动运动,防止肌肉挛缩,维持肢体正常运动功能及正常功能位置,防止足下垂。

3.感觉障碍患者的护理

注意保护皮肤勿被烫伤、冻伤及擦破,定时翻身,每小时 1 次,加用按摩气垫床,防止发生压疮。

(四)用药护理

按医嘱正确给药,注意药物的作用、不良反应。某些安眠、镇静药可产生呼吸抑制,告知患者不能轻易使用,以免掩盖或加重病情。治疗要点主要为如下。

1.病因治疗

血浆交换(PE)及免疫球蛋白静脉滴注(IVIG)是 AIDP 的一线治疗,可消除外周血免疫活性细胞、细胞因子和抗体等,减轻神经损害。此两种疗法的费用昂贵,且 PE 需在有特殊设备的医疗中心进行。糖皮质激素通常认为对 GBS 无效,并有不良反应,但无条件应用 IVIG 和 PE 时可试用。应用免疫球蛋白治疗时应注意点滴速度不宜太快,注意观察患者有无头痛、发冷、寒战等变态反应。

2.辅助呼吸

呼吸肌麻痹是 GBS 的主要危险,呼吸麻痹的抢救是增加本病的治愈率、降低病死率的关键。因此,密切观察呼吸情况,对有呼吸困难者及时行气管切开及插管,使用呼吸机进行人工辅助呼吸。

(五)心理护理

本病发病急,病情进展快,恢复期较长,加之长期活动受限,患者常产生孤独、焦虑、恐惧、失望等情绪,不利于疾病的康复。护理人员应及时了解患者的心理状况,主动关心患者,告诉患者本病经积极治疗和康复锻炼,绝大多数可以恢复,以增强患者与疾病作斗争的信心,降低患者的焦虑、恐惧及失望感。

五、健康指导

病愈后仍应坚持适当的运动,增强机体抵抗力,避免受凉及感冒;给予高热量饮食,保证足够的营养;肢体锻炼应持之以恒,防止肌肉失用性萎缩;患者出院后要按时服药,并注意药物不良反应。

六、护理评价

患者的呼吸功能正常,无呼吸困难;患者未发生并发症,生活需要得到满足;患者和家属的焦虑情绪得到缓解,获得适当心理支持。

(孙明云)

第四章 心血管内科护理

第一节 冠状动脉粥样硬化性心脏病

冠状动脉粥样硬化性心脏病简称冠心病,指冠状动脉粥样硬化使血管腔狭窄或阻塞,和/或因冠状动脉功能性改变(痉挛)导致心肌缺血、缺氧或坏死而引起的心脏病,统称冠状动脉性心脏病,亦称缺血性心脏病。冠心病是严重危害人民健康的常见病。在我国,本病呈逐年上升趋势。发生年龄多在 40 岁以后,男性多于女性,脑力劳动者多见。

一、临床分型

(一)无症状性心肌缺血(隐匿型)

患者无症状,但静息、动态或负荷试验心电图有 ST 段压低,T 波低平或倒置等心肌缺血的客观证据;或心肌灌注不足的核素心肌显像表现。

(二)心绞痛

心绞痛有发作性胸骨后疼痛,为一过性心肌供血不足引起。

(三)心肌梗死

心肌梗死一般症状严重,由冠状动脉闭塞致心肌急性缺血性坏死所致。

(四)缺血性心肌病(心律失常和心力衰竭型)

缺血性心肌病表现为心脏增大、心力衰竭和心律失常,由长期心肌缺血导致心肌纤维化而引起,临床表现与扩张型心肌病类似。

(五)猝死

因原发性心搏骤停而猝然死亡,多为缺血心肌局部发生电生理紊乱,引起严重的室性心律失常所致。

二、心绞痛

心绞痛是由于冠状动脉供血不足,导致心肌急剧的、暂时的缺血、缺氧所产生的临床综合征。心绞痛可分为稳定型心绞痛和不稳定型心绞痛,本部分重点介绍稳定型心绞痛。

(一)病因及发病机制

1.病因

心绞痛最基本的病因是冠状动脉粥样硬化引起血管腔狭窄和/或痉挛。其次有重度主动脉瓣狭窄或关闭不全、肥厚型心肌病、先天性冠状动脉畸形、冠状动脉栓塞、严重贫血、休克、快速心律失常、心肌耗氧量增加等。常因体力劳动、情绪激动、饱餐、寒冷、阴雨天气、吸烟而诱发。

2.发病机制

当冠状动脉的血液供应与需求之间发生矛盾时,冠状动脉血流量不能满足心肌代谢的需要,引起心肌急剧的、暂时的缺血缺氧,即可发生心绞痛。

正常情况下,冠状循环血流量具有很大的储备力量,其血流量可随身体的生理情况有显著的变化,在剧烈体力活动、情绪激动等对氧的需求增加时,冠状动脉适当扩张,血流量增加(可增加6～7倍),达到供求平衡。当冠状动脉粥样硬化致冠状动脉狭窄或部分分支闭塞时,其扩张性减弱,血流量减少,当心肌的血供减少到尚能应付平时的需要,则休息时无症状。一旦心脏负荷突然增加,如劳累、激动、心力衰竭等使心脏负荷增加,心肌耗氧量增加时,对血液的需求增加,而冠脉的供血已经不能相应增加,即可引起心绞痛。

在缺血缺氧的情况下,心肌内积聚过多的代谢产物,如乳酸、磷酸、丙酮酸等酸性物质,或类似激肽的多肽类物质,刺激心脏内自主神经的传入纤维末梢,经1～5胸交感神经节和相应的脊髓段,传到大脑,可产生疼痛的感觉,即心绞痛。

(二)临床分型

1.劳累性心绞痛

劳累性心绞痛发作常由于体力劳动或其他增加心肌需氧量的因素而诱发,休息或含服硝酸甘油后可迅速缓解。其原因主要是冠状动脉狭窄使血流不能按需求相应地增加,出现心肌氧的供需不平衡。

(1)稳定型心绞痛:最常见,指劳累性心绞痛发作的性质在1～3个月内并无改变,即每次发作的诱因、发作次数、程度、持续时间、部位、缓解方式等大致相同。

(2)初发型心绞痛:过去未发作过心绞痛或心肌梗死,初次发生劳累性心绞痛的时间不足一个月者。或既往有稳定型心绞痛已长期未发作,再次发生时间不足一个月者。

(3)恶化型心绞痛:原为稳定型心绞痛的患者,在3个月内疼痛发作的频率、程度、时限、诱因经常变动,进行性恶化,服硝酸甘油不易缓解。可发展为心肌梗死或猝死,亦可逐渐恢复为稳定型心绞痛。

2.自发性心绞痛

自发性心绞痛发作特点为疼痛发生与体力或脑力活动引起心肌需氧量增加无明显关系,常与冠脉血流储备量减少有关。疼痛程度较重,时限较长,不易为硝酸甘油所缓解。

(1)卧位型心绞痛:休息、睡眠时发作,常在半夜、偶在午睡时发生,硝酸甘油不易缓解。本型易发展为心肌梗死或猝死。

(2)变异型心绞痛:与卧位型心绞痛相似,常在夜间或清晨发作,但发作时心电图相关导联ST段抬高,与之对应的导联则ST段下移,主要为冠状动脉痉挛所致,患者迟早会发生心肌梗死。

(3)急性冠状动脉功能不全:亦称中间综合征,常在休息或睡眠时发生,时间可达30分钟以上,但无心肌梗死表现,常为心肌梗死的前奏。

（4）梗死后心绞痛：急性心肌梗死发生后一个月内再发的心绞痛。

3.混合性心绞痛

其特点是患者既可在心肌需氧量增加时发生心绞痛，亦可在心肌需氧量无明显增加时发生心绞痛，为冠状动脉狭窄使冠脉血流储备量减少，而这一血流储备量的减少又不固定所致。

临床上常将除稳定型心绞痛之外的以上所有类型的心绞痛及冠脉成形术后心绞痛、冠脉旁路术后心绞痛等归入"不稳定型心绞痛"。此外，恶化型心绞痛及各型自发性心绞痛有可能进一步发展为心肌梗死，故又被称为"梗死前心绞痛"。

（三）临床表现

1.症状

其症状以发作性胸痛为主要临床表现。典型的疼痛特点如下。

（1）部位：位于胸骨体上段或中段之后，可波及心前区，有手掌大小范围，甚至横贯前胸，界限不很清楚。常放射至左肩、左臂内侧达无名指和小指，或达咽、颈、下颌部等。

（2）性质：典型的胸痛呈压迫性或紧缩性、发闷，也可有堵塞、烧灼感，但不尖锐，不像针刺或刀割样痛，偶伴濒死的恐惧感觉。发作时，患者常不自觉地停止原来的活动。

（3）诱因：体力劳动、情绪激动（如愤怒、焦虑、过度兴奋）、饱餐、寒冷、阴雨天气、吸烟、排便、心动过速、休克等。

（4）持续时间：疼痛出现后逐渐加重，呈阵发性，轻者 3～5 分钟，重者可达 10～15 分钟，很少超过30分钟。

（5）缓解方式：一般停止原有活动或含服硝酸甘油后 1～3 分钟内缓解。

（6）发作频率：疼痛可数天、数周发作 1 次，亦可 1 天内多次发作。

2.体征

一般无异常体征。心绞痛发作时可见面色苍白、皮肤发冷或出汗、血压升高、心率增快，有时闻及第四心音奔马律，可有暂时性心尖部收缩期杂音。

（四）护理

1.护理目标

患者疼痛缓解，生活能自理；能叙述心绞痛的诱因，遵守保健措施。

2.护理措施

（1）一般护理。①休息和活动：一般不需卧床休息，保持适当的体力劳动，以不引起心绞痛为度。但心绞痛发作时应立即休息，不稳定型心绞痛者，应卧床休息。缓解期应根据患者的具体情况制订合理的活动计划，以提高患者的活动耐力，最大活动量以不发生心绞痛症状为度。但应避免竞赛活动和屏气用力动作，并防止精神过度紧张和长时间工作。②饮食：原则为低盐、低脂、高维生素、易消化饮食。控制摄入总热量，热量控制在 8 372 kJ 左右，主食每天不超过 500 g，避免过饱，甜食少食，晚餐宜少；低脂饮食，限制动物脂肪、蛋黄及动物内脏的摄入，其标准是把食物中胆固醇的含量控制在 300 mg/d 以内（一个鸡蛋含胆固醇 200～300 mg）。少食动物脂肪，常食植物油（豆油、菜油、玉米油等），因为动物脂肪中含较多的饱和脂肪酸，食用过多会使血中胆固醇升高，而植物油含有较多的不饱和脂肪酸，可降低血中胆固醇、防止动脉硬化形成和发展的作用；低盐饮食，通常以不超过 4 g/d 为宜，若有心功能不全，则应更少；限制含糖食物的摄入，少吃含糖高的糕点、糖果，少饮含糖的饮料，粗细搭配主食，防止热量过剩，体重增加；一日三餐要有规律，避免暴饮暴食，戒烟限酒。多吃新鲜蔬菜、水果以增加维生素的摄取及防止便秘的发生。③保持大便通畅:由于便秘时患者用力排便可增加心肌耗氧量,诱发心绞痛。因此,应指导患者养成按时排便的习惯,增加食物中纤维素的含量,多饮水,增加活动,以防发生便秘。

(2)病情观察:心绞痛发作时应观察胸痛的部位、性质、程度、持续时间,严密监测血压、心率、心律、脉搏、体温,描记疼痛发作时心电图,观察有无心律失常、急性心肌梗死等并发症的发生。

(3)用药护理。注意药物的疗效及不良反应。含服硝酸甘油片后 1～2 分钟开始起作用,30 分钟后作用消失。硝酸甘油可引起头痛、血压下降,偶伴晕厥。使用时注意:①随身携带硝酸甘油片,注意有效期,定期更换,以防药效降低。②对于规律性发作的劳累性心绞痛,可进行预防用药,在外出、就餐、排便等活动前含服硝酸甘油。③胸痛发作时每隔 5 分钟含服硝酸甘油0.5 mg,直至疼痛缓解。如果疼痛持续15～30 分钟或连续含服 3 片后仍未缓解,应警惕急性心肌梗死的发生。④胸痛发作含服硝酸甘油后最好平卧,必要时吸氧。⑤静脉滴注硝酸甘油时应监测患者心率、血压的变化,掌握好用药浓度和输液速度,患者及家属不可擅自调整滴速,防止低血压的发生。⑥青光眼、低血压时忌用。

(4)心理护理:心绞痛发作时患者常感到焦虑,而焦虑能增强交感神经兴奋性,增加心肌需氧量,加重心绞痛。因此患者心绞痛发作时应专人守护,安慰患者,增加患者的安全感,必要时可遵医嘱给予镇静剂。

(5)健康指导。①生活指导:合理安排休息与活动,保证充足的休息时间。出院后遵医嘱服药,不要擅自增减药量,自我检测药物的不良反应。外出时随身携带硝酸甘油以备急用。活动应循序渐进,以不引起症状为原则。避免重体力劳动、精神过度紧张的工作或过度劳累。②指导患者防止心绞痛再发作:避免诱发因素,告知患者及家属过劳、情绪激动、饱餐、剧烈运动、受寒冷潮湿刺激等都是心绞痛发作的诱因,应注意尽量避免;减少危险因素,如戒烟,减轻精神压力,选择低盐、低脂、低胆固醇、高纤维素饮食,维持理想的体重,控制高血压,调节血脂,治疗糖尿病等。

3.护理评价

患者主诉疼痛减轻或消失,能自觉避免诱发因素,未发生并发症或发生后得到了及时的控制;生活需要得到了及时的满足。

三、心肌梗死

心肌梗死是指在冠状动脉病变的基础上,发生冠状动脉血供急剧减少或中断,使相应心肌的严重而持久地急性缺血导致心肌坏死。临床表现为持续而剧烈的胸骨后疼痛、特征性心电图动态演变、白细胞计数和血清心肌坏死标志物增高,常可发生心律失常、心力衰竭或心源性休克。属冠心病的严重类型。

(一)病因及发病机制

本病基本病因是冠状动脉粥样硬化,造成管腔严重狭窄和心肌血液供应不足,而侧支循环尚未充分建立,在此基础上,若发生血供急剧减少或中断,使心肌严重而持久地缺血达 1 小时以上,即可发生心肌梗死。心肌梗死原因绝大多数是由于不稳定粥样斑块破溃,继而出血和管腔内血栓形成,使管腔闭塞。少数情况下粥样斑块内或其下发生出血或血管持续痉挛,也可使冠状动脉完全闭塞。

促使粥样斑块破裂出血及血栓形成的诱因:休克、脱水、出血、外科手术或严重心律失常,使心排血量骤降,冠状动脉灌流量锐减;饱餐特别是进食多量脂肪后,血脂增高,血黏稠度增高;重体力活动、情绪过分激动、用力排便或血压剧升,致左心室负荷明显加重,儿茶酚胺分泌增多,心肌需氧量猛增,冠状动脉供血明显不足;晨起 6 时至 12 时交感神经活动增加,机体应激反应增强,冠状动脉张力增高。

心肌梗死可由频发心绞痛发展而来,也可原无症状,直接发生心肌梗死。心肌梗死后发生的严重心律失常、休克或心力衰竭,均可使冠状动脉灌流量进一步降低,心肌坏死范围进一步扩大,严重者可导致死亡。

(二)临床表现

1.先兆症状

50.0%~81.2%患者在发病前数天有乏力、胸部不适、活动时心悸、气急、烦躁、心绞痛等前驱症状。心绞痛以新发生或出现较以往更剧烈而频繁的疼痛为突出特征,疼痛持续时间较以往长,诱因不明显,硝酸甘油疗效差,心绞痛发作时伴恶心、呕吐、大汗、心动过缓、急性心功能不全、严重心律失常或血压有较大波动等,心电图示 ST 段一时性明显抬高或压低,T 波倒置或增高。及时处理先兆症状,可使部分患者避免心肌梗死的发生。

2.主要症状

其症状与心肌梗死面积的大小、部位及侧支循环情况密切相关。

(1)疼痛:为最早、最突出的症状。疼痛部位和性质与心绞痛相似,但多无明显的诱因。常发生于安静或睡眠时,疼痛程度更重,范围更广,常呈难以忍受的压榨、窒息或烧灼样,伴有大汗、烦躁不安、恐惧及濒死感。疼痛持续时间较长,可达数小时或数天,休息和含服硝酸甘油不能缓解。部分患者疼痛可向上腹部、颈部、下颌和背部放射而被误诊为其他疾病,少数患者无疼痛,一开始即表现为休克或急性心力衰竭。也有患者整个病程都无疼痛或其他症状,后来才发现发生过心肌梗死。

(2)全身症状:一般在疼痛发生后 24~48 小时出现。表现为发热、白细胞增高和红细胞沉降率增快等,由坏死组织吸收所引起。体温升高至 38 ℃左右,一般不超过 39 ℃,持续大约 1 周,伴有心动过速或过缓。

(3)胃肠道症状:剧烈疼痛时常伴恶心、呕吐和上腹胀痛,与坏死心肌刺激迷走神经和心排血量降低致组织灌注不足等有关;亦可出现肠胀气;重者可发生呃逆。

(4)心律失常:大部分患者都有心律失常。多发生在起病 1~2 天内,24 小时内最多见。室性心律失常最多,尤其是室性期前收缩,如出现频发(每分钟 5 次以上)室性期前收缩、成对或呈短阵室性心动过速、多源性室性期前收缩或 R-on-T 现象。常为心室颤动(简称室颤)的先兆。前壁心肌梗死易发生室性心律失常,下壁心肌梗死易发生房室传导阻滞及窦性心动过缓。前壁心肌梗死如发生房室传导阻滞表明梗死范围广泛,预后较差。

(5)低血压和心源性休克:疼痛发作期间血压下降常见,但未必是休克,如疼痛缓解而收缩压下降仍<10.7 kPa(80 mmHg),且患者表现烦躁不安、面色苍白、皮肤湿冷、脉细而快、大汗淋漓、尿量减少(<20 mL/h)、神志迟钝,甚至昏厥者则为休克表现,多在起病后数小时至 1 周内发生,主要为心肌广泛坏死、心排血量急剧下降所致。

(6)心力衰竭:主要为急性左心衰竭,为梗死后心脏舒缩力显著减弱或不协调所致。可在起病最初几日内发生,或在疼痛、休克好转阶段出现。发生率 32%~48%,表现为呼吸困难、咳嗽、发绀、烦躁等。重者可发生肺水肿,随后可有右心衰竭的表现。右心室心肌梗死者一开始即可出现右心衰竭表现。并伴血压下降。

3.体征

(1)心脏体征:心脏浊音界可正常或轻至中度增大;心率多增快,也可减慢,心律不齐;心尖区第一心音减弱,可闻第三或第四心音奔马律。部分患者发病后2～3天出现心包摩擦音。亦有部分患者在心前区可闻及收缩期杂音或喀喇音,为二尖瓣乳头肌功能失调或断裂所致。

(2)血压和其他:除急性心肌梗死早期血压可增高外,几乎所有患者都有血压下降。起病前有高血压者,血压可降至正常;起病前无高血压者,血压可降至正常以下。当伴有心律失常、休克或心力衰竭时,可有相应的体征。

(三)并发症

1.乳头肌功能失调或断裂

二尖瓣乳头肌因缺血、坏死等使收缩功能发生障碍,造成不同程度的二尖瓣脱垂及关闭不全,心尖区可出现粗糙的收缩期杂音或伴收缩中晚期喀喇音。轻者可以恢复,重者可严重损害左心功能致使发生急性肺水肿,在数天内死亡。

2.心脏破裂

心脏破裂较少见,常在起病1周内出现。多为心室游离壁破裂,偶为心室间隔破裂造成穿孔。

3.栓塞

栓塞的发生率为1%～6%,见于起病后1～2周。如为左心室附壁血栓脱落所致,则引起脑、肾、脾或四肢等动脉栓塞;由下肢静脉血栓破碎脱落所致,则产生肺动脉栓塞。

4.心室壁瘤

心室壁瘤主要见于左心室,发生率15%～20%。较大的室壁瘤体检时可见左侧心界扩大,超声心动图可见心室局部有反常运动,心电图ST段持续抬高。

5.心肌梗死后综合征

心肌梗死后综合征发生率为10%。于心肌梗死后数周至数月内出现,可反复发生,表现为心包炎、胸膜炎或肺炎。有发热、胸痛、气急、咳嗽等症状。可能为机体对坏死组织的变态反应。

(四)护理

1.护理目标

患者主诉疼痛减轻或消失;卧床期间生活需要得到满足,促进身心休息;患者的活动耐力逐渐增加;患者保持排便通畅,无便秘发生。心律失常被及时发现和控制,未发生心力衰竭和心源性休克。

2.护理措施

治疗原则是尽早使心肌血液再灌注(到达医院后30分钟内开始溶栓或90分钟内开始介入治疗)以挽救濒死的心肌,防止梗死面积扩大或缩小心肌缺血范围,保护和维持心脏功能,以及时处理严重心律失常、泵衰竭和各种并发症,防止猝死。

(1)一般护理。①休息与活动:急性期绝对卧床休息12小时,保持环境安静,减少探视,协助患者进食、洗漱及大小便。如无并发症,24小时床上肢体活动,第3天房内走动,第4～5天逐渐增加活动量,以不感到疲劳为限。有并发症者可适当延长卧床时间。②饮食指导:起病后4～12小时内给予流质饮食,随后用半流质,以减轻胃扩张,2～3天后改为软食,宜进低盐、低脂、低胆固醇、易消化的食物,多吃蔬菜、水果,少量多餐,不宜过饱。禁烟、酒。避免浓茶、咖啡及过冷过热、辛辣刺激性食物。超重者应控制总热量,有高血压、糖尿病者应进食低脂、低胆固醇及低糖饮食。有心功能不全者,适当限制钠盐。③保持大便通畅:急性心肌梗死患者由于卧床休息、进食少、使用吗啡等药物易引起便秘,而排便用力易诱发心力衰竭、肺梗死甚至心搏骤停。因此,评估患者日常的排便习惯、排便次数及形态,指导患者养成每天定时排便的习惯,多吃蔬菜、水果等粗纤维食物,或服用蜂蜜水;适当腹部环形按摩,促进排便;也可每天常规给缓泻剂,必要时给予甘油灌肠。以防止便秘时用力排便导致病情加重。

(2)病情观察:进入冠心病监护病房(CCU),严密监测心电图、血压、呼吸、神志、出入量、末梢循环等情况 $3\sim5$ 天,如有条件还可进行血流动力学监测。及时发现心律失常、休克、心力衰竭等并发症的早期症状。备好各种急救药品和设备。

(3)疼痛护理:疼痛可使交感神经兴奋,心肌缺氧加重,促使梗死范围扩大,易发生休克和严重心律失常,因此应及早采取有效的止痛措施。遵医嘱给予吗啡或哌替啶止痛时注意呼吸功能的抑制,并密切观察血压、脉搏的变化。一般采用鼻导管或双腔氧气管法吸氧,根据血氧饱和度监测调整氧流量。静脉滴注或用微量泵注射硝酸甘油时,严格控制速度,并注意观察血压、心率变化。

(4)溶栓治疗的护理:溶栓前询问患者有无活动性出血、消化性溃疡、脑血管病、近期手术、外伤史等溶栓禁忌证,检查血小板、凝血时间和血型,配血;迅速建立静脉通道,遵医嘱准确配制并输注溶栓药物;用药后询问胸痛有无缓解,监测心肌酶、心电图及出凝血时间,以判断溶栓效果;观察有无发热、皮疹等过敏现象,皮肤、黏膜及内脏有无出血,出血严重时,停止治疗并立即处理。

(5)心理护理:心肌梗死的发生不仅使患者产生焦虑、抑郁、恐惧等负性心理反应,还会对整个家庭造成严重的影响,往往导致整个家庭处于危机状态,使得家庭应对能力降低,不能发挥正常家庭功能。因此,护理人员应尽量陪伴在患者身边,加强患者的心理护理,如给患者介绍监护室的环境、治疗方法,解释不良情绪对疾病的负面影响等。指导患者保持乐观、平和的心情。告诉家属对患者要积极配合和支持,并创造一个良好的身心修养环境,生活中避免对其施加压力。及时了解患者家属的需要,并设法予以满足,如及时向家属通告患者的病情和治疗情况,解答家属的疑问等,以协助患者和家属提高应对危机的能力,维持患者和家庭的心理健康。

(6)康复护理:急性心肌梗死患者进行早期康复护理有利于疾病的预后和提高患者的生活质量。优点如下:①改善功能储备,增加运动耐量和肌力。②改善精神、心理状态,减轻症状,减少心绞痛的发生。③增强心肌血液灌注,减少心肌缺血。④延缓动脉粥样硬化的进展,甚至可使之逆转。⑤减少长期卧床所致的血流缓慢、静脉栓塞等并发症。

根据美国心脏康复学会的建议,急性心肌梗死患者的康复可分为以下三期。

1)住院期:又可分为监护室抢救期和普通病房期,一般为 $1\sim2$ 周。主要护理措施为指导患者进行低强度的体力活动,实施健康教育,为患者及家属提供心理、社会支持及制订出院计划等。

2)恢复期:即出院后休养阶段,一般为 $8\sim12$ 周。康复可在家庭、社区或医院中进行,存在低危因素的患者适合在家庭或社区,而存在中、高危因素的患者则适合在医院,其康复过程需要在医疗监护下,以防止发生意外。主要护理措施为鼓励患者逐步增加体力活动、继续接受健康教育,提供进一步的心理、社会支持等。

3)维持期:自发病后数月直到生命终止。主要护理措施为督促患者坚持进行冠心病的二级预防和适当的体育锻炼,以进一步恢复并保持体力与心功能,从而提高生活质量。

(7)健康指导。

1)运动指导:患者应根据自身条件,进行适当有规则的运动,适当运动可以提高患者的心理健康水平和生活质量、延长存活时间。运动的内容应视病情、年龄、性别、身体状况等选择一个或多个项目进行,根据运动中的反应,掌握运动强度,避免剧烈运动,防止疲劳。运动中以达到患者最大心率的60%~65%的低强度长期锻炼是安全有效的。

2)生活指导:合理膳食,均衡营养,防止过饱。戒烟限酒,保持理想体重。根据天气变化适当增减衣服,防止感冒受凉。

3)避免危险因素:积极治疗梗死后心绞痛、高血压、糖尿病、高脂血症,控制危险因素;保持情绪稳定,避免精神紧张、激动;避免寒冷;保持大便通畅,防止排便用力。

4)用药指导:坚持按医嘱服药,注意药物不良反应,定期复查。

5)心肌梗死发作时自救:①立刻就地休息,保持靠坐姿势,心情放松,保持环境安静而温暖。②积极与急救站或医院联系,呼叫救护车或用担架将患者送往医院,切忌扶患者勉强步行。③如有条件,立刻吸入氧气。④舌下含服硝酸甘油、吲哚美辛,可连续多次服用,亦可舌下含服速效救心丸、复方丹参滴丸等扩张冠状动脉的药物。

3.介入护理

(1)护理评估。①评估患者的心理:急性心肌梗死来势都比较急,大多数患者是在清醒的精神状态下,是非常紧张的;处于心源性休克的患者只要有意识也是非常恐惧的。我们必须对患者的心理状态和配合能力给予客观的评估。②了解患者的病史:了解患者的既往史、现病史、药物过敏史、家族史及治疗情况,根据患者的一般情况,评估介入手术的风险,并发症的发生概率,对比剂的使用种类。尤其要了解本次心肌梗死的部位,以评估再灌注心律失常的种类。③了解社会的支持系统:急性心肌梗死的介入治疗虽然风险很高,但患者的受益比溶栓得到的快而彻底,不能忽略的是患者的家属虽然也是非常着急和恐惧,但他们来自社会的不同阶层,对介入治疗和疾病的认识程度不一,经济承受能力不同,承担风险的意识也不同,需给予正确的评估,并注意观察签署知情同意书等相关医疗文件有无疑虑。④身体评估:观察患者的一般状态及生命体征等是否符合手术要求。⑤实验室检查及其他检查结果:了解心电图及心肌酶谱等情况,评估介入手术的风险、发生再灌注心律失常的种类,心肺复苏的发生概率及术中备药情况。了解患者肝脏、肾脏的功能,血糖情况,选择合适的对比剂。⑥术中评估:了解穿刺入路、麻醉方式、介入医师的操作技能、根据心肌梗死发病到数字减影血管造影的时间,评估血管再通后再灌注心律失常的发生概率,根据心电图上的变化和造影的情况评估病变的部位和再灌注心律失常的种类,以及相关的备用药品、物品是否齐全。⑦物品和材料:急性心肌梗死的导管材料同于冠状动脉的介入治疗。所需评估的是通过造影了解病变的部位,冠状动脉开口的情况。药品和抢救物品的评估,要根据患者的一般情况、术前诊断或造影的结果,进行整体的评估。

(2)护理措施具体如下。

1)术前护理干预。①患者的心理干预:我们必须对患者的心理状态有针对性地给予个体认知干预、情绪干预及行为干预。

具体做法:根据患者的意识、生命指征的情况,有针对性地提供心理疏导,解除患者焦虑、恐惧的心理,让患者树立起信心,保证患者以最佳的心理状态接受治疗。调整导管室内的温度,安排患者平卧于数字减影血管造影床上,保证体位舒适,解开患者的上衣,暴露患者的胸部和需要穿刺的部位,注意保暖。保持环境的舒适,整洁安静,为舒适护理创造条件。②根据病史给予相关的护理干预：造影是发现病变的重要手段，根据冠状动脉介入治疗指南与标准，结合患者的造影情况，给予相关的护理干预，首先限定对比剂的使用种类，在做好细化护理准备的同时，进行有序地护理，并随时观察患者的状态和感觉，注视生命指征的变化，保持输液通路的通畅，以及时做好再灌注心律失常等并发症的准备。③物品的准备。导管材料：除了按冠状动脉介入治疗的物品准备外，还要备好抽吸导管等材料，并根据造影的结果、介入治疗的顺序，将所需导管材料（常用的和不常用的都需备全）有序地摆放好，用后要做好登记，贵重材料要将条形码一份粘贴在耗材登记本上，一份要粘贴在患者巡回治疗单上。设备：急救设备必须在备用状态并放在靠近患者左侧但不能影响球管转动的位置上，电极帖导联连线、必须安放在不影响影像质量的位置上，氧饱和感应器，有无创压力连线传感器，微量输液泵的连线要有序，不能影响球管的转动，整个环境应该是紧张、安静、有序、整洁，并做好心肺复苏的准备。④药品的准备：急性心肌梗死的介入治疗的药物准备，主要是及时有效地处理再灌注心律失常和心肺复苏的用药，常用药物都要精确配备，阿托品、多巴胺、硝酸甘油等按要求稀释好，并注明每毫升所含的浓度。需要替罗非班治疗时，配药要精确，给药要及时。

2）术中护理要点。①时间的重要：根据时间就是心肌的理念，急患者所急，因为能挽救心肌的时间窗很窄，必须把握每一个环节争取时间。②掌握再灌注心律失常的规律：术前不管从心电图还是医师的诊断中必须了解心肌梗死的部位，便于血管再通后再灌注心律失常的处理。因为经皮冠状动脉腔内成形术（PTCA）与再灌注心律失常的危险和获益有着直接相关的因素，心肌缺血的时间越短再灌注心律失常的发生率就越高，但这是开通闭塞血管重建有效的心肌灌注，最快最可靠的手段。一般情况下右冠状动脉或左冠状动脉的回旋支闭塞，血运再通后通常出现的心律失常是缓慢心律失常；高度房室传导阻滞较常见。可能是窦房结缺血或迷走神经过度兴奋所致，阿托品是一种M胆碱受体阻滞药，能拮抗迷走神经过度兴奋所致的传导阻滞和心律失常，必要时置入临时起搏，但起搏电极常常可以诱发快速室性心律失常，导致心室颤动（简称室颤），其发生率统计在35.3%，并且起搏器电极还可以导致心脏穿孔，必须谨慎使用。前降支闭塞或广泛前壁心肌梗死的患者血运重建后的再灌注心律失常，多以室性心律失常常见，出现室性心动过速的机制包括跨膜静息电位降低，梗死组织与非梗死组织间不应期差异造成的折返和局灶性自律性增高。自主节律可能只是一种再灌注心律失常，并不提示室颤发生的危险会增加。非持续性心动过速持续时间<30秒，最佳处理应该是先观察几分钟，血流动力学稳定后心律可恢复正常，持续性心动过速持续时间是>30秒，发作时迅速引起血流动力学改变，应立即处理，尤其室性心动过速为多源性发作>5次搏动应给予高度重视。利多卡因有抗室颤的作用，必要时可直接静脉注射，或静脉注射胺碘酮，出现室颤时如果室颤波较细，直接除颤效果可能不好，可首先选择心前区叩击或使用付肾素让室颤波由细变粗，此时采取非同步除颤。③静脉通路及要求：不管患者是从急症室带来的输液通路，还是我们建立的，其原则都必须保证其通畅，如果通路在患者的右侧，必须用连接管延长到患者的左侧并连接三通，这是患者的生命线，是决定能否及时给药挽救患者生命的关键。④护士站立的位置：跟台护士一般都是安排一人，尤其在夜间所有的护理工作都由一个护士来承担，这样护士很难固定自己的位置，患者和医师的需要会给护理工作带来非常烦琐和忙碌的场面。首先，护士要分清主次并给予有序的护理干预。传递完医师相关的材料后，马上站到患者的左侧，将除颤仪调试好，并排放在与患者胸部接近的位置，术前配置好的药物随身携带到患者的左侧，检查患者的输液通路、氧饱和及有创压力的衔接情况，随时观察患者的生命征象。⑤备好抽吸导管：如FFCA后，"罪犯血管"无血流，有可能是患者血管内有大量的血栓,在备好抽吸导管的同时,将替罗非班12.5 mg稀释成 10 mL,让台上的医师抽吸1.25 mg再稀释到10 mL经导管直接注入冠状动脉,剩余的 11.25 mg 再稀释到 50 mL 的空针中,用微量输液泵以 2 mL/h 的速度给患者输入,如是夹层的原因应立即植入支架。⑥给予全方位的评估:当急性心肌梗死的患者造影结果与患者的症状不相符合时,应给予全方位的评估,在患者血压及生命指征相对稳定的情况下,将硝酸甘油 100~200 μg 经导管直接注入冠状动脉,避免因血管痉挛或血栓的形成导致冠状动脉某支血管的阙如或不显影,尤其在主支与分支分叉的位置,容易将显影的分支误认为是主支,而错过了真正的主支最佳的血管再通的时机甚至延误了治疗。

4.护理评价

患者的疼痛缓解;卧床休息期间患者的生活需要得到满足;生命体征稳定,能进行循序渐进的运动;大便正常,并能说出预防便秘的方法;未发生心律失常、心力衰竭、心源性休克等并发症。

(王　丽)

第二节　心　肌　病

心肌病是指伴有心肌功能障碍性疾病。世界卫生组织和国际心脏病学会工作组将心肌病分为四型,即扩张型心肌病、肥厚型心肌病、限制型心肌病和致心律失常型心肌病。其中以扩张型心肌病的发病率最高,肥厚型心肌病为其次。

一、扩张型心肌病

扩张型心肌病的主要特征是一侧或双侧心腔扩大,室壁变薄,心肌收缩功能减退,伴或不伴充血性心力衰竭,常合并心律失常,病死率较高。男>女(2.5∶1),发病率为(13~84)/10 万。

(一)病因及病理

病因尚不清楚,除特发性、家族遗传性外,近年认为病毒感染是其重要原因。本病的病理改变以心腔扩张为主,室壁变薄,纤维瘢痕形成,常伴附壁血栓。组织学非特异性心肌细胞肥大、变性,特别是程度不同等纤维化等病变混合存在。

(二)临床表现

起病缓慢,逐渐出现活动后气急、心悸、胸闷、乏力甚至端坐呼吸,水肿和肝大等充血性心力衰竭。常合并各种心律失常,如室性期前收缩、房性期前收缩、房颤,晚期常发生室性心动过速甚至室颤,可导致猝死,部分可发生心、脑、肾等栓塞。主要体征:为心脏扩大及全心衰竭的体征,75％可听到第三或第四心音。

(三)治疗要点

尚无特殊治疗,主要是对症治疗,目前的治疗原则是针对心力衰竭和心律失常。限制体力活动,低盐饮食,应用洋地黄和利尿药物减轻心脏负荷,以及时有效地控制心律失常,晚期条件允许进行心脏移植。

二、肥厚型心肌病

肥厚型心肌病是以左心室或右心室肥厚为特征,常为心肌非对称性肥厚,心室腔变小,以左心室血液充盈受阻,舒张期顺应性下降为基本病态的心肌病。临床上根据左心室流出道有无梗阻分为梗阻性肥厚型心肌病和非梗阻性肥厚型心肌病。

(一)病因及病理

本病常有明显家族史(约占 1/3),目前认为是常染色体显性遗传疾病。本病的病理改变为主要改变在心肌,尤其是左心室形态学改变,其特征为不均等的心室间隔增厚。组织学特征为心肌细胞肥大、形态特异、排列紊乱。

(二)临床表现

部分患者可无自觉症状,因猝死或在体检中才被发现。非梗阻性肥厚型的临床表现类似扩张型心肌病。梗阻性轻者无症状,重者因心排血量下降而出现重要脏器血供不足的表现,如劳累后心悸、胸痛、乏力、头晕、晕厥,甚至猝死。突然站立、运动、应用硝酸甘油等使回心血量下降,加重左室流出道梗阻,上述症状加重,部分患者因肥厚心肌耗氧量上升致心绞痛,但硝酸甘油或休息多不能缓解。主要体征有心脏轻度增大,胸骨左缘第 3～4 肋间闻及收缩期杂音。

(三)诊断要点

对不能用已知心脏病来解释的心肌肥厚应考虑本病可能。结合心电图(ECG)、超声心动图及心导管检查作出诊断。有阳性家族史(猝死、心脏增大等)更有助于诊断。

(四)治疗要点

本病的治疗原则为延缓肥厚的心肌,防止心动过速及维持正常窦性心律,减轻左室流出道狭窄和控制室性心律失常。目前主张应用 β 受体阻滞剂及钙通道阻滞剂治疗,减轻流出道肥厚心肌的收缩,降低流出道梗阻程度,增加心室充盈,增加心排血量,并可治疗室性心律失常。对重度梗阻性肥厚型心肌病可做介入或手术治疗,消除或切除肥厚的室间隔心肌。

三、心肌病患者的护理

(一)护理评估

1.健康史

询问家族中有无心肌病的患者;发病前有无病毒的感染、酒精中毒及代谢异常的情况;有无情绪激动、高强度运动、高血压等诱因。

2.身体状况

患者有无疲劳、乏力、心悸和气促及胸痛,有无呼吸困难、肝大、水肿或胸腔积液、腹水的心力衰竭表现。

3.心理、社会状况

患者有无恐惧,能否正确认识该疾病。

4.实验室检查

超声心动图检查结果,心电图检查,心导管检查确诊。

(二)主要护理诊断

1.疼痛:胸痛

胸痛与肥厚型心肌耗氧量增加、冠状动脉供血相对不足有关。

2.气体交换受损

气体交换受损与心力衰竭有关。

3.潜在并发症

心力衰竭、心律失常、猝死。

(三)护理目标

(1)呼吸困难得以改善或消失。

(2)患者胸痛改善或消失。

(3)无并发症发生。

(四)护理措施

1.一般护理

(1)饮食:给予高蛋白、高维生素的清淡饮食。多食蔬菜和水果,少食多餐,避免便秘。合并心力衰竭的患者,限制钠水摄入。

(2)活动和休息:限制体力活动尤为重要,可减轻心脏负荷、改善心功能。有心力衰竭的患者应该绝对卧床休息。当心力衰竭得到控制后仍应限制活动量。另外,肥厚型心肌病的患者体力活动时有晕厥或猝死的危险,故应避免持重、屏气及剧烈运动,并避免单独外出。

(3)吸氧:根据缺氧程度调节流量。

2.病情观察

(1)观察患者的生命体征,必要时进行心电监护。

(2)严密观察有无并发症发生:观察患者有无乏力、呼吸困难、肝脏肿大、水肿等心力衰竭的表现,准确记录出入液量,定期测体重;附壁血栓易脱落导致动脉栓塞,观察患者有无偏瘫、失语、胸痛、咯血等的表现;及时发现心律失常的先兆,防止晕厥及猝死。

(3)准备好抢救药物和用品。

3.用药护理

遵医嘱用药,以控制心力衰竭为主,观察疗效及不良反应,严格控制滴数。扩张型心肌病的患者对洋地黄的耐受差,要避免洋地黄中毒。

4.心理护理

不良情绪可使交感神经兴奋、心肌耗氧量增加,护理人员需耐心解释,安慰鼓励患者。

5.健康宣教

保证充足的休息和睡眠,避免劳累和上呼吸道感染。保持大便通畅和情绪稳定。遵医嘱服药,教会患者及其亲属观察其疗效和不良反应。

(五)护理评价

患者胸痛改善或消失;呼吸困难改善或消失;未发生并发症。

(王　丽)

第三节　心　包　炎

心包炎是指心包因细菌、病毒、自身免疫、物理、化学等因素而发生急性炎性反应和渗液,以及心包粘连、增厚、缩窄、钙化等慢性病变。临床上主要有急性心包炎和慢性缩窄性心包炎。

一、急性心包炎

(一)病因和病理

1.病因

急性心包炎常继发于全身疾病。可因感染、结缔组织异常、代谢异常、损伤心肌梗死或某些药物引起,或为非特异性,临床上以结核性、化脓性和风湿性心包炎多见。急性心包炎的病因,过去常见于风湿热、结核及细菌感染。近年来有了明显变化,病毒感染、肿瘤及心肌梗死性心包炎发病率明显增多。另外,自身免疫、代谢性疾病、物理因素等均可引起。

2.病理

急性心包炎的病理可分为纤维蛋白性和渗出性两种。

(1)纤维蛋白性:为急性心包炎的初级阶段,心包的脏层出现纤维蛋白,白细胞及少量内皮细胞组成的炎性渗出物,使心包壁呈绒毛状、不光滑、由于此期尚无明显液体积聚,心包的收缩和舒张功能不受限。

(2)渗出性:随着病情发展,心包腔渗出液增多,主要为浆液性纤维蛋白渗液。渗出液可呈血性、脓性,100~300 mL。积液一般数周至数月内吸收,可伴有壁层和脏层的粘连、增厚和缩窄。当短时间渗出液量增多,心包腔内压力迅速上升,限制心脏舒张期的血液充盈和收缩期的心排血量,超出心代偿能力时,可出现心脏压塞,发生休克。

(二)临床表现

1.纤维蛋白性心包炎

(1)症状:可由原发疾病引起,如结核可有午后潮热、盗汗。化脓性心包炎可有寒战、高热、大汗等。心包本身炎症,可见胸骨后疼痛、呼吸困难、咳嗽、声音嘶哑、吞咽困难等。由于炎症波及第5或第6肋间水平以下的心包壁层,此阶段心前区疼痛为最主要症状。急性特异性心包炎及感染性心包炎等疼痛症状较明显,而缓慢发展的结核性或肿瘤性心包炎疼痛症状较轻。疼痛可为钝痛或尖锐痛,向颈部、斜方肌区(特别是左侧)或肩部放射,疼痛程度轻重不等,通常在胸部活动、咳嗽和呼吸时加重;坐起和前倾位缓解。冠脉缺血疼痛则不随胸部活动或卧位而加重,两者可鉴别。

(2)体征:心包摩擦音是纤维蛋白性心包炎的典型体征。由粗糙的壁层和脏层在心脏活动时相互摩擦而产生,呈刮抓样,与心音发生无相关性。典型的心包摩擦音以胸骨左缘第3、4肋间最清晰,常间歇出现并时间短暂,有时仅出现于收缩期,甚至仅在舒张期闻及。坐位时前倾和深吸气时听诊器加压更易听到。心包摩擦音可持续数小时到数天。当心包积液量增多将两层包膜分开时,摩擦音消失,如有粘连仍可闻及。

2.渗出性心包炎

(1)症状:呼吸困难是心包积液时最突出的症状,与支气管、肺受压及肺淤血有关。呼吸困难严重时,患者呈端坐呼吸,身体前倾、呼吸浅快、可有面色苍白、发绀等。急性心脏压塞时,出现烦躁不安、上腹部胀痛、水肿、头晕甚至休克。也可出现压迫症状:压迫支气管引起激惹性咳嗽;压迫食管引起吞咽困难;压迫喉返神经导致声音嘶哑。

(2)体征:具体如下。

1)心包积液体征:①心界向两侧增大,相对浊音界消失,患者由坐位变卧位时第2、3肋间心浊音界增宽。②心尖冲动弱,可在心浊音界左缘内侧处触及。③心音遥远、心率增快。④Ewart

征,大量心包积液压迫左侧肺部,在左肩胛骨下区可出现浊音及支气管呼吸音。

2)心包叩击音:少数患者在胸骨左缘第3、4肋间可听到声音响亮呈拍击样的心包叩击音,因心脏舒张受到心包积液的限制,血流突然终止,形成漩涡和冲击心室壁产生震动所致。

3)心脏压塞体征:当心包积液聚集较慢时,可出现亚急性或慢性心包压塞,表现为体循环静脉淤血、奇脉等;快速的心包积液(仅100 mL)即可引起急性心脏压塞,表现为急性循环衰竭、休克等。征象:①体循环静脉淤血表现。颈静脉怒张,吸气时明显,静脉压升高、肝大伴压痛、腹水、皮下水肿等。②心排血量下降引起收缩压降低、脉压变小、脉搏细弱,重者心排血量降低发生休克。③奇脉。指大量心包积液,触诊时桡动脉呈吸气性显著减弱或消失,呼气时声音复原的现象。

(三)辅助检查

1.实验室检查

原发病为感染性疾病可出现白细胞计数增加、红细胞沉降率增快。

2.X线检查

渗出性心包炎心包积液量>300 mL时,心脏阴影向两侧扩大,上腔静脉影增宽及右心膈角呈锐角,心缘的正常轮廓消失,呈水滴状或烧瓶状,心脏随体位而移动。心脏搏动减弱或消失。

3.心电图检查

其改变取决于心包脏层下心肌受累的范围和程度。

(1)常规12导联(aVR导联除外)有ST段弓背向下型抬高及T波增高,1天至数天后回到等电位线。

(2)T波低平、倒置,可持续数周至数月或长期存在。

(3)可有低电压,大量积液时见电交替。

(4)可出现心律失常,以窦性心动过速多见,部分发生房性心律失常,还可有不同程度的房室传导阻滞。

4.超声心动图检查

超声心动图检查对诊断心包积液和观察心包积液量的变化有重要意义。M型或二维超声心动图均可见液性暗区可确诊。

5.心包穿刺

心包穿刺对心包炎性质的鉴别、解除心脏压塞及治疗心包炎均有重要价值。

(1)心包积液测定腺苷脱氨酶活性,≥30 U/L对结核性心包炎的诊断有高度的特异性。

(2)抽取定量的积液可解除心脏压塞症状。

(3)心包腔内注入抗生素或化疗药物可治疗感染性或肿瘤性心包炎。

6.心包活检

心包活检可明确病因。

(四)治疗

急性心包炎的治疗与预后取决于病因,所以诊治的开始应着眼于筛选能影响处理的特异性病因,检测心包积液和其他超声心动图异常,并给予对症治疗。胸痛可以服用布洛芬600~800 mg,每天3次,如果疼痛消失可以停用,如果对非甾体抗炎药物不敏感,可能需要给予糖皮质激素治疗,泼尼松60 mg口服,每天1次,1周内逐渐减量至停服,也可以辅助性麻醉类止痛剂。急性非特异性心包炎和心脏损伤后综合征患者可有心包炎症反复发作成为复发性心包炎,可以给予秋水仙碱 0.5～1.0 mg,每天 1 次,至少 1 年,缓慢减量停药。如果是心包积液影响了血流动力学稳定,可以行心包穿刺。病因明确后应该针对病因进行治疗。

(五)护理评估

1.健康史

评估患者有无结核病史和近期有无纵隔、肺部或全身其他部位的感染史;有无风湿性疾病、心肾疾病及肿瘤、外伤、过敏、放射性损伤的病史。

2.身体状况

(1)全身症状:多由原发疾病或心包炎症本身引起,感染性心包炎常有畏寒、发热、肌肉酸痛、出汗等全身感染症状,结核性心包炎还有低热、盗汗、乏力等。

(2)心前区疼痛:为最初出现的症状,是纤维蛋白性心包炎的重要表现,多见于急性非特异心包炎和感染性心包炎(不包括结核性心包炎)。部位常在心前区或胸骨后,呈锐痛或刺痛,可放射至颈部、左肩、左臂、左肩胛区或左上腹部,于体位改变、深呼吸、咳嗽、吞咽、左侧卧位时明显。

(3)呼吸困难:呼吸困难是渗出性心包炎最突出的症状。心脏压塞时,可有端坐呼吸、呼吸浅快、身体前倾和口唇发绀等。

(4)心包摩擦音:心包摩擦音是心包炎特征性体征,在胸骨左缘第 3、4 肋间听诊最清楚,呈抓刮样粗糙音,与心音的发生无相关性。部分患者可在胸壁触到心包摩擦感。

(5)心包积液征及心脏压塞征:心浊音界向两侧扩大,并随体位改变而变化,心尖冲动弱而弥散或消失,心率快,心音低而遥远。颈静脉怒张、肝大、腹水、下肢水肿。血压下降、脉压变小、奇脉,甚至出现休克征象。

(6)其他:气管、喉返神经、食管等受压,可出现刺激性咳嗽、声音嘶哑、吞咽困难等。

3.心理状况

患者常因住院影响工作和生活,以及心前区疼痛、呼吸困难而紧张、烦躁,急性心脏压塞时可出现晕厥,患者更感到恐慌不安。

(六)护理诊断

1.疼痛(心前区疼痛)

疼痛与心包纤维蛋白性炎症有关。

2.气体交换受损

气体交换受损与肺淤血及肺组织受压有关。

3.心排血量减少

心排血量减少与大量心包积液妨碍心室舒张充盈有关。

4.体温过高

体温过高与感染有关。

5.焦虑

焦虑与住院影响工作、生活及病情重有关。

(七)护理目标

(1)疼痛减轻或消失。

(2)呼吸困难减轻或消失。

(3)心排血量能满足机体需要,心排血量减少症状和肺淤血症状减轻或消失。

(4)体温降至正常范围。

(5)焦虑感消失,情绪稳定。

(八)护理措施

1.一般护理

(1)保持病房环境安静、舒适、空气新鲜,温湿度适宜;安置患者取半卧位或前倾坐位休息,提供床头桌便于伏案休息,以减轻呼吸困难。

(2)给予低热量、低动物脂肪、低胆固醇、适量蛋白质和富含维生素的食物,少食多餐,避免饱餐及刺激性食物、烟酒;有肺淤血症状时给低盐饮食。

(3)出现呼吸困难或胸痛时立即给予氧气吸入,一般为 1～2 L/min 持续吸氧,嘱患者少说话,以减少耗氧。

(4)心前区疼痛时,遵医嘱适当给予镇静剂以减轻疼痛,嘱患者勿用力咳嗽或突然改变体位,以免诱发或加重心前区疼痛。

(5)畏寒或寒战时,注意保暖;高热时,给予物理降温或按医嘱给予小剂量退热剂,退热时需补充体液,以防虚脱,以及时揩干汗液、更换衣服床单,防止受凉。

(6)鼓励患者说出内心的感受,向患者简要介绍病情和进行必要的解释,给予心理安慰,使患者产生信任、安全感。

2.病情观察

(1)定时监测和记录生命体征了解患者心前区疼痛的变化情况,密切观察心脏压塞的表现。

(2)患者呼吸困难,血压明显下降、口唇发绀、面色苍白、心动过速,甚至休克时,应及时向医师报告,并做好心包穿刺的准备工作。

(3)对水肿明显和应用利尿剂治疗患者,需准确记录出入量,观察水肿部位的皮肤及有无乏力、恶心、呕吐、腹胀、心律不齐等低血钾表现,并定期复查血清钾,出现低血钾症时遵医嘱及时补充氯化钾。

3.心包穿刺术护理

(1)术前:应备好心包穿刺包,急救药品及器械;向患者做好解释工作,将治疗的意义、过程、术中配合等情况告诉患者(如术中勿剧烈咳嗽或深呼吸),必要时遵医嘱给予少量镇静剂。

(2)术中:应陪伴患者,给予支持、安慰;熟练地配合医师进行穿刺治疗,配合医师观察心电图,如出现 ST 段抬高或室性期前收缩提示针尖触及心室壁,出现 PR 段抬高和房性期前收缩,则提示针尖触及心房,应提醒医师立即退针。

(3)术后:应记录抽液量和积液性质,按要求留标本送检;嘱患者绝对卧床 4 小时,可采取半卧位或平卧位;密切观察患者的血压、呼吸、脉搏、心率及心律的变化,并做好记录,发现异常及时进行处理;如患者因手术刺激出现胸痛或精神紧张影响休息时,可给予镇静剂。

4.健康指导

告知急性心包炎患者,经积极病因治疗,大多数可以痊愈,仅极少数会演变成慢性缩窄性心包炎。因此,必须坚持足够疗程的有效药物治疗,以预防缩窄性心包炎的发生。指导患者充分休息,摄取高热量、高蛋白、高维生素的易消化饮食,限制钠盐摄入。防寒保暖,防止呼吸道感染。

(九)护理评价

(1)心前区疼痛有无缓解,能否随意调整体位,深呼吸、咳嗽、吞咽是否受影响,心包摩擦音是否消失。

(2)呼吸的频率及深度是否已恢复正常,发绀有无消失。

(3)血压和脉压是否已恢复正常,水肿、肝大等心脏压塞征象是否好转或已消失。

(4)体温有无下降或已恢复正常,血白细胞计数是否正常。

(5)紧张、烦躁、恐慌不安等不良心理反应有无消失,情绪是否稳定。

二、慢性缩窄性心包炎

(一)病因与病理

1.病因

慢性缩窄性心包继发于急性炎症,其原因为结核或其他感染、新生物、日光或声音的辐射、创伤和心脏手术等。在我国以结核性为最常见,其次为化脓性或创伤性心包炎后演变而来。少数与心包肿瘤、急性非特异性心包炎及放射性心包炎等有关。

2.病理

缩窄性心包炎继发于急性心包炎。急性心包炎后,随着积液逐渐吸收,可有纤维组织增生、心包增厚粘连、壁层与脏层融合钙化。心包缩窄使心室舒张期扩展受阻,心室舒张期充盈减少,使心搏量下降,导致动脉系统供血不足,进一步发展会影响心脏收缩功能,使静脉回流受阻,出现静脉系统淤血。

(二)临床表现

1.症状

起病隐匿,常于急性心包炎后数月至数年发生心包缩窄。早期症状为劳力性呼吸困难,严重时不能平卧,呈端坐呼吸。常见食欲缺乏、腹部胀满或疼痛、头晕、乏力等症状。

2.体征

(1)心脏体征:①心尖冲动减弱或消失。②心浊音界正常或稍大,心音低而遥远。③部分患者在胸骨左缘第 3、4 肋间于舒张早期可听到心包叩击音。④可出现期前收缩与房颤等。

(2)心包腔缩窄和心腔受压的表现:①出现静脉回流受限的体征,如颈静脉怒张、肝大、胸腹水、下肢水肿等。②少数患者出现舒张早期颈静脉突然塌陷现象和 Kussmaul 征(吸气时颈静脉怒张明显,静脉压进一步上升),是因充盈压过高的右心房在三尖瓣开放时压力骤然下降所致。③收缩压降低,舒张压升高,脉压变小,脉搏细弱无力。由于心排血量减少,反射性引起周围小动脉痉挛。

(三)辅助检查

1.实验室检查

患者可有轻度贫血,肝淤血有肝功能损害血浆精蛋白生成减少,肾淤血可有蛋白尿、一过性尿素氮升高。

2.X 线检查

心搏减弱或消失,可出现心影增大,呈三角形,左、右心缘变直,主动脉弓小或难以辨认;上腔静脉扩张;心包钙化等征象。

3.心电图检查

心电图检查常提示心肌受累的范围和程度。主要表现为 QRS 波群低电压和 T 波倒置或低平;T 波倒置越深,提示心肌损害越重。

4.超声心动图检查

检查可见心包增厚、钙化、室壁活动减弱等表现。

5.CT 及 MR 检查

CT 及 MR 检查是识别心包增厚和钙化可靠与敏感的方法,若见心室呈狭窄的管状畸形、心房增大和下腔静脉扩张,可提示心包缩窄。

6.右心导管检查

检查可见肺毛细血管压力、肺动脉舒张压力、右心室舒张末期压力及右心房压力均增高[>33.3 kPa(250 mmHg)]等特征性表现。右心房压力曲线呈 M 型或 W 型,右心室压力曲线呈收缩压轻度升高、舒张早期下陷和舒张期的高原型曲线。

(四)治疗

慢性缩窄性心包炎是一个进展性疾病,其心包增厚、临床症状和血流动力学表现不会自动逆转,外科心包剥离术是唯一确切的治疗。内科治疗包括利尿、扩张静脉和限盐。窦性心动过速是一种代偿机制,所以 β 受体阻滞剂应该避免或谨慎使用。房颤伴快心室率,地高辛为首选,并应该在 β 受体阻滞剂和钙通道阻滞剂之前使用,心率控制在 80~90 次/分。

(五)护理评估

1.健康史

评估急性心包炎病史和治疗情况。

2.身体状况

起病缓慢,一般在急性心包炎后 2~8 个月逐渐出现明显的心脏压塞(体循环淤血和心排血量不足)征象。主要表现为不同程度的呼吸困难,头晕、乏力、衰弱、心悸、胸闷、咳嗽、腹胀、食欲缺乏、肝区疼痛等;体征主要有颈静脉怒张、肝大、腹水、下肢水肿等;心脏听诊有心音低钝,心包叩击音及期前收缩、心房颤动等心律失常;晚期可有收缩压下降,脉压变小等。

3.心理状况

患者因病程漫长、生活不能自理或需要做心包切开术等而焦虑不安。

(六)护理诊断

1.活动无耐力

活动无耐力与心排血量不足有关。

2.体液过多

体液过多与体循环淤血有关。

(七)护理目标

(1)活动耐力增强,能胜任正常体力活动。

(2)水肿减轻或消退。

(八)护理措施

1.一般护理

(1)患者需卧床休息至心慌、气短、水肿症状减轻后,方可起床轻微活动,并逐渐增加活动量。合理安排每天活动计划,以活动后不出现心慌、呼吸困难、水肿加重等为控制活动量的标准。

(2)给予高蛋白、高热量、高维生素饮食,适当限制钠盐摄入,防止因低蛋白血症及水、钠潴留而加重腹水及下肢水肿。

(3)因机体抵抗力低下及水肿部位循环不良、营养障碍,易形成压疮和继发感染,故应加强皮肤护理,以免产生压疮。

(4)加强与患者的心理沟通,体贴关怀患者,和家属共同做好思想疏导工作,消除患者的不良心理反应,使患者树立信心,以良好的精神状态配合各项治疗。

2.病情观察

定时监测和记录生命体征,准确记录出入量,密切观察心脏压塞症状的变化,发现病情变化尽快向医师报告,以便及时处理。

3.心包切开术的护理

心包切开引流术的目的是缓解压迫症状,防止心肌萎缩。

(1)术前向患者说明手术的意义和手术的必要性、可靠性,解除思想顾虑,使患者和家属增加对手术的心理适应性和对医护人员的信任感。

(2)术后做好引流管的护理,记录引流液的量和性质,并按要求留标本送检;同时严密观察患者的脉搏、心率、心律和血压变化,如有异常及时报告医师并协助处理。

4.健康指导

教育缩窄性心包炎患者应注意充分休息,加强营养,注意防寒保暖,防止呼吸道感染。指出应尽早接受手术治疗,以获得持久的血流动力学恢复和临床症状明显改善。

(九)护理评价

(1)活动后心慌、气短、乏力等症状有无减轻或缓解,日常生活能否自理。

(2)水肿有无减轻或已消失,颈静脉怒张、肝大、腹水等有无减轻或已恢复正常。

(王　丽)

第四节　恶性心律失常

恶性心律失常是指在短时间内引起血流动力学障碍,导致患者晕厥甚至猝死的心律失常。主要指危及生命的室性心律失常,如危险性室性期前收缩(多源性室性期前收缩、成对室性期前收缩、伴有 R-on-T 现象的期前收缩);持续室性心动过速(室速);尖端扭转型室性心动过速;心室扑动(简称室扑)与心室颤动(简称室颤);严重室内传导阻滞或完全性房室传导阻滞等。它是根据心律失常的程度及性质分类的一类严重心律失常,也是一类需要紧急处理的心律失常。

一、期前收缩

根据异位起搏点部位的不同,期前收缩可分为房性、房室交界区性和室性期前收缩。期前收缩起源于一个异位起搏点,称为单源性,起源于多个异位起搏点,称为多源性。

临床上将偶尔出现期前收缩称偶发性期前收缩,但期前收缩每分钟>5个称频发性期前收缩。如每一个窦性搏动后出现一个期前收缩,称为二联律;每两个窦性搏动后出现一个期前收缩,称为三联律;每一个窦性搏动后出现两个期前收缩,称为成对期前收缩。

(一)病因及发病机制

1.病因

各种器质性心脏病如冠心病、心肌炎、心肌病、风湿性心脏病、二尖瓣脱垂等可引起期前收缩。电解质紊乱、应用某些药物亦可引起期前收缩。另外,健康人在过度劳累、情绪激动、大量吸烟饮酒、饮浓茶、进食咖啡因等可引起期前收缩。

2.发病机制

心律失常有多种不同机制,如返折、异常自律性、后除极触发激动等,主要心律失常的电生理机制主要包括冲动形成异常、冲动传导异常及两者并存。

(1)冲动形成异常。①常自律性状态:窦房结、结间束、冠状窦口周围、房室结的远端和希氏束-浦肯野系统的心肌细胞均有自律性。自主神经系统兴奋性改变或心肌传导系统的内在病变,均可导致原有正常自律性的心肌细胞发放不适当的冲动,如窦性心律失常、逸搏心律。②异常自律性状态:正常情况下心房、心室肌细胞是无自律性的快反应细胞,由于病变使膜电位降低达−50～−60 mV 时,使其出现异常自律性,而原本有自律性的快反应细胞(浦肯野纤维)的自律性也增高,异常自律性从而引起心律失常,如房性或室性快速心律失常。③后除极触发激动:当局部儿茶酚胺浓度增高、低血钾、高血钙、洋地黄中毒及心肌缺血再灌注时,心房、心室与希氏束-浦肯野组织在动作电位后可产生除极活动,被称为后除极。若后除极的振幅增高并抵达阈值,便可引起反复激动,可导致持续性快速性心律失常。

(2)冲动传导异常。

折返是所有快速性心律失常最常见的发病机制,传导异常是产生折返的基本条件。传导异常包括:①心脏两个或多个部位的传导性与应激性各不相同,相互连接形成一个有效的折返环路;②折返环的两支应激性不同,形成单向传导阻滞;③另一通道传导缓慢,使原先发生阻滞的通道有足够时间恢复兴奋性;④原先阻滞的通道再次激动,从而完成一次折返激动。冲动在环内反复循环,从而产生持续而快速的心律失常。

(二)临床表现

偶发期前收缩大多无症状,可有心悸或感到 1 次心跳加重或有心跳暂停感。频发期前收缩使心排血量降低,引起乏力、头晕、胸闷等。

脉搏检查可有脉搏不齐,有时期前收缩本身的脉搏减弱。听诊呈心律不齐,期前收缩的第一心音常增强,第二心音相对减弱甚至消失。

(三)辅助检查

1.房性期前收缩

特点:①P 波提前发生,其形态与窦性 P 波稍有差异,提前发生的 P 波 P-R 间期＞0.12 秒;②提前的 P 波后继以形态正常的 QRS 波;③期收缩后常可见一不完全性代偿间歇。

2.房室交界性期前收缩

特点:①提前出现的 QRS-T 波群,该 QRS-T 波形态与正常窦性激动的 QRS-T 波群基本相同;②P 波为逆行型(在标准Ⅱ、Ⅲ于 aVF 导联中倒置),可出现在 QRS 波群之前,或出现在 QRS 波群之后,偶尔可埋没于 QRS 波群之内;③期前收缩后多见有一完全性代偿间歇。

3.室性期前收缩

特点:①提前出现的 QRS-T 波群,其前无 P 波;②提前出现的 QRS 波群宽大畸形,时限通常大于0.12 秒。③T 波与 QRS 波群主波方向相反;④期前收缩后可见一完全性代偿间歇。

4.室性期前收缩的类型

间位性室性期前收缩,即室性期前收缩恰巧插入两个窦性搏动之间;二联律指每个窦性搏动后跟随一个室性期前收缩,三联律指每两个窦性搏动后跟随一个室性期前收缩,如此类推;连续发生两个室性期前收缩称为成对室性期前收缩;同一导联内室性期前收缩形态不同者称多形或多源性室性期前收缩。

(四)诊断

1.病因与诱因

期前收缩可发生于正常人,但是心脏神经症与器质性心脏病患者更易发生。情绪激动、精神紧张、疲劳、消化不良、过度吸烟、饮酒或者喝浓茶都可引发;冠心病、心肌炎、晚期二尖瓣病变、甲亢性心脏病等常易发生期前收缩。洋地黄、奎尼丁、拟交感神经类药物、氯仿、环丙烷麻醉药等毒性作用,缺钾及心脏手术或者心导管检查均可引起。

2.临床表现特点

期前收缩可无症状,亦可有心悸或心搏骤停感。频发的期前收缩可导致乏力头晕等,原有心脏病者可诱发或者加重心绞痛或心力衰竭。听诊可发现心律不齐,期前收缩后有较长的代偿间歇。期前收缩的第一心音多增强,第二心音多减弱或消失。期前收缩呈二联或三联律时,可听到每两次或三次心搏后有长间歇。期前收缩插入 2 次正规心搏间,可表现为 3 次心搏连续。脉搏触诊可发现间歇脉。

3.辅助检查

依据心电图的特点。

(五)治疗

1.病因治疗

积极治疗病因,消除诱因。如改善心肌供血,控制炎症,纠正电解质紊乱,防止情绪紧张和过度疲劳。

2.对症治疗

偶发期前收缩无重要临床意义,不需特殊治疗,亦可用小量镇静药或 β 受体阻滞剂;对症状明显、呈联律的期前收缩需应用抗心律失常药物治疗,如频发房性、交界区性期前收缩常选用维拉帕米、β 受体阻滞剂等;室性期前收缩常选用利多卡因、胺碘酮等;洋地黄中毒引起的室性期前收缩应立即停用洋地黄,并给予钾盐和苯妥英钠治疗。

二、室性心动过速

室性心动过速(ventricular tachycardia,VT)简称室速,是指起源于希氏束分叉以下部位、自发、连续 3 个和 3 个以上、频率>100 次/分的室性心动过速。如果是心脏程序刺激诱发时,指连续 6 个和 6 个以上的心室搏动。常见于器质性心脏病,如冠心病、急性心肌梗死或急性缺血、各种心肌病等。也见于心肌炎、风心病、二尖瓣脱垂、主动脉瓣狭窄、先天性心脏病中伴有肺动脉高压和右室发育不良者。亦可由严重电解质紊乱、药物中毒,或心脏手术引起。

一次室速发作的持续时间超过 30 秒,或不到 30 秒即引起血流动力学的紊乱,必须紧急处理者,为持续性室速。若发作不足 30 秒即自动终止,则为非持续性室速。

(一)临床表现

(1)轻者可无自觉症状或仅有心悸、胸闷、乏力、头晕、出汗等轻微的不适感。

(2)器质性心脏病并发室速,特别伴发频率较快者常出现血流动力学紊乱,出现心慌、胸闷、气促、低血压、休克、眩晕和昏厥,也可出现急性心力衰竭、急性肺水肿、呼吸困难、心绞痛,心肌梗死和脑供血不足,甚至发展为心室扑动/心室颤动、阿-斯综合征而猝死。

(3)心率 130~200 次/分,节律整齐或轻微不齐,第一心音强弱不等,颈静脉搏动与第一心音不一致,可见"大炮波"。有血流动力学障碍者可出现血压降低、呼吸困难、大汗、四肢冰冷等

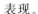

表现。

(二)心电图检查

(1)连续出现 3 个或 3 个以上宽大畸形的 QRS 波,QRS 间期>0.12 秒,P 波与 QRS 波之间无固定关系,常伴 ST-T 改变。

(2)心室率 100～250 次/分,心律规则或略不规则。

(3)可有房室分离、心室夺获和/或室性融合波。

(4)可有单形性和多形性室速。

(5)室速前后可见室性期前收缩,形态通常一致,但也有不一致者。

(6)室速可自行终止,终止前常有频率和节律的改变,也可转变为室扑或室颤,转变前多有心室率的加速。

(三)治疗原则

(1)无器质性心脏病患者发生非持续性室速,如无症状及晕厥发作,无需进行治疗。持续性室速发作,无论有无器质性心脏病,均应给予治疗。有器质性心脏病的非持续性室速亦应考虑治疗。

(2)无血流动力学障碍者,可应用利多卡因、索他洛尔、普罗帕酮等药物终止室速。药物无效时,可选用胺碘酮或直流电复律。

(3)有血流动力学障碍者,首选同步直流电复律。

(4)洋地黄中毒引起的室速,不宜用电复律,应给予药物治疗。

(5)消除诱发室性心动过速的诱因,如纠正低钾血症、休克,停用洋地黄制剂等。

(6)积极治疗原发病,如积极治疗心功能不全,冠脉血运重建改善心肌供血等。

(四)疗效标准

1.痊愈

通过射频消融消除室速病灶使其不再发作或通过自动转复除颤器(ICD)自动转复治疗室速发作或治疗原发疾病、消除室速的诱发因素后室速不再发作。

2.好转

通过各种治疗手段室速发作频率、持续时间明显减少。

3.加重

室速发作频率、持续时间明显增加,临床症状加重。

(五)预防复发

(1)去除病因,如治疗心肌缺血,纠正水、电解质平衡紊乱,治疗低血压、低钾血症,治疗充血性心力衰竭等有助于减少室速发作的次数。

(2)窦性心动过缓或房室传导阻滞时,心室率过于缓慢,有利于室性心律失常的发生,可给予阿托品治疗,或应用人工心脏起搏。

(3)考虑药物长期治疗的毒副作用,最好通过电生理检查来筛选。

(4)Q-T 间期延长的患者优先选用ⅠB类药,如美西律。普罗帕酮疗效确切,不良反应较少,亦可优先选用。

(5)β受体阻滞剂能降低心肌梗死后猝死发生率,对预防心肌梗死后心律失常的疗效较好。

(6)维拉帕米对大多数室速无预防效果,但可应用于"维拉帕米敏感性室速"患者,此类患者常无器质性心脏病基础,QRS 波群呈右束支传导阻滞伴有电轴左偏。

(7)单一药物无效时,可选用作用机制不同的药物联合应用,各自用量均可减少。

(8)缓慢性心律失常基础上出现的室速,可考虑安装起搏器,并合用抗心律失常药物。

(9)发作时有明显血流动力学障碍者,特别是对心肌梗死后室速或其他高危室速,通过射频消融术不能根治的室性心动过速者,可植入 ICD 预防心脏性猝死。

(10)持续性室速或心脏骤停复苏后患者,如有器质性心脏病,首选 ICD。

(11)特发性室速,可经导管射频消融术予以根治。

三、尖端扭转型室性心动过速

尖端扭转型室性心动过速(torsade de pointes,TDP)是多形性室性心动过速的一个特殊类型,发作时 QRS 波形态多变,振幅与波峰呈周期性改变,主波方向沿等电位线向上或向下波动而近似扭转。通常在原发或继发性 Q-T 间期延长(LQTS)的基础上发生。病因可为先天性、低钾或低镁血症、应用ⅠA 或某些ⅠC 类药物、吩噻类和三环类抗抑郁药、颅内病变、心动过缓(特别是三度房室传导阻滞)等。

(一)临床表现

(1)心律绝对不规则、脉搏细速、常可闻及分裂的心音和奔马律。

(2)面色苍白、四肢厥冷,可伴有不同程度的神经、精神症状。

(二)心电图检查

(1)发作时 QRS 波群的振幅与波群呈周期性改变,宛如围绕等电位线扭转,频率 200~250 次/分。

(2)可发生在窦性心动过缓或完全性传导阻滞基础上。

(3)Q-T 间期通常>0.5 秒,U 波明显,T-U 波融合,有时这种异常仅出现在心动过速前一个心动周期。

(4)室性期前收缩发生在舒张晚期,落到前面 T 波终末部分可诱发室速。

(5)长-短周期序列之后易诱发尖端扭转。

(6)短联律间期的尖端扭转型室速,其前无长间歇或心动过速,配对间期极短,易发展为室颤。

(7)无 Q-T 间期延长的多形性室速有时类似于尖端扭转型室速,应予以鉴别。

(三)治疗原则

(1)纠正可逆性诱因及病因,尤其是导致 Q-T 间期延长的病变或药物。

(2)首先静脉注射硫酸镁(硫酸镁 2 g,稀释至 40 mL 缓慢注射,然后 8 mg/min 静脉滴注)。

(3)避免使用ⅠA 类、ⅠC 类和Ⅲ类可加重 Q-T 间期延长的药物。

(4)缓慢心律失常时,临时选用异丙基肾上腺素或阿托品或起搏治疗。

(5)先天性长 QT 综合征者,可选用 β 受体阻滞剂、左颈胸交感神经切断术或 ICD 等。

(四)预防复发

(1)β 受体阻滞剂长期口服。

(2)获得性药物或电解质紊乱造成的扭转性室速,清除诱因可预防复发。

四、心室扑动与心室颤动

心室扑动与心室颤动简称室扑与室颤,分别为心室肌快而微弱的无效收缩或各部位心室肌不协调乱颤,心脏无排血,心音和脉搏消失,心、脑等器官和周围组织血液灌注停止,导致阿-斯综合征发作和猝死。室扑与室颤为致命性心律失常,常见于急性心肌梗死、心肌炎、完全性房室传导阻滞、阿-斯综合征的过程中、严重低钾血症与高钾血症、引起 Q-T 间期延长与尖端扭转的药物、心脏手术、低温麻醉、心血管造影或心导管检查术、严重缺氧、电击及溺水等。

(一)临床表现

(1)意识丧失,抽搐,呼吸不规则或停顿甚至死亡。

(2)心音消失,脉搏摸不到,血压测不出,瞳孔散大,对光反射消失等。

(二)心电图检查

(1)心室扑动呈正弦波图形,波幅大而规则,频率 150~300 次/分,不能区分 QRS 波群与 ST-T 波群,很快转为室颤。

(2)心室颤动无法识别 QRS 波群、ST 段与 T 波,代之以形态,振幅和间期绝对不规则的小振幅波,频率为 250~500 次/分,持续时间较短,若不及时抢救,心电活动很快消失。

(三)治疗原则

(1)立即进行心肺脑复苏。

(2)电除颤,若无效,静脉注射肾上腺素,再次电除颤。若无效,静脉注射胺碘酮后电除颤。

(四)预防

(1)病因防治。

(2)监测室性心律失常,或以心电图运动负荷试验或临床电生理技术诱发室性快速心律失常,以识别发生原发性室颤的高危患者。

(3)应用抗心律失常药物消除室速、减少复杂性室性期前收缩(如室性期前收缩连发、多源性室性期前收缩、伴 R-on-T 的室性期前收缩)。

(4)用起搏器或手术治疗慢性反复发作的持久性室速或预激综合征伴心室率快速的房颤、心房扑动(简称房扑)患者。

(5)冠状动脉旁路移植术,或经皮冠状动脉球囊扩张术、旋切术、旋磨术、激光消融术、支架放置术等改善心肌供血;室壁瘤及其边缘部内膜下组织切除以切断室性心律失常的折返途径。

(6)急性心肌梗死后长期应用 β 受体阻滞剂。

五、护理

(一)一般护理

(1)执行内科一般护理常规。

(2)严重心律失常患者应卧床休息;当心律失常发作导致心悸、胸闷、头晕等不适时采取高枕卧位或半卧位,避免左侧卧位,因左侧卧位时患者常能感觉到心脏搏动而使不适感加重。

(3)给氧:根据患者心律失常的类型及缺氧症状,对伴有血流动力学障碍出现胸闷、发绀的患者,给予 2~4 L/min 的氧气吸入。

(4)保持大便通畅,心动过缓患者避免排便时屏气,以免兴奋迷走神经而加重心动过缓。

(二)饮食护理

(1)给予低热量、易消化的饮食,避免饱餐及摄入浓茶、咖啡等易诱发心律失常的兴奋性食物,禁止吸烟和酗酒。

(2)合并低钾血症患者进食含钾高的食物(如橙子、香蕉等)。

(三)用药护理

严格按医嘱按时按量给予抗心律失常药物,静脉注射速度宜慢(腺苷除外),一般5~15分钟内注完,静脉滴注药物时尽量用输液泵调节速度。胺碘酮静脉用药易引起静脉炎,应选择大血管,配制药物浓度不要过高,严密观察穿刺局部情况,谨防药物外渗。观察患者意识和生命体征,必要时监测心电图,注意用药前、用药过程中及用药后的心率、心律、P-R间期、Q-T间期等变化,以判断疗效和有无不良反应。

(四)并发症护理

猝死护理。

1.评估危险因素

评估引起心律失常的原因,如有无冠心病、心力衰竭、心肌病、心肌炎、药物中毒等,有无电解质紊乱、低氧血症和酸碱平衡失调等。遵医嘱配合治疗,协助纠正诱因。

2.心电监护

对严重心律失常患者,应持续心电监护,严密监测心率、心律、心电图、生命体征、血氧饱和度变化。早期识别易猝死型心律失常,严密监测。

3.配合抢救

备好抗心律失常药物及其他抢救药品、除颤器、临时起搏器等。一旦发生猝死立即配合抢救。

(五)病情观察

(1)对严重心律失常患者,应持续心电监护,密切监测心率、心律、血氧饱和度和血压,并及时记录病情变化,包括心律失常的类型、发作的频率和起止方式,患者出现的症状。

(2)当出现频发、多源、成对或"R-on-T"现象的室性期前收缩、阵发性室性心动过速、窦性停搏、二度和三度房室传导阻滞等严重心律失常时,应立即通知医师处理。

(3)配合医师进行危重患者的抢救,保证各种仪器(如除颤仪、心电图机、心电监护仪、临时起搏器等)处于正常备用状态。

六、延续护理

(一)综合护理评估

1.健康基本情况评估

(1)一般情况评估:评估患者意识状态,观察脉搏,呼吸,血压有无异常。询问患者饮食习惯与嗜好,饮食量和种类。评估患者有无水肿,水肿部位、程度;评估患者皮肤有无破溃、压疮、手术伤口及外伤等。

(2)病史评估:询问患者有无明确药物过敏史;评估患者有无药物不良反应;评估患者既往史及家族史;询问患者有无跌倒史。

2.疾病相关评估

(1)评估患者心律失常的类型、发作频率、持续时间等;询问患者有无心悸、胸闷、乏力、头晕、晕厥等伴随症状。

(2)评估患者此次发病有无明显诱因:体力活动、情绪波动、饮茶、喝咖啡、饮酒、吸烟,应用肾上腺素、阿托品等药物。

(3)评估患者有无引起心律失常的基础疾病:甲状腺功能亢进、贫血、心肌缺血心力衰竭等可引起窦性心动过速;甲状腺功能减退、严重缺氧、颅内疾病等可引起窦性心动过缓;窦房结周围神经核心肌的病变、窦房结动脉供血减少、迷走神经张力增高等可导致窦房结功能障碍。

（4）评估患者对疾病的认知:评估患者对病知识的了解程度,对治疗及护理的配合程度、经济状况等,评估患者的交流、抑郁程度。

常规行心电图、X线胸片、超声心动图、24小时动态心电图作为早期筛查,心内电生理检查,可明确进一步手术。常规采血测定生化、甲状腺功能、血常规等指标,评估心律失常的危险因素。

3.心理社会评估

大部分心律失常会影响血流动力学,使患者有各种不适的感受,严重者有濒死感,从而产生焦虑、恐惧及挫败感。因此,要评估焦虑、恐惧及挫败感的程度,另外还要评估患者的应急能力及适应情况。可应用症状自评量表。

（二）连续护理实施

根据心律失常患者临床治疗护理常规,射频消融术及起搏器植入术术前、术后护理制订连续护理方案。使患者掌握术前、术中、术后注意事项,预防和减少高危患者并发症的发生。指导患者保存术前、术后及复查的影像学资料,医护人员追踪患者术后恢复情况,减少心律失常复发率及术后并发症发生率。

1.入院时

患者从社区的疾病预防及健康观察,转到医院的治疗阶段。主要由社区医师、心内科医师及护士参与,明确患者心律失常分型及发病的原因,了解患者在家中服药的情况及患者的心理情绪状态。

（1）治疗相关方面。对社区建立健康档案的患者,护士要全面了解患者的既往健康信息。对所有患者应用心内科患者连续护理认知问卷对身体、心理及社会状况进行评估。协助患者完成必需的检查项目:血常规、尿常规、便常规;肝肾功能、电解质、血糖、血脂;血沉、C反应蛋白;凝血功能、血型;感染性疾病筛查;X线胸片、心电图;24小时动态心电图。告知患者检查注意事项。

（2）护理相关方面。对某些功能性心律失常的患者,应鼓励其维持正常规律的生活和工作,注意劳逸结合。对严重心律失常患者疾病发作时,嘱患者绝对卧床休息。饱食、饮用刺激性饮料（浓茶、咖啡等）、吸烟、酗酒均可诱发心律失常,应予以避免,指导患者少食多餐,选择清淡、易消化、低盐低脂和富含营养的饮食。心功能不全的患者应限制钠盐的摄入,对服用利尿剂的患者应鼓励多食用富含钾的食物,如橘子、香蕉等,避免出现低血钾而诱发的心律失常。

（3）社会心理方面:患者入院后,责任护士要建立良好的护患关系,使其以更加积极和健康的心态面对疾病,积极进行心理疏导,缓解紧张、焦虑的情绪。告知患者手术及麻醉方式,减少患者因知识缺乏造成的恐惧,必要时遵医嘱可用镇静药物。

2.住院时

医疗团队由主管医师、护士组成。按照诊疗指南,对患者进行手术及非手术治疗。

（1）治疗相关方面。护士根据医嘱应用抗心律失常药物,对患者进行输液治疗;术后在监测患者心律的同时,对患者预防出血的注意事项及观察重点进行健康宣教,告知患者饮食注意事项,预防患者术后消化道反应。协助患者练习床上大小便、保证充足的睡眠。

（2）护理相关方面。

1）抗心律失常药物护理:严格遵医嘱给予抗心律失常药物,注意给药途径、剂量、给药速度等。口服给药应按时按量服用,静脉注射时应在心电监护下缓慢给药,观察用药中及用药后的心率、心律、血压、脉搏、呼吸、意识变化,观察疗效和药物不良反应,以及时发现药物引起的心律失常。

2)介入治疗的护理:射频消融术护理:①伤口的护理:患者回病房后测血压1次/小时,连续测6次,动脉穿刺口,沙袋加压6小时,严密观察穿刺部位有无渗血、渗液及双下肢足背动脉搏动情况,观察双下肢皮肤温度、色泽有无异常变化,如有异常及时通知医师。②体位的护理:嘱患者患侧肢体制动,卧床休息12小时;穿刺侧肢体术后伸直,制动10~12小时(动脉穿刺时)或6小时(静脉穿刺时),平卧位休息,保持髋关节制动,可进行足部的屈曲、后伸、内旋、外旋等;术后12小时(动脉穿刺)或6小时(静脉穿刺)解绷带,解绷带后1小时可下床活动。③饮食要求:患者至解除制动之前,进食软食、半流质饮食,避免辛辣、产气多的食物,进食时头偏向一侧。④病情观察:出现特殊情况,以及时和医师取得联系处理,心电监护24小时,严密观察生命体征及病情变化,观察有无心律失常的发生,对于室性期前收缩的射频消融治疗术后尤其要观察有无室性心动过速,同时给予24小时动态心电图监测,观察有无心律失常的发生及心律失常的形态,经常巡视患者,询问有无胸闷、心悸等不适症状,做好患者生命体征的监护。

3)永久性人工起搏器植入术的护理:①伤口护理:穿刺点用0.5 kg沙袋压迫4~6小时,观察伤口有无渗血,可在相应部位重新加压包扎,每天换药时,注意观察伤口皮肤色泽、有无血肿形成。若皮下脂肪少,皮肤伤口张力较大,沙袋可采用简短压迫,术后静脉输液治疗,并注意观察体温变化,连续测体温3天,4次/天,同时注意伤口有无感染现象。一般术后7~9天拆线。②体位护理:手术后取平卧位或左侧卧位,动作轻柔不宜翻动体位,以免电极导管移位,24小时禁止翻身,协助其在床上大小便。24小时后指导患者可在床上轻度活动,72小时后可在床边轻度活动,不要过度向前弯腰,活动时指导患者要循序渐进,由肢端关节活动开始。避免用力搓擦,避免用力上举术侧手臂,避免突然弯腰、甩手、振臂等动作。③心电监护:术后心电监护36~48小时,严密观察起搏心电图,观察起搏的感知和起搏功能,并每天描记全导联心电图1次,尤其注意观察是否为有效起搏心律,以便尽早发现电极移位。

(3)社会心理方面。射频消融术及起搏器植入术术后患者常因疼痛、强迫体位等因素,出现失眠、焦虑、恐惧等,应积极给予干预,告知患者可能出现疼痛的时间、程度,护士根据疼痛评估尺,给予患者减轻疼痛的措施,可以让患者的注意力集中于某项活动,如听轻音乐、阅读、看电视等,形成疼痛以外的专注力,也可进行放松疗法,依次放松各个部位肌肉,体验全身肌肉紧张和放松的感觉。指导患者多食用一些高热量、高蛋白、高纤维素,富含胶原蛋白、微量元素、维生素A及维生素C的易消化吸收食物,注意补充水量,保持体内的水和电解质平衡。

3.出院前

在住院治疗转到居家康复的过渡阶段,心内科护士需要对患者进行心理指导:护士要根据病情需要讲解按时复查和按时服药的重要性和必要性,使其积极配合。

(1)治疗相关方面。指导患者掌握疾病的基本知识,教会患者及家属饮食管理,起搏器监测的时间及方法,告知患者及家属出院时门诊复查时间,饮食的控制、锻炼的注意事项,复查资料保存的注意事项、联系医师及随访护士的方法。护士建立心律失常患者健康档案,医院保留患者家庭住址及联系方式,教会患者自测脉搏的方法及指导患者及家属学习心肺复苏相关知识。

(2)护理相关方面。

1)射频消融术:①告知患者出院后穿刺点局部保持干燥,在穿刺点长好以前尽量避免沾水,如果穿刺点出现红、肿、热、痛,就提示发生了感染,应及时就医;②患者出院后1周内避免抬重物

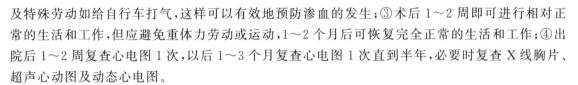

及特殊劳动如给自行车打气,这样可以有效地预防渗血的发生;③术后1~2周即可进行相对正常的生活和工作,但应避免重体力劳动或运动,1~2个月后可恢复完全正常的生活和工作;④出院后1~2周复查心电图1次,以后1~3个月复查心电图1次直到半年,必要时复查X线胸片、超声心动图及动态心电图。

2)永久性人工起搏器植入术:①教会患者学会自测脉搏,2次/天,每次至少3分钟,取其每分钟的平均值并记录,如果每分钟少于预置心率5次即为异常,应及时到医院就诊。②用半导体收音机检测起搏器的功能,此方法适用于无自身心率的患者,具体方法:首先打开收音机,选择中波波段没有播音的区域,然后把收音机放在起搏器埋藏区,可听到规律的脉冲信号,根据信号的频率自测起搏频率。③避免接触高压电、内燃机、雷达、微波炉等强磁性物体;随身携带起搏器识别卡,写明何时安装起搏器及其类型,以便就医或通过机场安全门时,顺利通过检查。④告知患者出院后伤口局部保持干燥,在伤口愈合前尽量避免沾水,如伤口出现红、肿、热、痛,提示发生了感染,应及时就医。

心内科护士建立射频消融术及起搏器植入术术后患者健康档案,医院保留患者家庭住址及联系方式。

(3)社会心理方面。指导患者及家属掌握本病的康复治疗知识与自我护理方法,帮助分析和消除不利于疾病康复的因素,解除患者的心理负担,调整好睡眠,保证患者休息。

4.出院后

患者出院后出现心律失常复发及起搏器异位、感染等术后并发症,会严重影响治疗效果,甚至危及患者生命,需要加强相关护理。

(1)治疗相关方面。复诊指导,射频消融术出院后1~2周复查心电图1次,以后每1~3个月复查心电图1次直到半年,必要时复查X线胸片,超声心动图及动态心电图;永久性起搏器植入术术后复查原则,3个月内每半月随访1次,3个月后每月随访1次,以后每半年随访1次。待接近起搏器限定年限时,要缩短随访时间。若自觉心悸、胸闷、头晕、黑矇或自测脉搏缓慢,应立即就医。

(2)护理相关方面。

1)饮食指导:合理的饮食可使病情得到控制,预防并发症的发生。饮食宜低盐、低脂、清淡、易消化、高纤维素,多食新鲜蔬菜和水果,保持大便通畅,忌饱餐,宜少食多餐,每顿七八分饱,每天可增至5餐。忌刺激性饮料,如浓茶、咖啡等,嗜烟酒等均可诱发心律失常。合并心力衰竭及使用利尿剂时应限制钠盐的摄入,多进含钾的食物,以减轻心脏负荷和防止低血钾症而诱发心律失常。

2)活动指导:保持良好的心情,改善生活方式,注意生活细节,促进身心休息。无器质性心脏病者应积极参加体育锻炼,调整自主神经功能,器质性心脏病患者可根据心功能情况适当活动,注意劳逸结合,避免情绪激动、过度兴奋或悲伤。最好由医师根据病情制订运动处方,选择正确的运动方式、强度、频率及时间,一般以太极拳、慢跑、步行等为主,3~4次/周,每次30分钟。

3)用药指导:①快钠通道阻滞剂,常用的有奎尼丁、普鲁卡因胺等。常见的不良反应有恶心、呕吐、腹泻、视觉、听觉障碍、窦性停搏、房室传导阻滞等。指导患者饭后服用,学会自测脉搏,服药期间勿驾驶、高空操作,避免靠近火源等。②β受体阻滞剂:常用的有普萘洛尔、美托洛尔等。可减慢心率,常见的不良反应有心动过缓、窦性停搏、房室传导阻滞、乏力、胃肠不适、加重胰岛素的低血糖及停药综合征等,应注意不要突然停药。③钾通道阻滞剂:常用的有胺碘酮、索他洛尔等。常见的不良反应有转氨酶增高,角膜色素沉着,心动过缓,最严重的心外毒性为肺纤维化。指导患者定期检查,按医嘱服药,逐渐减量,复查肝功能。④钙通道阻滞剂:有维拉帕米等。常见的不良反应有低血压、心动过缓、房室传导阻滞等。指导患者体位改变时应缓慢,如睡醒后先躺一会儿,然后再慢慢坐起,定期检查心电图。

(3)社会心理方面。保持乐观情绪,避免紧张焦虑和情绪激动,多参加益于健康的娱乐活动,保持身心轻松、愉快。避免过度劳累和用脑过度,生活有规律,保证充足睡眠。随访护士可通过计算机、微信等网络信息平台与患者及其家属之间相互沟通。随访护士向患者及家属了解患者疾病控制情况、生活方式改变情况及出现的问题,督促患者按时复查,根据患者的生理、心理状态酌情调整护理方案。

(三)院外延伸护理

延续性护理是通过一系列的行动设计以确保患者在不同的健康照护场所(如从医院到家庭)及同一健康照护场所接收到不同水平的协作性与连续性照护,通常是指从医院到家庭的延续,包括经由医院制订出院计划、转诊、患者回归家庭或社区后的持续性随访与指导,心律失常患者,接受手术或非手术治疗后,因为起搏器的植入和长期服药,需要心内科医护人员给予连续护理。建立患者的随访档案,可及时记录病情,有效预防并发症的发生。主管医师是随访的主导因素,随访护士是患者规律复查观察病情,以及时反馈的关键因素。没有开展心律失常患者连续护理的医院,患者可以自行保存治疗相关资料,还可通过互联网平台、手机客户端、电话沟通等多媒体方式与主管医师或心内科专业人员保持联系,随时接受指导。

(1)随访时间:①起搏器植入术随访时间:植入后1、3、6个月进行随访;此后每3~6个月随访1次;电池耗竭是每个月随访1次。②心律失常射频消融术随访时间:1~2周复查心电图1次,以后每1~3个月复查心电图1次直到半年,必要时复查X线胸片,超声心动图及动态心电图;服用抗凝药物遵医嘱随访。

(2)随访内容。①起搏器植入术随访内容,包括全身情况和症状:如原有的头晕、黑蒙、晕厥等是否消失;患者的主要体征:如血压、心脏大小、有无杂音等;患者心功能状态是否有改善;起搏心电图观察起搏器的感知功能和起搏功能是否正常;有无合并症包括局部伤口愈合情况及其他合并症。②心律失常射频消融术后随访内容:心悸、心慌等症状是否消失;1~2周复查心电图1次,以后1~3个月复查心电图1次直到半年,必要时复查X线胸片,超声心动图及动态心电图;24小时动态心电图是否正常。

(3)随访方式:设定专人负责定期拨打随访电话或门诊复查。

射频消融术及起搏器植入术是逐渐发展起来的一种治疗心律失常的技术,可延长患者的寿命,改善生活质量。随着技术的成熟及普遍的开展,越来越多的术后患者需要更长期、更广泛的连续护理服务,对护理工作也提出更高的要求,也是我们今后完善的目标。社区-家庭相互联系的统一整体,使心律失常患者能够得到连续、专业的指导。

(王 丽)

第五章 甲状腺外科护理

第一节 甲状腺功能亢进症

甲状腺功能亢进症简称甲亢,是由各种原因导致正常甲状腺素分泌的反馈控制机制丧失,引起循环中甲状腺素异常增多而出现以全身代谢亢进为主要特征的疾病总称。按引起甲亢的原因,可分为原发性、继发性和高功能腺瘤三类。

一、病因、病理

原发性甲亢的病因迄今尚未完全明了。近年来认为原发性甲亢是一种自身免疫性疾病,其淋巴细胞产生的两类物质 G 类免疫球蛋白,能抑制腺垂体分泌促甲状腺素,而与促甲状腺受体结合,从而加强甲状腺细胞功能,分泌大量的 T_3 和 T_4。至于继发性甲亢和高功能腺瘤的发病原因,也未完全明确,可能是结节本身自主性分泌紊乱,并抑制了腺垂体分泌促甲状腺素,以至结节周围的甲状腺组织功能被抑制而呈现萎缩状态。

甲亢的病理学改变为甲状腺腺体内血管增多、扩张、淋巴细胞浸润。滤泡壁细胞多呈高柱状并发生增生,形成突入滤泡腔内的乳头状体,滤泡腔内的胶体含量减少。

二、临床表现

(一)甲状腺肿大
甲状腺肿大多为轻、中度弥漫性肿大,质软,多无压迫症状。由于腺体内血管扩张和血流加速,听诊有杂音,扪诊有震颤感,尤其在甲状腺上动脉进入上极处更为明显。

(二)神经精神系统
表现为交感神经功能过度亢进,患者常多语,性情急躁,易激动,常失眠,手、舌伸出时常有细颤。

(三)心血管系统的改变
心悸,脉快有力,脉率常在 100 次/分以上,且休息和睡眠时仍快。由于心肌收缩加强,搏出量增多,收缩压增高;而外周血管扩张,外周阻力减少,舒张压降低;故脉压差增大。脉率增快及脉压差增大,常是判断病情程度和治疗效果的重要标志。若左心逐渐扩张、肥大可有收缩期杂音,严重者出现心律失常,心力衰竭。

(四)突眼征

典型者双侧眼球突出,眼裂增宽,严重突眼者上、下眼睑闭合困难,角膜暴露,受外界刺激后发生角膜炎或角膜溃疡。凝视时瞬目减少,眼向下看时上眼睑不随眼球下闭,两眼内聚能力差等。

(五)基础代谢率增高

由于产热和散热增加,患者常怕热,容易出汗,皮肤温暖而潮湿,同时患者食欲亢进但体重减轻,乏力、易疲乏,肢体近端肌肉萎缩。

除上述症状外,有时还伴有内分泌功能紊乱,如月经失调、阳痿,也可出现肠蠕动增加,导致腹泻。

三、辅助检查

(一)基础代谢率测定(BMR)

应用基础代谢监测器测定,也可用脉压和脉率按公式计算。后者临床常用,其公式如下:基础代谢率% =(脉率+脉压差)-111。测定基础代谢率必须在清晨、空腹、静卧时进行。正常值为±10%,+20%~+30%为轻度甲亢,+30%~+60%为中度甲亢,+60%以上为重度甲亢。

(二)甲状腺摄[131]碘率的测定

正常甲状腺2小时时内摄取的[131]碘量为总入量的30%~40%。如果在2小时内甲状腺摄[131]碘量超过总量的25%或在24小时内超过50%,且吸[131]碘高峰提前出现,均可诊断甲亢,但摄取的速度和积累的程度并不能反映甲亢的严重程度。若近期内服用含碘较多的食物或药物,如海带、紫菜、甲状腺素片、复方碘溶液等,需停服24小时后再做试验以免影响监测效果。

(三)血清中 T_3 和 T_4 含量测定

甲亢时 T_3 可高于正常的4倍左右,而 T_4 仅为正常的2.5倍,因此, T_3 对甲亢的诊断具有较高的敏感性。在诊断有困难时,可进行促甲状腺素释放激素(TRH)兴奋试验,即在静脉注射 TRH后,促甲状腺素不增高(阴性),则更有诊断意义。

四、诊断要点

(1)依据典型的临床表现甲状腺肿大、性情急躁、容易失眠、两手颤动;心悸、脉快有力、脉压增大;怕热、多汗、皮肤潮湿、食欲亢进但体重减轻;内分泌失调等。

(2)依据上述辅助检查的阳性结果,帮助诊断。

五、治疗原则

甲状腺大部切除术对中度以上的甲亢仍是目前常用而有效的治疗方法,能使90%~95%的患者获得痊愈,手术死亡率低于1%。缺点是具有一定的并发症和有4%~5%的患者术后甲亢复发,也有少数患者术后发生了甲状腺功能减退。

(一)手术指征

继发性甲亢或高功能腺瘤;中度以上的原发性甲亢;腺体较大,伴有压迫症状或胸骨后甲状腺肿等类型的甲亢;抗甲状腺药物或[131]碘治疗后复发或坚持长期用药有困难者。

(二)手术禁忌证

青少年患者;症状较轻者;老年患者或严重器质性病变不能耐受手术者。

六、^{131}I治疗的护理

甲亢^{131}I治疗的护理包括治疗前护理、治疗中护理、治疗后护理。

(一)治疗前护理

(1)治疗前4周应告知患者禁用影响甲状腺摄取^{131}I功能的物质,以便较多的^{131}I进入甲状腺组织,发挥其放射作用。这些食物、药物如下。

含碘食物:海带、紫菜、海鱼、海蟹、海米等。

含碘药物:卢戈液、碘化钾、非油剂X线造影剂、外用碘酒、油剂X线造影剂等。

含溴等药物:水合氯醛、健脑合剂、三溴片、普鲁本辛、过氯酸钾等。

含碘中药:海藻、昆布等。

(2)严重甲亢和甲亢性心脏病患者,应在服^{131}I前先用抗甲状腺药物控制症状,然后停药3~5天,再给^{131}I治疗。

(3)服药前应向患者解释^{131}I治疗甲亢的原理及有关注意事项,以消除患者对放射性治疗的恐惧心理,积极配合治疗。^{131}I治疗后释放的β射线射程仅数毫米(0.5~2.0 mm),半衰期短(半衰期为8.04天,在甲状腺内有效半衰期平均为3.5~4.5天);同时甲状腺具有高度选择性摄取^{131}I的能力,对周围组织一般无影响(一般年龄大敏感性较差,年龄小敏感性较高),因此治疗是十分安全的。必须要求患者密切配合,按时按量服用。

(4)甲状腺癌患者治疗时应住在有放射防护的病室。

(5)治疗前应作有关的检查,如甲状腺摄^{131}I率、有效半衰期、甲状腺扫描、血常规、尿常规、胸透、心电图及基础代谢率测定等。

(6)口服药物前应事先了解患者有无药物过敏史,如有过敏史,应作好处理变态反应的准备。

(二)治疗中的护理

^{131}I治疗中的药物反应、不良反应的观察与处理是护理工作的重点。

1.全身反应

^{131}I治疗后,患者常见的是消化系统反应,在服药后当天或数天后出现,如厌食、恶心、呕吐等。此外,尚有周身乏力、头晕、皮肤瘙痒、皮疹等,少数患者诉有甲状腺部位疼痛。以上反应常与个体敏感性有关,经对症处理及休息后均能消失。

2.局部反应

局部反应主要是由于应用^{131}I后引起甲状腺水肿及放射性甲状腺炎所致。患者有甲状腺部位发痒、有压迫感、喉痛、颈部不适等,常持续数天或数周。症状明显者可给予对症处理,一般均会自愈,不需特殊处理。

3.白细胞计数减少

多数患者服^{131}I后白细胞计数变化不大,个别患者使用较大剂量后,可产生暂时性白细胞计数减少,但大多数均能恢复正常。

4.甲亢症状加剧

甲亢症状加剧多发生于^{131}I治疗后的最初两周内。甲亢症状较治疗前明显,如心悸、出汗、头昏、手抖、腹泻及消瘦等。凡甲亢症状严重的患者,最好先以抗甲状腺药物进行预备治疗,控制症状后,再行^{131}I治疗,这样可减少^{131}I治疗后出现甲亢症状加重的现象。如果病情严重,事先未以抗甲状腺药物进行预备治疗,少数患者用^{131}I治疗后甚至可出现甲状腺危象,但多有诱因,如感染等,严重者可危及生命,故应提高警惕。为了防止甲状腺危象的发生,甲亢症状明显者,宜采用分次给药法。分次给药时,如第一个剂量服用后发生不良反应,则应暂停给第二个剂量,并需立即进行适当处理,观察一个阶段,待不良反应改善后,再给第二个剂量。

患者发生甲状腺危象后表现为:精神烦躁不安、心跳加快、心房颤动、脉压增大、出汗、高热、水肿等。一旦发生甲状腺危象应立即通知医师并马上抢救,可注射或服用大量碘剂,服用足量的抗甲状腺药物,同时采用降温、人工冬眠、镇静、抗生素、激素、输液等。如伴有心率过快或心房颤动应给予洋地黄、普萘洛尔等药物以控制心动过速和心律不齐。

5.口服^{131}I

患者应空腹口服^{131}I。

(三)治疗后的护理

(1)服^{131}I后两小时方可进食,以免影响^{131}I的吸收。

(2)治疗后需禁用含碘食物及药物,以免影响^{131}I的吸收而影响治疗效果。

(3)患者服^{131}I后,应根据其病情休息一段时间,避免剧烈活动。

(4)治疗甲亢时,应收集服^{131}I后开始1~2天的小便,并用水稀释至允许剂量后,再排入下水道内或在专门的厕所内处理。

治疗甲状腺癌时,因用量较大,在服治疗量的^{131}I后,患者应予隔离,在规定范围内活动。服药后一周内的小便应按上述方法处理。

(5)注意甲状腺功能减退的发生:^{131}I治疗后少数患者(约12%)可发生甲状腺功能减退的并发症;多在2~6个月内发生,有的可在数年后发生。多数患者甲状腺功能减退症状较轻,一般经6~9个月即可自行缓解(这是由于暂时受射线抑制的甲状腺细胞有所恢复或残留的甲状腺组织代偿增生所致);但少数(2%~5%)可发生永久性甲状腺功能减退。

甲状腺功能减退发生的主要原因,一是由于^{131}I的用药剂量过大,破坏甲状腺组织过多,造成甲状腺功能不足;另一原因是个体敏感性问题,一般认为病程短、未经抗甲状腺药物治疗、甲状腺不大、手术后复发的甲亢患者对^{131}I较敏感,治疗剂量应偏低。

发生甲状腺功能减退后,应根据病情程度,采用甲状腺片做替代治疗,用量可为每次30~60 mg,每天2~3次;亦可采用L-三碘甲状腺原氨酸(L-T$_3$),每次20 mg,每天2~4次;此外,可根据中医辨证论治给予金匮肾气丸、右归丸等。中药治疗能帮助减轻患者症状。

(6)对生育及遗传的影响:国内外的几十年临床实践证明,甲亢患者,经^{131}I治疗后生育力不受影响,生育的子女都是健康的,先天性畸形、早产儿、死胎的发生率未见增加。

(7)如误服过量的^{131}I后,应立即进行处理。尽量减少^{131}I对人体的辐射剂量,避免远期效应的发生。紧急处理要求:立即阻断^{131}I进入甲状腺;加速血液内的^{131}I自肾排出;使已进入甲状腺的有机^{131}I化合物分泌至血液后,分解下的^{131}I不再被甲状腺重吸收。处理方法:①口服过氯酸钾200~300 mg,每天3次;口服碘化钾40 mg,每天一次,以阻断^{131}I进入甲状腺。②口服氢氯噻嗪,开始两天每天2次,每次50 mg;亦可用其他利尿措施以加速^{131}I自尿液排出。③口服氯化钾每天3~4次,每次1 g,以补充钾盐。④口服甲巯咪唑,每天3次,每次20 mg,以阻断^{131}I在甲状腺内有机化。如服^{131}I量较大,应收集尿液进行放射性测定,以观察排出量占误服量的百分数。

总之,误服 ^{131}I 后应争分夺秒,以及时处理。处理时间越早,尿内放射性排出量就越多。若时间延误,由于 ^{131}I 被甲状腺摄取后,结合成有机 ^{131}I,其排出率会随之减少。误服后应在数小时内抓紧处理,如发现较迟或因故不能及时处理时(此时体内 ^{131}I 已大部分为甲状腺摄取),应设法促使甲状腺内有机化的 ^{131}I 排出,方能减低辐射剂量。

七、手术护理

(一)护理评估

1.术前评估

(1)健康史:了解患者的发病过程,是否伴有其他免疫性疾病,有无家族史,既往健康状况,有无手术史。患者患病以来的治疗过程和效果。

(2)症状和体征:①甲状腺肿块的大小、形状、质地、活动度,是否有压迫症状。②患者有无甲亢的症状、体征。③了解患者基础代谢率、血清 T_3、T_4 含量,甲状腺摄 ^{131}碘率,B 型超声等检查结果,以评估甲亢程度。喉镜、颈部 X 线、心电图等检查结果,判断是否有影响手术效果的因素存在。④评估患者术前药物准备情况及复查基础代谢率,血清 T_3、T_4 值,以判断甲亢控制的程度是否达到手术指征。

2.术后评估

(1)了解手术及麻醉方式、术中情况等。

(2)监测患者生命体征,切口,引流等,特别注意有无急性呼吸困难、喉返神经损伤、喉上神经损伤、甲状旁腺损伤、甲状腺危象等术后并发症的伴随症状和体征。

(二)护理诊断/问题

1.营养失调

营养低于机体需要量与基础代谢率显著增高有关。

2.睡眠形态紊乱

睡眠形态紊乱与机体自主神经紊乱,交感神经过度兴奋有关。

3.清理呼吸道无效

清理呼吸道无效与气管受刺激、分泌物增多及切口疼痛不敢咳嗽有关。

4.潜在并发症

窒息、呼吸困难、甲状腺危象、喉返神经损伤、喉上神经损伤、手足抽搐。

(三)护理目标

(1)体重得以维持或增加。

(2)患者睡眠良好,情绪稳定。

(3)疼痛缓解后,患者能有效地清除呼吸道分泌物,保持呼吸道通畅。

(4)无并发症发生,或并发症被及早发现及时处理。

(四)护理要点

1.术前护理

(1)一般准备:术前除做全面体检及必要化验(如血、尿、粪三大常规、出凝血时间、血型)及常规胸部透视外,常需做钡餐检查以显示气管移位和受压情况,喉镜检查以确定声带功能,心电图检查以了解有无心功能异常。必要时,还应对肺、肾、肝等功能进行检查。

(2)测定基础代谢率(BMR):BMR 是指机体在清醒安静状态,无精神紧张、进食、活动及外界温度影响下的能量消耗率。甲亢患者手术前必须作 BMR 的测定,以便了解患者甲状腺的功能状态。可根据脉压和脉率计算,或用基础代谢测定器测定。后者较可靠,前者简便易行。常用公式如下:

BMR(%)＝脉率＋脉压－111

BMR(%)＝0.75×(脉率＋脉压×0.74)－72

应用上面常用公式计算 BMR 在半数以上的患者有误差,误差率可达 10%;也不适用于心律失常。

BMR 正常值为±10%。轻度甲亢为＋20%～＋30%;中度为＋30%～＋60%;重度则在＋60%以上。BMR 增高程度与病情严重程度相平行。测定 B MR,能使外科医师及时了解患者的甲状腺功能情况,以便确定手术时间。一般要求 BMR 在＋20%以下方能手术。

测定 BMR 时要求患者每天早晨醒后静卧,由当班护士测定患者的血压、脉搏,力求精确,最好连续测定 3 次,取其平均值。然后按以上公式计算,如此连续测定 3 天。如用仪器测定时,检查的前 1 天晚上嘱患者安静休息,必要时服安眠药。检查日早晨,用推车将患者送至基础代谢测定室。在此过程中应尽量让患者少活动。

(3)药物准备:甲亢患者伴高代谢情况下进行手术,危险性很大,有可能在术中会发生难以控制的出血和重要组织的损伤,甚至发生甲状腺危象,造成术后死亡,故周密的术前准备,完全控制甲亢症状是保证手术顺利进行和预防并发症的关键。术前准备的方法有多种,基本药物是碘剂,可根据患者具体情况联合其他药物。

1)抗甲状腺药物加碘剂法:目前应用最普遍的方法,特点是效果确切,安全性高;缺点是用药时间长。适用于抗甲状腺药物治疗有效并能耐受较长时间用药的甲亢患者。甲亢患者一般先在门诊或内科服用抗甲状腺药物 4～8 周,症状基本控制后,再入外科治疗,此时应继续服用抗甲状腺药物,同时加用碘剂。碘化物对增生状态中的甲状腺作用:①在最初 24～48 小时内阻滞碘的有机化环节;②阻滞甲状腺球蛋内分解,抑制甲状腺激素释放;③使滤泡细胞退化,甲状腺的血流量减少,脆性降低,腺体因而变小变硬,易于手术。服碘期间应严密观察患者有无变态反应;为减少碘剂对口腔黏膜和胃黏膜的刺激,可用开水稀释并于饭后服下或滴于吸水固体食物上如饼干等服用。硫氧嘧啶类药物可阻止甲状腺激素的合成,但在服用过程中,能使甲状腺肿大、充血,并有白细胞计数降低或出现药疹等不良反应,应注意观察。

芦戈液的服用方法:芦戈液的配方为碘酊 5 g,碘化钾 10 g,加蒸馏水 100 mL。每滴溶液含无机碘 6 mg,明显高于人体每天所需碘量(0.1～1.2 mg)。通常剂量是以每天 3 次口服,每次 3 滴开始,逐日每次增加 1 滴,直到每次 16 滴为止,然后维持此剂量至手术。而另一种主张每次 5～10 滴,每天 3 次。一般经过 1～2 周联合用药后,患者情绪安定,睡眠好转,体重增加,BMR 下降至＋20%以下,脉率稳定在 90 次/分以下;而甲状腺体积缩小,变硬,血管震颤减小。此时为"适当的手术时间",即应施行手术。因为碘剂的抑制作用只是暂时的,如错过这一时机,服用过久或突然停服,可招致大量甲状腺激素进入血液循环,使甲亢症状重新出现,甚或加重。因此,在对甲亢患者做术前准备过程中,必须细心观察病情,指导患者正确、准确服用碘剂,严格准确掌握上述"适当的手术时间"。

需要说明,"适当的手术时间"一般是以 BMR 接近正常与否来决定,但亦不宜完全以此为标准,应同时参考全身情况,尤其是循环系统情况的改善。脉率的降低、脉压的恢复正常等,常是"适当的手术时间"的重要标志。

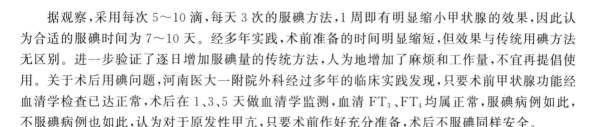

据观察,采用每次 5～10 滴,每天 3 次的服碘方法,1 周即有明显缩小甲状腺的效果,因此认为合适的服碘时间为 7～10 天。经多年实践,术前准备的时间明显缩短,但效果与传统用碘方法无区别。进一步验证了逐日增加服碘量的传统方法,人为地增加了麻烦和工作量,不宜再提倡使用。关于术后用碘问题,河南医大一附院外科经过多年的临床实践发现,只要术前甲状腺功能经血清学检查已达正常,术后在 1、3、5 天做血清学监测,血清 FT_3、FT_4 均属正常,服碘病例如此,不服碘病例也如此,认为对于原发性甲亢,只要术前作好充分准备,术后不服碘同样安全。

2)普萘洛尔加碘剂:普萘洛尔是一种 β 肾上腺受体阻滞剂。由于普萘洛尔能较快地控制甲亢患者心率和其他交感神经兴奋症状,一般用药 48 小时内心率即可明显下降,心悸、出汗、手指震颤等症状亦逐渐好转,所以可以用于快速术前准备的患者及抗甲状腺药物治疗无效或不能耐受的患者。但是,应用普萘洛尔后,患者血清中甲状腺激素的水平无明显变化,据文献报道其发生甲状腺危象的概率高于常规准备者。因此,目前多数学者不主张单独使用普萘洛尔作原发甲亢的术前准备,仅对某些症状较轻的结节性甲状腺肿合并甲亢或高功能腺瘤的患者单独应用普萘洛尔作术前准备。

对于常规应用抗甲状腺药物不能耐受或作用不显著的病例,或需要在短时间内手术的病例,可采取碘剂联合应用普萘洛尔的准备方法。普萘洛尔的剂量随临床症状及心率而定。一般每次用 10～20 mg,若有必要可增加至每次 20～40 mg,每 6 小时口服一次。以后根据每天上午服药前脉率变化而改变普萘洛尔剂量。脉率超过 90 次/分,可逐渐增加剂量。多数患者术前应用普萘洛尔剂量达每天 240～480 mg 时,情绪安定,睡眠好转,体重增加,BMR 下降至＋20％以下,脉率稳定在 90 次/分以下,表明准备就绪,即可手术。近 5 年来,河南医大一附院外科临床仅在术前 1 天应用,将心率控制在以 80 次/分左右,次日清晨将患者送手术室前再服一次普萘洛尔,这样术中较安全。术后若心率在 90 次/分以上者可再按术前剂量服用,至心率稳定在 90 次/分以下,方可停用普萘洛尔。

应用本法前必须注意:①有支气管哮喘、心肌病或有较严重的心传导阻滞者忌用;②用于甲亢时,所需要的剂量较用于其它疾病时大;③不能口服者可给予静脉注射;④手术后数天内,应继续服药,直至代谢恢复正常;⑤麻醉前忌用阿托品。

3)地塞米松加碘剂及普萘洛尔法:其优点是大大缩短术前准备时间。具体方法:患者一入院即给以碘剂,一般芦戈液每次 5～10 滴,每天 3 次,连续口服 7 天后加地塞米松每天 20 mg 加入 5％～10％葡萄糖注射液 500 mL 内静脉滴注,连用 3 天,术前 1 天心率仍大于 90 次/分者加用普萘洛尔 10～20 mg,6 小时一次,取得了较为满意的效果。

(4)术前体位训练:术前 3 天让患者双肩垫高 20～30 cm,仰头平卧 2 小时,每天 1～2 次,利于耐受手术时的特殊体位。

2.术前一天准备

(1)患者身体的卫生准备:术前一天患者需洗澡、理发、更换衣服。然后准备皮肤,其范围:上至下唇,下至乳头平面,两侧至斜方肌前缘。备皮时注意不要把皮肤刮破,并仔细检查该部皮肤有无毛囊炎及小疖肿。皮肤用肥皂和温水擦洗干净。

(2)药物过敏试验:术前一天做普鲁卡因、青霉素或其他抗生素过敏试验,并将皮试结果记录入病历,阳性者应立即通知医师。

(3)备血:甲状腺手术中可能出血较多,特别是甲亢或较大甲状腺肿,故术前必须鉴定血型,进行交叉配血试验,做好输血准备。

(4)饮食准备:术前 6 小时禁食禁饮,避免麻醉时呕吐误吸。

(5)充足的睡眠:手术前一夜,要保证患者充足的睡眠,一般睡前给安眠药或镇静剂。

3.术后护理

(1)术后病房的准备:患者进入手术室后要准备好病房床位,将病床铺成麻醉床,更换床单、被套、枕套。在床旁常规准备气管切开包、清创包、气管套管、吸痰器、氧气、沙袋等物品。给全麻患者准备"全麻盘"。甲亢患者最好置于单间或 ICU 病房,使患者安静休息,同时便于观察护理。准备好各种有关急救药品。

(2)一般护理。①体位:当甲状腺手术后,全麻患者未清醒前取平卧位,头偏向一侧,防止呕吐物误吸。苏醒后改为半卧位。于头颈部两侧各放一小沙袋固定,限制头颈部活动,避免伤口出血,并有利于伤口的引流,减轻伤口疼痛。一般甲状腺手术后沙袋固定12~24 小时。甲亢手术后用沙袋固定时间可较一般甲状腺手术适当延长。沙袋大小:长 15 cm,宽 10 cm。经过高压消毒后应用,沙袋外面可包以塑料薄膜,以保持清洁。②定时测体温,每 30 分钟测脉率、呼吸、血压一次,直至平稳。③继续服用卢戈液,每天 3 次,每次 15 滴开始,逐日每次减少一滴,至每次 3 滴时止。④密切注意切口渗血、引流管引流、发音和吞咽情况,以及是否出现手足抽搐等。引流管一般于术后 24~48 小时拔除。⑤注意饮食:一般术后 1~2 天内遵照医嘱给予流质饮食,以后根据情况调整饮食。患者有喉上神经内支损伤的呛咳时,为避免误吸,不宜给予流质饮食,应改为成形软食或半流质饮食。若发现甲状旁腺有损伤表现时,饮食中要适当限制肉类和蛋。⑥保持口腔卫生:患者术后常因伤口疼痛不愿吞咽,口腔内分泌物较多,故术后 1~2 天应给含漱液间断含漱,并加强口腔护理。⑦防止切口污染:为防止术后呕吐物污染切口,可在颈部下方垫一中单、毛巾或布垫。一旦敷料被污染,要及时更换。⑧甲状腺术后头痛:术后患者常出现枕部头痛,这可能与手术时头部过度后仰有关,一般几天后可自行消失。若出现上述症状,应向患者耐心解释,消除顾虑,必要时对症处理。

(3)术后并发症及护理:甲亢术后可能发生许多严重并发症,必须严密观察,以便及早发现并做紧急处理。

1)术后出血:术后伤口出血多发生在 24~48 小时内,尤其多发生在 12 小时之内,故在此时间内更应经常巡视,加强观察。若发现伤口引流量较多或敷料渗血较多时,应及时通知医师并更换敷料。除观察伤口有无出血外,还应注意颈部两侧及背后,因为有的患者伤口出血时,虽然敷料上染血不多,但血液沿颈部两侧流向背后,此点不可忽视。对甲亢术后,伤口引流管的护理特别重要。要经常检查颈部负压引流管,防止扭曲、折叠和脱落,并 30~60 分钟挤压一次,保持其通畅;对其引流液的性状、数量要有准确记录。引流管一般放置 24~48 小时,以观察切口内出血情况和及时引流伤口内的渗血渗液。

正常情况下,一般甲状腺大部切除术后引流的血液来自毛细血管渗血,术后 2 小时的流血量不应超过 20~30 mL,以后每经过 2 小时引流血量依次减半。术后 12~24 小时渗液颜色逐渐变淡;仅有少量血清渗出时,即可拔除引流管。

在术后 24~48 小时内,如患者颈部迅速增粗,呼吸不畅,同时可有皮下淤血,引流管的引流液异常,严重时发生窒息者,多为伤口出血并压迫气管所致。遇此情况应马上通知医师,立即拆除缝线,敞开伤口,清除血肿,结扎出血的血管。必要时需行气管切开术。

2)呼吸困难及窒息:是甲亢术后最危急的并发症。多发生在术后 48 小时内。

原因:切口内出血压迫气管多为手术时止血不彻底或血管结扎线滑脱所致;喉头水肿是由于

手术创伤或气管插管引起;气管塌陷是因气管软骨环长期受甲状腺压迫而软化,术后失去周围组织支撑所致;患者术后不敢咳嗽,黏稠痰液堵塞于气管中;双侧喉返神经损伤使声带麻痹;伤口敷料包扎过紧、软组织异常肿胀等造成气管受压。上述这些原因可造成呼吸困难,甚至发生窒息,其中以前三种原因常见。因此在护理过程中必须注意以下几点:应注意发音情况,有无声嘶、失语等。注意呼吸频率和深浅,呼吸声音有无改变,口唇是否发绀等。患者自述有胸闷、气憋感时,要检查敷料包扎是否过紧,有无出血及颈部皮下淤血和软组织肿胀和引流管的引流情况。

为防止发生窒息,需要注意下述情况的处理:①术后痰多而又不易咳出者,要针对原因,做好保持呼吸道通畅的护理,警惕痰液堵塞呼吸道。首先鼓励患者将痰咳出;对痰黏稠者应给予超声雾化吸入,使痰液稀释易咳出;对痰液咳出困难者,应立即吸痰或协助患者将痰咳出,必要时作气管插管或气管切开。②全麻术后患者发生喉头水肿的机会较多,术后可给予蒸气吸入。一旦发生,应遵医嘱给地塞米松吸入或用肾上腺素、麻黄素行喉头喷雾。③当发现颈部软组织肿胀时,以及时报告医师。④有气管软化者为防止气管塌陷窒息,术后要特别注意观察呼吸情况。一般在术后4~5小时,若出现吸气性呼吸困难时,应即刻报告医师。必要时立即行气管切开术,再根据情况作进一步处理。⑥术后出血处理。

3)喉上、喉返神经损伤:喉上神经外侧支受损伤,可使声带松弛,音调降低,但不引起误咽;喉上神经内侧支损伤,进食时(尤其是饮水时),由于喉部黏膜感觉失灵,食物容易进入气管而呛咳,要注意防止误吸,应遵照医嘱给予成形软食或半流质饮食。

喉返神经被损伤(切断、钳夹或缝扎等)时多出现声嘶、失音,一般手术中多能立即发觉;如在术后2~3天出现者,多因血肿压迫或瘢痕粘连、牵拉等引起。一侧喉返神经损伤时,手术后有不同程度的声音嘶哑;双侧喉返神经损伤时,大都使患者失音,并可造成严重的呼吸困难,甚至窒息,此时,多需行气管切开术。

护理上述神经损伤患者时,要细致、耐心并认真观察。此类患者一般经过针刺、理疗等治疗后,可自行恢复部分功能或完全恢复功能。

4)对手足抽搐的护理:手足抽搐与甲状旁腺被误切、挫伤或因血液供应障碍所致甲状旁腺分泌不足有关。症状多在手术后1~4天出现,多数患者症状轻而短暂,只有面部、唇部或手足部的针刺感、麻木感或强直感,经过2~3周后,未受损伤的甲状旁腺代偿性增生肥大,起到代偿作用,症状便可消失。重症患者则有面肌及手足的疼痛性痉挛,肘、腕及掌指关节屈曲,指间关节伸直,大拇指内收,呈鸡爪状。每天多次发作,每次持续10~20分钟或更长,严重时可发生喉及膈肌痉挛或窒息致死。

一旦发生此并发症,应适当限制肉类、乳制品和蛋类等食品(含磷较高,能影响钙的吸收)的摄入。抽搐发作时,立即静脉注射10%的葡萄糖酸钙或5%氯化钙10~20 mL,可解除痉挛。静脉注射钙剂时,速度要慢,每5分钟不超过1~2 mL,以防止心脏停搏的意外发生;切勿将药液漏于皮下,以免发生组织坏死。症状轻者可口服葡萄糖酸钙或乳酸钙2~4 g,每天3次;并可加服维生素D_2,每天5~10万单位,以促进钙在肠道内的吸收。

5)甲状腺危象的观察和护理:甲状腺危象发病机制尚不十分清楚,目前认为危象的发生是由多种因素综合作用所引起的:儿茶酚胺受体增多;应激,如急性疾病、感染、外科手术等应激状态引起儿茶酚胺释放增多;血清游离T_3、T_4的高水平;肾上腺皮质激素分泌不足与甲亢时肾上腺皮质激素的合成、分泌和分解代谢率加速,久之使其功能减退,对应激反应减弱等有关。甲状腺危象虽不多见,但危险极大,死亡率很高。主要原因是术前准备不充分,在甲亢症状尚未得到控制的情况下,由手术刺激而诱发。症状多出现于术后 12～36 小时内,尤其是术后 24 小时内发生的机会较多,表现为高热、脉速(每分钟达 120 次以上)、烦躁不安,甚至谵妄;有时伴呕吐或腹泻。具体观察要注意以下几点。①术后体温:突然升高至 39 ℃以上,可伴有抽搐、烦躁不安、谵妄等。在排除输液反应而持续高热 4～5 小时不退,多为甲状腺危象体温,也可视为甲状腺危象先兆症状。②术后脉率:应 30～60 分钟测量一次,危象早期可有脉率加快,当脉率超过 100 次/分,除考虑其他原因外,还应注意有无危象先兆。③血压的观察:术后应 1～2 小时测一次血压。若发现收缩压较术前增高 4.0 kPa(30 mmHg)时,可考虑有危象先兆;当收缩压较术前增高 5.3 kPa(40 mmHg)或达到 18.7 kPa(140 mmHg)以上(术前无高血压病史),脉压在 6.7 kPa(50 mmHg)以上时,心率超过 120 次/分,应按甲状腺危象处理,并及时通知医师进行抢救。

除上述观察外,还应注意患者是否有恶心、呕吐、腹泻、呼吸困难等症状。

对于甲状腺危象患者的护理,除严密观察体温、脉率、血压、呼吸的变化外,对烦躁不安、谵妄或昏迷的患者要加床档,防止患者坠床;对高热患者可用冰袋,冰盐水灌肠或酒精擦浴等物理降温。及时应用肾上腺皮质激素,镇静剂,氧气吸入,口服复方碘溶液,严重者可给碘化钠 1～2 g加入等渗盐水中静脉滴注。经上述抢救,病情一般于 36～72 小时开始好转,危象的持续时间可自 1～14 天,恢复者多在 1 周左右。

做好术前充分准备,待基础代谢率接近正常、循环系统情况改善后始行手术,以及术后继续给予普萘洛尔、碘剂等,都是预防甲状腺危象的重要措施。

6)甲状腺功能减退:是最主要的远期并发症,其发生率国内文献报道在 15％左右,多因甲状腺组织切除过多所引起,也可由于残留腺体的血液供应不足所致。临床上出现轻重不等的黏液性水肿症状:皮肤和皮下组织水肿,面部尤甚,按压不留凹痕,且较干燥,毛发疏落。患者常感疲乏,性情淡漠,智力较迟钝,动作缓慢,性欲减退;此外,脉率慢、体温低,基础代谢率降低。

对于甲状腺功能减退的患者,要加强心理护理,因 BMR 低,故应注意保暖,并采用甲状腺激素替代治疗,根据临床表现及实验室检查调整用药量。

7)甲亢复发:复发率 4％～5％,常见于年轻患者,或在妊娠和闭经期妇女;多发生于术后 2～5 年。其原因为残留甲状腺组织过多、术后血中仍有甲状腺刺激免疫球蛋白(TSI)、饮食中缺碘等。临床表现为手术后重新出现甲亢的症状体征,实验室检查 T_3、T_4 增高,TSH 降低。甲亢复发的再次手术的困难难以估计,易损伤喉返神经和甲状旁腺,因此,除非合并有癌变或有严重的压迫症状者,才考虑手术。对复发甲亢,一般以非手术疗法为主。

8)术后恶性突眼:原发性甲亢手术后,轻度突眼一般在 1 年内可逐渐好转或无变化,仅少数患者术后突眼会恶化。表现为流泪、畏光、眼内灼痛;部分眼球肌水肿、肥厚,发生运动障碍乃至引起复视。由于眼睑肿胀,不能盖住角膜,致角膜干燥受损,发生溃疡;又由于视神经受到牵拉,逐渐引起视神经萎缩,甚至造成失明。

在治疗与护理方面,首先是保护眼睛,如戴墨镜,用 0.5％醋酸可的松溶液点眼,每晚睡前用抗生素眼膏敷眼,并用胶布闭合眼睑,以避免角膜过度暴露;其次是大量应用强的松及甲状腺干制剂。

八、健康教育

(1)鼓励患者加强自我控制,保持精神愉快防止情绪过激。

(2)吸烟患者,术前两周禁烟,防止肺部并发症。

（3）指导患者练习头低肩高体位,方法是仰卧位,肩下垫枕头,头向后仰,枕头高度以头顶轻触床或不触床为标准,练习应循序渐进,时间最好是每天 2～3 小时为宜。

（4）讲解甲状腺术后并发症的表现和预防方法。告诉患者术后 48 小时内应避免过频活动或谈话,以减少切口出血的发生。

（5）指导患者早期下床活动,注意保护颈部切口,避免过度伸展、快速转动,避免气管受压或引起牵拉痛。指导有声嘶的患者做发声练习。拆线后指导患者练习颈部活动,防止切口粘连和瘢痕挛缩。

（6）合理安排术后休息与饮食,鼓励患者尽可能自理,促进康复。

（7）讲解甲亢术后继续服药的重要性,教会患者正确服药的方法,如碘剂滴在饼干和面包上吞服,既保证剂量准确,又减少药物对胃黏膜的刺激。

（8）嘱咐出院患者定期到门诊复查,出现心悸,手足震颤、抽搐等情况应及时就诊。

（陈梦娇）

第二节　单纯性甲状腺肿

单纯性甲状腺肿是因缺碘、致甲状腺肿物质,以及甲状腺激素合成酶缺陷等所致的甲状腺肿大。可分为地方性、散发性两种。地方性甲状腺肿主要见于离海较远、海拔较高的山区。散发性者则无地区限制,多发生在青春期、妊娠、哺乳期和绝经期。在人群中约 10% 存在有不同程度的弥漫性或局限性甲状腺肿大,尤以女性多见。在我国由于开展了全国性地方性甲状腺肿的普查和防治工作,发病率已有显著下降。

一、病因和发病机制

（一）缺碘

缺碘是引起地方性甲状腺肿的主要原因之一。流行地区的土壤、饮水、蔬菜、粮食中含碘量均较非流行区低。碘化食盐可以预防甲状腺肿大等事实,证明缺碘是引起甲状腺肿的主要原因。

（二）碘的需求量增加

儿童生长期、青春期、妊娠、哺乳期、感染、创伤、寒冷或精神刺激等,由于增加对甲状腺激素的需要,引起相对性碘不足,可加重或诱发本病。

（三）致甲状腺肿物质

（1）胡萝卜族食物中含有硫脲类致甲状腺肿物质。

（2）黄豆、白菜也有可阻断甲状腺激素合成的物质。

（3）饮水、土壤中含钙、镁、氟、锌过高,通过食物进入肠道可抑制碘的吸收,引起碘摄入不足。

（4）药物:如硫氰化钾、过氯酸钾、对氨水杨酸、硫脲嘧啶类、磺胺类、保泰松、秋水仙碱等,可阻碍甲状腺激素合成。

（四）激素合成障碍

在家族性甲状腺肿中,由于遗传性酶如过氧化酶、脱碘酶缺乏,可影响甲状腺激素合成,或缺乏水解酶,使甲状腺激素从甲状腺球蛋白分离和释放入血障碍,均可导致甲状腺肿。这种先天性酶缺陷属于隐性遗传。

(五)高碘摄入

有些高碘地区饮用水中含碘过高,或食用含碘过多的海产品,以及含碘药物,如碘化钾、碘化钠、胺碘酮及碘化油造影剂等均可引起甲状腺肿。因为高碘可抑制甲状腺激素的合成与释放。

上述因素均可导致血液循环中甲状腺激素不足,致使垂体前叶分泌促甲状腺激素增加而导致甲状腺肿大。由于病因及病期的差异,甲状腺的形态和组织改变也有所不同。早期甲状腺呈弥漫性轻度或中度增生性肿大,血管增多,腺细胞肥大。当病程较长时,甲状腺因不规则增生而形成结节。随着病情发展,由于腺泡内大量胶质积聚而形成巨大腺泡,腺泡间结缔组织和血管减少。后期,局部部分腺体可发生缺血坏死、出血、囊性变、纤维化或钙化,此时甲状腺显著增大,且有大小不等,质地不一的结节。

二、临床表现

(一)甲状腺肿大

青春期、妊娠和哺乳期甲状腺肿一般为轻度或中度肿大、质地软。高碘性甲状腺肿通常质地较坚韧。地方性甲状腺肿常呈渐进性肿大,早期质地较柔软,以后随甲状腺肿大而呈分叶状,后期可发展为巨大甲状腺肿,悬于胸前,常可触及质地不匀、大小不等的结节。巨大包块表面可有静脉曲张,无压痛。有出血者可引起疼痛,出血部位迅速肿大,继而发生囊性变。绝大多数单纯性甲状腺肿无血管杂音及震颤。呆小症患儿可因甲状腺萎缩而无甲状腺肿大。

(二)压迫症状

巨大甲状腺肿可因压迫气管而有喘鸣,或气管因受压而移位。位于胸骨后或胸腔内的甲状腺肿可压迫上腔静脉而引起上腔静脉综合征的体征,如面部水肿、颈胸部浅表静脉怒张等。

(三)生长发育障碍

出生、居住于缺碘地区的呆小症患儿,包括部分儿童及青少年,可发生严重生长发育及智力障碍。有的外貌呈小老头样、傻相、眶距宽、塌鼻、腹部膨隆。有的可伴听力、语言、运动神经功能障碍。有的呈黏液性水肿,皮肤毛发干燥。学龄期儿童或青少年,可有不同程度的智力障碍。

(四)其他

部分成年人多结节性甲状腺肿患者,可发生甲亢。

三、实验室检查

(1)血清 T_3、T_4 多属正常。较重者,T_4 低于正常,T_3 正常或偏高,TSH 可轻度升高。

(2)甲状腺吸 ^{131}I 率呈逐渐增高曲线,24 小时达高峰,并可受外源性 T_3 所抑制,抑制率 $\geqslant50\%$。但高碘性甲状腺肿的甲状腺及 ^{131}I 率降低。

(3)过氯酸钾排泌试验,高碘性甲状腺肿呈阳性反应。对诊断甲状腺激素合成酶缺陷者也有一定帮助。

(4)尿碘测定,对区别低碘或高碘性甲状腺肿有重要意义。高碘性甲状腺肿、尿碘常大于 $800~\mu g/g$ 肌酐。

(5)甲状腺扫描或显像,可发现甲状腺弥漫性肿大,或有温结节和/或凉结节(囊性变者)。也可发现胸骨后甲状腺肿。B 超检查对辨别结节或包块大小、形态、属实质性或囊性有意义。

(6)甲状腺 CT 或 MRI 可了解甲状腺内结节或包块对气管、食管的压迫程度,也可发现胸骨后甲状腺肿。

(7)有结节、包块者,应与甲状腺癌瘤、甲状腺炎等鉴别,可作甲状腺针刺活检或血清抗体测定等。

(8)X线骨检查:呆小症患儿有明显骨龄延迟。

四、诊断和鉴别诊断

根据前述临床表现及有关的实验室检查,本病诊断不难。注意与下列疾病鉴别。

(一)甲状腺功能亢进症(甲亢)

当单纯性甲状腺肿患者有多食、心率稍快等表现时,易与甲亢混淆。甲亢患者 T_3、T_4 升高。TSH 降低,甲状腺吸 ^{131}I 率增高,伴高峰前移,且不受 T_3 抑制,或抑制率<50%。TRH 兴奋试验不能使 TSH 升高等均对鉴别有助。

(二)慢性甲状腺炎及甲状腺癌

单纯性甲状腺肿伴结节者,应与甲状腺炎(如桥本甲状腺炎)或甲状腺癌相鉴别,可作甲状腺扫描,抗甲状腺抗体(如 TGA、TMA)测定,必要时应作甲状腺活检。

(三)呆小病

需与分娩时的脑损伤、脑膜炎后遗症,以及由于常染色体异常所致的 Pendred 综合征等相鉴别。

五、防治

(一)预防

1.缺碘性甲状腺肿

(1)碘化盐:对流行区居民,以碘化食盐预防最为有效、方便。国内一般采用的浓度为 0.005%(1∶20 000);如每天进食碘化食盐 5~10 g,则可供碘 190~380 μg,成人每天摄入 150~200 μg 的碘已能满足需要。具体补充多少,应根据当地缺碘情况而定。食盐加碘量也不宜过高,长期每天摄入碘 800 μg 以上,可导致高碘性甲状腺肿,或碘甲亢,或使甲亢的发病率增加,应引起重视。

(2)碘化油:分口服和注射两种。

肌内注射法:用碘化核桃油含碘量为 38.2%(重量比),每毫升含碘 507.3 mg。碘化豆油含碘量为 37.01%(重量比),每毫升含碘 485.2 mg。对 7~45 岁患者可选其中一种做臀部、三角肌内注射射,成人剂量为 1 mL,3 年注射一次即可。

口服法:口服 37.01%碘化油每次 1 mL。或碘油丸每丸 0.1 g 或 0.2g,成人每次服 0.2g(每丸),2~3 丸,小儿酌情减量,2~3 年服 1 次。

(3)其他:还可用碘化水、碘化面包及碘化食油等。

2.高碘性甲状腺肿

对散发性者,应避免或尽可能减少含碘药物的用量。对孕妇用碘更应慎重,因为胎儿对碘十分敏感,可导致胎儿巨大甲状腺肿,出生时可能造成窒息死亡。对地方性高碘甲状腺肿,如为食物引起者应改进膳食;对水源性者,应离开高碘水源区居住,或将高碘水用过滤吸附、电渗析法降低碘量。

(二)治疗

1.青春期甲状腺肿

一般不需急于治疗,大多能自行消退。

2.缺碘性甲状腺肿

现已少用碘化物,而代之以适量甲状腺激素制剂,抑制过多的内源性 TSH 分泌,并补充内在甲状腺激素的不足,从而达到缓解甲状腺增生肿大的目的。此类制剂也适用于高碘甲状腺肿、呆小病及其他不同病因所致的单纯性甲状腺肿。

甲状腺激素:①干甲状腺片,每天用量 60~180 mg,对早期患者效果好,对已发展至结节性甲状腺肿者效果较差。用药可持续 3~6 个月。疗效不理想或停药后复发者,可重复给药 1 个疗程或长期服用。②左甲状腺素,疗效较干甲状腺片稳定,每天剂量 100~150 μg,能取得良好效果。对呆小病患儿,一旦诊断明确应尽早治疗。对老年人和小儿,剂量宜从小量开始,逐渐增加。对有甲状腺功能减退者,应用至 TSH 完全恢复至正常,并继续长期维持。但对病程长的多结节性甲状腺肿患者,应做 TRH 兴奋试验,如 TSH 反应降低或无反应,提示甲状腺内有自主功能性结节或已具甲亢倾向,则不宜再用甲状腺激素治疗。

手术治疗适用于下列情况:①甲状腺显著肿大引起压迫症状或妨碍工作和生活,经内科治疗无效者。②结节性甲状腺肿疑有癌变,尤其是单个结节发生于年轻患者,宜早手术治疗。③胶性或结节性甲状腺肿发生甲亢者。术后,为防止残留甲状腺组织再度增生肿大,或避免术后甲状腺功能低下,宜长期服用干甲状腺片或左甲状腺素治疗。

六、护理措施

(一)术前护理

1.心理护理

多与患者沟通,了解患者对所患甲状腺疾病的感知和认识。

2.饮食护理

给予患者高热量、高蛋白和富含维生素的食物,并保证足够的液体入量。避免饮用浓茶、咖啡等刺激性饮料,戒烟、酒。

3.完善术前检查

除全面的体格检查和必要的实验室检查外,还包括颈部 X 线及喉镜等,以了解气管是否受压软化及声带功能是否受损。

4.体位训练

同甲亢的训练方法。

(二)术后护理

1.病情观察

密切监测患者生命体征的变化,观察伤口渗血情况。如伤口渗血,以及时更换浸湿的敷料,估计并记录出血量。有颈部引流管者,观察引流液的量和颜色,固定好引流管,避免其受压、打折和脱出。监测患者体温,如有发热,协助医师查明原因,并遵照医嘱采用物理或药物降温。

2.体位

全麻清醒后可取半坐卧位,利于呼吸和切口引流。24 小时内减少颈部活动,减少出血。变更体位时,用手扶持头部,减轻疼痛。

3.活动和咳痰

指导患者起身活动时可用手置于颈后以支撑头部。指导患者深呼吸、有效咳嗽。咳嗽时可护住伤口两侧,以减轻咳嗽时伤口的压力,减轻疼痛。

4.饮食

麻醉清醒后,可选用冷流质饮食,减少局部充血,避免过热食物引起血管扩张出血,以后逐步过渡到半流食和软食。

七、健康指导

(1)在甲状腺肿流行地区推广加碘食盐;告知患者碘的作用。

(2)拆线后适度练习颈部活动,防止瘢痕收缩。

(3)请按照医师开具的出院证明书上的要求进行复诊,如果出现伤口红、肿、热、痛、体温升高、抽搐等情况,以及时到医院就诊。若发现颈部结节、肿块,以及时治疗。

（陈梦娇）

第三节　甲状腺癌

一、甲状腺癌的病因学研究

甲状腺是人体最大的内分泌腺体,通过甲状腺素调控着人体的新陈代谢。甲状腺癌是最常见内分泌恶性肿瘤之一。最近几十年,甲状腺癌的发病率持续增高。超过95%的甲状腺癌来源于滤泡细胞,余下的占3%髓样癌则来源于C细胞。目前髓样癌的发病原因,研究得比较彻底。而滤泡细胞来源(主要是乳头状癌和滤泡样癌)的甲状腺癌的病因研究仍在不断进展中。基于组织学和临床指标,滤泡细胞来源的癌症广义的分为高分化型、低分化型和不分化型三种。高分化型主要包括乳头状癌和滤泡状癌。尽管组织分型开始阶段是基于组织结构来分型,但是目前的诊断标准更加注重的是细胞核的特性和局部淋巴结转移的倾向。对于细胞核形态学特征的认识逐步加深,乳头状癌的诊断逐年增加。与之对应的,以血行播散为主的滤泡状癌的诊断不断下降。

与之对比,未分化甲状腺癌的侵袭性和致命性表现得更为突出。这类肿瘤表现的是迅速增大的并向周围组织侵袭的颈部肿物。目前没有有效的治疗方法,绝大多数患者在确诊后一年内死亡。低分化甲状腺癌在形态学和行为学上都介于高分化和未分化甲状腺癌之间。

(一)碘与甲状腺癌

碘是甲状腺激素合成的必备物质,而碘缺乏导致甲状腺增生,形成甲状腺肿,从而代偿碘缺乏造成的合成原料的不足。流行病学调查也显示在碘缺乏地区的滤泡状癌的发病率高于碘富集地区。与之相对的是,在碘富集地区乳头状癌的发病率是最高的。有趣的是,在动物模型中,碘的摄入可以促使甲状腺癌在形态上从滤泡状癌转成乳头状癌。这说明碘主要调节甲状腺癌形态学上的变化,而不是引发癌症本身。尽管以上的大量研究,碘在甲状腺癌的发生发展中的作用仍不明确。碘是人体必需的微量元素,碘缺乏导致甲状腺激素合成减少,促甲状腺激素(TSH)水平增高,刺激甲状腺滤泡增生肥大,发生甲状腺肿大,出现甲状腺激素,使甲状腺癌发病率增加,目前意见尚不一致。而高碘饮食可能增加甲状腺乳头状癌的发生率。

(二)放射线与甲状腺癌

日本广岛、长崎的原子弹爆炸,马绍尔岛群岛和美国内华达的核试验都证实了放射线和甲状腺乳头状癌的紧密联系。切尔诺贝利事件后,儿童成了最大的受害者,至于原因不外乎儿童期甲状腺组织相对脆弱和摄入更多污染的牛奶进而增加了他们对放射性碘的暴露。儿童时期用于治疗头颈部良性肿物的柱状外放射也可以增加甲状腺乳头状癌的患病风险。放射性损伤的机制可能与基因内点突变造成染色质的重置从而引起异常基因的激活有关。此外,用 X 线照射实验鼠的甲状腺,能促使动物发生甲状腺癌,细胞核变形,甲状腺素的合成大为减少,导致癌变;另外,使甲状腺破坏而不能产生内分泌素,由此引起的 TSH 大量分泌也能促发甲状腺细胞癌变。

(三)促甲状腺激素慢性刺激与甲状腺癌

促甲状腺激素(TSH)是促进甲状腺细胞生长的主要因子,目前很多动物实验支持 TSH 在促进甲状腺癌发展中的作用。在高危者中,抑制 TSH 可以明显减少死亡。而 TSH 在人类甲状腺癌的发展中是否起作用仍然不确定。一些基于血清 TSH 水平和甲状腺癌相互关系的研究发现两者确实有较为明确的相关性,并可以在一定程度上预测甲状腺癌的发生。最近大量的综述和 Meta 分析也支持以上观点,甚至正常水平的或者低于正常水平的 TSH 表达也有这种趋势。有实验证明,与没有 TSH 相比,如果 TSH 水平达到 4 mU/L,甲状腺癌的发生率就会增加 3 倍,而这一倍数与甲状腺癌发病的男女比例相似。尽管如此,必须意识到单靠 TSH 的水平不能作为诊断甲状腺癌的标准,血清 TSH 水平也不能作为独立的诊断标准。目前的这些发现主要应用于慢性 TSH 升高患者甲状腺癌发病的筛查。

目前研究不能说明 TSH 在诱发甲状腺癌中的具体作用,而且其他的临床因素也影响了 TSH 作用的判定。TSH 水平的升高与甲状腺癌的预后有明确的相关性,但是肿瘤大小和分期与 TSH 水平的相互关系仍需要进一步的研究,而且 TSH 水平与甲状腺癌的转移没有明确的关系。

甲状腺滤泡高度分化,有聚碘和合成甲状腺球蛋白的功能,TSH 还通过 cAMP 介导的信号传导途径调节甲状腺滤泡细胞的生长,可能发生甲状腺癌,血清 TSH 水平增高,诱导出结节性甲状腺肿,给予诱变剂和 TSH 刺激后可诱导出甲状腺滤泡状癌,而且临床研究表明,TSH 抑制治疗在分化型甲状腺癌手术后的治疗过程中发挥重要的作用,但 TSH 刺激是否是甲状腺癌发生的致病因素仍有待证实。

(四)性激素的作用与甲状腺癌

绝大多数高分化甲状腺癌患者的年龄位于 20~50 岁,而且该疾病在女性中的发病率是男性的 2~4 倍。这些性别与年龄的分布都指向女性激素可能调节甲状腺癌的发生发展。实际上,滤泡细胞是表达雌激素受体的,雌激素也可以促进这些细胞的增殖。然而甲状腺癌与怀孕及外用性激素之间的联系并不明朗。由于在分化良好甲状腺癌患者中,女性明显多于男性,因而性激素与甲状腺癌的关系受到重视,临床上比较分化良好的甲状腺癌的肿瘤大小时发现,通常青年人的肿瘤较成人大,青年人发生甲状腺癌的颈淋巴结转移或远处转移也比成人早,但预后却好于成人。10 岁后女性的发生率明显增加,有可能雌激素分泌增加与青年人甲状腺癌的发生有关,故有人研究甲状腺癌组织中性激素受体,并发现甲状腺组织中存在性激素受体:雌激素受体(ER)和孕激素受体(PR),而且甲状腺癌组织中 ER,但性激素对甲状腺癌的影响至今尚无定论。

(五)生甲状腺肿物质与甲状腺癌

动物实验证实,长时间服用生甲状腺肿物质可诱导出甲状腺癌,也可阻碍甲状腺激素的合成,使 TSH 分泌增多,刺激甲状腺滤泡增生,可能产生甲状腺的新生物,并伴有甲状腺的弥漫性肿大,而引起甲状腺肿瘤。但目前的这一病因的研究也受限于 TSH 促进甲状腺癌发病的机制不够明确,所以这一方面的研究还有待深入和进一步的研究。

(六)其他甲状腺疾病与甲状腺癌

1.结节性甲状腺肿

结节性甲状腺肿中发生甲状腺癌一向受到重视,是甲状腺癌发病相关的危险因素,甲状腺癌在结节性甲状腺肿中的发生率可高达 4%～17%,但结节性甲状腺肿与甲状腺癌的相互关系也一向存在争议,从良性结节向分化良好癌进展的关系不清楚。

2.甲状腺增生

甲状腺增生与甲状腺癌的关系尚不明确,有报道发现先天性增生性甲状腺肿长期得不到适当的治疗,最终发生甲状腺癌,因而及时发现先天性增生性甲状腺肿,并予甲状腺激素替代治疗,消除 TSH 的长期刺激非常重要。

3.甲状腺腺瘤

多数人认为甲状腺癌是继发于单发性甲状腺腺瘤,如果甲状腺癌继发于甲状腺腺瘤,甲状腺癌的类型应该以滤泡状癌为主,但事实是甲状腺乳头状癌占绝大多数,甲状腺滤泡状癌的患者常有以前存在腺瘤的历史,但要证实两者的关系却相当困难,即使采用组织学观察也难以证实它们之间的关系。

4.慢性淋巴细胞性甲状腺炎

淋巴浸润经常见于甲状腺乳头状癌,这就提示免疫因素有可能卷入该肿瘤的进程中。最新分子研究表明,慢性淋巴细胞性甲状腺炎存在潜在的恶性征象。近年来,在桥本甲状腺炎(HT)中发现甲状腺癌的报道越来越多,发生率 4.3%～24.0%,差异较大,而且由于 HT 多不需要手术治疗,实际的发病情况较难于估计,HT 与甲状腺癌可以是两种无关联的疾病而同时共存于甲状腺的腺体中,另外,局灶性的 HT 也可能是机体对甲状腺癌的免疫反应,HT 可能导致甲状腺滤泡细胞破坏,甲状腺功能减退,甲状腺激素分泌减少,反馈性引起 TSH 增高,TSH 持续刺激甲状腺滤泡细胞,甲状腺滤泡细胞过度增生而癌变;也可能 TSH 作为促进因素,在甲状腺致癌基因过度表达的同时发生癌变;还有人认为 HT 与甲状腺癌有着共同的自身免疫异常的背景。

5.甲状腺功能亢进症

由于甲亢患者的血清 TSH 呈低水平,既往认为在甲亢患者中不发生甲状腺癌,或甲状腺癌的发病率在甲亢患者和普通人群中(0.6%～1.6%)一致,甲状腺癌发生率为 2.5%～9.6%,而在甲状腺癌中,甲亢的发生率可达 3.3%～19%,而手术治疗的甲亢患者或是因甲状腺较大,或是因为已存在甲状腺结节,故实际的发病率不清楚,且大多数采用药物治疗,因此应重视甲亢合并甲状腺癌的临床情况,更应警惕甲状腺癌的存在。

(七)家族因素与甲状腺癌

甲状腺滤泡细胞派生的癌症也具有一定的遗传因素,如果一个家族中的父母或者子女发病,那么家族发病风险会增加 3.2 和 6.2 倍。特发性的家族性甲状腺非髓样癌占甲状腺病患总数的 3.5%～6.2%。甲状腺癌同时和很多肿瘤综合征密切相关,而这些综合征都与决定性别的基因上的突变有关,例如家族性结肠息肉病(与 APC 基因突变有关),考登病(与 PTEN 基因突变有关),再有沃纳综合征(与 *WRN* 基因的突变有关)。目前几种有可能引发乳头状癌的易感位点已经在其他家族性肿瘤中得到证实,例如乳头状肾细胞癌的(1q21)位点,透明细胞肾细胞癌的(3;8)(p14.2;q24.1)位点,以及多发结节性甲状腺肿的(19p13.2)位点。但是在更多散发的常见的肿瘤中,这些位点的突变并不存在。甲状腺癌较少作为独立的家族性综合征,但可作为家族性综合征或遗传性疾病的一部分,少数家族有患多灶性分化良好的甲状腺癌的倾向,甲状腺癌与家族性结肠息肉病,包括结肠腺瘤性息肉合并软组织,以纤维瘤病最为多,合并纤维肉瘤,是常染色体显性遗传病,由位于染色体 5q21~q22 的 *APC* 基因突变所致,后者是参与细胞增殖调控的信号蛋白,在 TSH 刺激下,少数人可发生癌变,甲状腺癌。

(八)甲状腺癌发病的分子生物学机制

以上甲状腺癌的病因,最终都要归结于细胞分子层面的通路改变,从而诱发甲状腺癌,而目前对于这一层面的研究也是当今研究的热点。

与别的癌症相似,甲状腺癌也是由各种遗传和表观遗传变化逐渐积累引起的,包括体细胞突变的激活和抑制、基因表达谱的变化、miRNA 的失调和异常基因的甲基化。这些变化中体细胞突变是最终的结果,很多发生在正常组织向癌症转化的早期阶段。甲状腺癌发生最典型的两个分子机制是点突变和染色质重置。前者是 DNA 链上单个核苷酸的变化,后者是大范围的基因断裂重组的异常。而大量研究表明这两者都与甲状腺癌的发生密切相关。

1.体细胞突变

甲状腺癌中绝大多数突变都涉及 MAPK 和 PI3K-AKT 通路。MAPK 的激活对于肿瘤的发生至关重要。突变的基因影响这些通路进而影响细胞膜上的酪氨酸激酶受体 RET 和 NTRK1,以及细胞内的信号处理基因 *BRAF* 和 *RAS*。这类变化见于 70% 的甲状腺乳头状癌患者中,并且与肿瘤的临床、组织病理和生物学特点相关。

在滤泡状甲状腺癌中,除了 *RAS* 的突变,另一种基因*PAX8/PPARγ* 的重置也很常见。在甲状腺癌的进展和去分化阶段,许多的突变影响着 PI3K-AKT 通路和别的细胞信号通路。

甲状腺滤泡细胞呈递 TSH 的细胞表面受体,这些受体是拥有 7 个跨膜结构的 G 蛋白偶联受体。TSH 激活这一受体和 G 蛋白,如滤泡细胞表面的 GSα,进而引发腺苷酸环化酶制造 cAMP。cAMP 刺激蛋白激酶 A(PKA),该激酶进而磷酸化细胞质和细胞核内的靶蛋白。核转录因子 CREB 是 PKA 的反应底物,它被磷酸化后可以激活 cAMP 反应基因的转录。生长因子诱导酪氨酸受体激酶(RTK)二聚体化,导致细胞质尾部特定的酪氨酸残基磷酸化。磷酸化的 RTK 催化 GDP 被 GTP 代替从而激活 Ras。与 GTP 结合的 Ras 激活 BRAF 的激酶活性,以及它下游的信号通路。BRAF 磷酸化 MAPK 的激酶 MEK,后者可以磷酸化和激活 ERK。激活的 ERK 迁移到细胞核内,在那里激活和磷酸化大量的转录因子,这些因子都与细胞的增殖和分化有关,例如 MYC 和 ELK1。

(1)RET/PTC 和 TRK 重置:RET/PTC 是在甲状腺乳头状癌中发现的染色质重置现象。这种重置会造成 *RET* 基因的一部分与几个配体基因中的一种融合在一起。所有嵌合的基因包含有 *RET* 的一部分,并且可以编码不完全的 RET 蛋白的酪氨酸激酶区域,从而聚合在一起激活另一种基因的启动子区域,引发 RET/PTC 蛋白的表达和二聚体化,这就对 MAPK 通路形成了慢性刺激,从而促进甲状腺细胞的肿瘤化。RET/PTC1 和 RET/PTC3 是最常见的两种重置类型,RET 基因融合到 CCDC6 或者 NCOA4 上。这两种重置都是发生在染色质内的位于染色质 10 的长臂上。与之相对的是,RET/PTC2 和其他 9 种更常见的 RET/PTC 重置都是染色质间的重置,并且位于不同的染色质上。

RET/PTC 重置的特异性和普遍性随着甲状腺乳头状癌患者的不同有着显著区别。这一重置主要随着年龄和对于放射性碘的暴露史而变化。但是这一发现的意义又因为这一重置分布的地区差异和不同检查方法的灵敏性而有所削弱。RET/PTC 重置有可能可见于大量的肿瘤细胞(克隆重置),而检测方法也是多种多样,也可能只在一小部分肿瘤细胞里可见(非克隆重置),只能被超级灵敏的方法检测到。

RET/PTC 的克隆重置大概见于 10%～20% 的甲状腺乳头状癌患者,而且只见于这一类型的甲状腺癌。而 RET/PTC 的非克隆重置不仅见于乳头状癌,也广泛存在于别的类型的甲状腺癌和良性损伤中。

(2)RAS 基因突变:人类的 HRAS、KRAS 和 NRAS 基因编码高度保守的相关 G 蛋白,这类蛋白位于细胞膜的内表面,传递细胞膜上酪氨酸激酶受体上的信号到 G 蛋白偶联受体,同时激活 MAPK、PI3K-AKT 和别的信号通路。激活的点突变主要影响 RAS 基因的 12、13 和 61 密码子。在甲状腺癌中,NRAS 基因的 61 密码子和 HRAS 基因的 61 密码子的突变最为常见。RAS 基因的突变在甲状腺癌中极为普遍,包括 10%～20% 的乳头状癌,40%～50% 的滤泡状肿瘤和 20%～40% 的低分化和未分化癌。

在乳头状癌中,几乎所有的肿瘤都有 RAS 基因的突变,进而形成新生的滤泡和非乳头结构,这称为乳头状癌的滤泡样变。这种突变也见于 20%～40% 的良性滤泡腺瘤。这一发现表明 RAS 阳性的腺瘤可以发展成为 RAS 阳性的腺癌。进一步来说,RAS 突变可能预示着分化良好的癌症向去分化甚至不分化癌症的转变。

(3)BRAF 基因突变:BRAF 是一种丝氨酸-苏氨酸激酶,它被 RAS 活化和绑定后可以移位到细胞膜,进而磷酸化和激活 MAPK 激酶和别的一些 MAPK 信号通路的下游靶基因。在甲状腺癌中,BRAF 能被点突变、小的框移删除或插入及染色质重置所激活。最常见的点突变的机制是 1799 位点的胸腺嘧啶被腺嘌呤所替代,导致残端 600 位点改变,缬氨酸被谷氨酸所代替(Val600Glu)。这一突变构成了 98%～99% 的甲状腺癌的 BRAF 突变。别的变化,如赖氨酸和谷氨酸的(Lys601Glu)突变。所有的点突变都会造成 BRAF 激酶对于 MAPK 通路的慢性刺激。

BRAF Val600Glu 氨基酸替代最易发生于乳头状癌,见于 40%～45% 的这一类肿瘤。也见于 20%～40% 的低分化甲状腺癌和 30%～40% 的不分化癌中。而这一突变也见于一些分化良好的乳头状癌中,这都说明这一改变促进肿瘤从良性向恶性发展。在乳头状癌中,BRAF Val600Glu 替代见于典型的乳头和高细胞组织,很少见于滤泡样变的组织。与之相对的是,BRAF Lys601Glu 替代主要见于乳头状癌的滤泡样变组织。

(4)PAX8/PPARγ 重置:这种重置导致编码一对转录因子区域的PAX8 基因和 PPARγ 基因融合。这就引起嵌合体 PAX8/PPARγ 蛋白的强烈的过表达。目前这一机制还不太清楚。

PAX8/PPARγ 主要见于甲状腺滤泡状癌,发生率在 30%～35%。在多数研究中,这一重置也见于(2%～13%)滤泡状腺瘤和一小部分(1%～5%)乳头状癌的滤泡样变中。PAX8/PPARγ 重置和 RAS 的点突变很少重叠出现,这说明两者的促癌机制是截然不同的。

2.肿瘤去分化的突变

BRAF 和 RAS 的突变既见于分化良好的甲状腺癌,也见于低分化甚至未分化的甲状腺癌中,因此可以推断为甲状腺癌的早期变化。未分化和低分化癌区别于高分化癌在于晚期的一些基因变化,从而促进肿瘤的去分化过程。这些晚期的机制既包括 TP53 和CTNNB1 基因的突变,也有编码 PI3K-AKT 信号通路效应蛋白基因的突变。

TP53 基因(编码细胞周期调节蛋白 p53)的点突变见于 $50\%\sim80\%$ 的未分化癌。它主要见于恶性程度较高的甲状腺癌而很少见于高分化癌。这一突变造成这一重要的肿瘤抑制基因功能的丧失。另一个常见于未分化癌中的突变是*CTNNB1*,这一基因编码负责细胞黏附的 β 连环素和 Wnt 信号通路。3 号外显子的点突变囊括了 60% 的未分化癌的突变,而这些突变也见于低分化癌,但是数量要低于未分化癌。

3.嗜酸细胞肿瘤的突变

嗜酸细胞肿瘤的特点就是在胞质里堆积了大量的不正常形态的线粒体。引起线粒体变化和这一变化与肿瘤进程的关系仍然缺少研究。线粒体的异型可能与肿瘤的发生发展密切相关。

NDUFA13 基因的突变已经在嗜酸细胞甲状腺肿瘤中发现。这一基因编码的蛋白可以调控细胞死亡促进凋亡,同时可以作为线粒体呼吸链中的复合物 I 的重要组成成分,影响线粒体的新陈代谢。在一些研究中,体细胞*NDUFA13* 的错意突变见于 $10\%\sim20\%$ 的嗜酸性滤泡癌和乳头状癌的嗜酸样变中。这些突变可能破坏抗凋亡肿瘤抑制基因的功能进而促进肿瘤的发生。然而,*NDUFA13* 突变的机制仍然晦涩不清楚。

4.其他的分子机制

更多明显的分子水平的变化呈现在乳头状癌和其他类型的甲状腺癌中。这些变化包括掌管甲状腺某种功能的基因的下调(如甲状腺激素的合成);调控细胞黏附、运动和细胞间关系基因的上调;各种细胞因子和涉及炎症反应和免疫的相关基因的失调。尽管这些基因五花八门,大量基因在 mRNA 水平的失调被重复发现,如 *MET*、*TPO*、*TIMP1*、*DPP4*、*LGALS3* 和*KRT19*。

在乳头状癌中,不同的 mRNA 表达谱被分门别类,如典型的乳头状癌、滤泡样变和高细胞变等。此外,*BRAF*、*RAS*、*RET/PTC* 和 TRK 基因的明显的相关性,并在不同的癌中具有的独特的表达谱。

许多 miRNAs 的失调也在甲状腺癌中发现。总体来说,乳头状癌的 miRNA 表达谱与滤泡状癌的其他种类的癌是截然不同的。几个特殊的 miRNAs,如在乳头状癌中是高表达的 miR-146b、miR-221 和 miR-222,可能在这些肿瘤的发生发展中起到一定的作用。这些 miRNAs 的目标基因可能是调节细胞周期的 p27(Kip1)和甲状腺激素受体基因(THRβ)。另外,几种异常表达的 miRNAs 也出现在滤泡状癌中,如 miR-197、miR-346、miR-155 和 miR-224 和未分化癌中的 miR-30d、miR-125b、miR-26a 和 miR-30a-5p。

其他的如基因启动子区域的甲基化或者组蛋白的修饰等表观遗传学上的变化都出现在甲状腺癌中,主要影响 PI3K-AKT 和 MAPK 信号通路。

二、甲状腺癌的临床分期和临床特点

大量的回顾性研究已经报道了影响甲状腺癌预后的因素及其死亡率和复发率。将这些研究数据组合起来,许多医疗机构都制订了甲状腺癌的分期标准及其临床特点。各个分期系统的目的是一致的,即提供一种能够更精确的描述肿瘤特点的方法,以帮助临床医师在治疗的过程中选择最好治疗方案,并协助预测特定疾病的死亡率。不同的分期系统所使用的判断预后的因素主要包括组织学类型,肿瘤分级,患者年龄,肿瘤大小,淋巴结转移情况,浸润相邻组织情况及肿瘤的远处转移。本章中描述的大多数分期系统都将用到这些预后因素,而有些还可能包括性别或甲状腺切除术式等因素。有些分期系统仅适用于低风险的甲状腺高分化乳头状癌(PTC)和滤泡甲状腺癌(FTCs)。其他分期系统则包括一些分化程度较低的甲状腺癌,如甲状腺髓样癌(MTC)和甲状腺未分化癌(ATCS)。

目前临床上大多数的甲状腺癌都是分化良好的 PTC 和 FTC,其死亡率和复发率明显优于 MTC 和 ATC 的患者。然而,任何类型的甲状腺癌,一旦其肿瘤突破了甲状腺包膜或转移到远处器官,其预后往往不良。远处转移在分化型甲状腺癌(WDTC)中比较少见,其中肺转移和骨转移相对多见,并且可以显著增加死亡率。取决于所使用的分期系统,不同类型甲状腺癌的死亡率和复发率可以变化很大。因此,在对甲状腺癌进行分期时,应将影响预后的不同因素考虑其中,以避免对低危患者的过度治疗及更有效的对高危患者进行治疗。

(一)甲状腺癌的 TNM 分期

TNM 分期系统最早诞生于 1940 年,是目前临床上使用的最早的癌症分期系统,其诞生至今经历了多次更新,目前的最新版本是 2010 年版(第 7 版)(表 5-1、表 5-2)。TNM 分期由国际抗癌联盟(UICC)和美国癌症联合会(AJCC)联合制订,该系统可以应用到多达 23 个不同人体器官和系统的癌症分期。TNM 即肿瘤大小(T),淋巴结转移情况(N)和远处转移情况(M)。肿瘤的大小是指临床发现发现的最大的肿瘤大小,淋巴结受累情况同时包括了中央区(第Ⅵ组)淋巴结和外侧区淋巴结的转移情况。

表 5-1 AJCC 第 7 版(2010)甲状腺癌 TNM 分期

T	原发灶
TX	不能评价原发肿瘤
T0	无原发肿瘤的证据
T1a	肿瘤局限于甲状腺内,最大直径≤1 cm
T1b	肿瘤局限于甲状腺内,1 cm<最大直径≤2 cm
T2	肿瘤局限于甲状腺内,2 cm<最大直径≤4 cm
T3	肿瘤局限于甲状腺内,最大直径>4 cm,或有任何大小的肿瘤伴有最小程度的腺外浸润(如侵犯甲状腺周围组织)
T4a	较晚期的疾病。任何大小的肿瘤浸润超出甲状腺包膜至皮下软组织、喉、气管、食管或喉返神经
T4b	很晚期的疾病。肿瘤侵犯椎前筋膜,或包绕颈动脉或纵隔血管
N	区域淋巴结转移
	区域淋巴结包括颈部正中部淋巴结、颈侧淋巴结、上纵隔淋巴结
NX	不能评价区域淋巴结
N0	无区域淋巴结转移
N1	区域淋巴结转移
N1a	转移至Ⅵ区淋巴结:包括气管前、气管旁、喉前淋巴结
N1b	转移至单侧、双侧或对策颈部(Ⅰ、Ⅱ、Ⅲ、Ⅳ、Ⅴ区)、咽后或上纵隔淋巴结
M	远处转移
M0	无远处转移
M1	有远处转移

注:所有的分类可再分为 s(单个病灶),m(多发病灶,以最大的病灶确定分期)。

表 5-2　AJCC 第 7 版(2010)DTC 的 TNM 分期

	T	N	M
年龄＜45 岁			
Ⅰ 期	任何 T	任何 N	M0
Ⅱ 期	任何 T	任何 N	M1
年龄＞45 岁			
Ⅰ 期	T1	N0	M0
Ⅱ 期	T2	N0	M0
Ⅲ 期	T3	N0	M0
	T1	N1a	M0
	T2	N1a	M0
	T3	N1a	M0
Ⅳa 期	T4a	N0	M0
	T4a	N1a	M0
	T1	N1b	M0
	T2	N1b	M0
	T3	N1b	M0
	T4a	N1b	M0
Ⅳb 期	T4b	任何 N	M0
Ⅳc 期	任何 T	任何 N	M1

　　甲状腺癌第 7 版 TNM 分期相对于 2002 年发布的第 6 版有着如下的变化:将 T1 进一步分为甲状腺内肿瘤 T1a 期(≤1 cm)和 T1b 期(1～2 cm);单发甲状腺肿瘤现在定义为 s(而不是 a),多发肿瘤定义为 m(而不是 b);原来使用的术语"可切除的"和"不可切除的"未分化甲状腺癌被替换为"中等高级"和"非常高级"的未分化甲状腺癌。第 7 版、第 6 版与第 5 版的不同的在于原 T1 为甲状腺内肿瘤(≤1 cm),T2 为甲状腺内肿瘤(1～4 cm),T3 为甲状腺内肿瘤(＞4 cm)。同时,删去 MX(无法评估的远处转移)这一分类。第六版 TNM 分期中,所有类型的甲状腺未分化癌都归为 Ⅳ 期,但在第 7 版中,将其详细分为 Ⅳa 期(甲状腺内肿瘤)、Ⅳb 期(甲状腺外肿瘤)及 Ⅳc 期(所有远处转移的未分化甲状腺癌)。对于年龄在 45 岁以上的分化型甲状腺癌患者,第 7 版将肿瘤的甲状腺外侵详细分为 Ⅳa 或 Ⅳb 期,在这个年龄组所有出现远处转移的患者统一分为 Ⅳc 期。

　　TNM 分期同时适用于所有四种类型的甲状腺癌,但肿瘤的具体类型在分期中起重要作用。例如,PTC 和 FTC 的分期可从 Ⅰ 期至 Ⅳ 期,而 ATC 则只分为 Ⅳ 期。患者的年龄在 TNM 分期系统中意义重大,例如一个有 PTC 远处转移的患者,如其年龄小于 45 岁,则分为 Ⅱ 期,如果其年龄在 45 岁以上则为 Ⅳc 期。甲状腺癌是 AJCC 分期系统内唯一一个以 45 岁为分界线对患者进行分期的疾病,即使有远处转移的小于 45 岁的年轻 WDTC 患者,也不能给予其 Ⅲ 期或 Ⅳ 期以上的分期。AJCC 的分期数据(第 7 版)提示 PTC 的 5 年生存率从 Ⅰ 期至 Ⅳ 期分别为 100％,100％,93％和 51％;FTC 为 100％,100％,71％和 50％;MTC 是 100％,98％,81％和 28％;和 ATC Ⅳ 期是约 7％。TNM 分组可归纳为以下四种类型:临床分期(c)是指手术前根据物理检查及影像学检查进行分期,以利于治疗方案和手术方式的选择;病理分期(p)指根据术中状况及术后病理检查结果进行分期。复治分期(r)是指对复发的癌症进行分期。尸检分期(a)指在对尸检进行中被偶然发现的癌症进行分期。依据患者的情况进行具体分类后进行 TNM 分期将给医师提供更多有利的信息。根据 TNM 第 7 版,45 岁以下没有转移的多病灶 PTC 患者根据手术及术后病理情况后将被分组为 pT1mN0M0,1 期。

(二)甲状腺癌的 AGES 分期

AGES 分期是由梅奥医学院(Mayo Clinic)于 1987 年提出的适用于 PTC 的分期方式,其纳入分期的因素主要是患者的年龄,病理分级,肿瘤的外侵程度与肿瘤的大小。由于引入了病理分级,AGES 通常只适用于患者的术后分期。这个系统于 1993 年被扩大后,加入了手术类型作为新的分期因素。

(三)甲状腺癌的 DAMES 分期

DAMES 分期系统由 Karolinska 医学研究所设计开发,参与分期的因素包括 DNA 倍体,患者年龄,肿瘤转移情况和肿瘤的大小。与 AGES 分期系统相类似,DAMES 分期系统目前应用较少,因为确定 DNA 倍体需要复杂的实验室检查并且成本颇高,因需使用细胞光度测定法分析DNA,创建直方图以显示细胞中的染色体。拥有非整倍体 DNA 的肿瘤细胞通常比整倍体肿瘤细胞更具侵略性。DAMES 系统把 PTC 患者分为三类人群。低危组包括 AMES 分期低风险组与整倍体肿瘤。中间风险组包括 AMES 分期高危组与整倍体肿瘤。高风险组包括 AMES 分期高危组与非整倍体肿瘤,其预后较差。

(四)甲状腺癌的 SAG 分期

SAG 分期是一个预后评分系统,将 PTC 患者分成三个高危人群。SAG 分别代表患者的性别,年龄和肿瘤等级。肿瘤等级的划分则是基于血管侵犯程度,癌细胞核异型程度和肿瘤坏死程度。FTC 患者中常可见到肿瘤的血管浸润,但也可见于一些 PTC 患者。核异型性由 Akslen 所定义,指在一个高倍视野内所见的细胞核所具有的多形性及深染程度,也可以与 DAMES 期系统中涉及的非整倍体 DNA 数量联合起来得出结果。肿瘤坏死程度指肿瘤内坏死区的大小。血管侵犯程度也被称为 VAN 评分系统,1 级(低级)即无血管侵犯,2 级(高级)即存在血管侵犯。

三、甲状腺癌的诊断

(一)临床表现

甲状腺癌的病理类型较多,不同的病理类型其临床表现可有差异。总的来说,甲状腺癌早期临床表现大多不明显,常常是体检时超声检查发现。待肿块长大后,多数情况是患者(或家人)或医师偶然地发现颈部有肿块,而患者大多无自觉症状,颈部肿块往往表现为非对称性且质地较硬,并随吞咽可上下活动,肿块可逐渐增大。随着肿瘤进一步发展,肿瘤可侵犯气管而固定,也可产生压迫症状,如伴有声音嘶哑,呼吸不畅,甚至产生吞咽困难,或局部出现压痛等。当肿瘤增大到一定程度,压迫颈静脉时,可出现患侧静脉怒张与面部水肿等体征,是甲状腺癌的特征之一。

1.甲状腺乳头状癌

甲状腺乳头状癌占甲状腺癌的 60%～70%。甲状腺乳头状癌表现为颈部肿块,患者无不适感,随着肿块逐渐增大,往往是被患者或家人无意中发现,因此往往就诊时间相对较晚,且容易误认为是良性肿瘤。当肿瘤压迫喉返神经时,可出现不同程度的声音嘶哑。甲状腺乳头状癌的患者一般不会有甲状腺功能的改变,但有部分患者可合并甲亢。颈部查体时,表现为甲状腺质地较硬的肿物,呈非对称性,肿块边界不清晰,表面凹凸不光滑。早期肿块可随吞咽上下活动,若肿瘤增大侵犯了气管或周围组织,则会变得较为固定。

2.甲状腺滤泡状癌

甲状腺滤泡状癌约占甲状腺癌的 20％。颈部肿物是大多数甲状腺滤泡状癌患者的首发表现,肿块生长缓慢,质地中等偏硬,表面不光滑,边界不清楚,早期时甲状腺的活动度较好,当肿瘤发展侵犯甲状腺邻近的组织后则固定,也有患者开始表现为声音嘶哑,还有部分患者可能为转移症状,如股骨、椎骨等。

3.甲状腺髓样癌

甲状腺髓样癌占甲状腺癌的 5％～7％。大部分甲状腺髓样癌患者就诊时,主要临床表现为颈部的硬实性肿块,无明显不适感,常伴有局部淋巴结肿大,部分患者以发现颈部淋巴结肿大成为首发症状。也有一些肿瘤患者伴有异源性促肾上腺皮质激素(ACTH),则可产生不同的临床症状,而来就诊。该病的最大特点是血清降钙素水平明显增高,因而血清降钙素成为诊断甲状腺髓样癌的检测标志物。一般情况下,若血中降钙素水平超过 0.6 ng/mL,则应考虑甲状腺髓样癌的可能,当然也有可能为 C 细胞良性增生。患者颈部体检时发现甲状腺的肿物质地坚硬,表面凹凸不平,边界不清。而家族型及多发性内分泌肿瘤 2 型(MEN2)的患者可表现为双侧甲状腺坚硬肿物。早期肿物可随吞咽上下活动,晚期侵犯了气管及邻近组织后则变得较为固定。

4.甲状腺未分化癌

甲状腺未分化癌占甲状腺癌的 10％～15％。大多数甲状腺未分化癌患者表现为进行性增大的颈部肿块,占 60％～80％。甲状腺肿大,肿块硬实,且增长迅速,可伴有远处转移。也有患者原来已有多年的甲状腺肿块病史,近期突然急速增大,并且变得坚硬如石。还有部分患者已有分化型甲状腺癌(DTC)未经治疗,经一段时间后突然迅速增大,可伴有颈部区域淋巴结肿大。

5.少见的甲状腺恶性肿瘤

(1)甲状腺鳞癌:较罕见,约占甲状腺恶性肿瘤的 1％,发病年龄多超过 50 岁,无明显性别差异,其预后相对较好。可以是甲状腺乳头状癌广泛化生,还可以来自甲状腺舌骨管或鳃裂的上皮组织。部分原发性甲状腺鳞状上皮癌伴有胸腺样成分(CASTLE),来自异位胸腺或鳃裂囊残留组织。患者较早出现侵犯和压迫周围器官的症状,如声音嘶哑、呼吸不畅等。随着病情发展,晚期可侵犯两侧叶,质地坚硬,活动度差,肿块边界不清,颈部淋巴结肿大,预后较差。

(2)甲状腺淋巴瘤:甲状腺淋巴瘤的发病率较低,占甲状腺恶性肿瘤的 5％以下,男女患者比例为(2～3)∶1,主要为非霍奇金淋巴瘤,除快速增大的甲状腺肿块外,常伴有明显的局部症状,如声音嘶哑、吞咽困难和呼吸困难等。非霍奇金淋巴瘤属于网状内皮系统生长的多中心肿瘤,30％～70％的患者合并桥本甲状腺炎(HT)。

(3)甲状腺转移癌:原发于全身其他部位的恶性肿瘤可转移至甲状腺,如乳腺癌、肺癌等。

(二)实验室检查

1.甲状腺球蛋白

检测血清甲状腺球蛋白(Tg)对 DTC 的诊断意义并不大。由于一些甲状腺良性疾病如桥本甲状腺炎、亚急性甲状腺炎、Graves 甲亢、结节性甲状腺肿等因甲状腺滤泡的破坏,Tg 进入血液循环,均可导致血清 Tg 升高,因此不能凭借血清 Tg 升高而诊断为甲状腺癌。而测定血清 Tg 在DTC 治疗及随访中具有重要作用。理论上,双侧甲状腺全切除术,在没有残余和转移灶存在时,血清中的 Tg 是检测不出来的。临床中,甲状腺癌术后,血清 Tg 应<10 ng/mL,若 Tg>10 ng/mL 则表示有转移灶存在的可能。该诊断的敏感性为 100%，特异性为 80% 以上，故 Tg 是评估 DTC 患者经治疗后有无复发、转移，同时也是观察疗效最佳的肿瘤标志物。但是，对于有腺体残留、未行甲状腺全切或甲状腺近全切加[131]I 治疗的 DTC 患者随诊中，监测血清 Tg 水平的作用又具有一定的局限性。

2.甲状腺球蛋白抗体

甲状腺球蛋白抗体（TgAb）是一组针对甲状腺球蛋白不同抗原决定簇的多克隆抗体。在 DTC 的治疗及随访中，TgAb 可作为测定血清 Tg 的辅助检查，用来判定 Tg 水平是否为假性增高或降低。

3.降钙素测定

降钙素（CT）是由甲状腺的 C 细胞产生的多肽激素，甲状腺髓样癌（MTC）是一种起源于甲状腺 C 细胞的恶性肿瘤，因此血清 CT 可作为 MTC 最重要的肿瘤标志物。临床上，血清 CT 不仅能反映明显存在的原发和继发灶，还能提示亚临床病灶、术后残留、微灶转移的存在。在未经刺激的情况下，若血清 CT 值 >100 ng/L，提示 MTC 存在。研究发现，血清 CT 升高的幅度与肿瘤负荷呈正相关，即肿瘤越大、存在区域淋巴结或远处转移，CT 值升高更加显著。测定血清 CT 可用于诊断 MTC 及 MTC 术后随访。

4.癌胚抗原

癌胚抗原（CEA）是一种非特异性肿瘤相关抗原，目前已应用于许多恶性肿瘤的辅助诊断、疗效评价及监测复发转移情况，但在甲状腺癌中的应用相对较少。其实，CEA 水平升高，在甲状腺癌中并不少见，据文献报道 50% 以上的 MTC 伴有 CEA 的升高。术后随访监测 CEA 水平，也有助于发现 MTC 是否存在病灶残留、复发和转移。

5.促甲状腺激素

促甲状腺激素（TSH）是一种刺激甲状腺生长的重要激素，它能反映甲状腺的功能状态。在甲状腺癌诊疗指南中，TSH 被作为首选检查，若 TSH 降低，说明甲状腺结节有分泌功能，而有分泌功能的结节恶性可能性相对较小。国内外多数研究显示 TSH 水平可以作为甲状腺癌的独立危险因素，甲状腺癌的风险可随着 TSH 的升高而增加，同时更高的 TSH 水平还可能提示更高的肿瘤分期。

除了上述 5 种肿瘤标志物以外，还有血管内皮生长因子（VEGF）、基质金属蛋白酶、端粒酶、胰岛素样激素、半乳糖凝集素 3、明胶酶 B 及组织金属蛋白酶抑制剂等，也在甲状腺癌的诊疗中发挥作用。

（三）影像学检查

1.超声检查

甲状腺彩超检查是甲状腺肿瘤重要的检查手段。甲状腺癌的超声学指征包括低回声、边缘不规则、微钙化、微分叶和排列紊乱血供增加、结节内血管、晕环、垂直位生长、淋巴结异常等。其中低回声、形态不规则（纵横比 $\geqslant 1$）、微钙化是超声诊断甲状腺癌的重要依据。甲状腺癌结节超声表现分为 3 型。1 型：低回声型，癌肿表现为低回声，边界不整齐但分界尚清晰，无明显钙化现象；2 型：低回声合并钙化型，癌肿病变回声较低，内部回声不均匀但见散在斑片状强回声；3 型：混合性回声并钙化型，恶性病变表现为囊实性混合性回声，内部可见散在斑片状强回声。甲状腺彩色血流信号，分为 4 种类型：Ⅰ型，结节内部无血流信号；Ⅱ型，结节周围有血流信号；Ⅲ型，结节内部有血流信号；Ⅳ型，结节内血流信号弥漫性增多。其中Ⅰ型多见于结节性甲状腺肿，Ⅱ、

Ⅲ型多见于甲状腺瘤,Ⅳ型多见于甲状腺癌。

甲状腺影像学报告及数据系统(TI-RADS)甲状腺 TI-RADS 诊断标准共有五级:①0 级,无结节,正常甲状腺或甲状腺弥漫性增生;②1 级,高度提示结节良性,以囊性为主,有声晕;③2 级,可能为良性,结节等回声或高回声,以实性为主,边缘清楚,回声不均匀,蛋壳样钙化或粗钙化;④3 级,不肯定,低回声结节,实性,回声均匀,边缘光整,A>T,无其他提示恶性的超声征象;⑤4 级,可能为恶性,1~2 项提示恶性,如低回声,边缘不光整,微钙化,淋巴结有异常;⑥5 级,高度提示为恶性,超过 3 项提示恶性的超声表现,如低回声,微钙化,边缘不光整,边界不清,淋巴结异常等。1~3 级评判为良性,4~5 级评判为恶性。

随着超声影像学的发展,超声造影检查作为一种成像技术逐渐被临床所应用,是一种评价血流灌注的新方法。超声造影能够动态观测甲状腺结节血流灌注的情况,并可进行定量分析,在评估甲状腺结节性质及血流动力学方面又迈进了一步,为甲状腺肿瘤的诊断提供了一种新的超声检查方法,已成为当前超声影像医学研究的热门课题之一。

超声对比剂能够显示实质组织微血管结构,突破了彩色多普勒超声和传统灰阶的局限性,提高了对病变组织的检测能力。目前三维超声造影已经开始在临床上应用。三维超声造影能够立体观察病灶,能够从不同的角度更全面地显示病变组织的血流灌注情况,显示肿瘤新生血管的全貌。大量研究表明三维超声造影检查显示恶性甲状腺结节的血管分支数量和血管密度显著高于良性结节。相信随着超声造影技术和造影剂的不断发展,超声造影检查在甲状腺癌的诊断中将呈现出更加广阔的应用前景。

2.CT 检查

正常甲状腺组织内的含碘量较高,其 CT 值明显高于周围的软组织,故甲状腺 CT 检查具有良好的空间和密度分辨率。CT 平扫时甲状腺癌主要征象:单发肿块或结节;形状不规则或呈分叶状;内可见不同程度的低密度区,密度不均匀;无包膜或包膜不完整,边界不清;部分可发生钙化,如砂粒样钙化、小结节样钙化或混合性钙化等;少数病例呈混合性囊性为主,囊壁的厚薄不均匀;还可显示颈部淋巴结有无肿大、气管是否受压变形、颈静脉或颈前肌群有无受累等情况。甲状腺癌 CT 增强扫描可见:肿瘤出现不同程度强化,部分肿瘤组织因向包膜外浸润的深度不同而形成不规则"半岛状"瘤结节强化,肿瘤侵及或突破腺体周边不完整的包膜或假包膜,出现"强化残圈"征;少数以囊性为主的病灶,强化后可出现囊壁及乳头状结节样强化。

3.MRI 检查

在临床上,MRI 检查已得到广泛应用,由于良好的软组织对比度,而且能任选方位扫描,故成为甲状腺重要的诊断方法。目前有关甲状腺癌的 MRI 研究国内较少,而国外较多。MRI 诊断甲状腺癌特征性表现是瘤周不完整包膜样低信号影,肯定征象是甲状腺周围组织有浸润、颈部淋巴结发现转移,重要指征是肿瘤的形状不规则、边缘模糊、信号不均匀。MRI 较好地显示小结节,较详细地提供结节形态,特别是较准确地判断肿瘤侵袭的范围。MRI 也存在一些不足,一方面肿瘤周围出现不完整包膜样低信号较低;另外,对于较小直径、周围组织未侵袭及颈部淋巴结未出现转移的甲状腺癌,MRI 在诊断方面仍存在着一定的困难。此外,MRI 对钙化的检测不如超声和 CT 敏感。因此目前 MRI 在诊断甲状腺结节的良恶性方面,需结合其他影像学检查。

4.PET/CT 检查

正电子发射型计算机断层成像(PET)是近十几年发展起来的医学影像技术,它能较早发现机体的功能异常和代谢变化,甚至可以在机体出现临床表现或解剖形态改变之前发现病灶,从而有助于疾病的早期诊断,尤其是恶性肿瘤。PET/CT检查病灶[18]F-FDG的标准摄取值一般情况下以5为界,小于5者多为炎症或良性病变,大于5者则恶性肿瘤可能性大。但有研究发现多数甲状腺癌,尤其是乳头状癌病灶,标准摄取值小于5,这可能与甲状腺癌总体恶性程度较低有关。因此在进行结果判定时,除了根据标准摄取值以外,还应注意根据PET/CT图像进行鉴别,如摄取浓聚灶边缘是否模糊,密度是否不均匀或者是否有条状改变,当然还要结合其他影像学检查的结果和临床的分析。对甲状腺滤泡癌患者PET/CT评估全身转移情况具有较重要价值。由于目前该项检查费用较高,一般作为补充检查项目,不是常规。

(四)核素扫描

核素扫描作为较早用于诊断甲状腺疾病的方法之一,甲状腺核素扫描主要是采用静态显像和亲肿瘤显像对甲状腺肿瘤进行诊断。一般认为,甲状腺"温"和"热"结节基本是良性,而"冷结节"有恶性可能。当静态显像结果为"冷结节"时,可行甲状腺亲肿瘤显像,若亲肿瘤显像为阳性,提示恶性的可能性较大。目前高频超声、CT及MRI检查在临床广泛应用,尤其穿刺技术的发展,而甲状腺核素扫描的病灶分辨率有限,现认为核素扫描诊断甲状腺癌有一定的局限性。术后[131]I全身显像(WBS)被认为有较好的应用前景,主要用于探查DTC转移病灶和观察核素治疗效果。但要注意,若[131]I全身显像为阴性,并不意味着一定没有转移灶,也有可能是甲状腺癌转移灶不吸[131]I。

(五)细针穿刺细胞学诊断

目前,超声引导下细针穿刺细胞学检查(FNAB)是鉴别甲状腺结节的常用方法。通常先采用常规超声检查甲状腺结节的大小、数量、位置、形态、回声情况,结节与血管及周围组织的关系,然后彩色多普勒超声(CDFI)检测甲状腺结节内部及周边的血流情况,选择最佳穿刺点及穿刺途径,以避开血管。从细胞学角度,甲状腺超声引导下细针穿刺细胞学检查为甲状腺疾病病理诊断提供了新的方法,提高了甲状腺疾病诊断的准确性,为一些良性病变者避免了不必要的手术。

1.FNAB-Tg检测

Tg在正常甲状腺、甲状腺癌组织中均表达,术前血清Tg值水平对判断甲状腺结节良恶性的价值并不高。但如果在淋巴结内检测Tg高表达,则表明淋巴结内存在甲状腺来源的细胞,可作为甲状腺癌淋巴结转移的依据。Tg在组织穿刺液中的浓度远高于血清中的浓度,FNAB-Tg/血清-Tg＞1可作为判断乳头状甲状腺癌(PTC)颈部淋巴结转移癌辅助检查的首选指标。

2.FNAB分子标志物检测

寻找肿瘤分子标志物是目前研究的热点。样本肿瘤分子标志物的检测有助于提高恶性肿瘤诊断的准确率。目前研究较多的甲状腺癌分子标志物有RAS、BRAF、PAX8/PPAR、RET/PTC等。对于无诊断或可疑标本行BRAFv600E突变检测有助于提高FNAB诊断的准确率。PTC患者术前FNAB标本BRAF突变与甲状腺癌包膜侵犯及淋巴结转移有关。

3.FNAB微小RNAs分析

微小RNAs(MiRNAs)具有调控基因表达的功能,近年来成为分子生物学研究的热门。经研究发现一些MiRNAs,如MiRNA-187、MiRNA-181b、MiRNA-221、MiRNA-222、MiRNA-224、MiRNA-146b、MiRNA-155等在各种类型的甲状腺癌中均为高表达,在PTC中表现更为明显。另外MiRNA的表达与某些基因突变有关,MiRNA-146在BRAF突变组的表达明显高于非突变组,MiRNA-221、MiRNA-222在BRAF、RAS突变患者中呈现高表达。FNAB-MiRNA分析能提高甲状腺结节良恶性的诊断率,并可预测淋巴结的转移。

(六)基因检测

随着分子生物学及免疫学的迅猛发展,以及对甲状腺癌分子发病机制的深入研究,人们发现许多基因变异与甲状腺癌发生、发展及预后密切相关。基因检测将有可能成为可靠的甲状腺癌检查方法。

1.RET 基因

RET 基因重排是甲状腺癌的重要发生机制之一,与 PTC 关系尤为密切。有研究显示,RET 基因重排在 PTC 中发生率在 90% 以上。另外,RET 基因突变也是甲状腺癌的发生机制,尤其是 MTC。甲状腺癌中较为少见的 RET 基因变异类型——RET 基因扩增,在 PTC 及甲状腺未分化癌(ATC)中均有表达,并与放射诱导、高级别恶性病例具一定相关性。

2.RAS 基因

大量研究发现,在不同类型甲状腺癌中均发现 RAS 基因突变,RAS 基因突变可能在甲状腺癌的早期起作用。

3.BRAF 基因

BRAF 基因突变主要与 PTC 关系密切,有研究发现 BRAF 基因突变与 PTC 远处转移及临床分期密切相关。BRAF 基因突变可以作为判断甲状腺癌患者预后指标之一。

4.microRNA

目前研究 microRNA 在甲状腺癌发病机制中的作用主要是针对 PTC 和 FTC。研究发现,与 PTC 相关 microRNA 的主要有 miR-181b、miR-146、miR-221 及 miR-222 等,与 FTC 相关 microRNA 主要有 miR-328、miR346、miR-192 及 miR-197 等。在 MTC 和 ATC 中也发现了相关的 microRNA,如 miR-26a、miR-30d 及 miR-125b 等。另外,一些抑癌基因的失衡,如 $p53$ 基因、Bcl-2 基因、$p16$ 基因、$p27$ 基因、PTEN 基因、APC 抑癌基因等,也是各种类型甲状腺癌形成和发展的重要因素,检测其表达对甲状腺癌的判断具有一定的价值。

四、甲状腺癌的护理

(一)专科评估与观察要点

(1)肿块的大小、形状、质地、活动度;有无压迫气管或者使气管移位。

(2)肿块的生长速度,颈部有无颈淋巴结肿大。

(3)有无声音嘶哑、饮水呛咳或吞咽困难。

(4)有无呼吸困难、四肢及面部麻木。

(5)切口渗出,引流液颜色、形状和量。

(二)护理问题

1.焦虑

焦虑与颈部肿块性质不明、环境改变,担心手术及预后有关。

2.疼痛

疼痛与手术伤口有关。

3.清理呼吸道无效

清理呼吸道无效与咽喉部及气管受刺激、分泌物增多及切口疼痛不敢咳嗽有关。

4.生活自理能力部分缺陷

生活自理能力部分缺陷与手术有关。

5.自我形象紊乱

自我形象紊乱与颈部切口瘢痕有关。

6.潜在并发症

呼吸困难和窒息、吞咽困难、喉返神经损伤或喉上神经损伤、手足抽搐。

(三)护理措施

1.术前护理

(1)心理护理:加强沟通,了解患者所患疾病的感受和认识,对准备接受的治疗方式的想法;告知甲状腺癌的有关知识,说明手术的必要性、手术的方式、术后恢复过程及预后情况,消除其顾虑和恐惧。

(2)完善术前检查:除全面的体格检查和必要的实验室检查外,还包括颈部 B 型超声检查,可测定甲状腺大小,探测结节的位置、大小、数目及与邻近组织的关系;颈部 X 线检查,可了解有无气管移位、狭窄、肿块钙化,术前完善 T_3、T_4、TSH 的测定,有心悸或全身情况差者请心内科医师会诊。有合并症患者如糖尿病、高血压应使血糖控制在 8 mmol/L 以下,血压控制 20.0 kPa/13.3 kPa (150/100 mmHg)以下能耐受手术范围内,术晨降压药不能停服。

(3)术前适应性体位训练:术前指导患者适应手术体位,降低术后头晕、恶心及头痛等术后体位综合征的发生率。训练在饭后 2 小时进行,患者在训练前 5 分钟进行颈部准备活动,如前屈、左右旋转和回环等,以放松颈部肌肉,第 1 天训练 2～3 次,20～45 分钟/次,2 次之间间隔 1 小时;第 2 天训练 4～5 次,30～60 分钟/次,2 次之间间隔 30 分钟。训练开始时间及每次持续时间应根据患者的各项检查结果、拟定手术方式及估计手术时间长短来确定,一般良性肿瘤患者,术前 2 天开始训练;恶性肿瘤患者,术前 3 天进行训练。选用充气式枕头对患者进行训练(充气式枕头高度可人为调节控制且兼有颈背部固定作用),保持患者在后仰时头后顶部不会悬空,以能接触床面为宜,由于颈椎前凸的生理特点,在颈椎部位加放 1 个宽 10 cm,高 8 cm 的软垫以支撑颈椎,患者感觉更加舒适,使患者逐步适应颈过伸位的训练。在训练过程中及时询问患者感受,训练完毕后让患者先卧枕休息后缓慢起床再进行颈部放松活动,避免突然下床导致直立性低血压发生。

(4)训练有效咳嗽练习:有效咳嗽帮助患者在术前练习有效的咳嗽,指导患者在练习咳嗽时坐起,头颈躯干向前弯曲,用手压住颈前手术切口部位,减少颈部震动引起的术后切口疼痛,深吸气后声门紧闭,用胸腹部的力量作最大咳嗽,咳嗽的声音应从胸部发出,形成气道冲击力,使痰液排出,避免仅在喉头上发声而无有效咳嗽,每天练习 3 次,每次 20 次左右。

(5)饮食护理:根据患者爱好给予高热量、高蛋白、富含维生素 B 的易消化的食物,同时多进食新鲜蔬菜和水果,以保证足够的液体摄入量,提高机体抵抗力。避免浓茶、咖啡等刺激性食物,戒烟、酒。

(6)一般生理准备:指导患者术前做好个人卫生(沐浴、剃须、剪指甲等),必要时剔除其耳后毛发,以便行颈淋巴结清扫;指导患者排尿练习。

(7)镇静安眠:术前保证患者充足的休息,必要时遵医嘱给予镇静安眠类药物,使其身心处于接受手术的最佳状态。

2.术中护理

(1)麻醉:颈丛神经阻滞麻醉或全身麻醉。

(2)体位:仰卧位、颈部过伸(患者肩部垫高,头后仰,两侧放置沙袋固定,使头部与躯干保持在同一条直线上）。

（3）术中配合。

（4）迎接并核对患者身份、病例、影像资料等，做好心理护理。

（5）正确放置手术体位，使肢体处于功能位，防止受压。注意患者安全，给予必要的固定。

（6）开通静脉通道，协助诱导及插管。备好吸引器、胶布。若发生麻醉意外，协助抢救。

（7）与主刀医师、麻醉医师再次核对患者信息、手术名称、手术部位、手术体位等。

（8）做好术前、术中、术后的保暖，注意隐私保护及安全工作。

（9）术中严格执行无菌操作。

（10）密切观察呼吸情况，配合手术医师检查声音是否嘶哑，以便及时发现喉返神经损伤。

（11）手术即将结束时，将患者头部放平，减少伤口张力，便于缝合。

（12）在包扎伤口时，注意胶布不要粘到头发。

（13）术后协助麻醉师拔管，避免坠床。

（14）手术结束后检查受压皮肤有无异常。

（15）术毕搬运时用手托住头、颈部，防患者自行用力，引起出血。

（16）整理病例、药物、影像资料。

3.甲状腺癌术后一般护理

（1）体位：术后6小时内给予低枕平卧位，采用自制的甲状腺术后颈椎枕（枕头高8 cm，宽10 cm，压迫后保持4～6 cm），保持颈部正常生理弧度，使患者由于手术体位而引起的颈部血管、神经、软组织过伸受挤压状态得到改善，从而缓解由此造成头痛、恶心、呕吐等症状；麻醉清醒、血压平稳后，改半坐卧位，以利于呼吸和引流。

（2）病情观察：严密观察患者生命体征，尤其要注意呼吸和脉搏变化。了解患者的发音和吞咽情况，判断有无声音嘶哑或音调降低、误咽呛咳。及时发现创面敷料潮湿情况，估计渗血量，并及时更换。有颈部引流管者，观察引流液的颜色、形状和量，固定好引流管，避免其受压、打折和脱出，以及早发现异常并通知医师。如血肿压迫气管，立即配合床边抢救，切口拆线，清除血肿。

（3）保持呼吸道通畅，预防肺部并发症。

（4）饮食：病情平稳后或全身麻醉清醒后，可选用冷流质饮食，减少局部充血，避免过热食物引起血管扩张出血，向患者说明饮食、营养对于切口愈合、机体修复的重要性，鼓励患者克服吞咽不适的困难，逐步过渡到稀软的半流质饮食和软食。

（5）活动和咳嗽指导：患者起身活动时可用手置于颈后以支撑头部，指导患者深呼吸，有效咳嗽。咳嗽时可护住伤口两侧，以减轻咳嗽时伤口的压力，减轻疼痛。

（6）行颈淋巴结清扫创面较广泛，手术创伤较大，患者疼痛不适可给予镇静止痛剂，以利休息。遵医嘱补充水、电解质。如癌症较大，造成气管软化，配合医师行气管切开。

（7）纳米穴位贴的使用：纳米穴位贴可促进血液循环，从而达到疏通经络、活血化瘀、理气止痛的目的，在一定程度上能够有效缓解甲状腺术后恶心、呕吐、头晕、头颈及腰背部的肌肉酸痛等体位综合征。操作方法：于术后6小时用75%酒精棉球或温水清洁颈肩部皮肤，待干，将敷贴贴在肩井、天柱、大椎、风池、外关、合谷等穴位及颈部压痛点上，揭掉治疗贴的保护膜，24小时更换一次敷贴或根据患者的耐受能力确定更换时间。

4.并发症的观察和处理

（1）呼吸困难和窒息：呼吸困难和窒息是最危急的并发症，多发生在术后48小时内。引起呼吸道梗阻的主要原因:全麻气管插管导致喉头水肿、呼吸道大量分泌物不能及时排出或误吸;切口内出血压迫气管;痰液堵塞;双侧喉返神经损伤;气管塌陷由于气管壁长期受肿大的甲状腺压迫,发生软化,切除大部分甲状腺腺体后,软化的血管壁失去支持所致。术后24～48小时内,护理中特别要注意术后监测:全麻未清醒前注意观察瞳孔、肢体活动、咳嗽及吞咽反射情况,经常呼唤患者以掌握其清醒时间;密切观察病情,特别注意肿胀后局部皮肤的颜色、判断是否出血;观察压迫口唇、甲床后颜色恢复情况以判断有无缺氧现象,血氧饱和度监测应达到95%以上,必要时做动脉血气分析。如患者出现颈部迅速肿大,压迫气管,引起呼吸困难、窒息、烦躁不安,甚至出现青紫面容,患者颈部有紧缩感、呼气费力,切口渗出鲜血时应立即报告医师,配合医师床边抢救,拆开缝线,敞开伤口,迅速清除血肿,结扎出血的血管。若呼吸无改善则行气管切开、给氧,保持患者呼吸道通畅,待病情好转,再送手术室进一步处理。对喉头水肿者立即给予大剂量激素,减轻水肿,如地塞米松30 mg静脉滴注。呼吸困难无好转时,行环甲膜穿刺或气管切开。术后床边备气管切开包至少48小时。

(2)喉返神经损伤:发生率约为0.5%,主要是手术操作时损失所致如切断、缝扎、钳夹或牵拉所致,少数是由于血肿压迫或瘢痕组织的牵拉引起。仅是因为水肿压迫神经,1周左右可恢复。钳夹或牵拉或血肿压迫所致者多为暂时性,经理疗等处理后,一般在3～6个月内可逐渐恢复。一侧喉返神经损伤可由健侧声带向患侧过度内收而代偿,但不能恢复原音色,双侧喉返神经损伤可导致失声或严重的呼吸困难,甚至窒息,需立即做气管切开。术后应观察患者的喉返神经有无损伤,观察患者的情绪后,与其交谈,以了解患者的喉返神经的情况,护理上要多关心、体贴,可用理疗、针灸、神经营养等药物促进喉返神经的恢复,并帮助患者做发音练习。

(3)喉上神经损伤:多因在手术过程中处理甲状腺上极时损伤喉上神经外支或内支所致。如损伤外支(运动),可使环甲状腺肌瘫痪,引起声带松弛、声调降低;损伤内支(感觉)则使喉部黏膜感觉丧失,患者在进食特别饮水时容易发生误咽、呛咳。嘱患者坐起饮水或进食半固体食物。喉上神经损伤一般情况在经使用促进神经恢复的药物、理疗或针灸后可恢复。

(4)手足抽搐:因术中甲状旁腺被误切、挫伤或血液供应受累,导致甲状旁腺功能低下、血钙浓度下降、神经肌肉应激性提高从而引起手足抽搐。多发生于术后1～2天。轻者仅有面部、口唇或手足部的针刺感、麻木感或强直感;一般2～3周后未受损伤的甲状旁腺增生、代偿,症状逐渐消失。严重者可出现面肌和手足伴有疼痛的持续性痉挛,每天发生多次,每次持续时间10～20分钟或更长,甚至可发生喉和膈肌阵发性痛性痉挛而致死亡。一旦发生应适当限制肉类、蛋类和乳品类食物,因此类食物含磷较高,影响钙的吸收。症状轻者可口服葡萄糖酸钙或乳酸钙2～4 g,每天三次;症状比较重者或者长期不能恢复者,可加服维生素D$_3$,每天5万～10万单位,以促进钙在肠道内的吸收。最为有效的治疗是口服双氢速甾醇油剂,能有效提高血钙含量。当发生抽搐时,应立即用压舌板垫于上下磨牙间,并遵医嘱静脉注射10%葡萄糖酸钙或氯化钙10～20 mL。

(5)乳糜漏:乳糜漏是甲状腺癌行颈淋巴结清扫术后较严重的并发症之一,发生率为1.0%～5.8%。如不及时有效处理,不仅容易引起皮瓣坏死、局部感染,还可导致血容量减少、电解质紊乱、淋巴细胞减少、低蛋白血症,有的可继发乳糜胸或全身衰竭。

1)术后密切观察患者生命体征及切口局部情况,甲状腺癌术后如患者出现呼吸不畅、局部肿胀、皮瓣有波动感甚至血氧饱和度下降等情况应警惕出血、淋巴漏等情况。因颈部组织较疏松,易集聚大量液体,引流不畅时可出现局部肿胀、皮瓣有波动感。护士术后早期应认真倾听患者主诉,查看有无呼吸费力,按时检查切口及其外周有无肿胀、渗液和局部皮瓣有无波动感,观察敷料和引流管通畅情况,监测患者血压、血氧饱和度及呼吸情况。

2)加强术侧切口的护理:加强术侧切口管理有利于减缓伤口局部淋巴的回流量,从而减少淋巴液的渗出。发生乳糜漏尽量避免术侧肢体输液,控制输液量及输液速度,减少局部淋巴液的漏出,利于淋巴管断端闭合。密切观察术侧皮瓣的颜色、皮瓣与深筋膜的贴合情况及有无肿胀。指导增加术侧半卧位,通过体位自身的压迫作用减少患侧淋巴回流,并有利于引流。

3)饮食控制与营养支持的护理:进食可刺激胃肠道增加淋巴液的分泌,饮食中如含有大量长链甘油三酯,经肠道吸收后进入淋巴循环增加乳糜液的生成。因此,低脂饮食或禁食能减少淋巴液的产生和丢失,缩短淋巴管裂口的闭合时间。丢失的淋巴液中含有大量的水分、电解质和蛋白等成分,全胃肠外营养(TPN)通过静脉途径提供人体每天必需的营养素,为组织修复和破裂口愈合提供必要的基础和条件,也可减少淋巴液的形成。遵医嘱予 TPN 治疗,注意严格无菌操作,保证营养液每天匀速输入,营养液输注过程中避免被阳光直射,注意观察有无沉淀,以及时听取患者主诉。当患者日引流量 200 mL 时,指导低脂或无脂饮食,补充蛋白质、维生素;日引流量 200 mL 时指导患者禁食,按医嘱给予肠胃外营养(PN)、补充液体和电解质,改善患者的营养状态,利于患者恢复。

4)维持持续负压的有效状态:发生乳糜漏采用持续负压吸引,以达到充分引流和均匀加压,防止乳糜液积聚继发感染,局部均匀加压可消灭残腔,通过引流管接中心负压系统,压力范围 20.0~26.7 kPa(150~200 mmHg),维持引流管通畅,同时避免压力过大。因高负压可能导致引流管将颈内静脉吸引破裂致大出血,应密切观察引流液性状,如出现大量鲜红色血性液,立刻关闭负压装置,报告医师处理。

5)用药护理:使用生长抑素可抑制多种胃肠道激素的释放,抑制胃液、胰液的分泌,抑制胃和胆道的运动,从而抑制肠道吸收,减少肠道淋巴的生成,最终可减少颈部淋巴漏的流量,促进漏口闭合。有利于乳糜胸的治疗,建立单独的静脉给药通路,保持用药的连续性,停用药物时间不超过 3 分钟,严格控制输注速度,当输注速度>0.05 mg/min 时,患者会出现恶心、呕吐和胸闷现象,护士应观察药物不良反应,认真听取主诉。

(6)乳糜胸:随着乳糜漏的病情发展可至乳糜胸,甲状腺癌颈部淋巴结清扫时结扎淋巴管可导致回流压增高,加上呼吸或咳嗽造成胸膜腔负压的双重作用,可使淋巴液进入胸腔形积液造成乳糜胸。大量乳糜液能够直接压迫肺及心脏,影响肺及心脏功能导致低氧血症、心律失常等,大量蛋白质、电解质及脂溶性维生素随着乳糜液的丢失,导致患者营养状况恶化及电解质紊乱,乳糜液中大量白细胞的丧失导致免疫功能缺陷,使患者易发生感染。①颈部引流管护理:同乳糜漏颈部引流护理。②胸腔引流管护理:保持引流管通畅,定时挤压引流管注意观察水封瓶内水柱波动情况,观察引流液的颜色、性状、量,并准确记录。严格无菌操作,防止感染,保持管道的密闭性,搬运患者及更换引流瓶时,必须用 2 把血管钳双重夹闭引流管,以防空气进入胸膜腔,同时引流瓶低于膝关节,以防引流液回流。③饮食控制与营养支持的护理:同乳糜漏饮食护理。④预防肺部感染:乳糜胸时由于大量液体积聚胸腔,使肺组织受压,影响了患者的呼吸功能。向患者强调咳嗽、咳痰、深呼吸的重要性,加强肺部的物理治疗,予翻身、拍背及雾化吸入,持续吸氧 3 天,流量 3~5 L/min 维持血氧饱和度在 95% 以上。加强病情观察,注意体温,呼吸频率和节律变化及血常规 C 反应蛋白的变化,加强呼吸音听诊。⑤用药护理同乳糜漏药物护理。

(7)咽漏、食管吻合口瘘:甲状腺癌晚期的患者行食管部分切除端端吻合,术后可能并发食管吻合口瘘。表现为颈部伤口红肿、压痛,唾液从切口外漏。护士发现咽漏、食管吻合口瘘应立即报告医师后给予拆开颈部切口缝线,用鼻窦内镜检查发现食管吻合处可见漏口。予以加强切口换药,保持创面的清洁,术腔填塞碘仿纱条。加强抗感染和支持治疗,延长留置胃管至术后1个月,保证营养摄入,漏口逐渐缩小至闭合。吞泛影葡胺复查食管未见狭窄及瘘管,证实瘘口愈合后拔除胃管。恢复经口进食。

5.胸乳晕入路方法腔镜甲状腺癌术后护理

(1)常规术后一般护理:前七步同甲状腺癌术后一般护理。胸部腋以下部位用背心式多头胸带加压包扎,腋以上颈胸部用U形沙袋加压,告知患者少说话,尽量使用非语言信息(摇手、点头、眼神等)交流。术后引流管自胸带乳晕部开窗处引出,连接负压引流球持续负压吸引,引流球用安全别针固定在胸带下缘,保持引流通畅,防止引流管打折、扭曲,观察引流液的性质及量,术后2~3天拔管。

(2)并发症的观察及护理。①皮下积液及皮肤瘀斑:因手术需要在颈前、胸部行皮下分离建立手术空间,术后容易引起分离创面渗液、渗血发生皮下积液、皮肤瘀斑。术后在患者颈前、胸部用U形沙袋配合多头胸带加压包扎,可有效预防积液及皮肤瘀斑发生。②皮下气肿:腔镜甲状腺切除术需因手术需要二氧化碳气体建立操作空间,由于压力过高,灌注过快,手术时间过长,气体向皮下软组织扩散,术后容易引起颈胸部甚至面部皮下气肿,一般不需要特殊处理,向家属做好解释,24小时后可自行吸收。③酸中毒、高碳酸血症:术中患者吸收大量二氧化碳气体,会引起高碳酸血症、酸中毒,术后给予低流量氧18~24小时,提高氧分压,促进二氧化碳排出,并监测血氧饱和度,观察呼吸状况,以及时对症处理。④其他同甲状腺癌术后并发症的观察及护理。

6.甲状腺癌侵犯气管的术后护理

(1)常规术后一般护理:前七步同甲状腺癌术后一般护理。管道的护理:①气管套管的固定:固定导管的系带缚于患者颈后,并打死结,固定要松紧适宜,以容纳一根手指为宜,应经常检查和调整。当患者出现面色青紫、烦躁不安,说明有气管套管脱管的可能,立即报告医师紧急剪断系带,使患者仰卧,固定头部,由医师重新插入气管套管。②气道湿化:气道湿化是保证气道畅通的重要措施,湿化的目的在于稀释痰液,以利吸引或咳出。予以高压泵雾化吸入每4小时一次、使用微量泵以0.2~0.3 mL/min速度。持续泵入气道湿化液,降低痰液黏稠度(湿化液由100 mL灭菌盐水+100 mL生理盐水+盐酸氨溴索20 mL+吸入用异丙托溴铵溶液20 mL共同配制而成)。气道干燥、痰液黏稠者,可气道外口用无菌湿纱布覆盖,并经常更换,保持湿润。床头放置空气湿化增加房间空气湿度。伤口的皮肤护理:气管切开伤口的护理十分重要,切口局部要保持清洁、干燥,以及时更换敷料并消毒。

(2)并发症的观察及护理同甲状腺癌术后并发症的观察及护理。

(四)健康指导

1.心理调适

加强与患者的沟通,帮助患者面对现实、调整心态,配合后续治疗。

2.功能锻炼

鼓励患者在卧床期间适当床上活动以促进血液循环和切口愈合。为促进颈部功能恢复,术后头颈部在制动一段时间后可逐渐进行颈部活动,一般拔除伤口引流管后,可作颈部小幅度的活动,也可用手按摩松弛颈部,防止颈部肌肉疲劳。伤口愈合后,可做点头、仰头、伸展和左右旋转颈部,做颈部全关节活动(屈、过伸、侧方活动),每天练习,以防颈部功能受限,直至出院后3个月。颈淋巴结清扫术的患者因斜方肌不同程度受损,故切口愈合后即应开始肩关节和颈部的功能锻炼,并随时保持患侧上肢高于健侧体位,以防肩下垂。

3.后续治疗指导

甲状腺癌手术后患者遵医嘱坚持终身服用甲状腺素制剂,以抑制促甲状腺素的分泌,预防肿瘤复发,指导患者掌握正确的服药方法,不随意更改服用剂量。必要时遵医嘱按时行放疗等。

4.定期复查

指导患者自行检查颈部,出院后定期复查,发现结节、肿块及时来院检查,注意观察肿块的生长情况,包括部位、形状、大小、软硬度、活动度、表面光滑度,有无压痛等;注意颈部肿块与全身症状的关系。

(五)护理结局评价

(1)患者情绪稳定。

(2)患者切口疼痛解除或减轻。

(3)患者有效清理呼吸道分泌物,保持呼吸道通畅。

(4)患者术后生命体征平稳,未发生并发症。若发生并发症,能被及时发现和处理。

(5)患者获得疾病相关知识和康复知识,能够配合各种治疗和护理措施。

(六)甲状腺癌术后的长期随访

1.自我检查

对颈部和甲状腺区域进行自我检查很有价值,术后我们指导并且鼓励患者做简单的自我检查:用中等力度揉按颈部和甲状腺区域,慢慢感觉是否有肿块。如判断不了或者触及肿块应向医务人员咨询。虽然目前没有确切的自我检查指南,但是每月进行一次检查是很有必要的。

2.实验室检查

在长期随访期间,患者应该定期进行实验室检查,包括甲状腺激素、TSH、Tg 和 TgAb 等。具体检查项目由医师确定并告知患者。

3.预约随访门诊

患者在出院前我们会告知患者前来随访的时间,或者让患者打电话预约。第一次随访的时间取决于患者的具体情况,但通常不会晚于治疗后一年。有时候,为了调整或者监测甲状腺素替代治疗的剂量,随访的时间可能会有变动。接受甲状腺素治疗的患者一旦怀孕,可能在妊娠早期增加用药剂量以持续整个妊娠期,所以,患者一旦确认怀孕就应该立即就诊,以便及时调整药量并且更密切地监测血清 TSH 水平。

4.放射性碘全身扫描

随访中是否进行放射性碘全身扫描应听取医师意见。过去认为放射性碘全身扫描是常规随访项目,但是目前一些医疗机构会根据患者的体格检查、甲状腺球蛋白水平和其他检查的结果来确定患者是否需要进行该项检查。如有甲状腺癌复发的迹象,医师将考虑进行放射性全身扫描。^{131}I 全身显像可分为小剂量诊断性^{131}I 全身显像和大剂量治疗后^{131}I 全身显像。一般而言,在经过较彻底的甲状腺手术切除后,残留甲状腺组织所剩无几,此时对^{131}I 的摄取不会太高,如给予一个小的^{131}I 诊断剂量、行^{131}I 全身诊断显像,很难发现残留甲状腺组织或转移病灶,故现在大多数学者主张在治疗后 7~10 天再行^{131}I 全身显像,既可探测出在诊断性^{131}I 全身显像中难以发现的病灶,又可避免顿抑效应,而且能发现新的转移病灶。

(陈梦娇)

第六章 骨科护理

第一节 腰椎间盘突出症

一、疾病概述

(一)概念

腰椎间盘突出症是腰椎间盘变性,纤维环破裂,髓核突出刺激或压迫神经根、马尾神经所表现的一种综合征,是腰腿疼痛最常见的原因之一。腰椎间盘突出中以 $L_4 \sim L_5$、$L_5 \sim S_1$ 间隙发病率最高,占 $90\% \sim 96\%$,多个椎间隙同时发病者仅占 $5\% \sim 22\%$。

(二)分型及病理

腰椎间盘突出症的分型方法较多,各有其根据及侧重面。从病理变化及 CT、MRI 发现,结合治疗方法可做如下分型。

1.膨隆型

纤维环有部分破裂,而表层完整,此时髓核因压力而向椎管局限性隆起,但表面光滑。这一类型经保守治疗大多数可缓解或治愈。

2.突出型

纤维环完全破裂,髓核突向椎管,但有后纵韧带或一层纤维膜覆盖,表面高低不平或呈菜花状。常需手术治疗。

3.脱垂游离型

破裂突出的椎间盘组织或碎块脱入椎管内或完全游离。此型不单可引起神经根症状,还易压迫马尾神经。非手术治疗往往无效。

4.Schmorl 结节及经骨突出型

前者是指髓核经上、下软骨终板的发育性或后天性裂隙突入椎体松质骨内;后者是髓核沿椎体软骨终板和椎体之间的血管通道向前纵韧带方向突出,形成椎体前缘的游离骨块。这两型临床上仅出现腰痛,而无神经根症状,无需手术治疗。

(三)病因

1.椎间盘退行性变

椎间盘退行性变是椎间盘突出的基本病因。随年龄增长,纤维环和髓核含水量逐渐减少,使髓核张力下降,椎间盘变薄。同时,透明质酸钠及角化硫酸盐减少,低分子量糖蛋白增加,原纤维变性及胶原纤维沉积增加,髓核失去弹性,椎间盘结构松弛、软骨板囊性变。

2.损伤

积累伤力是椎间盘变性的主要原因,也是椎间盘突出的诱因。积累伤力中,反复弯腰、扭转动作最易引起椎间盘损伤,故本症与某些职业、工种有密切关系,例如驾驶员、举重运动员和从事重体力劳动者。

3.遗传因素

有色人种本症发病率较低;<20岁的青少年患者中约32%有阳性家族史。

4.妊娠

妊娠期盆腔、下腰部组织充血明显,各种结构相对松弛,而腰骶部又承受较平时更大的重力,这样就增加了椎间盘损害的机会。

5.其他

如遗传、吸烟及糖尿病等诸多因素。

上腰段椎间盘症少见,其发生多存在下列因素:①脊柱滑脱症。②病变间隙原有异常。③过去有脊柱骨折或脊柱融合术病史。

(四)临床表现

腰椎间盘突出症常见于20~50岁患者,男女之比为4~6∶1。20岁以内占6%左右,老人发病率最低。患者多有弯腰劳动或长期坐位工作室,首次发病常是半弯腰持重或突然扭腰动作过程中,其症状、体征如下所述。

1.症状

(1)腰痛:是大多数本症患者最先出现的症状,发生率约91%。由于纤维环外层及后纵韧带受到突出髓核刺激,经窦椎神经而产生的下腰部感应痛,有时亦影响到臀部。

(2)坐骨神经痛:虽然高位腰椎间盘突出(腰2~3,3~4)可引起股神经痛,但其发病率不足5%。绝大多数患者是L_4~L_5、L_5~S_1间隙突出,故坐骨神经痛最为多见,发生率达97%左右。典型坐骨神经痛是从下腰部向臀部、大腿后方、小腿外侧直到足部的放射痛。约60%患者在喷嚏或咳嗽时由于增加腹压而使疼痛加剧。早期为痛觉过敏,病情较重者出现感觉迟钝或麻木。少数患者可有双侧坐骨神经痛。

(3)马尾神经受压:向正后方突出的髓核或脱垂、游离椎间盘组织可压迫马尾神经,出现大小便障碍、鞍区感觉异常。发生率占0.8%~24.4%。

2.体征

(1)腰椎侧凸:是一种为减轻疼痛的姿势性代偿畸形,具有辅助诊断价值。如髓核突出在神经根外侧,上身向健侧弯曲,腰椎侧凸向患侧可松弛受压的神经根;当突出的髓核在神经根内侧时,上身向患侧弯曲,腰椎凸向健侧可缓解疼痛。如神经根与脱出的髓核已有粘连,则无论腰椎凸向何侧均不能缓解疼痛。

(2)腰部活动受限:几乎全部患者都有不同程度的腰部活动受限。其中以前屈受限最明显,是由于前屈位时进一步促使髓核向后移位并增加对受压神经根的牵张之故。

(3)压痛及骶棘肌痉挛:89%患者在病变间隙的棘突间有压痛,其旁侧1 cm处压之有沿坐骨神经的放射痛。约1/3患者有腰部骶棘肌痉挛,使腰部固定于强迫体位。

(4)直腿抬高试验及加强试验:患者仰卧、伸膝、被动抬高患肢。正常人下肢抬高到60°~70°

始感腘窝不适。本症患者神经根受压或粘连,下肢抬高在 60°以内即可出现坐骨神经痛,成为直腿抬高试验阳性。其阳性率约 90%。在直腿抬高试验阳性时,缓慢降低患肢高度,待放射痛消失,这时再被动背屈患肢踝关节以牵拉坐骨神经,如又出现放射痛成为加强试验阳性。有时因突出髓核较大,抬高健侧下肢也可因牵拉硬脊膜而累及患侧诱发患侧坐骨神经发生放射痛。

(五)辅助检查

1.X 线平片

单纯 X 线平片不能直接反应是否存在椎间盘突出。片上所见脊柱侧凸,椎体边缘增生及椎间隙变窄等均提示退行性改变。如发现腰骶椎结构异常(移行椎、椎弓根崩裂、脊椎滑脱等),说明相邻椎间盘将会由于应力增加而加快变性,增加突出的机会。

2.CT 和 MRI 检查

CT 可显示骨性椎管形态,黄韧带是否增厚及椎间盘突出的大小、方向等,对本病有较大诊断价值,目前已普遍采用。MRI 可全面地观察各腰椎间盘是否病变,也可在矢状面上了解髓核突出的程度和位置,并鉴别是否存在椎管内其他占位性病变。

3.其他检查

电生理检查(肌电图、神经传导速度及诱发电位)可协助确定神经损害的范围及程度,观察治疗效果。

(六)治疗原则

1.非手术治疗

腰椎间盘突出症中多数患者可经非手术疗法缓解或治愈。其目的是使椎间盘突出部分和受到刺激的神经根的炎性水肿加速消退,从而减轻或解除对神经根的刺激或压迫。非手术治疗主要适用于:①年轻、初次发作或病程较短者。②休息后症状可自行缓解者。③X 线检查无椎管狭窄。方法:绝对卧床休息,持续牵引,理疗、推拿、按摩,封闭,髓核化学溶解法等。

2.经皮髓核切吸术

经皮髓核切吸术是通过椎间盘镜或特殊器械在 X 线监视下直接进入椎间隙,将部分髓核搅碎吸出,从而减轻了椎间盘内压力达到缓解症状的目的。主要适用于膨出或轻度突出型的患者,且不合并侧隐窝狭窄者。对明显突出或髓核已脱入椎管者仍不能回纳。与本方法原理和适应证类似的尚有髓核激光气化术。

3.手术治疗

已确诊的腰椎间盘突出症患者,经严格非手术治疗无效,马尾神经受压者或伴有椎管狭窄者可考虑行髓核摘除术。手术治疗有可能发生椎间盘感染、血管或神经根损伤,以及术后粘连症状复发等并发症,故应严格掌握手术指征及提高手术技巧。

近年来采用微创外科技术使手术损伤减小,取得良好效果。

(七)预防

由于腰椎间盘突出症是在退行性变基础上受到积累伤力所致,而积累伤又是加速退变的重要因素,故减少积累伤就显得非常重要。长期坐位工作者需注意桌、椅高度,定时改变姿势。职业工作中常弯腰劳动者,应定时伸腰、挺胸活动,并使用宽腰带。治疗后患者在一定期间内佩戴腰围,但应同时加强腰背肌训练,增加脊柱的内在稳定性。长期使用腰围而不锻炼腰背肌,反可因失用性肌萎缩带来不良后果。如需弯腰取物,最好采用屈髋、屈膝下蹲方式,减少对椎间盘后方的压力。

二、护理评估

(一)一般评估

1.健康史

(1)一般情况:了解患者的性别、年龄、职业、营养状况、生活自理能力等。

(2)既往史:是否有先天性的椎间盘疾病、既往有无腰部外伤、慢性损伤史,是否做过腰部手术。

(3)外伤史:评估患者有无急性腰扭伤或损伤史。询问受伤时患者的体位、外来撞击的着力点,受伤后的症状和腰痛的特点和程度、致腰痛加剧或减轻的相关因素、有无采取制动和治疗措施。

(4)家族史:家中有无类似病史。

2.生命体征(T、P、R、BP)

按护理常规监测生命体征。

3.患者主诉

有无腰背痛、下肢痛、麻木、大小便障碍等症状。

4.相关记录

疼痛部位及程度,疼痛与腹压、活动、体位有无明显关系,有无跛行、脊柱畸形及活动受限,有无压痛、反射痛,双下肢肢体感觉运动情况等。

(二)身体评估

1.术前评估

(1)视诊:观察步态有无跛行、摇摆步态等;椎旁皮肤有无破损,肢体有无肿胀或肌萎缩;脊柱有无畸形。

(2)触诊:棘突、椎旁有无压痛,下肢、肛周感觉有无减退,肛门括约肌功能等。

(3)动诊:腰椎活动范围,腰部有无叩击痛,双下肢的运动功能、肌力、肌张力的变化,对比双侧有无差异等。

(4)量诊:肢体长度测量、肢体周径测量及腰椎活动度测量。

(5)特殊检查试验:直腿抬高试验、股神经牵拉试验、肛门反射等。

2.术后评估

(1)视诊:患者手术切口、步态、肢体有无肿胀或肌萎缩等。

(2)触诊:切口周围皮温有无增高,下肢有无肌肉萎缩,下肢、肛周感觉情况。

(3)动诊:双下肢的运动功能、肌力的变化,双侧有无差异,腰椎活动范围。

(4)量诊:肢体长度测量、肢体周径测量。

(5)特殊检查试验:直腿抬高试验、股神经牵拉试验、肛门反射等。

(三)心理、社会评估

观察患者的情绪变化,了解其对疾病的认知程度及对手术的了解程度,有无紧张、恐惧心理;评估患者的家庭及支持系统对患者的支持帮助能力等。

(四)辅助检查阳性结果评估

X线片显示腰椎生理曲度消失,侧突畸形、椎间隙变窄及椎体边缘骨质增生等。CT、MRI显示椎间盘突出的部位、程度及与有无神经根受压。

（五）治疗效果的评估

1.非手术治疗评估要点

(1)病史评估:了解与患者相关的情况,例如职业、有无外伤、发病时间、治疗经过等。

(2)影像资料评估:查看CT、MRI,了解椎管形态、观察腰椎间盘髓核突出的程度和位置等,分析是否需要手术治疗。

2.手术治疗评估要点

(1)心理评估:向患者介绍与疾病相关的知识,说明手术的重要性,解释手术的方式、术前术后的配合事项及目的,耐心解答问题,消除不良心理,使其增加战胜疾病的信心,积极配合治疗。

(2)既往史:了解患者全身的情况,是否有心脏病、高血压、糖尿病等,如有异常,积极治疗,减少术后并发症的发生。

(3)疼痛评估:评估患者疼痛诱发因素、部位、性质、程度和持续时间,并进行疼痛评分。

(4)神经功能评估:严密观察双下肢感觉运动及会阴部神经功能情况,并进行术前术后对比,可了解神经受压症状有无改善或加重。

三、护理诊断(问题)

(一)疼痛

疼痛与髓核受压水肿、神经根受压及肌痉挛有关。

(二)躯体移动障碍

躯体移动障碍与椎间盘突出或手术有关。

(三)便秘

便秘与马尾神经受压或长期卧床有关。

(四)知识缺乏

知识缺乏与对疾病的认识有关。

(五)潜在并发症

脑脊液漏、椎间隙感染。

四、主要护理措施

(一)减轻疼痛

1.休息

长时间站立或坐立使腰椎负荷增加,神经根受压症状加重,故减轻腰椎负荷的方法就是卧床休息,卧硬板床,采取舒适、腰背肌放松体位。翻身时保持脊柱成一直线。

2.心理护理

指导患者放松心情,可让患者听音乐、看电视或与人聊天,分散其注意力。

3.药物镇痛

根据医嘱使用镇痛药或非甾体抗炎药止痛药。

(二)患者活动能力改善、舒适度增加

(1)体位护理:术后平卧2小时后即可协助患者轴线翻身,四肢成舒适体位摆放。

(2)按摩受压部位,避免压疮发生,更换床单时避免拖、拉、推等动作。指导患者进行功能锻炼。

(3)协助患者做好生活护理。

(三)预防便秘

1.排便训练

多数患者不习惯床上排便而导致便秘,应指导患者床上使用便盆,指导床上排便。

2.饮食指导

指导患者多饮水,给予富含膳食纤维的易消化饮食,多食新鲜蔬菜、水果。

3.药物通便

根据医嘱使用开塞露、麻仁软胶囊等通便药物。

4.适宜环境及心理疏导

可在患者排便时挡上屏风,尽可能减少病房人员,并给患者予心理支持,给其提供适宜的环境和时间。

(四)功能锻炼

向患者说明术后功能锻炼对预防深静脉血栓、防止神经根粘连及恢复腰背肌功能的重要性。功能锻炼的原则:幅度由小到大、次数由少到多,以身体无明显不适为宜。

1.术后第 1 天

(1)踝泵运动:全范围地伸屈踝关节或 360°旋转踝关节,在能承受的范围内尽可能多做,200～300 次/天,以促进血液循环,防止深静脉血栓的形成。

(2)股四头肌舒缩运动:主动收缩和放松大腿肌肉,每次持续 5～10 秒,如此反复进行,100～200 次/天,锻炼下肢肌力。

2.术后第 2 天

(1)直腿抬高运动:患者平卧于床上,伸直膝关节并收缩股四头肌后抬高患肢,抬到最高点时停留10～15 秒,再缓慢放下,双下肢交替进行,每天 3～4 次,每次 20 分钟。

(2)屈膝屈髋运动:患者平卧于床上,下肢屈曲,双手抱住膝关节,使其尽可能向胸前靠近。

3.术后 1 周

腰背肌锻炼:采用 5 点支撑法,患者仰卧,屈肘伸肩,然后屈膝伸髋,以双脚双肘及头部为支点,使腰部离开床面,每天坚持数十次。

(五)并发症的护理

1.脑脊液漏

表现为恶心、呕吐和头痛等,伤口引流量大、色淡。给予去枕平卧、头低脚高位,伤口局部用沙袋压迫,同时放松引流负压,将引流瓶放置于床缘水平,遵医嘱补充大量液体。必要时探查伤口,行裂口缝合或修补硬膜。

2.椎间隙感染

椎间隙感染是椎节深部的感染,表现为腰背部疼痛和肌肉痉挛,并伴有体温升高。一般采用抗生素治疗。

(六)用药护理

遵医嘱按时、按量口服止痛药、神经营养药物。

(七)健康教育

1.起卧方法

术后坐位或下床时需戴腰围,起床时先平卧戴好腰围,然后侧卧,用双上肢慢慢撑起身体坐立。禁止平卧位突然起床的动作。由坐位改为卧位时先双手支撑慢慢侧卧,然后平卧,松开腰围。

2.维持正常体重

因肥胖会加重腰椎的负荷,超重或肥胖者必要时应控制饮食和减轻体重。

3.休息

术后注意劳逸结合,避免长时间坐位或站立,三个月内避免弯腰负重、提重物等活动,戴腰围6～8周。

五、护理效果评估

(1)患者舒适度增加,疼痛症状减轻或消失。
(2)患者躯体活动能力改善。
(3)患者下肢肌力增强。
(4)患者无并发症发生,或发生后得到及时处理。

(慈春华)

第二节　腰椎椎管狭窄症

一、概述

凡造成腰椎椎管、神经根管及椎间孔变形或狭窄而引起马尾神经或神经根受压、并产生相应的临床症状者,称为腰椎椎管狭窄症。它是由先天性或后天性等各种原因使椎管前后、左右内径缩小或断面形状异常,而使腰椎椎管狭窄。这种狭窄可能使骨的变化,如腰椎骨质增生,小关节突肥大等,也可能是软组织的改变,如腰椎间盘后突,黄韧带肥厚所引起。患者的主要症状是腰、腿疼痛和间歇性跛行,腰痛的特点多显于站立位或走路过久时,若躺下或蹲位及骑自行车时,疼痛多能缓解或自行消失,腿疼是一侧、双侧或双下肢交替出现,鞍区麻木、肢体感觉减退。X线、CT、MRI检查能进一步确定并定性。

二、治疗原则

(一)非手术治疗

骨盆牵引,推拿按摩,手法复位,骶管注射。

(二)手术治疗

全椎板切除术、椎管扩大成形术及植骨内固定术。

三、护理措施

(一)心理护理

患者病情重,病程长,容易出现焦虑悲观情绪,多与患者交谈,给患者以安慰和必要的解释。介绍治疗成功的病例,增强其战胜疾病的信心。

(二)牵引护理

嘱患者仰卧于硬板床上行胸腰对抗牵引,牵引带松紧适宜,以不影响患者呼吸为度,髋部的牵引带应在髂前上棘稍上的位置,以患者能忍受不滑脱为度,牵引过程中要加强巡视,保持有效牵引,询问患者有无疼痛加重,给予及时处理,牵引后嘱患者卧床休息 10～20 分钟。

(三)骶管注射护理

向患者简单介绍骶疗的过程,解除紧张不安心理,血糖控制在正常范围内。骶管注射过程询问患者有无特殊不适,如双下肢感觉、运动等情况。骶管注射后嘱患者卧床休息 30～60 分钟,观察小便及双下肢感觉运动,针眼处保持干燥清洁,避免感染。

(四)腰部中药熏蒸护理

熏蒸时应巡视患者情况,调节适宜的温度,防止烫伤。如年老患者合并心脏病、高血压病,熏蒸时有头晕、心慌、乏力等不适,应及时处理。熏蒸完毕,用干毛巾擦干,并用衣物围腰,局部保暖,防止受凉感冒,忌用凉水或凉性药物外洗及外敷。

(五)手法复位前后患者护理

(1)复位前嘱患者在床上练习大小便。

(2)腰椎复位后,嘱其绝对卧床制动 72 小时,协助其直线翻身,平卧时腰部加垫厚约 2 cm。

(3)观察大小便及双下肢感觉运动情况。

(4)做好皮肤护理,防止压伤。

(5)指导行双下肢肌肉等长收缩锻炼,每天 2 次,每次 10～20 分钟。

(6)初次由医护人员指导佩戴腰围下床,观察是否有头晕等不适,并及时处理。

(六)术前训练

指导患者床上练习大小便,进行四肢的各项锻炼及俯卧位训练,坚持每次 30 分钟,循序渐进至俯卧位 2 小时,使其适应手术。

(七)饮食护理

手术前,尊重患者的饮食习惯,进食高蛋白,高维生素,高纤维素易消化的食物,每天饮鲜牛奶 250～500 mL。准备手术的患者应在麻醉前 6～8 小时禁食,4～6 小时禁水。手术当天根据麻醉方式选择进食的时间,硬膜外麻醉禁食 4～6 小时后进流食,全麻手术 6 小时后无胃肠道反应者可先进流食,逐渐改为半流食或普食。术后第 2 天可根据患者的食欲习惯,宜食清淡高维生素的易消化食物,如新鲜蔬菜、香蕉、稀饭、面条等;忌食生冷、辛辣、油腻、煎炸食物。以后可指导其进食高蛋白,高营养的食物,如牛奶、鸡蛋、瘦肉、骨头汤等,节制饮食,鼓励少食多餐,防止腹胀、便秘。

(八)体位护理

手术后患处制动,搬动时平抬平放,保持脊柱平直,避免腰部扭曲。指导正确的翻身方法,防止发生畸形或进一步损伤,滚动式翻身,每 2 小时翻身 1 次。

(九)病情观察

手术后,严密观察患者的肢体感觉运动情况,注意大小便情况,并与术前相比较,发现异常,通知医师处理。观察伤口渗血情况,引流管是否通畅及引流量和颜色,如果刀口处渗血较多,通知医师及时更换敷料,若 24 小时引流量超过 300 mL 且色淡呈血清样,伴有恶心、呕吐,可能有脑脊液漏,应报告医师关闭或拔除引流管,抬高床尾,俯卧与侧卧位交替,局部加压,并注意观察神志、瞳孔、生命体征及是否有颈项强直等症状出现。

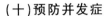

（十）预防并发症

1.尿潴留

尿潴留者给予局部热敷、刺激、按摩、诱导,必要时留置导尿管,引流袋不能高于膀胱水平,勿用力挤压,同时注意关闭开关,定时放尿,引流袋应放置妥当,固定牢靠,避免引流管弯曲受压,保持通畅。保持会阴部清洁干燥,尿道外口及接近尿道口段的导尿管应每天用0.5％碘伏擦拭消毒2遍;若有大便污染或女性月经期时,应及时清洗消毒,保持干燥;告知患者禁饮浓茶和咖啡等,多饮水,每天2 500～3 000 mL,以便有足够的尿液自然冲洗尿道。

2.坠积性肺炎

卧床患者协助进行翻身拍背,鼓励主动排痰、咳嗽,指导进行深呼吸和吹气球锻炼,鼓励患者早期进行主动活动,经常改变体位,病房内定时通风。

3.血栓性静脉炎

术后6小时协助患者做下肢伸屈运动,改善肢体及足趾的血运,协助患者翻身,鼓励在床上做肢体活动;活动不便者,应做肢体被动活动或按摩;对于手术大、时间长,或有下肢静脉曲张者,应密切观察病情,早发现及时治疗;如发生血栓性静脉炎时,应绝对卧床休息,避免肢体活动忌按摩,保持患肢抬高,以利于静脉回流。

4.压疮

卧床患者保持床铺平整、松软、清洁、干燥,保持皮肤的清洁;条件允许的情况下,最好每天用温水擦浴,使局部皮肤血液循环得到改善,定时翻身,防止局部长期受压。在为患者翻身、按摩、床上使用大小便器时,应注意不要推、拉、拖,以免损伤局部皮肤,增加营养,多食富含高蛋白,脂肪,维生素等营养食物,增强机体抵抗能力。必要时卧气垫床。

5.便秘

术后应指导患者保证足够的饮水量,注意饮食搭配,在保证营养摄入的基础上,进食新鲜的水果和富含纤维素的蔬菜,如芹菜、韭菜等;还可嘱患者可服适量的蜂蜜,养成定时排便的习惯,在不影响病情的条件下,改变体位,以利通便。卧床时间较长的患者,进行腹部按摩,以一手示、中、无名指放于患者右下腹,另一手三指重叠于上,按顺时针方向,沿升结肠、横结肠、降结肠方向依次按摩,促进肠管蠕动,必要时可使用药物或灌肠等方法解除便秘。

四、功能锻炼

手术当天做踝关节的背伸跖屈旋转,上肢的伸屈外展、抓举等活动,术后第1天主动加被动直腿抬高及双下肢各关节活动,每天2～3次,每次5～10分钟,以后逐渐增加次数,以不疲劳为度。根据病情术后2～3周,指导进行腰背肌功能锻炼,每天2～3次,每次5～10分钟,逐渐增加次数,以不疲劳为度,坚持1年以上。

五、出院指导

（1）慎起居,避风寒,腰部注意保暖。保持日常生活的正确站姿、坐姿及行走姿势,避免久坐久站,弯腰扭腰。

（2）加强营养,增加机体抵抗能力,根据不同体质进行饮食调护,如肾阳虚者多食温补之品,如羊肉、猪肉、桂圆等;肝肾阴虚者,多食清补之品,如山药、鸭肉、牛肉、百合、枸杞等;一般患者可食胡桃、瘦肉、骨头汤、黑芝麻等补肝肾强筋骨的食物。

(3)继续佩戴腰围1～3个月。

(4)继续进行双下肢及腰背肌功能锻炼,进行倒走锻炼,3个月内避免弯腰,拾取低处物品应先下蹲,6个月内避免挑抬重物。宜多躺,不宜久坐,经常变换姿势,适当卧床休息。保持正确的站姿,坐姿及行走姿势。

(5)定期复查。

(慈春华)

第三节　四 肢 骨 折

一、概述

四肢骨折包括上肢骨折、下肢骨折,常见的有锁骨骨折、肱骨干骨折、肱骨髁上骨折、尺桡骨骨折、股骨颈骨折、股骨干骨折、胫腓骨骨折等。

(一)护理评估

1.术前评估

(1)健康史。①一般情况:患者的年龄、职业特点、运动爱好、日常饮食结构、有无酗酒等。②受伤情况:了解患者受伤的原因、部位和时间,受伤时的体位和环境,外力作用的方式、方向和性质,伤后患者功能障碍及伤情发展情况,急救处理经过等。③既往史:重点了解与骨折愈合有关的因素,如患者有无骨质疏松、骨折、骨肿瘤病史或手术史。④服药史:患者近期有无服用激素类药物及药物过敏史等。

(2)身体状况。①全身:评估患者有无威胁生命的严重并发症;观察意识和生命体征;观察有无低血容量性休克的症状。②局部:评估患者骨折部位活动及关节活动范围,有无骨折局部特有特征和一般表现;皮肤是否完整,开放性损伤的范围、程度和污染情况;有无其他并发症。

(3)心理-社会因素:患者的心理状态取决于损伤的范围和程度。多发性损伤患者多需住院和手术治疗,由此形成的压力影响患者和家庭成员的心理状态和相互关系。故应评估患者和家属的心理状态、家庭经济情况及社会支持系统。

(4)辅助检查:评估患者的影像学和实验室检查结果,以帮助判断病情和预后。

2.术后评估

(1)固定情况:评估切开复位固定术是否有效。

(2)并发症:评估术后是否出现并发症。

(3)康复程度:患者是否按照计划进行功能锻炼,功能恢复情况及有无活动功能障碍引起的并发症。

(4)心理状态和认知程度:评估患者对康复训练和早期活动是否配合,对出院后的继续治疗是否了解。

(二)常见护理诊断/问题

(1)有周围神经、血管功能障碍的危险:与骨和软组织创伤、石膏固定不当有关。

(2)疼痛:与骨折、软组织损伤、肌痉挛和水肿有关。

（3）有感染的危险：与组织损伤、开放性骨折、牵引或应用外固定架有关。

（4）潜在并发症：休克、肌萎缩、关节僵硬、骨筋膜室综合征、深静脉血栓形成等。

（三）护理目标

（1）维持正常的组织灌注，皮肤温度和颜色保持正常，末梢动脉搏动有利。

（2）患者疼痛逐渐减轻直至消失，感觉舒适。

（3）患者未发生骨或软组织感染等并发症。

（4）患者能独立行走或借助助行器行走，能自我护理并掌握功能锻炼和康复知识。

（四）护理措施

1.现场急救

（1）抢救生命：骨折患者，尤其是严重骨折者，往往合并其他组织和器官的损伤。应检查患者全身情况，首先处理休克、昏迷、呼吸困难、窒息或大出血等可能威胁患者生命的紧急情况。

（2）包扎止血：绝大多数伤口出血可用加压包扎止血。大出血时可用止血带止血，最好使用充气止血带，并应记录所用压力和时间。止血带应每40～60分钟放松1次，放松时间以局部血流恢复、组织略有新鲜渗血为宜。若骨折端已戳出伤口并已污染，又未压迫重要血管或神经，则不应现场复位，以免将污染物带到伤口深处。若在包扎时骨折端自行滑入上口内，应做好记录，以便入院后清创时进一步处理。

（3）妥善固定：凡疑有骨折者均应按骨折处理。对闭合性骨折者在急救时不必脱去患肢的衣裤和鞋袜，肿胀严重者可用剪刀剪开衣袖和裤脚。骨折有明显畸形，并有穿破软组织或损伤附近重要血管、神经的危险时，可适当牵引患肢，使之变直后再行固定。

（4）迅速转运：患者经初步处理后，应尽快转运至就近医院进行治疗。

2.一般护理

（1）疼痛护理：根据疼痛原因进行对症处理。因创伤骨折引起的疼痛，现场急救中给予临时固定可缓解疼痛。若因伤口感染引起，应及时清创并应用抗生素治疗。疼痛较轻时可鼓励患者听音乐或看电视转移注意力，疼痛严重时遵医嘱给予止痛药。

（2）患肢缺血护理：骨折局部内出血、包扎过紧、不正确使用止血带或患肢严重肿胀等原因均可导致患肢血液循环障碍。应严密观察肢端有无剧痛、麻木、皮温降低、皮肤苍白或青紫、脉搏减弱或消失等血液灌注不足的表现。一旦出现应对因对症处理。

（3）并发症的观察和预防：观察患者意识、生命体征、患肢远端感觉和末梢血液循环等，若发现骨折早期和晚期并发症，应及时报告医师，采取相应处理措施。

（4）心理护理：向患者及家属解释骨折的愈合是一个循序渐进的过程，充分固定能为骨折断端连接提供良好的条件，正确的功能锻炼可以促进断端生长愈合和患肢功能恢复。对骨折可能遗留残疾的患者，应鼓励患者表达自己的思想，减轻患者及家属的心理负担。

（5）生活护理：指导患者在患肢固定期间进行力所能及的活动，为其提供必要的帮助，如协助进食、进水和翻身等。

（6）加强营养：指导患者进食高蛋白、高维生素、高热量的食物，多饮水。

（五）健康教育

1.安全指导

指导患者及家属评估家庭环境的安全，妥善放置可能影响患者活动的障碍物，如散放的家具。指导患者安全使用步行辅助器械或轮椅。行走练习时需有人陪伴，以防跌倒。

2.功能锻炼

告知患者出院后坚持功能锻炼的意义和方法。指导家属如何协助患者完成各种活动。

3.复查

告知患者若骨折远端肢体肿胀或疼痛明显加重,肢体感觉麻木、肢端发凉,夹板、石膏或外固定器松动等,立即到医院复查并评估功能恢复情况。

(六)护理评价

(1)主诉骨折部位疼痛减轻或消失,感觉舒适。

(2)肢端维持正常的组织灌注,皮肤温度和颜色正常,末梢动脉搏动有力。

(3)出现并发症时被及时发现和处理。

二、锁骨骨折

锁骨是上肢与躯干的连接和支撑装置,呈S形。中外1/3是锁骨的力学薄弱部,骨折时容易受损。锁骨后方有锁骨下血管、臂丛神经,骨折可损伤这些血管、神经。

(一)病因与发病机制

锁骨骨折多数病例由间接暴力引起。多见于侧方摔倒时,肩、手或肘部着地。力传导至锁骨,发生斜形或横形骨折。直接暴力可由胸上方撞击锁骨,导致粉碎性骨折,较少见。骨折后若移位明显,可引起臂丛神经及锁骨下血管的损伤。

(二)临床表现

锁骨骨折后,出现肿胀、瘀斑和局部压痛,为减少肩部活动导致的疼痛,患者常用健手托住肘部,头部偏向患侧,以减轻胸锁乳突肌牵拉骨折近端而导致疼痛。查体时,常有局限性压痛和骨摩擦感。

(三)实验室及其他检查

上胸部的正位和45°斜位X线检查可发现骨折移位情况。CT扫描可查锁骨外端关节面。

(四)诊断要点

根据物理学检查和临床症状,可对锁骨骨折做出诊断。在无移位或儿童的青枝骨折时,单靠物理检查有时难以做出正确诊断,必须经X线或CT进一步检查。

(五)治疗要点

1.非手术治疗

儿童的青枝骨折及成人的无移位骨折可不做特殊治疗。采用三角巾悬吊患肢3～6周。成人有移位的中段骨折,采用手法复位后横形"8"字绷带固定6～8周。

2.手术治疗

当骨折移位明显,手法复位困难。有骨片刺入深部组织时,手法复位可能造成严重后果。手法复位失败,对肩部活动要求高者,多采取手术治疗。切开复位时,根据骨折部位、类型及移位情况选择钢板、螺钉或克氏针进行固定。

(六)护理要点

1.保持有效的护理

横形"8"字绷带或锁骨带固定者,宜睡硬板床,采取平卧或半卧位,使两肩外展后伸。同时要观察皮肤的颜色,如皮肤苍白发紫,温度降低,感觉麻木,提示绷带固定较紧。要尽量使双肩后伸外展,并双手叉腰,症状一般能缓解,若不缓解需调整绷带。

2.健康指导

（1）功能锻炼：骨折复位2～3天后可开始做掌指关节、腕肘关节的旋转舒缩等主动活动。受伤4周后，外固定被解除，此期功能锻炼的常用的方法有关节牵伸活动，肩的内外摆动，手握小杠铃做肩部的前上举、侧后举和体后上举。

（2）出院指导：告知患者有效固定的重要意义，横形"8"字绷带或锁骨带固定后，经常做挺胸、提肩、双手叉腰动作，缓解对腋下神经、血管的压迫。强调坚持功能锻炼的重要性，循序渐进地进行肩关节的锻炼。定期复查、监测骨折愈合情况。

三、肱骨干骨折

肱骨外科颈下1～2 cm至肱骨髁上2 cm段内的骨折称为肱骨干骨折，常见于青年和中年人。

（一）病因与发病机制

肱骨干骨折可由直接暴力或间接暴力所致。直接暴力指暴力从外侧肱骨干中段打击，至横形或粉碎性骨折，多为开放骨折。间接暴力多见于手或肘部着地，向上传导的力，加上身体倾倒时产生的剪式应力，可致肱骨中下1/3的斜形或螺旋形骨折。骨折后是否移位取决于外力作用的大小、方向，骨折的部位和肌肉牵拉方向等。可引起骨折端分离或旋转畸形。大多数有成角、短缩及旋转畸形。

（二）临床表现

骨折后，出现上臂疼痛、肿胀、畸形、皮下瘀斑和功能障碍。肱骨干可有假关节活动、骨摩擦感、骨传导音减弱或消失和患肢缩短。合并桡神经损伤时，可出现垂腕、拇指不能外展、手指掌指关节不能背伸、前臂不能旋后、手背桡侧皮肤感觉障碍等。

（三）实验室及其他检查

正、侧位X线片可确定骨折类型、移位方向。应包括骨折的近端及肩关节，或远端及肘关节。

（四）诊断要点

根据伤后患者的症状和体征，以及X线正侧位片可明确骨折的类型和移位方向。

（五）治疗要点

1.手法复位外固定

在局麻或臂丛神经阻滞麻醉的基础上，沿肱骨干纵轴持续牵引，按骨折移位的相反方向，行手法复位，X线摄片确认复位成功后，减少牵引力，小夹板或石膏固定维持复位。成人固定6～8周，儿童固定4～6周。

2.切开复位内固定

手术可以在臂丛阻滞麻醉或高位硬膜外麻醉下进行。在直视下达到解剖对位后，并用加压钢板螺钉内固定。也可用带锁髓内针或Ender针固定。

3.康复治疗

复位后均应早期进行功能锻炼。术后抬高患肢，进行手指主动屈伸活动。2～3周后，即可做腕、肘、肩关节的主动活动。

（六）护理要点

1.固定的患者护理

可平卧，要保持固定不移位，悬垂石膏固定患者取坐位或半卧位，以保证下垂牵引作用。内固定术后宜取半卧位,患肢下垫枕,减轻肿胀。伴有桡神经损伤者,注意观察神经恢复情况。石膏或夹板固定者,密切观察患肢血运。术后观察伤口渗血情况。

2.功能锻炼

骨折 1 周内,做患侧上臂肌肉的主动舒缩活动,握拳、伸曲腕关节、小幅度的耸肩运动。伴桡神经损伤者,可被动进行手指的屈曲活动。2～3 周后可做肩关节内收外展活动。4 周后可做肩部外展、外旋、内旋、后伸,手爬墙等运动以恢复患肢功能。

3.健康指导

向患者解释,肱骨干骨折复位后可遗留 20°以内向前成角,30°以内向外成角,不影响功能。伴桡神经损伤者伸指伸腕功能障碍,要鼓励坚持功能锻炼。嘱其分别在术后第 1、3、6 个月复查 X 线,伴桡神经损伤者,应定期复查肌电图。

四、肱骨髁上骨折

肱骨髁上骨折指在肱骨干与肱骨髁交界处发生的骨折。多发生于 10 岁以下儿童。易损伤神经和血管,导致前臂缺血性肌挛缩,引起爪形手畸形。

(一)病因与发病机制

1.伸直型骨折

肘关节处于过伸位跌倒时,手掌着地,暴力经前臂向上,加上身体前倾,向下产生剪式应力,尺骨鹰嘴向前的杠杆力,使肱骨干与肱骨髁交界处发生骨折。骨折远端向后上移位,近折端向前下移位,尺神经、桡神经可因肱骨髁上骨折的侧方移位受伤。

2.屈曲型骨折

此型较少见,由间接暴力引起。跌倒时,肘关节屈曲,肘后方着地,暴力向上传导至肱骨下端,导致髁上屈曲型骨折。较少合并血管和神经损伤。

(二)临床表现

肘部明显疼痛、肿胀、皮下瘀斑和功能障碍,伸直型骨折肘部向后突出,近折端向前移,并处于半屈位。局部明显压痛,有骨摩擦音及假关节活动,与肘关节脱位相比较肘后三角关系正常。如果合并有正中神经、尺神经、桡神经、肱动脉损伤,则出现前臂和手相应的神经支配区的感觉减弱或消失及相应的功能障碍。如复位不当可致肘内翻畸形。

(三)实验室及其他检查

肘部正、侧位 X 线片可以明确骨折部位、类型、移位方向,为选择治疗方法提供依据。

(四)诊断要点

根据 X 线片和受伤病史可以明确诊断。

(五)治疗要点

1.手法复位外固定

若受伤时间短,血液循环良好,局部肿胀不明显者,可行手法复位后外固定。给予局部麻醉或臂丛神经阻滞麻醉。在持续牵引下,行手法复位,使患肢肘关节屈曲 60°～90°给予后侧石膏托固定 4～5 周,X 线片证实骨折愈合良好,即可拆除石膏。

2.持续牵引

对于手法复位不成功,受伤时间较长,肢体肿胀明显者,可行尺骨鹰嘴牵引,牵引重量 1～2 kg,牵引时间控制在 4～6 周。

3.手术复位

对于骨折移位严重,手法复位失败,有神经、血管损伤者,采取手术复位。复位方法有经皮穿针内固定、切开复位内固定。

(六)护理要点

1.保持有效的固定

观察固定的屈曲角度,离床活动时要用三角巾悬吊患肢于胸前。发现固定体位改变时,要及时给予纠正。

2.严密观察

重点观察患肢的血液循环、感觉、活动情况,以利于及时发现外伤后肱动脉、正中神经、尺桡神经的损伤。

3.康复锻炼

复位固定后当天可做握拳、屈伸手指练习,1周后可做肩部主动活动,并逐渐加大运动幅度。3周后去除外固定,可进行腕、肘、肩部的屈伸练习。伸直型骨折注意恢复屈曲活动,屈曲型骨折注意恢复伸展活动。

五、尺桡骨干双骨折

尺、桡骨干骨折可由直接暴力、间接暴力、扭转暴力引起,青少年多见,占各类骨折的6%。

(一)病因与发病机制

1.直接暴力

由重物打击、机器或车轮的直接碾压,导致同一平面的横形或粉碎性骨折。

2.间接暴力

跌倒时手掌着地,暴力通过腕关节向上传导,暴力作用首先使桡骨骨折。若暴力较强,则通过骨间膜向内下方传导,可引起低位尺骨斜形骨折。

3.扭转暴力

跌倒时前臂旋转、手掌着地,或手遭受机器扭转暴力,导致不同平面的尺桡骨螺旋形骨折或斜形骨折。可并发软组织撕裂、神经、血管损伤,或合他处骨折。

(二)临床表现

伤侧前臂出现疼痛、肿胀、成角畸形及功能障碍,主要不能进行旋转活动。局部明显压痛,严重者出现剧痛、患肢肿胀、手指屈曲。可扪及骨折端、骨摩擦感及假关节活动。听诊骨传导音减弱或消失。严重者可发生骨筋膜室综合征。

(三)实验室及其他检查

正位及侧位X线片可见骨折的部位、类型及移位方向,以及是否合并有桡骨头脱位或尺骨小头脱位。

(四)诊断要点

可依据临床检查、X线正侧位片确诊。

(五)治疗要点

1.手法复位外固定

手法复位外固定可在局部麻醉或臂丛神经阻滞麻醉下进行,重点是矫正旋转移位,恢复骨膜紧张度,紧张的骨间膜牵动骨折端复位。复位成功后,用小夹板或石膏托固定。

2.切开复位内固定

不稳定型骨折或手法复位失败者倾向于切开复位,螺钉钢板或髓内针内固定术治疗。

(六)护理要点

1.保持有效的固定

注意观察石膏或夹板是否有松动和移位。

2.维持患肢良好血液循环

术后抬高患肢,观察患肢皮肤的颜色、温度、有无肿胀及桡动脉搏动情况。如出现剧痛,手部皮肤苍白、发凉、麻木,被动伸指疼痛,桡动脉搏动减弱或消失等表现时,提示骨筋膜室综合征的发生。如有缺血表现,立即通知医师处理。

3.康复锻炼

术后 2 周开始练习手指屈伸活动和腕关节活动。4 周后开始练习肘、肩关节活动。8~10 周后 X 线片证实骨折愈合后,可进行前臂旋转活动。

六、桡骨远端骨折

桡骨远端骨折(Colles 骨折)指距桡骨远端关节面 3 cm 内的骨折,占全身骨折的6.7%~11.0%,多见于有骨质疏松的中老年人。

(一)病因与发病机制

桡骨远端骨折多由间接暴力引起,通常跌倒时腕关节处于背伸位、手掌着地、前臂旋前,应力由手掌传导到桡骨下端而发生骨折。骨折远端向背侧及桡侧移位。

(二)临床表现

骨折部疼痛、肿胀,可出现典型畸形,由于骨折远端向背侧移位,侧面看呈"银叉"畸形,骨折远端向桡侧移位,并有缩短桡骨茎突上移畸形,正面看呈"枪刺刀样"畸形(见图 6-1)。检查局部压痛明显,腕关节活动障碍,皮下出现瘀斑。

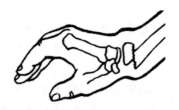

图 6-1 骨折后典型移位

(三)实验室及其他检查

X 线片可见骨折端移位表现:桡骨远骨折端向背侧移位,远端向桡侧移位,骨折端向掌侧成角。可同时有下尺桡关节脱位及尺骨茎突撕脱骨折。

(四)诊断要点

根据 X 线检查结果和受伤史可明确诊断。

(五)治疗要点

1.手法复位外固定

局部麻醉下手法复位后,用超过腕关节的小夹板固定或石膏夹板在屈腕、尺偏位固定 2 周,消肿后,腕关节中立位继续用小夹板或改用前臂管型石膏固定。

2.切开复位内固定

严重粉碎性骨折有明显移位者,桡骨下端关节面破坏;手法复位失败,或复位后不能维持固定者,应切开复位,用松质骨螺钉或钢针固定。

(六)护理要点

1.保持有效的固定

骨折复位固定后不可随意移动位置,注意维持骨折远端旋前、掌曲、尺偏位。避免腕关节旋后或旋前。肿胀消除后要及时调整石膏或夹板的松紧度。

2.密切观察患肢血液循环情况

如有无腕部肿胀、疼痛、颜色异常、皮温降低等。

3.康复锻炼

复位当天或手术后次日可做肩部的前后摆动练习,2～3天后可做肩肘部的主动活动。2～3周后可进行手和腕部的抗阻力练习。后期做腕部的主动屈伸练习和前臂的旋前、旋后牵引练习。

七、股骨颈骨折

股骨颈骨折指由股骨头下到股骨颈基底的骨折,多见于中、老年人,女性多于男性。由于局部血供特点,骨折治疗中易发生骨折不愈合,并且常出现股骨头坏死,老年易发生严重的全身并发症。

(一)病因与发病机制

股骨颈骨折是在站立或行走时跌倒发生,属间接暴力、低能损伤,老年人多有骨质疏松,轻微扭转暴力即可造成骨折。青壮年在受到高能暴力时可发生股骨颈骨折。

1.按骨折线走行和部位分类

按骨折线走行和部位分类分为股骨头下骨折、股骨颈骨折、股骨颈基底骨折。

2.按骨折线的倾斜角分类

按骨折线的倾斜角分类分为外展骨折、中间型骨折、内收型骨折。

3.按骨折移位程度分类

按骨折移位程度分类分为不完全骨折和完全骨折。不完全骨折是指骨的完整性有部分中断,股骨颈部分出现裂纹。完全骨折是指骨折线贯穿股骨颈,骨结构完全破坏,包括无移位的完全骨折,部分移位的完全骨折,完全移位的完全骨折,最后一型的关节囊和滑膜破坏严重。

(二)临床表现

患侧髋部疼痛,内收型疼痛更明显,不能站立。患肢成典型的外展、外旋、缩短畸形,大转子明显突出。嵌插骨折患者,有时仍能行走或骑自行车,易漏诊。

(三)实验室及其他检查

1.X线检查

髋部正侧位X线摄片显示骨折的部位、类型和方向。

2.CT或MRI检查

骨折线不清楚或隐匿时进行,或卧床休息2周后再行X线检查。

(四)诊断要点

有移位的股骨颈骨折诊断不难。外伤史不明显,仅有局部微痛或不适,而且髋关节可屈伸,甚至可以步行,X 线检查不易发现骨折线,应进一步进行 CT 或 MRI 检查,以明确诊断。

(五)治疗要点

1.非手术治疗

非手术治疗适用于年老体弱或外展、嵌插稳定型骨折。①持续皮牵引、骨牵引或石膏固定患肢于轻度外展位,牵引治疗后卧硬板床 6～8 周。②手法复位。

2.手术治疗

对于内收型骨折和有移位的骨折在给予皮牵引或骨牵引复位后,经皮行多枚骨圆针或加压螺纹钉内固定术。内收型有移位的骨折,手法、牵引难以复位的,应采取切开复位内固定治疗。青少年股骨颈骨折应尽量达到解剖复位,采用切开复位内固定治疗。

3.人工股骨头或全髋关节置换术

人工股骨头或全髋关节置换术适用于 60 岁以上老年人,全身情况较好,有明显移位或股骨头旋转,陈旧性骨折股骨头缺血坏死者。

(六)护理要点

1.维持正确的体位

正确的体位是治疗股骨颈骨折的重要措施,应解释清楚,取得配合。平卧硬板床,保持患肢外展 30°中立位,并用牵引维持,防止外旋、内收。尽量避免搬动髋部。

2.保持确实有效的牵引

患肢做皮牵引或骨牵引时,应保持患肢和牵引力在同一轴线上。不能随意加减重量。牵引时间一般为 8～12 周。

3.密切观察病情变化

股骨头骨折患者多为老年人,要密切观察病情变化。

4.预防并发症

股骨头骨折患者行非手术治疗时需长期卧床,易发生坠积性肺炎、泌尿系统感染、压疮等。因此要鼓励患者深呼吸、有效咳嗽,嘱患者多喝水,骨隆突处垫软垫。

5.功能锻炼

非手术者早期可在床上做股四头肌的静力收缩,去掉牵引后,可做直腿抬高运动。3 个月后可依拐杖行走,6 个月后可不依靠拐杖行走。对于术后内固定者,2 天后可扶患者床上坐起,3～4 周后可扶拐行走,3 个月后可稍负重行走,6 个月后可负重行走。

八、股骨干骨折

股骨干骨折是指由小转子下至股骨髁上部位骨干的骨折。

(一)病因与发病机制

股骨干骨折由强大的直接暴力或间接暴力所致,多见于 30 岁以下的男性。直接暴力可引起横形或粉碎形骨折;间接暴力多为坠落伤,可引起斜形骨折或螺旋形骨折。

(二)临床表现

股骨干骨折后出血多,当高能损伤时,软组织破坏,出血和液体外渗,肢体明显肿胀。常导致低血容量性休克。患侧肢体短缩、成角、旋转和功能障碍,可有骨摩擦感。如果损伤腘窝血管和神经,可出现远端肢体的血液循环、感觉、运动功能障碍。常见的并发症有低血容量性休克、脂肪栓塞综合征、深静脉血栓、创伤性关节炎等。

（三）实验室及其他检查

X线正侧位摄片应包括其近端的髋关节和远端的膝关节。骨折早期进行血气监测，可监测脂肪栓塞的发生。

（四）诊断要点

根据受伤史及受伤后患肢缩短、外旋畸形，X线正侧位片可明确骨折的部位和类型。

（五）治疗要点

1.儿童股骨干骨折的治疗

3岁以下儿童股骨干骨折常用Bryant架行双下肢垂直悬吊牵引。牵引重量以臀部稍悬空为宜。牵引时间为3～4周。由于儿童骨骼愈合塑形能力强，骨折断端即使重叠1～2 cm，轻度向前、外成角是可以自行纠正的。但不能有旋转畸形。

2.成人股骨干骨折的治疗

一般采用骨牵引，持续股骨髁上或胫骨结节骨牵引，直到骨折临床愈合，一般需6～8周。牵引过程中要复查X线，了解复位情况。非手术治疗失败或合并有神经、血管损伤或伴有多发性损伤不宜卧床过久的老年人可采用切开复位内固定，钢板、螺钉、带锁髓内针固定。

（六）护理要点

1.牵引的护理

小儿垂直悬吊牵引时，经常触摸患儿足部温度、颜色及足背动脉的搏动情况，以防血液循环障碍及皮肤破损。为有效产生反牵引力，注意牵引时臀部要离开床面，两腿牵引重量要相等。成人牵引时要抬高床尾，保持牵引力方向与股骨干纵轴成直线。定期测量下肢长度和力线以保持有效牵引。骨牵引针处每天消毒，严禁去除血痂。注意检查足背伸肌功能。腓骨头处加垫软垫，以防腓总神经受损伤。防止发生压疮。

2.功能锻炼

（1）小儿骨折：炎性期卧床进行股四头肌的静力收缩。骨痂形成期，患儿从不负重行走过渡到负重行走。骨痂成熟期，由部分负重行走过渡到完全负重行走。

（2）成人骨折：除疼痛减轻后进行股四头肌等长收缩外，还要练习踝关节、足关节等小关节的活动。去除外固定后，可进行行走训练，适应下床行走后，逐渐进行负重行走。

九、胫腓骨干骨折

胫腓骨干骨折指胫骨平台以下到踝上的部分发生的骨折。在长骨骨折中最多见，双骨折、粉碎性骨折及开放性骨折居多。

（一）病因与发病机制

1.直接暴力

主要的致病因素，如重物撞击、直接暴力打击、车轮碾轧等，胫腓骨骨折线在同一平面，呈横形、短斜形，高能损伤有严重肢体软组织损伤，骨高度粉碎。常见开放性骨折。

2.间接暴力

间接暴力常为弯曲和扭转暴力，如高处坠落足着地、滑倒等。局部软组织损伤轻，可发生长斜形、螺旋形骨折，双骨折时腓骨的骨折线高于胫骨骨折线，亦可造成开放性骨折。

3.胫骨骨折分类

胫骨骨折可分为三类，胫骨上1/3骨折，骨折远端向上移位，腘动脉分叉处受压，可造成小腿缺血或坏疽,易损伤腓总神经。胫骨中 1/3 骨折可导致骨筋膜室综合征。胫骨下 1/3 骨折由于血运差,软组织覆盖少,影响骨折愈合。

(二)临床表现

疼痛、肿胀、畸形和功能障碍。伴有腓总神经、胫神经损伤时,出现足下垂。如果继发有骨筋膜室综合征,远端肢体出现疼痛、肿胀、麻木、肢体苍白、感觉消失。但儿童青枝骨折及成人腓骨骨折后可负重行走。

(三)实验室及其他检查

正侧位的 X 线检查可明确骨折的部位、类型、移位情况。

(四)诊断要点

根据受伤史,膝、踝关节和胫腓骨 X 线片,对小腿肿胀明显者,警惕有无骨筋膜室综合征。

(五)治疗要点

1.非手术治疗

非手术治疗适用于稳定性骨折。熟悉骨折软组织损伤情况,包括可能的重要血管、神经损伤,可按逆创伤机制实施手法复位,复位后长腿石膏外固定,利用石膏塑形维持骨折的对位、对线。对于骨折手法复位失败,软组织损伤严重,合并骨筋膜室综合征者,可行跟骨骨牵引。

2.手术治疗

切开复位内固定适用于不稳定型骨折,多段骨折及污染不重、受伤时间较短的开放性骨折。切开复位后,螺丝钉或加压钢板、带锁髓内钉内固定。

(六)护理要点

1.牵引和固定的护理

石膏固定要密切观察患肢的疼痛程度和足趾背伸和跖屈及末梢循环情况。如怀疑神经受压,应立即减压。保持有效的牵引,做好皮肤护理,预防压疮。外固定后要把小腿抬高置于中立位。每天 2 次消毒固定针针眼周围皮肤,预防固定针感染。内固定时要观察伤口渗血渗液,以防感染。采用螺丝钉或钢板固定后,要注意预防关节僵硬。

2.功能锻炼

早期进行股四头肌的等长收缩,足趾和髌骨的被动及主动活动。跟骨牵引者,要进行髌骨被动活动和抬臀运动,以防跟腱挛缩。内固定早期做膝关节屈曲活动。除去外固定后,逐渐负重活动。

(慈春华)

第四节 关 节 脱 位

一、概述

关节稳态结构受到损伤,使关节面失去正常的对合关系,称为关节脱位。除了骨端对合失常外,其病理表现还有相应的骨端骨折、关节周围软组织损伤、关节腔的血肿及后期关节粘连异位骨化,丧失功能,可并发神经、血管损伤。创伤性脱位最多见,上肢脱位较下肢脱位常见。发生脱位的部位以肩关节、肘关节、髋关节多见。

（一）护理评估

1.健康史

（1）一般情况：如年龄、出生时的情况、对运动的喜好等。

（2）外伤史：评估患者有无突发外伤史，受伤后的症状和疼痛的特点、受伤后的处理方法。

（3）既往史：患者以前有无类似外伤病史、有无关节脱位的习惯、既往脱位后的治疗和恢复情况等。

2.身体状况

（1）局部情况：患肢疼痛程度。有无血管和神经受压的表现、皮肤有无受损。

（2）全身情况：生命体征、躯体活动能力、生活自理能力等。

（3）辅助检查：X线检查有无阳性结果发现。

3.心理-社会状况

患者的心理状态，对本次治疗有无信心。患者所具有的疾病知识和对治疗、护理的期望。

（二）常见护理诊断/问题

（1）疼痛：与关节脱位引起局部组织损伤及神经受压有关。

（2）躯体功能障碍：与关节脱位、疼痛、制动有关。

（3）有皮肤完整受损的危险：与外固定压迫局部皮肤有关。

（4）潜在并发症：血管、神经受损。

（三）护理目标

（1）患者疼痛逐渐减轻直至消失，感觉舒适。

（2）患者关节活动能力和舒适度得到改善。

（3）患者皮肤完整，未出现压疮。

（4）患者未出现血管、神经损伤，若发生能被及时发现和处理。

（四）护理措施

1.体位

抬高患肢并保持患肢处于关节的功能位，以利于回流，减轻肿胀。

2.缓解疼痛

（1）局部冷热敷：受伤24小时内局部冷敷，达到消肿止痛目的；受伤24小时后，局部热敷以减轻肌肉痉挛引起的疼痛。

（2）镇痛：应用心理暗示、转移注意力或放松治疗法等非药物镇痛方法缓解疼痛，必要时遵医嘱给予镇痛剂。

3.病情观察

定时观察患肢远端血运，皮肤颜色、温度、感觉，活动情况等。若发现患肢苍白、发冷、疼痛加剧、感觉麻木等，以及时通知医师。

4.保持皮肤完整性

使用石膏固定或牵引的患者，避免因固定物压迫而损伤皮肤。对皮肤感觉功能障碍的肢体，防止烫伤和冻伤。

5.心理护理

关节脱位多由意外事故造成，患者常焦虑、恐惧。在生活上给予帮助，加强沟通，使之心情舒畅,从而愉快地接受并配合治疗。

(五)护理评价

(1)疼痛得到有效控制。

(2)关节功能得以恢复,满足日常活动需要。

(3)皮肤完整,无压疮或感染发生。

(4)发生血管、神经损伤,若发生能被及时发现和处理。

二、肩关节脱位

肩关节脱位最为常见,约占全身关节脱位的1/2。肩胛盂关节面小而浅,关节囊和韧带松大薄弱,有利于肩关节活动,但缺乏稳定性,容易脱位。

(一)病因与发病机制

肩关节脱位分为前脱位、后脱位、下脱位、盂上脱位,前脱位又分为喙突下脱位、盂下脱位、锁骨下脱位(图6-2),由于肩关节前下方组织薄弱,以前脱位最为多见。

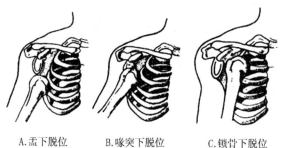

A.盂下脱位 B.喙突下脱位 C.锁骨下脱位

图 6-2 脱位类型

导致肩关节脱位最常见的暴力形式为间接外力。摔倒时肘或手撑地,肩关节处于外展、外旋和后伸位,肱骨头滑出肩胛盂窝,位于喙突的下方,发生最常见的喙突下脱位。当肩关节极度外展、外旋和后伸,以肩峰作为支点通过上肢的杠杆作用发生盂下脱位。前脱位除了前关节囊损伤外,可有前缘的盂缘软骨撕脱,称 Bankart 损伤。也可造成肩胛下肌近止点处肌腱损伤,造成关节不稳定,成为脱位复发的潜在因素。肱骨头后上骨软骨塌陷骨折称 Hill-Saehs 损伤,肩关节脱位还常合并肱骨大结节撕脱骨折和肩袖损伤。

(二)临床表现

1.一般表现

外伤性肩关节前脱位主要表现为肩关节疼痛、周围软组织肿胀、关节活动受限。健侧手常用以扶持患肢前臂,头倾向患肩,以减少活动及肌牵拉,减轻疼痛。

2.局部特异体征

(1)弹性固定:上臂保持固定在轻度外展前屈位,任何方向上的活动都导致疼痛。

(2)Dugas 征阳性:患肢肘部贴近胸壁,患手不能触及对侧肩部,反之,患手放到对侧肩,患肘不能贴近胸壁。

(3)畸形:从前方观察患者,患肩失去正常饱满圆钝的外形,呈"方肩"畸形,患肢较健侧长,是肱骨头脱出于喙突下所致。

(4)关节窝空虚:除方肩畸形外,触诊肩峰下有空虚感,可在肩关节盂外触到脱位肱骨头。

(三)诊断要点

结合外伤病史,如跌倒时手掌撑地,肩部出现外展外旋,或肩关节后方直接受到剧烈撞击,就诊时患者特有的体态和临床表现,以及 X 线检查可以确诊。

(四)实验室及其他检查

影像学检查 X 线检查可以了解脱位的类型,还能明确是否合并骨折。必要时行 MRI 检查,可进一步了解关节囊、韧带及肩袖损伤。

(五)治疗要点

治疗要点包括急性期的复位、固定和恢复期的功能锻炼。

1.复位

(1)手法复位:新鲜脱位应尽早进行复位,以便早期解除病痛。切忌暴力强行手法复位,以免损伤神经、血管、肌肉,甚至造成骨折。经典方法:①Hippocrates 法,医师站于患者的患侧,沿患肢畸形方向缓慢持续牵引的同时以足蹬于患侧腋窝,逐渐增加牵引力量,轻柔旋转上臂,借用足作为支点,内收上臂,完成复位(见图 6-3)。②Stimson 法,患者俯卧于床,患肢垂于床旁,用布带将 2.3～4.5 kg 重物悬系患肢手腕自然牵拉10～15 分钟,肱骨头可在持续牵引中自动复位。该法安全、有效(见图 6-4)。

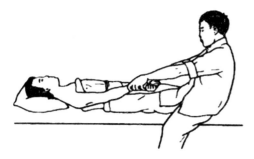

图 6-3　肩关节前脱位 Hippocrates 法复位

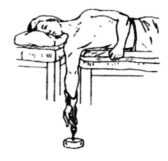

图 6-4　肩关节脱位 Stimson 法复位

(2)切开复位:如手法正确仍不能完成复位者,可采用切开复位。切开复位指征:软组织阻挡、肩胛盂骨折移位、合并大结节骨折、肱骨头移位明显,影响复位和稳定者。

2.固定

复位成功后,损伤的关节囊、韧带、肌腱、骨与软骨必须通过制动来修复。应使患肢内旋肘关节屈曲 90°于胸前,腋窝垫棉垫,以三角巾悬吊或将上肢以绷带与胸壁固定。关节囊破损明显或仍有肩关节半脱位者,将患侧手置于对侧肩上,上肢贴胸壁,腋窝垫棉垫,用绷带固定于胸壁前。40 岁以下患者宜制动3～4 周;40 岁以上患者,制动时间可相应缩短,因为年长者复发性肩关节脱位发生率相对较低,而肩关节僵硬却常有发生。

3.功能锻炼

肩关节的活动锻炼应开始于制动解除以后,而且应循序渐进,切忌操之过急。固定期间,活动腕部和手指,症状缓解后指导患者用健手被动外展和内收患肢。3 周后指导患者锻炼患肢。方法:弯腰 90°,患肢自然下垂,以肩为顶点做圆锥环转,范围逐渐增大。4 周后,指导患者手指爬墙外展、举手摸头顶、借力臂上举等,使肩关节功能恢复。

（六）护理要点

1.心理护理

给予患者生活上的照顾，以及时解决困难，精神安慰，缓解紧张心理。

2.病情观察

移位的骨端可压迫邻近的血管和神经，引起患肢缺血、感觉、运动障碍。对皮肤感觉功能障碍的肢体要防止烫伤。定时检查患肢末端的血液循环状况，若发现患肢苍白、发冷、大动脉搏动消失，提示有大动脉损伤的可能，应及时处理。动态观察患肢的感觉和运动，以了解患肢神经损伤的程度和恢复情况。

3.复位

做好复位前的身体与心理准备。复位前给予适当的麻醉，以减轻疼痛，同时使用肌肉松弛剂，利于复位。复位成功后被动活动。

4.固定

向患者及家属讲解复位后固定的目的、方法、意义、注意事项。使之充分了解关节脱位后复位固定的重要性。固定期间，要保持固定有效，经常观察患者肢体位置是否正确；固定时间不宜过长，固定时间过长易发生关节僵硬；固定时间过短，损伤得不到充分修复，易发生再脱位。一般固定3周左右，若合并骨折、陈旧性脱位、习惯性脱位，应适当延长固定的时间。由于肩关节脱位患肢固定于胸壁，注意腋窝下要垫棉垫以保护腋窝胸壁皮肤。40岁以上患者可适当缩短制动时间，注意肩关节僵硬的发生。

5.缓解疼痛

早期正确复位固定可使疼痛缓解或消失。移动患者时，帮患者托扶固定患肢，动作轻柔，避免因活动患肢加重疼痛。指导患者和家属应用心理暗示、松弛疗法等转移注意力而缓解疼痛。遵医嘱应用镇痛剂，促进患者舒适与睡眠。

6.健康指导

向患者及家属讲解关节脱位治疗和康复知识，讲述功能锻炼的重要性和必要性，指导并使患者能自觉地按计划进行正确的功能锻炼，减少盲目性。

三、肘关节脱位

全身大关节中，肘关节脱位的发生率相对低，约占总发病数的1/5。脱位后如不及时复位，容易导致前臂缺血性痉挛。

（一）病因与脱位机制

肘关节脱位可有后脱位、外侧方脱位、内侧方脱位和前脱位，其中后脱位最常见（见图6-5），多为间接暴力所致。摔倒时前臂旋后位手掌撑地，由于肱骨滑车横轴线向外倾斜，使所传达的暴力达到肘部时转成肘外翻及前臂旋后过伸的应力，尺骨鹰嘴突在鹰嘴窝内呈杠杆作用，导致尺桡骨近端同时被推向后外侧，产生后脱位。肘前关节囊及肱前肌撕裂，后关节囊及内侧副韧带损伤，可合并肱骨内上髁骨折、正中神经和尺神经损伤。晚期可发生骨化性肌炎。

（二）临床表现

1.一般表现

伤后局部疼痛、肿胀、功能和活动受限。

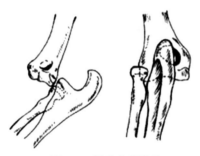

图 6-5 肘关节后脱位

2.特异体征

(1)畸形:肘后突,前臂短缩,肘后三角相互关系改变,鹰嘴突出内外髁,肘前皮下可触及肱骨下端。

(2)弹性固定:肘处于半屈近于伸直位,屈伸活动有阻力。

(3)关节窝空虚:肘后侧可触及鹰嘴的半月切迹。

3.并发症

脱位后,由于肿胀而压迫周围神经、血管。后脱位时可伤及正中神经、尺神经、肱动脉。

(1)正中神经损伤:成"猿手"畸形,拇指、示指、中指感觉迟钝或消失,不能屈曲,拇指不能外展和对掌。

(2)尺神经损伤:成"爪状手"畸形,表现为手部尺侧皮肤感觉消失,小鱼际及骨间肌萎缩,掌指关节过伸,拇指不能内收其他四指不能外展及内收。

(3)动脉受压:患肢血液循环障碍,表现为患肢苍白、发冷、大动脉搏动减弱或消失。

(三)实验室及其他检查

X线检查用以证实脱位及发现合并的骨折。

(四)诊断要点

有外伤史,以跌倒手掌撑地最常见,根据临床表现和X线检查可明确诊断。

(五)治疗要点

1.复位

一般均能通过闭合方法完成复位。助手沿畸形关节方向对前臂和上臂作牵引和反牵引,术者从肘后用双手握住肘关节,以指推压尺骨鹰嘴向前下,同时矫正侧方移位,助手在复位过程中配合维持牵引并逐渐屈肘,出现弹跳感则表示复位成功。

2.固定

用长臂石膏或超关节夹板固定肘关节于功能位,3周后去除固定。

3.功能锻炼

要求主动渐进活动关节,避免超限和被动牵拉关节。固定期间,可主动伸掌、握拳、屈伸手指等,去除固定后练习肘关节屈伸旋转以利功能恢复。

(六)护理要点

1.固定

注意观察固定的正确有效,固定期间保持肘关节的功能位,不可随意放松。

2.保持清洁、平整

肘关节周围皮肤保持清洁,石膏夹板内衬物保持平整。

3.指导活动

指导患者活动患侧掌指,按摩患肢,防止肌肉萎缩。

四、桡骨头半脱位

桡骨头半脱位是小儿多见的日常损伤,俗称牵拉肘。多发生在 5 岁以内,以 2～3 岁最常见。

(一)损伤机制与病理

患儿肘关节处于伸直位,前臂旋前时突然受到牵拉致伤。前臂旋前时,桡骨头容易从环状韧带的撕裂处脱出,使环状韧带嵌于肱桡关节间隙内。一般环状韧带滑脱不到桡骨头周径的一半,所以屈肘和前臂旋后容易复位。5 岁以后,环状韧带增厚,附着力渐强,不易发生半脱位。

(二)临床表现

患儿被牵拉受伤后,因疼痛哭闹,不让触动患部,不肯使用患肢,特别是举起前臂。检查发现前臂多呈旋前位,半屈;桡骨头处可有压痛,但无肿胀和畸形;肘关节活动受限。

(三)辅助检查与诊断

X 线检查无阳性发现。诊断主要依靠牵拉病史、症状和体征。

(四)治疗要点

1.复位

闭合复位多能成功。方法是一手握住患儿的前臂和腕部,另一手握住肘关节,拇指压住桡骨头,使前臂旋后多能获得复位。

2.固定

复位后无需特殊固定,用三角巾或布带悬吊患肢于功能位 1 周即可。

(五)护理要点

嘱患儿家属勿强力牵拉患儿手臂,复位后症状不能立即消除者,要密切观察一段时间来明确复位是否成功。

五、髋关节脱位

髋关节是身体最大的杵臼关节,结构稳固,周围有强大韧带和肌肉附着,只有高能暴力才能导致脱位,如车祸中高速暴力撞击。按股骨头的移位方向,髋关节脱位分为前脱位、后脱位和中心脱位,其中后脱位最多见,占 85％～90％。以髋关节后脱位为例详细阐述。

(一)病因、病理与分类

1.脱位机制

髋关节后脱位一般发生于交通事故时,患者处于髋关节屈曲内收和屈膝体位,强力使大腿急剧内收、内旋时,迫使股骨颈前缘抵于髋臼前缘形成支点,因杠杆作用股骨头冲破后关节囊,滑向髋臼后方形成后脱位。如暴力自前方作用于屈曲的膝,沿股骨纵轴传达到髋,也可使股骨头向后方脱位。

2.分类

临床上按有无合并骨折分型。

(1) I 型:无骨折伴发,复位后无临床不稳定。

(2)Ⅱ型:闭合手法不可复位,无股骨头或髋臼骨折。

(3)Ⅲ型:不稳定,合并关节面、软骨或骨碎片骨折。

(4)Ⅳ型:脱位合并髋臼骨折,须重建,恢复稳定和外形。

(5)Ⅴ型:合并股骨头或股骨颈骨折。

(二)临床表现

脱位后出现髋部疼痛,髋关节活动受限。患肢呈屈曲、内收、内旋及短缩畸形,臀部可触及向后上突出移位的股骨头。可合并坐骨神经损伤,表现为大腿后侧、小腿后侧及外侧和足部全部感觉消失,膝关节屈曲,小腿和足部全部肌瘫痪,足部出现神经营养性瘫痪。

(三)实验室及其他检查

X线检查 X线正位、侧位和斜位像可明确诊断。应注意是否合并骨折,特别是容易漏诊的股骨干骨折。CT可清楚显示髋臼后缘及关节内骨折情况。

(四)诊断要点

根据明显暴力外伤史,临床表现有疼痛、髋关节不能活动等确定诊断。

(五)治疗要点

对于Ⅰ型损伤可采取24小时内闭合复位治疗。对于Ⅱ~Ⅴ型损伤,多主张早期切开复位和对并发的骨折进行内固定。

1.闭合复位方法

应充分麻醉,使肌肉松弛。

(1)Allis法(见图6-6):患者仰卧于地面垫上,助手双手向下按压两侧髂前上棘以固定骨盆。术者一手握住患肢踝部,另一前臂置于小腿上端近腘窝处,使髋、膝关节屈曲90°,再向上用力提拉持续牵引。待肌松弛后,再缓慢内旋、外旋,当听到或感到弹响,表示股骨头滑入髋臼,然后伸直患肢。若局部畸形消失、关节活动恢复,表示复位成功。

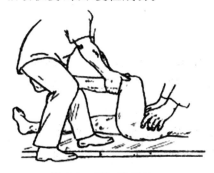

图 6-6　Allis 法复位

(2)Stimson法:患者俯卧于检查床上,患侧下肢悬空,髋及膝各屈曲90°。助手固定骨盆,术者一手握住患者的踝部,另一手置于小腿近侧,靠近腘窝部,沿股骨纵轴向下牵拉,即可复位(见图6-7)。

2.切开复位术

当有梨状肌阻挡、关节囊嵌闭或骨软骨碎片卷入关节时,手法复位多失败。合并髋臼骨折片较大,影响关节稳定时,应手术切开复位,同时将骨折复位内固定。

3.固定

复位后患肢皮牵引3周。4周后可持腋杖下地活动,3个月后可负重活动。

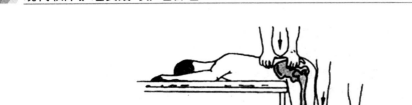

图 6-7　Stimson 法复位

4.功能锻炼

固定期间进行股四头肌收缩训练、未固定关节的活动。3 周后活动关节,4 周后皮牵引去除,指导患者拄双拐下地活动。3 个月内患肢不负重,以防股骨头缺血坏死及受压变形。3 个月后,经 X 线证实股骨头血供良好者,尝试去拐步行。

(六)护理要点

1.指导活动

髋关节脱位后常需皮牵引,牵引期间指导患者行股四头肌收缩训练,防止肌肉萎缩。

2.预防压疮

需长期卧床者注意做好皮肤护理预防压疮。

3.饮食护理

注意合理膳食,保持排便规律,预防便秘。

(慈春华)

第七章 妇科护理

第一节 妇科患者的常规护理

一、概述

妇科患者是指妇科住院患者,包括普通妇科、妇科内分泌等住院患者。本节内容涉及妇科疾病常见症状体征、辅助检查、症状护理、术前及术后护理、心理护理、健康教育及注意事项。

二、护理评估

(一)健康史

1.现病史

了解本次疾病发生、演变和诊疗全过程,包括起病时间、主要症状特点、有无伴随症状、发病后诊疗情况及结果、睡眠、饮食、体重及大小便等一般情况的变化。

2.月经史

了解患者的月经史,包括初潮年龄、月经周期及经期持续时间、经量、经期伴随症状。了解月经异常者前次月经时间、末次月经时间、经期有无不适、有无痛经,以及疼痛部位、性质、程度、起止时间等。对于绝经后患者,应询问其绝经年龄、绝经后有无不适等。

3.婚育史

婚姻及生育状况。了解患者结婚年龄、婚次、男方健康情况、分娩史和流产史,主要有分娩或流产次数及时间,分娩方式,有无难产史,产后或流产后有无出血、感染史,采取的避孕措施等。

4.既往史

过去的健康和疾病情况包括以往健康状况、疾病史,特别是妇科病、结核病、肝炎、心血管疾病及腹部手术史等,询问药物、食品过敏史。

5.个人史

询问患者的生活及居住情况,出生地和曾居住地区,个人特殊嗜好、生活方式、营养、卫生习惯、有无烟酒嗜好、有无毒品使用史。

6.家族史

了解父母、兄弟、姊妹及子女的健康状况,询问家族成员有无遗传性疾病(如血友病、白化病等)、可能与遗传有关的疾病(如糖尿病、高血压、肿瘤等)及传染病(如结核等)。

(二)临床表现

1.症状

妇科常见症状主要有阴道流血、白带异常、下腹痛等。

2.体征

外阴发育情况;宫颈大小、硬度,有无糜烂样改变、撕裂、息肉、腺囊肿,有无接触性出血、举痛及摇摆痛等;宫体位置、大小、硬度、活动度,表面是否平整,有无突起,有无压痛等;腹部有无压痛、反跳痛及肌紧张,能否扪到包块,包块位置、大小、硬度、表面光滑与否,活动度,有无压痛及与子宫及盆壁关系。

(三)辅助检查

1.影像学检查

(1)超声检查:B超检查子宫肌瘤、子宫腺肌病和腺肌瘤、盆腔炎性疾病、盆腔子宫内膜异位症、卵巢肿瘤、卵泡发育监测、宫内节育器探测等。

(2)X线检查:X线检查借助造影诊断先天性子宫畸形,了解子宫腔及输卵管腔内形态;X线胸片主要用于妇科恶性肿瘤肺转移的诊断。

(3)计算机断层扫描(CT)、磁共振成像(MRI)、正电子发射扫描(PET)用于妇科肿瘤的进一步检查。

2.生殖道脱落细胞学检查

生殖道脱落细胞学检查用于诊断生殖道感染性疾病和初步筛选恶性肿瘤。

3.宫颈脱落细胞人乳头状瘤病毒(HPV)、脱氧核糖核酸(DNA)检测

宫颈脱落细胞 HPV DNA 检测为宫颈癌及癌前病变的常见筛查手段。

4.妇科肿瘤标志物检查

糖类抗原125(CA125)、甲胎蛋白(AFP)、癌胚抗原(CEA)、雌激素受体(ER)、孕激素受体(PR)、*Myc* 基因、*ras* 基因等。

5.女性内分泌激素测定

促性腺激素释放激素(gonadotropin releasing hormone,GnRH)、促卵泡生成素(follicle stimulating hormone,FSH)、黄体生成素(luteinizing hormone,LH)、催乳素(prolactin,PRL)、人绒毛膜促性腺激素(human chorionic gonadotropin,human chorionic gonadotrophin,HCG)、人胎盘催乳素(human placental lactogen,HPL)、雌激素、孕激素、雄激素等。

6.女性生殖器官活组织检查

局部活组织检查、诊断性宫颈锥切、诊断性刮宫、组织穿刺。

7.妇科内镜检查

阴道镜、宫腔镜、腹腔镜。

(四)高危因素

1.自理能力受限

此类患者有发生坠床和跌倒的风险,常见于特级、一级护理患者,如化疗所致变态反应若或骨髓抑制的危重症、复杂大手术、妇科肿瘤大手术、妇科肿瘤动脉灌注及栓塞化疗者等。

2.皮肤完整性受损

此类患者有感染或发生压疮的危险,常见于恶性肿瘤患者术后或化疗期间。

(五)心理-社会因素

1.环境改变引发的问题

患者对医院环境感到陌生,对病房作息时间、探视制度不适应,一时不能接受患者的角色。

2.疾病引发的问题

患者对自己所患疾病的性质和程度不清楚,对治疗和护理的期望值过高,难以忍受疾病本身给躯体带来的痛苦,不能接受治疗过程中产生的疼痛等不适。

3.家庭支持与经济状况引发的问题

生病后患者不能照顾家庭或影响生育,患者可能产生负疚感,患者及家属有烦躁、焦虑情绪。恶性肿瘤患者因治疗周期长,可能出现经济困难;担心预后差,患者及家属可能有恐惧、绝望、沮丧、悲哀等情绪变化。

4.宗教信仰与社会关系

宗教信仰与社会关系包括宗教信仰、价值观、工作状况、生活方式、家庭状况、经济状况等。

三、护理措施

(一)入院护理

1.接诊

收集病历资料,填写入院登记,建立病历,填写体温单及首次护理记录单。

2.安置患者

安排床位,填写床头卡,佩戴手腕带,介绍病区环境,送患者到病床。

(二)住院护理

1.常规护理

(1)病房整洁、安静,保持床单位清洁、舒适,注意室内空气流通,避免交叉感染。

(2)测量生命体征,定期巡视病房,细致观察病情变化及治疗反应等,发现异常及时报告医师,做好护理记录和书面交班,危重患者床边交班。

2.晨、晚间护理

整理床单位,开窗通风或关门窗,协助患者翻身、取舒适体位,适时做好压疮护理,以及头面部、口腔、会阴部、足部护理,维护管路安全,观察患者生命体征及病情变化,进行饮食、活动等方面的指导。晚间请探视人员离开病区,创造良好环境,促进患者入睡。

3.症状护理

(1)阴道流血:①测量体温、脉搏、呼吸、血压,观察患者面色、嘴唇、甲床的颜色,评估出血量,记录阴道流血量、颜色及性状,观察有无组织物排出,必要时送病检,观察有无腹痛等其他伴随症状;②预防感染,注意观察体温、脉搏的变化及白细胞计数和分类的变化,保持会阴部清洁、勤换护垫;③进食高蛋白、高热量、高维生素、易消化、含铁丰富的饮食,以补充因流血导致的铁、蛋白质等营养物质的丢失;④阴道流血量多、体质虚弱的重度贫血患者需卧床休息,以减少机体消耗,活动时避免体位突然改变而发生直立性低血压。

(2)白带异常:①询问并观察患者白带的量、性状、气味,是否伴有外阴瘙痒或灼痛,注意观察用药反应;②注意个人卫生,保持外阴部清洁、干燥,勤换内裤,尽量避免搔抓外阴部致皮肤破损;

③治疗期间禁止性生活;④告知行阴道分泌物检查前 24～48 小时避免性交、避免阴道灌洗或局部用药;⑤月经期间暂停阴道冲洗及阴道用药。

(3)下腹痛:①观察下腹痛部位、性质、时间、起病缓急,有无恶心、呕吐、发热等伴随症状;②注意生命体征的变化,未确诊时禁用止痛药;③嘱卧床休息,取平卧或半坐卧位,以缓解疼痛、局限炎症。

(4)下腹部肿块:①观察有无腹痛、阴道流血、排液、发热等症状;②巨大肿块、腹水患者应每天测量并记录空腹体重及腹围,巨大包块压迫膀胱、直肠致排尿排便不畅时,应给予导尿、通便治疗。

4.用药护理

遵医嘱及时、准确用药,对患者说明药物名称、用药目的、剂量、方法、可能出现的不良反应及应对措施。

5.术前护理

(1)饮食护理:外阴、阴道手术及恶性肿瘤手术或可能涉及肠道的手术,术前 3 天进无渣半流质饮食,术前一天进流质饮食,手术前 8 小时禁食,术前 4 小时禁饮。

(2)皮肤准备:腹部手术备皮范围是上起剑突水平,两侧至腋中线,下至大腿内上侧 1/3 及会阴部。阴道手术上起耻骨联合上 10 cm,两侧至腋中线,下至外阴部、肛门周围、臀部及大腿内侧上 1/3。腹腔镜手术患者重点做好脐周清洁,清除脐窝污垢。

(3)肠道准备:应遵医嘱于术前 3 天、术前 1 天、手术当日灌肠或清洁灌肠,也可以口服缓泻剂代替多次灌肠。

(4)阴道准备:遵医嘱术前 1 天或 3 天行阴道冲洗或擦洗,每天 1～2 次。

6.术中护理

按手术室护理常规护理。

7.术后护理

(1)床边交班:术毕返回病房,责任护士向手术室护士及麻醉师详细了解术中情况,包括麻醉类型、手术范围、术中出血量、尿量、用药情况、有无特殊注意事项等;及时为患者测量血压、脉搏、呼吸;观察患者神志;检查输液、腹部伤口、引流管、背部麻醉管、镇痛泵、阴道流血情况等,认真做好床边交班并详细记录。

(2)术后体位:术毕返回病房,根据麻醉方式决定体位,硬膜外麻醉者去枕平卧 6～8 小时,全麻患者未清醒时应去枕平卧,头偏向一侧,然后根据不同手术指导患者采取不同体位,如外阴癌根治术应采取平卧位,腹部手术可采取半卧位。

(3)监测生命体征:通常术后每 15～30 分钟测量一次脉搏、呼吸、血压,观察患者神经精神状态,4～6 小时平稳后可根据手术大小及病情改为每 4 小时 1 次或遵医嘱监测并记录。

(4)饮食护理:术后 6 小时禁食禁饮,根据病情遵医嘱开始进食流质饮食,然后进食半流质饮食,最后过渡到普食。

(5)伤口护理:观察伤口有无渗血、渗液或敷料脱落情况,有无阴道流血,发现异常应报告医师及时处理。

(6)导尿管护理:保持导尿管通畅,观察并记录尿量、颜色、性质,手术当日每小时尿量应不少于 100 mL,至少 50 mL,如有异常,以及时通知医师。根据手术范围及病情,术后留置尿管 1～14 天,保持会阴清洁,每天 2 次擦洗会阴,防止发生泌尿系统感染,尿管拔除后 4～6 小时应督促并协助患者自行排尿,以免发生尿潴留。

(7)引流管护理:包括盆、腹腔引流管,可经腹部或阴道放置,合理固定引流管,注意保持引流管通畅,避免扭曲、受压及脱落,注意观察引流液的颜色、性状及量,并做好记录。一般24小时内引流液不超过200 mL,性状应为淡血性或浆液性,引流量逐渐减少,根据引流量,一般留置24~48小时,引流量小于10 mL时便可拔除。拔管后,注意观察置管伤口的愈合情况。

(8)活动指导:鼓励患者尽早下床活动,暂时不能下床的患者需勤翻身、适当活动四肢,以改善胃肠功能,预防或减轻腹胀,协助并教会患者做踝足运动,预防静脉血栓的发生。术后第一次下床的患者起床需缓慢,有护士或家属陪护,防止因直立性低血压引起晕厥。

(9)疼痛护理:伤口疼痛,通常术后24小时内最为明显,可以更换体位以减轻伤口张力,遵医嘱给予止痛药;腹腔镜手术术后1~2天,因二氧化碳气腹原因可引起双肋部及肩部疼痛,即串气痛,多可自行缓解,适当活动四肢可减轻症状,必要时使用镇痛剂。

(10)腹胀护理:如出现腹胀不能缓解,可采取肛管排气、肌内注射新斯的明、"1、2、3"溶液灌肠等护理措施。

8.心理护理

(1)针对患者在不同情况下的心理反应,做出正确的心理评估与判断。

(2)鼓励患者表达自己的情绪,耐心倾听,深入沟通交流,介绍病区病友认识,使其尽快适应医院环境,与医师护士及病友建立良好的关系。

(3)介绍疾病的发展及转归,治疗方案的选择及治疗过程中的注意事项,解答患者及家属的疑问,耐心开导和鼓励患者,使其正确面对疾病,以积极的姿态配合治疗。

(4)争取家属及朋友的支持与开导,建议采取适当的方法放松心情,如听音乐、看书、按摩、深呼吸、热水浴等。

(5)尊重个人宗教信仰及价值观,尊重其采取解除焦虑的措施,如哭泣、愤怒、诉说等。

(6)警惕发生意外,密切观察患者心理变化,以及时报告医师,进行心理与药物治疗。

9.危急状况处理

妇科住院患者的常见危急状况是急性大出血(包括内出血),处理措施如下。

(1)立即通知医师的同时,置患者于头抬高15°,下肢抬高20°休克卧位,测量生命体征。

(2)迅速扩容,建立静脉通道(18 G留置针),输入平衡液,对于失血多,血管穿刺困难者,行颈外静脉穿刺或立即配合医师行中心静脉置管术,保证充分的液体补充。

(3)氧气吸入,氧流量调至2~4 L/min,保持呼吸道通畅,观察生命体征变化。

(4)静脉采血送检,协助医师做好辅助检查及对症处理,输入血液制品,观察输血反应。

(5)需手术的患者必须及时做好术前准备,如交叉配血、备皮、留置导尿管,更换手术衣,尽快护送患者入手术室。

(6)抢救患者执行口头医嘱时需复述,经确认无误后方可执行,抢救完成后6小时内及时补记。真实、完整书写护理记录单。

(三)出院护理

(1)执行出院医嘱,通知患者或家属出院时间,做出院健康指导。

(2)协助患者或家属整理物品,办理出院手续,解除腕带。

(3)转入社区继续治疗的患者和社区医务人员交接患者治疗、护理、药品、物品和病情记录单,完整交接患者信息,核对准确。

(4)撤去床头卡,清理床单位,终末消毒,铺好备用床。

（姚红雁）

第二节 子 宫 颈 炎

子宫颈炎是指子宫颈发生的急性或慢性炎症。子宫颈炎是妇科常见疾病之一,包括宫颈阴道部炎症及宫颈管黏膜炎症。临床上分为急性子宫颈炎和慢性子宫颈炎。临床多见的子宫颈炎是急性子宫颈管黏膜炎,若急性子宫颈炎未经及时诊治或病原体持续存在,可导致慢性子宫颈炎症。

由于宫颈管黏膜上皮为单层柱状上皮,抗感染能力较差,当遇到多种病原体侵袭、物理化学因素刺激、机械性子宫颈损伤、子宫颈异物等,引起子宫颈局部充血、水肿,上皮变性、坏死,黏膜、黏膜下组织、腺体周围大量中性粒细胞浸润,或子宫颈间质内有大量淋巴细胞、浆细胞等慢性炎细胞浸润,可伴有子宫颈腺上皮及间质增生和鳞状上皮化生。因子宫颈阴道部鳞状上皮与阴道鳞状上皮相延续,亦可由阴道炎症引起宫颈阴道部炎症。

病原体种类。①性传播疾病的病原体:主要是淋病奈瑟菌及沙眼衣原体。②内源性病原体:与细菌性阴道病病原体、生殖道支原体感染有关。

一、护理评估

(一)健康史

1.一般资料

年龄、月经史、婚育史,是否处在妊娠期。

2.既往疾病史

详细了解有无阴道炎、性传播疾病及子宫颈炎症的病史,包括发病时间、病程经过、治疗方法及效果。

3.既往手术史

详细询问分娩手术史,了解阴道分娩时有无宫颈裂伤;是否做过妇科阴道手术操作及有无宫颈损伤、感染史。

4.个人生活史

了解个人卫生习惯,分析可能的感染途径。

(二)生理状况

1.症状

(1)急性子宫颈炎:阴道分泌物增多,呈黏液脓性,阴道分泌物的刺激可引起外阴瘙痒及灼热感;可出现月经间期出血、性交后出血等症状;常伴有尿道症状,如尿急、尿频、尿痛。

(2)慢性子宫颈炎:患者多无症状,少数患者可有阴道分泌物增多,呈淡黄色或脓性,偶有接触性出血、月经间期出血,偶有分泌物刺激引起外阴瘙痒或不适。

2.体征

(1)急性子宫颈炎:检查见脓性或黏液性分泌物从子宫颈管流出;用棉拭子擦拭子宫颈管时,容易诱发子宫颈管内出血。

(2)慢性子宫颈炎:检查可见宫颈呈糜烂样改变,或有黄色分泌物覆盖子宫颈口或从宫颈管流出,也可见子宫颈息肉或子宫颈肥大。

3.辅助检查

(1)实验室检查:分泌物涂片做革兰染色,中性粒细胞>30/高倍视野;阴道分泌物湿片检查白细胞>10/高倍视野;做淋菌奈瑟菌及沙眼衣原体检测,以明确病原体。

(2)宫腔镜检查:镜下可见血管充血,宫颈黏膜及黏膜下组织、腺体周围大量中性粒细胞浸润,腺腔内可见脓性分泌物。

(3)宫颈细胞学检查:宫颈刮片、宫颈管吸片,与宫颈上皮瘤样病变或早期宫颈癌相鉴别。

(4)阴道镜及活组织检查:必要时进行,以明确诊断。

(三)高危因素

(1)性传播疾病,年龄小于25岁,多位性伴侣或新性伴侣且为无保护性交。

(2)细菌性阴道病。

(3)分娩、流产或手术致子宫颈损伤。

(4)卫生不良或雌激素缺乏,局部抗感染能力差。

(四)心理-社会因素

1.对健康问题的感受

患者是否存在因无明显症状,而不重视或延误治疗的情况。

2.对疾病的反应

患者是否因病变在宫颈,又涉及生殖器官与性,而不愿及时就诊;或因阴道分泌物增多引起不适;或治疗效果不明显而烦躁不安;或遇有白带带血或接触性出血时,担心疾病的严重程度,疑有癌变而恐惧、焦虑。

3.家庭、社会及经济状况

家人对患者是否关心;家庭经济状况及是否有医疗保险。

二、护理诊断

(一)皮肤完整性受损

其与宫颈上皮糜烂及炎性刺激有关。

(二)舒适的改变

其与白带增多有关。

(三)焦虑

其与害怕宫颈癌有关。

三、护理措施

(一)症状护理

1.阴道分泌物增多

观察阴道分泌物颜色、性状、气味及量,选择合适的药液进行阴道冲洗。在不清楚种类时,不可滥用冲洗液,指导患者勤换会阴垫及内裤,保持外阴清洁干燥。

2.外阴瘙痒与灼痛

嘱患者尽量避免搔抓,防止外阴部皮肤破损,减少活动,避免摩擦外阴。

(二)用药护理

药物治疗主要用于急性子宫颈炎。

1.遵医嘱用药

(1)经验性抗生素治疗:在未获得病原体检测结果前,采用针对衣原体的经验性抗生素治疗,阿奇霉素 1 g,单次顿服,或多西环素 100 mg,每天 2 次,连服 7 天。

(2)针对病原体的抗生素治疗:临床上除选用抗淋病奈瑟菌的药物外,同时应用抗衣原体感染的药物。对于单纯急性淋病奈瑟菌性子宫颈炎,常用药物有头孢菌素,如头孢曲松钠 250 mg,单次肌内注射,或头孢克肟 400 mg,单次口服等;对沙眼衣原体所致子宫颈炎,治疗药物有四环素类,如多西环素 100 mg,每天 2 次,连服 7 天。

2.用药观察

注意观察药物的不良反应,若出现不良反应,立即停药并通知医师。

3.用药注意事项

注意药物的半衰期及有效作用时间;注意药物的配伍禁忌;抗生素应现配现用。

4.用药指导

若病原体为沙眼衣原体及淋病奈瑟菌,应对性伴侣进行相应的检查和治疗。

(三)物理治疗及手术治疗的护理

1.宫颈糜烂样改变

若为无症状的生理性柱状上皮异位,无需处理;对伴有分泌物增多、乳头状增生或接触性出血,可给予局部物理治疗,包括激光、冷冻、微波等,也可以给予中药作为物理治疗前后的辅助治疗。

2.慢性子宫颈黏膜炎

针对病因给予治疗,若病原体不清可试用物理治疗,方法同上。

3.子宫颈息肉

配合医师行息肉摘除术。

4.子宫颈肥大

一般无需治疗。

(四)心理护理

(1)加强疾病知识宣传,引导患者正确认识疾病,以及时就诊,接受规范治疗。

(2)向患者解释疾病与健康的问题,鼓励患者表达自己的想法。对病程长、迁延不愈的患者,给予关心和耐心解说,告知疾病的过程及防治措施;对病理检查发现宫颈上皮有异常增生的病例,告知通过密切监测,坚持治疗,可阻断癌变途径,以缓解焦虑心理,增加治疗的信心。

(3)与家属沟通,让其多关心患者,支持患者,坚持治疗,促进康复。

四、健康指导

(一)讲解疾病知识

向患者讲解子宫颈炎的疾病知识,告知及时就诊和规范治疗的重要性。

(二)个人卫生指导

嘱患者保持外阴清洁,每天清洗外阴 2 次,养成良好的卫生习惯,尤其是经期、孕产期及产褥期卫生,避免感染发生。

（三）随访指导

告知患者,物理治疗后有分泌物增多,甚至有多量水样排液,在术后 1~2 周脱痂时可有少量出血,是创面愈合的过程,不必应诊;如出血量多于月经量则需到医院就诊处理;在物理治疗后 2 个月内禁止性生活、盆浴和阴道冲洗;治疗后经过 2 个月经周期,于月经干净后 3~7 天来院复查,评价治疗效果,效果欠佳者可进行第二次治疗。

（四）体检指导

坚持每 1~2 年做 1 次体检,以及早发现异常,以及早治疗。

五、注意事项

（1）治疗前,应常规做宫颈刮片行细胞学检查。

（2）在急性生殖器炎症期不做物理治疗。

（3）治疗时间应选在月经干净后 3~7 天内进行。

（4）物理治疗后可出现阴道分泌物增多,甚至有大量水样排液,在术后 1~2 周脱痂时可有少许出血。

（5）应告知患者,创面完全愈合时间为 4~8 周,期间禁盆浴、性交和阴道冲洗。

（6）物理治疗有引起术后出血、宫颈管狭窄、感染的可能,应定期复查,观察创面愈合情况直到痊愈,同时检查有无宫颈管狭窄。

（姚红雁）

第三节　盆腔炎性疾病

盆腔炎性疾病（PID）是指女性上生殖道的一组炎性疾病,主要包括子宫内膜炎、输卵管炎、输卵管卵巢脓肿、盆腔腹膜炎。最常见的是输卵管炎及输卵管卵巢脓肿。

女性生殖系统具有比较完善的自然防御功能,当自然防御功能遭到破坏,或机体免疫力降低、内分泌发生变化或外源性病原体入侵而导致子宫内膜、输卵管、卵巢、盆腔腹膜、盆腔结缔组织发生炎症。感染严重时,可累及周围器官和组织,当病原体毒性强、数量多、患者抵抗力低时,常发生败血症及脓毒血症,若未得到及时治疗可能发生盆腔炎性疾病后遗症。

一、护理评估

（一）健康史

（1）了解既往疾病史、用药史、月经史及药物过敏史。

（2）了解流产、分娩的时间、经过及处理。

（3）了解本次患病的起病时间、症状、疼痛性质、部位,以及有无全身症状。

（二）生理状况

1.症状

（1）轻者无症状或症状轻微不易被发现,常表现为持续性下腹痛,活动或性交后加重;发热、阴道分泌物增多等。

（2）重者可表现为寒战、高热、头痛、食欲减退；月经期发病者可表现为经量增多、经期延长；腹膜炎者出现消化道症状，如恶心、呕吐、腹胀等；若脓肿形成，可有下腹包块及局部刺激症状。

2.体征

（1）急性面容、体温升高、心率加快。

（2）下腹部压痛、反跳痛及肌紧张。

（3）检查见阴道充血；大量脓性臭味分泌物从宫颈口外流；穹隆有明显触痛；宫颈充血、水肿、举痛明显；子宫体增大有压痛且活动受限；一侧或双侧附件增厚，有包块，压痛。

3.辅助检查

（1）实验室检查：宫颈黏液脓性分泌物，或阴道分泌物0.9％氯化钠溶液湿片中见到大量白细胞；红细胞沉降率升高；血C反应蛋白升高；宫颈分泌物培养或革兰染色涂片淋病奈瑟菌阳性或沙眼衣原体阳性。

（2）阴道超声检查：显示输卵管增粗，输卵管积液，伴或不伴有盆腔积液、输卵管卵巢肿块。

（3）腹腔镜检查：输卵管表面明显充血；输卵管壁水肿；输卵管伞端或浆膜面有脓性渗透物。

（4）子宫内膜活组织检查证实子宫内膜炎。

（三）高危因素

1.年龄

盆腔炎性疾病高发年龄为15～25岁。

2.性活动及性卫生

初次性交年龄小、有多个性伴侣、性交过频及性伴侣有性传播疾病；有使用不洁的月经垫、经期性交等。

3.下生殖道感染

性传播疾病，如淋病奈瑟菌性宫颈炎、衣原体性宫颈炎及细菌性阴道病。

4.子宫腔内手术操作后感染

刮宫术、输卵管通液术、子宫输卵管造影术、宫腔镜检查、人工流产、放置宫内节育器等手术时，消毒不严格或术前适应证选择不当，导致感染。

5.邻近器官炎症直接蔓延

如阑尾炎、腹膜炎等蔓延至盆腔。

6.复发

盆腔炎性疾病再次发作。

（四）心理-社会因素

1.对健康问题的感受

患者是否存在因无明显症状或症状轻而不重视以致延误治疗的情况。

2.对疾病的反应

患者是否由于慢性疾病过程长，思想压力大而产生焦虑、烦躁情绪。若病情严重，患者常担心预后，往往有恐惧、无助感。

3.家庭、社会及经济因素

评估患者的家庭情况与经济状况。

二、护理诊断

(一)疼痛
疼痛与感染症状有关。

(二)体温过高
体温过高与盆腔急性炎症有关。

(三)睡眠型态紊乱
睡眠型态紊乱与疼痛或心理障碍有关。

(四)焦虑
焦虑与病程长治疗效果不明显或不孕有关。

(五)知识缺乏
缺乏经期卫生知识。

三、护理措施

(一)症状护理

1.密切观察

分泌物增多,观察阴道分泌物颜色、性状、气味及量,选择合适的药液进行阴道冲洗。在不清楚阴道炎的种类时,不可滥用冲洗液,指导患者勤换会阴垫及内裤,保持外阴清洁干燥。

2.支持疗法

卧床休息,取半卧位,有利于脓液积聚于直肠子宫陷凹,使炎症局限;给高热量、高蛋白、高维生素饮食或半流质饮食,以及时补充丢失的液体;对出现高热的患者,采取物理降温,出汗时及时更衣,保持身体清洁舒服;若患者腹胀严重,应行胃肠减压。

3.症状观察

密切监测生命体征,测体温、脉搏、呼吸、血压,每4小时1次;物理降温后30分钟测体温,以观察降温效果。若患者突然出现腹痛加剧,寒战、高热、恶心、呕吐、腹胀,应立即报告医师,同时做好剖腹探查的准备。

(二)用药护理

1.门诊治疗

指导患者遵医嘱用药,了解用药方案并告知注意事项。常用方案:头孢西丁钠2 g,单次肌内注射,同时口服丙磺舒1 g,然后改为多西环素100 mg,每天2次,连服14天,可同时加服甲硝唑400 mg,每天2～3次,连服14天;或选用其他第三代头孢菌素与多西环素、甲硝唑合用。

2.住院治疗

严格遵医嘱用药,了解用药方案并密切观察用药反应。

(1)头孢霉素类或头孢菌素类药物:头孢西丁钠2 g,静脉滴注,每6小时1次。头孢替坦二钠2 g,静脉滴注,每12小时1次。加多西环素100 mg,每12小时1次,静脉输注或口服。对不能耐受多西环素者,可用阿奇霉素替代,每次500 mg,每天1次,连用3天。对输卵管卵巢脓肿患者,可加用克林霉素或甲硝唑。

(2)克林霉素与氨基糖苷类药物联合方案:克林霉素900 mg,每8小时1次,静脉滴注;庆大霉素先给予负荷量(2 mg/kg),然后予维持量(1.5 mg/kg),每8小时1次,静脉滴注;临床症状、体征改善后继续静脉应用 24~48 小时,克林霉素改口服,每次 450 mg,1 天4 次,连用 14 天;或多西环素 100 mg,每 12 小时1 次,连续用药 14 天。

3.观察药物疗效

若用药后 48~72 小时,体温持续不降,患者症状加重,应及时报告医师处理。

4.中药治疗

中药治疗主要用活血化瘀、清热解毒的药物。可遵医嘱指导服中药或用中药外敷腹部,若需进行中药保留灌肠,按保留灌肠操作规程完成。

(三)手术护理

1.药物治疗无效

经药物治疗 48~72 小时,体温持续不降,患者中毒症状加重或包块增大者。

2.脓肿持续存在

经药物治疗病情好转,继续控制炎症数天(2~3 周),包块仍未消失但已局限化。

3.脓肿破裂

突然腹痛加剧,寒战、高热、恶心、呕吐、腹胀,检查腹部拒按或有中毒性休克表现。

(四)心理护理

(1)关心患者,倾听患者诉说,鼓励患者表达内心感受,通过与患者进行交流,建立良好的护患关系,尽可能满足患者的合理需求。

(2)加强疾病知识宣传,解除患者思想顾虑,增加其对治疗的信心。

(3)与家属沟通,指导家属关心患者,与患者及家属共同探讨适合个人的治疗方案,取得家人的理解和帮助,减轻患者心理压力。

四、健康指导

(一)讲解疾病知识

向患者讲解盆腔炎性疾病的疾病知识,告知及时就诊和规范治疗的重要性。

(二)个人卫生指导

保持会阴清洁做好经期、孕期及产褥期的卫生宣传。

(三)性生活指导及性伴侣治疗

注意性生活卫生,月经期禁止性交。

(四)饮食生活指导

给高热量、高蛋白、高维生素饮食,增加营养,积极锻炼身体,注意劳逸结合,不断提高机体抵抗力。

(五)随访指导

对于抗生素治疗的患者,应在 72 小时内随诊,明确有无体温下降、反跳痛减轻等临床症状改善。若无改善,需做进一步检查。对沙眼衣原体及淋病奈瑟菌感染者,可在治疗后 4~6 周复查病原体。

五、注意事项

(一)倾听患者主诉

应仔细倾听患者主诉,全面了解患者疾病史,认真阅读治疗方案,制订相应的护理计划,配合完成相应治疗和处理。

(二)预防宣传

(1)注意性生活卫生,减少性传播疾病。

(2)及时治疗下生殖道感染。

(3)进行公共卫生教育,提高公民对生殖道感染的认识,明白预防感染的重要性。

(4)严格掌握妇科手术指征,做好术前准备,严格无菌操作,预防感染。

(5)及时治疗盆腔炎性疾病,防止后遗症发生。

(姚红雁)

第四节　子宫内膜异位症

一、概念、发病率

子宫内膜组织(腺体和间质)出现在子宫体以外的任何部位时,称为子宫内膜异位症,简称内异症。子宫内膜异位症为良性病变,但具有类似恶性肿瘤的远处转移和种植生长能力。多发生在育龄妇女,其中76%在25~45岁。

二、发病机制

其发病机制尚未完全阐明,目前认为比较相关的有子宫内膜种植学说、体腔上皮化生学说等。

三、辅助检查

(1)影像学检查:B超检查可提示内异症位置、大小和形态;盆腔 CT 和 MRI 对盆腔内异位症有诊断价值。

(2)腹腔镜检查和活组织检查:目前国际公认的内异症诊断的最佳方法,只有在腹腔镜或剖腹探查直视下才能确定内异症临床分期。

(3)血清 CA125 值:中、重度内异症患者血清 CA125 值可能升高。

四、治疗

应根据患者年龄、症状、病变部位、范围及对生育要求等加以选择,强调治疗个体化。症状轻或无症状的轻微病变可选择期待治疗;有生育要求的轻度患者经过全面评估判断后先给以药物治疗,重者行保留生育功能手术;年轻无生育要求的重症患者,可行保留卵巢功能手术,并辅以激素药物;症状及病变均严重的无生育要求者,考虑行根治性手术。腹腔镜手术是首选的手术方法,目前认为腹腔镜确诊、手术加药物为内异症的金标准治疗。

五、护理评估

(一)健康史

了解患者既往病史、药物过敏史;了解患者婚育史,是否有不孕或性交痛,是否有人流史及输卵管手术史;了解患者月经史,是否有痛经,痛经发生的时间、伴随症状、痛经时是否卧床休息或使用药物镇痛;了解是否有月经过多及经期延长,经期前后有无排便坠胀感;了解是否有周期性尿频;了解腹壁瘢痕或脐部是否会出现周期性局部肿块及疼痛。

(二)生理状况

1.症状

疼痛是内异症的主要症状,典型症状为继发性痛经、进行性加重。了解下腹疼痛的部位、性质、伴随症状、与经期的关系。

2.体征

卵巢异位囊肿较大时,妇科检查可触及与子宫粘连的肿块,破裂时可有腹膜刺激征。典型盆腔内膜异位症行双合诊检查时,可扪及触痛性结节,触痛明显。如阴道直肠受累,可在阴道后穹隆触及甚至看到突出的紫蓝色结节。

(三)高危因素

1.年龄

育龄期是内异症的高发年龄,这与内异症是激素依赖性疾病的特点相符合。

2.遗传因素

直系亲属中患有此病者的妇女发病率高,此病与基因遗传相关。

3.手术史

了解患者的疾病有无与医源性种植相关的可能。

(四)心理-社会因素

了解患者对疾病的认知,是否有紧张、焦虑等表现;了解患者家庭关系;了解患者的经济水平等。

六、护理措施

(一)症状护理

1.疼痛护理

告知患者疼痛发生的原因,疼痛剧烈时可卧床休息,必要时可遵医嘱给予镇痛药物。

2.阴道流血的护理

出血明显大于既往月经量的患者,注意收集会阴垫,评估出血量。按医嘱给予止血药,必要时输血、补液、抗感染治疗,指导患者做好会阴部清洁,防止感染。

3.压迫症状的护理

当患者出现局部压迫致排尿排便不畅时,可给予导尿,以缓解尿潴留,指导患者进食富含纤维素的蔬菜,如芹菜,必要时使用缓泻剂软化粪便,缓解便秘症状。

(二)用药护理

1.口服避孕药物

口服避孕药物适用于轻度内异症患者,常用低剂量高效孕激素和炔雌醇复合制剂,用法为每天 1 片,连续用 6~9 个月,护士需观察药物疗效,观察患者有无恶心、呕吐等不良反应。

2.注射药物治疗

常使用促性腺激素释放激素类似物,用药频率为每 4 周注射 1 次,治疗时间为 3~6 个月,护士需观察药物疗效,观察有无潮热、阴道干涩、性欲降低等不良反应。

3.孕激素类药物

孕激素类药物常用为甲羟孕酮、甲地孕酮或炔诺酮,剂量为 30 mg/d,使用时护士需观察患者是否有恶心、轻度抑郁、水钠潴留、体重增加、不规则点滴出血等不良反应,停药数月后痛经可缓解,月经恢复。

(三)心理护理

(1)理解并尊重患者,耐心解答其提出的问题,缓解其压力。

(2)鼓励患者诉说内心的真实感受,讲解疾病知识,增强其治疗疾病的信心。

(3)协助其取得家人的理解和帮助,提供足够的支持系统。

(四)健康指导

(1)指导患者出院后 3 个月到门诊复查,了解术后康复情况。

(2)子宫内膜异位灶切除及全子宫切除患者禁止性生活 3 个月,禁止盆浴 3 个月,可淋浴。

(3)指导患者遵医嘱按时服药,定期做 B 超检查,检查子宫内膜异位症的治疗效果,如出现超过月经量的阴道出血、异常分泌物、下腹疼痛,以及时到医院就诊。

(4)指导非手术治疗患者注意饮食卫生,多进食水果、干果,月经前后,注意勿进食过热或过冷的食物。

七、注意事项

(1)子宫内膜异位症为良性病变,但具有类似恶性肿瘤的远处转移和种植生长能力。手术后容易复发,因此术后常常需配合药物治疗,药物治疗过程中如出现严重的绝经期症状,可酌情反向添加治疗,提高雌激素水平,降低相关血管症状和骨质疏松的发生,也可提高患者的顺应性。

(2)子宫内膜异位症患者不孕率高达 40%,应注意做好不孕相关的健康指导。

(姚红雁)

第五节 子宫肌瘤

子宫肌瘤又称子宫平滑肌瘤,是女性生殖器官中最常见的一种良性肿瘤,主要由子宫平滑肌组织增生而成,其间还有少量的纤维结缔组织,多见于 30～50 岁女性。由于肌瘤生长速度慢,对机体影响不大。因此,子宫肌瘤临床报道的发病率远比真实的要低。

一、病因

子宫肌瘤的确切病因仍不清楚。本病好发于生育年龄女性,而且绝经后肌瘤停止生长,甚至萎缩、消失,发生子宫肌瘤的女性常伴发子宫内膜的增生。所以,绝大多数的人认为子宫肌瘤的发生与女性激素,特别是雌激素有关。雌激素可以使子宫内膜增生,使子宫肌纤维增生肥大,肌层变厚,子宫增大,而且肌瘤组织经过检验,其中雌激素受体和雌二醇的含量比正常子宫肌组织高。所以,目前认为子宫肌瘤与长期和大量的雌激素刺激有关。

二、病理

(一)巨检

肌瘤为实质性球形结节,表面光滑,与周围肌组织有明显界限,外无包膜,但是肌瘤周围的肌层受压可形成假包膜。肌瘤切开后,切面呈漩涡状结构,颜色和质地与肌瘤成分有关,若含平滑肌较多,则肌瘤质地较软,颜色略红;若纤维结缔组织多,则质地较硬、颜色发白。

(二)镜检

肌瘤由皱纹状排列的平滑肌纤维相互交叉组成,切面呈漩涡状,其间掺有不等量的纤维结缔组织。细胞大小均匀,呈卵圆形或杆状,核染色质较深。

三、分类

(一)按肌瘤生长部位分类

子宫体肌瘤(90%)与子宫颈肌瘤(10%)。

(二)按肌瘤生长方向与子宫肌壁的关系分类

1.肌壁间肌瘤

肌壁间肌瘤最多见,占总数的60%～70%。肌瘤全部位于肌层内,四周均被肌层包围。

2.浆膜下肌瘤

浆膜下肌瘤占总数的20%。肌瘤向子宫浆膜面生长,突起于子宫表面,外面仅有一层浆膜包裹。这种肌瘤还可以继续向浆膜面生长,仅留一细蒂与子宫相连,成为带蒂的浆膜下肌瘤,活动度大。蒂内有供应肌瘤生长的血管,若供血不足,肌瘤易变性、坏死;若发生蒂扭转,可出现急腹痛;若因扭转而造成断裂,肌瘤脱落至腹腔或盆腔,可形成游离性肌瘤;有些浆膜下肌瘤生长在宫体侧壁,突入阔韧带,形成阔韧带肌瘤。

3.黏膜下肌瘤

黏膜下肌瘤占总数的10%～15%。肌瘤向宫腔内生长,并突出于宫腔,仅由黏膜层覆盖,称黏膜下肌瘤。黏膜下肌瘤使宫腔变形、增大,易形成蒂,就好像宫腔内长了异物一样,可刺激子宫收缩,在宫缩的作用下,黏膜下肌瘤可被挤压出宫颈口外,或堵于宫颈口处,或脱垂于阴道。

各种类型的肌瘤可发生在同一子宫,称为多发性子宫肌瘤(图7-1)。

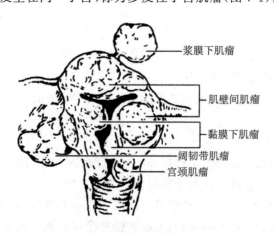

图 7-1　各型子宫肌瘤示意图

四、临床表现

(一)症状

多数患者无明显症状,只是偶尔在进行盆腔检查时发现。肌瘤临床表现的出现与肌瘤的部位、生长速度及是否发生变性有关,而与其数量及大小关系不大。

1.月经改变

月经改变为最常见的症状,主要表现为月经周期缩短,经期延长,经量过多,不规则阴道出血,其中以黏膜下肌瘤最常见,其次是肌壁间肌瘤。浆膜下肌瘤及小的肌壁间肌瘤对月经影响不明显。若肌瘤发生坏死、溃疡、感染,则可出现持续或不规则阴道流血或脓血性白带。

2.腹部包块

腹部包块常为患者就诊的主诉。当肌瘤增大超过妊娠 3 个月子宫大小时,可在下腹部扪及肿块,质硬,无压痛,清晨膀胱充盈将子宫推向上方时更加清楚。

3.白带增多

子宫肌瘤使宫腔面积增大,内膜腺体分泌增多,加之盆腔充血,所以患者白带增多。若为黏膜下肌瘤脱垂于阴道,则表面易感染、坏死,排出大量脓血性排液及腐肉样组织,伴臭味。

4.腰酸、腹痛、下腹坠胀

患者常感腰酸或下腹坠胀,经期加重,通常无腹痛,腹痛只在发生一些意外情况时才会出现。例如,浆膜下肌瘤蒂扭转时,可出现急性腹痛;妊娠期肌瘤发生红色变性时,可出现腹痛剧烈伴发热、恶心,黏膜下肌瘤被挤出宫腔时,可因宫缩引起痉挛性疼痛。

5.压迫症状

大的子宫肌瘤使子宫体积增大,可对周围的组织器官产生一定的压迫症状。例如,前壁肌瘤压迫膀胱可出现尿频、尿急;宫颈肌瘤可引起排尿困难、尿潴留;后壁肌瘤可压迫直肠引起便秘、里急后重;较大的阔韧带肌瘤压迫输尿管可致肾盂积水。

6.不孕或流产

肌瘤压迫输卵管使其扭曲管腔不通,或使宫腔变形,影响受精或受精卵着床,导致不孕、流产。

7.继发性贫血

长期月经过多、不规则出血,部分患者可出现继发性贫血,严重时全身乏力、面色苍白、气短、心悸。

(二)体征

肌瘤较大时,可在腹部触及质硬、表面不规则、结节状物质。妇科检查时,肌壁间肌瘤子宫增大,表面不规则,有单个或多个结节状突起。浆膜下肌瘤外仅包裹一层浆膜,所以质地坚硬,呈球形块状物,与子宫有细蒂相连,可活动;黏膜下肌瘤突出于宫腔,像孕卵一样,所以整个子宫均匀增大,有时宫口扩张,肌瘤位于宫口内或脱出于阴道,呈红色、实质、表面光滑,若感染则表面有渗出液覆盖或溃疡形成,排液有臭味。

五、治疗原则

治疗原则需根据患者的年龄、症状、有无生育要求及肌瘤的大小等情况综合考虑。

(一)随访观察

若肌瘤小(子宫<孕 2 月)且无症状,通常不需治疗,尤其近绝经年龄患者,雌激素水平低落,肌瘤可自然萎缩或消失,每 3～6 个月随访 1 次;随访期间若发现肌瘤增大或症状明显,再考虑进一步治疗。

(二)药物治疗(保守治疗)

肌瘤大小在 2 个月妊娠子宫的大小以内,症状不明显或较轻,近绝经年龄及全身情况不能手术者,均可给予药物对症治疗。

1.雄性激素

雄性激素类常用药物有丙酸睾酮,可对抗雌激素,使子宫内膜萎缩,直接作用于平滑肌,使其收缩而减少出血,并使近绝经期的患者提早绝经。

2.促性腺激素释放激素类似物(GnRH-a)

GnRH-a 类常用药物有亮丙瑞林或戈舍瑞林,可抑制垂体及卵巢的功能,降低雌激素水平,使肌瘤缩小或消失,适用于肌瘤较小、经量增多或周期缩短、围绝经期患者。此类药物不宜长期使用,以免因雌激素缺乏导致骨质疏松。

3.其他药物

其他常用药物有米非司酮,作为术前用药或提前绝经使用,但不宜长期使用,以防产生拮抗糖皮质激素的不良反应。

(三)手术治疗

手术治疗为子宫肌瘤的主要治疗方法,若肌瘤大于等于 2.5 个月妊娠子宫大小或症状明显,出现贫血,应手术治疗。

1.肌瘤切除术

肌瘤切除术适用于年轻要求保留生育功能的患者,可经腹或腹腔镜切除肌瘤,突出宫内或脱出于阴道内的带蒂的黏膜下肌瘤也可经阴道或经宫腔镜下摘除。

2.子宫切除术

肌瘤较大,多发,症状明显,年龄较大,无生育要求或已有恶变者可行子宫全切。50 岁以下,卵巢外观正常者,可保留卵巢。

六、护理评估

(一)健康史

了解患者一般情况,评估月经史、婚育史,是否有不孕、流产史;询问有无长期使用雌激素类药物。如果接受过治疗,还应了解治疗的方法及所用药物的名称、剂量、用法及用药后的反应等。

(二)身体状况

1.症状

了解有无月经异常、腹部肿块、白带增多、贫血、腹痛等临床表现,了解出现症状的时间及具体表现。

2.体征

了解妇科检查结果,子宫是否均匀或不规则增大、变硬,阴道有无子宫肌瘤脱出等情况。了解 B 超检查所示结果中肌瘤的大小、个数及部位等。

(三)心理、社会状况

患者及家属对子宫肌瘤缺乏认识,担心肿瘤为恶性,对治疗方案的选择犹豫不决,因需要手术治疗而焦虑不安,担心手术切除子宫可能会影响其女性特征,影响夫妻生活。

七、护理诊断

(一)营养失调

低于机体需要量,与月经改变、长期出血导致贫血有关。

(二)知识缺乏

缺乏子宫肌瘤疾病发生、发展、治疗及护理知识。

(三)焦虑

焦虑与月经异常,影响正常生活有关。

(四)自我形象紊乱

自我形象紊乱与手术切除子宫有关。

八、护理目标

(1)患者获得子宫肌瘤及其健康保健知识。

(2)患者贫血得到纠正,营养状况改善。

(3)患者出院时,不适症状缓解。

九、护理措施

(一)心理护理

评估患者对疾病的认知程度,尊重患者,耐心解答患者提出的问题,告知患者和家属子宫肌瘤是妇科最常见的良性肿瘤,手术或药物治疗都不会影响今后日常生活和工作,使患者消除顾虑,纠正错误认识,配合治疗。

(二)缓解症状

对出血多需住院的患者,护士应严密观察并记录其生命体征变化情况,协助医师完成血常规、凝血功能检查、备血、核对血型、交叉配血等。注意收集会阴垫,评估出血量。按医嘱给予止血药和子宫收缩剂,必要时输血、补液、抗感染或刮宫止血。巨大子宫肌瘤者常出现局部压迫症状,如对于排尿不畅者应予以导尿,便秘者可用缓泻剂缓解不适症状。带蒂的浆膜下肌瘤发生扭转或肌瘤红色变性时应评估腹痛的程度、部位、性质,有无恶心、呕吐、体温升高征象。需剖腹探查时,护士应迅速做好急诊手术前准备和术中术后护理。保持患者外阴的清洁干燥,如对于黏膜下肌瘤脱出宫颈口者,应保持其局部清洁,预防感染,为经阴道摘取肌瘤做好术前准备。

(三)手术护理

经腹或腹腔镜下行肌瘤切除或子宫切除术的患者,按腹部手术患者的一般护理进行护理,并要特别注意观察术后阴道流血情况。经阴道黏膜下肌瘤摘除术常在蒂部留置止血钳 24~48 小时,取出止血钳后需继续观察阴道流血情况,按阴道手术患者一般护理进行护理。

(四)健康教育

1.保守治疗的患者

此类患者需定期随访,护士要告知患者随访的目的、意义和随访时间。应 3~6 个月定期复查,期间监测肌瘤生长状况,了解患者症状的变化,如有异常及时和医师联系,修正治疗方案。对应用激素治疗的患者,护士要向患者讲解用药的相关知识,使患者了解药物的治疗作用、使用剂量、服用时间、方法、不良反应及应对措施,避免擅自停药和服药过量引起撤退性出血和男性化。

2.手术后的患者

出院后1个月门诊复查,了解患者术后康复情况,并给予术后性生活、自我保健、日常工作恢复等健康指导。任何时候出现不适或异常症状,需及时随诊。

十、结果评价

(1)患者能叙述子宫肌瘤保守治疗的注意事项或术后自我护理措施。

(2)患者面色红润,无疲倦感。

(3)患者出院时,能列举康复期随访时间及注意问题。

(姚红雁)

第八章 产科护理

第一节 产科患者的常规护理

一、概述

产科常规护理包括入院护理、住院护理和出院护理，属于产科责任护士（助产士）的基本工作范畴，具体包括入院接诊、床位安置、护理评估、治疗处置、病情和产程观察、健康教育和出院指导等内容。由于孕产妇不是一般意义上的患者，且任何问题都有可能涉及胎儿和家庭，故产科护理与其他临床科室的护理相比有其特色和不同的专科护理要求，应全面考虑孕产妇、胎婴儿、家庭经济、文化背景、社会心理等。

二、护理评估

（一）健康史

1.年龄

年龄过小易发生难产；年龄过大，尤其是 35 岁以上的高龄初产妇，易并发妊娠期高血压疾病、产力异常等。

2.职业

患者在工作中是否接触有毒、有害、放射性物质。

3.本次妊娠经过

妊娠早期有无病毒感染史、用药史、发热史、出血史；饮食营养、运动、睡眠、大小便情况；胎动开始时间。

4.推算预产期

按末次月经推算预产期。如孕妇记不清末次月经日期或为哺乳期月经尚未来潮而受孕者，可根据早孕反应开始出现时间、胎动开始时间、子宫底高度和 B 超检查的胎囊大小、头臀长度、胎头双顶径及股骨长度值推算出预产期。

5.月经史和孕产史

初潮年龄、月经周期、持续时间。了解初产妇孕次和流产史；了解经产妇既往孕产史，如有无难产史、早产史、死胎死产史、分娩方式、有无产后出血和会阴三度裂伤史等,了解出生时新生儿情况。

6.既往史和手术史

重点了解妊娠前有无高血压、心脏病、血液病、肝肾疾病、结核病、糖尿病和甲亢等内分泌疾病;做过何种手术;有无食物、药物过敏史。

7.家族史

询问家族中有无妊娠合并症、双胎及其他遗传性疾病。

8.配偶情况

着重询问配偶有无不良嗜好、健康状况和有无遗传性疾病。

(二)临床表现

1.症状

(1)疼痛:询问疼痛发生时间、部位、性质及伴随症状,鉴别生理性疼痛与病理性疼痛、临产与假临产。

(2)阴道流血:根据出血的量、颜色和性状,鉴别病理性出血(胎盘/血管前置、胎盘早剥等)和临产前征兆(见红)。

(3)阴道流液:观察阴道流液时间、量、颜色、性状、pH 及能否自主控制,判断是破膜还是一过性尿失禁。

(4)其他:有无头昏、头痛、视物模糊等自觉症状。

2.体征

(1)宫缩:通过触诊法或胎儿电子监护仪监测宫缩,观察宫缩的规律性,如持续时间、间歇时间和强度,确定是否临产。假临产特点为宫缩持续时间短(<30 秒)且不恒定,间歇时间长且不规律,宫缩强度不增加,宫缩时宫颈管不短缩,宫口不扩张,常在夜间出现,清晨消失,给予强镇静药物能抑制宫缩。临产开始的标志为规律且逐渐增强的子宫收缩,持续约 30 秒,间歇 5~6 分钟,同时伴随进行性宫颈管消失、宫口扩张和胎先露部下降;用强镇静药物不能抑制宫缩。随着产程进展,宫缩持续时间渐长(50~60 秒),强度增加,间歇期渐短(2~3 分钟),当宫口近开全时,宫缩持续时间可长达 1 分钟或以上,间歇期仅 1~2 分钟。

(2)宫口扩张:通过阴道检查或肛查(不建议使用)确定宫口扩张程度。当宫缩渐频繁并增强时,宫颈管逐渐缩短直至消失,宫口逐渐扩张。潜伏期扩张速度较慢,活跃期后加快,当宫口开全时,宫颈边缘消失。

(3)胎先露下降:通过阴道检查明确颅骨最低点与坐骨棘平面之间的关系。潜伏期胎头下降不明显,活跃期加快。

(4)胎膜破裂:胎膜多在宫口近开全时自然破裂,前羊水流出。未破膜者,阴道检查时触及有弹性的前羊水囊;已破膜者,则直接触及先露部,推动先露部时流出羊水。

(三)辅助检查

(1)实验室检查:血常规、尿常规、出凝血时间、血型(ABO 和 Rh)、肝肾功能、乙肝抗原抗体、糖耐量、梅毒螺旋体、HIV 筛查、阴道分泌物等。

(2)B 超检查。

(3)胎儿电子监护。

(4)其他:心电图等。

(四)高危因素

(1)年龄:不足 18 岁或大于等于 35 岁。

(2)疾病:妊娠合并症与并发症。

(3)异常分娩史。

(4)其他:酗酒、吸毒等。

(五)心理-社会因素

1.分娩意愿

了解其选择自然分娩或剖宫产的原因。

2.宗教信仰

患者有无因宗教信仰的特殊要求。

3.家庭及社会支持度

家族成员对分娩的看法和医院提供的服务。

4.对分娩过程的感知

患者对分娩的恐惧、自身和胎儿安全的担忧、自我形象的要求、母亲角色适应和行为反应。

5.对医院环境感知

隐私保护、环境舒适性要求等。

三、护理措施

(一)入院护理

(1)接诊:热情接待孕产妇,询问就诊原因,初步评估孕产妇情况,包括面色、体态、精神状态,根据情况安排护理工作流程。

(2)安置孕产妇:依孕产妇自理能力,将其送达已准备好的房间和床位;协助安放母婴生活用品。

(3)收集资料:①入院证;②门诊资料(包括围生期保健手册);③历次产检记录及辅助检查报告单;④分娩计划书。

(4)建立病历,填写床头卡、手腕带并完成放置和佩戴。

(5)测量生命体征、体重,填写三测单,完成首次护理评估单的书写。

(6)通知管床医师,协助完成产科检查,遵医嘱完成相应辅助检查及处理;根据孕产妇的情况和自理能力,与医师共同确定护理级别,提供相应级别的护理。

(7)介绍管床医师、责任护士、病房环境、生活设施及使用方法、作息时间、家属探视陪伴相关制度。

(8)根据入院评估情况,制订个性化护理计划。

(二)住院护理

(1)观察生命体征:每天测量体温、脉搏、呼吸、血压,如患者有血压升高或妊娠期高血压疾病等,应酌情增加测量次数,并报告医师给予相应处理。每周测 1 次体重。

(2)遵医嘱进行相应治疗处理。

(3)活动与休息:指导孕产妇保证足够的睡眠,护理活动应不打扰其休息。鼓励其适当活动,有合并症或并发症等应征求医师意见。

(4)清洁与舒适:病室每天开窗通风;指导孕产妇穿棉质衣服,保持个人卫生和会阴部清洁;

协助并指导家属为生活不能自理的孕产妇进行脸部清洁、口腔护理、会阴护理、足部护理。

(5)排尿与排便:了解每天排便情况,指导产妇勤排尿,多吃含纤维素的食物,增加饮水量,适当活动。

(6)晨晚间护理:观察和了解孕产妇夜间睡眠质量及产科情况,整理床单位,满足孕产妇清洁、舒适和安全的需要,创造良好的环境,保障母婴休息。

3.阴道分娩孕产妇的护理

(1)产前护理:①指导并协助孕妇采取舒适体位,以左侧卧位为宜,增加胎盘血供。②指导孕妇数胎动,每天3次,每次1小时。③每4小时听一次胎心,胎膜破裂和有异常时酌情增加次数;必要时行胎儿电子监护。如胎心异常,以及时给予氧气吸入,患者取左侧卧位,并通知医师及时处理。④密切观察产兆,了解宫缩开始和持续时间、频率及强度;适时阴道检查了解宫口软硬度、扩张情况和是否破膜。⑤观察阴道流液:发现破膜立即听胎心,观察羊水的量、色及性状;保持外阴清洁,避免不必要的阴道检查,预防感染。若先露高浮,应取头低足高位,预防脐带脱垂。⑥营养和休息:鼓励患者进食,适当活动、保存体力,指导应对和放松技巧。

(2)产时护理:确诊临产且满足产房转入标准时,转入产房分娩。

(3)产后护理。①每天测量生命体征4次,体温超过38℃时及时报告医师。②子宫复旧和恶露:产后入病房,2小时内每30分钟按压宫底一次,观察阴道出血量、颜色和性状,准确测量产后24小时出血量。每天在同一时间评估宫底高度、子宫收缩情况,同时观察恶露量、颜色和气味,如发现异常,以及时排空膀胱,按摩子宫,遵医嘱给宫缩剂。如恶露有异味,提示有感染的可能,配合医师做好血标本和组织标本的采集及使用抗生素。③会阴护理:保持局部清洁干燥。产后数小时内用冰袋冷敷,以减轻疼痛不适,24小时后红外线治疗。每天用0.05%聚维酮碘消毒液或2‰苯扎溴铵擦洗或冲洗会阴2~3次,大便后清洗外阴,保持局部清洁干燥。会阴有缝线者,每天检查有无红肿、硬结、分泌物,取伤口对侧卧位。如有会阴伤口疼痛剧烈或有肛门坠胀感,应报告医师,排除阴道壁或会阴血肿;如患者出现伤口感染,遵医嘱处理,提前拆线,定时换药;会阴水肿者予50%硫酸镁湿热敷。④排尿和排便护理:保持大小便通畅,鼓励患者多饮水,多吃蔬菜及含纤维素食物。产后4~6小时内尽早排尿,若排尿困难可改变体位,解除思想顾虑、温水冲洗、热敷下腹部、针灸或新斯的明注射,无效时导尿。⑤产后1小时进流食或清淡半流饮食,以后进普通饮食。乳母注意增加蛋白质、维生素和铁的摄入。⑥给予活动指导,鼓励尽早下床活动。⑦乳房护理和母乳喂养指导。

4.术前护理

(1)术前禁饮食:择期手术前禁食6小时以上,禁饮水4小时以上,急诊手术即刻禁食禁饮。

(2)术前皮肤准备:备皮(新的观念不主张),孕妇情况及医院条件允许可指导或协助孕产妇沐浴、更换手术衣、剪指甲,取下义齿、首饰等物品并交家属保管。

(3)药物过敏试验:遵医嘱进行抗生素、局麻药皮试并详细记录结果。

(4)遵医嘱完善相关辅助检查,必要时备血。

(5)送孕妇至手术室前,听胎心、测血压、完善病历。

(6)与手术室工作人员核查身份和物品,做好交接并记录。

5.术后护理

(1)手术结束,由麻醉师和产科医师或手术室助产士送产妇及新生儿回母婴休息室,与病区责任护士进行入室交接,包括手术方式、麻醉方式、手术过程和术中出血情况;目前产妇神志及生命体征;镇痛、输液(血)及用药情况;新生儿情况。

(2)安置床位,搬移尽量平稳,注意保护伤口、导管,防止滑脱或污染。

(3)根据麻醉方式选择适当卧位。全麻未清醒者专人守护,去枕平卧,头偏向一侧;腰麻、硬膜外麻醉患者术后平卧6小时,血压平稳后,可用枕头或抬高床头;6小时后协助其翻身,定期检查皮肤受压情况,鼓励产妇肢体活动,防止下肢静脉血栓形成。

(4)观察生命体征和病情变化:持续心电监护测血压、脉搏、氧饱和度,30分钟记录一次直至平稳。

(5)切口护理:观察腹部伤口有无渗血、渗液,保持局部清洁干燥。

(6)观察子宫收缩及阴道出血情况:定时观察宫底位置、软硬度,观察阴道流血的量、色和性状,准确估计出血量,有异常及时报告医师。

(7)加强管道护理:标识清晰,避免管道折叠,确保通畅;观察并记录引流液的量及性质。

(8)饮食与排泄:术后6小时内禁食禁饮,之后进无糖无乳流质,肛门排气后逐步过渡到半流质、普食。适当补充维生素和纤维素,保证营养,以利于乳汁的分泌。术后24小时拔除尿管,鼓励产妇下床活动,适量饮水,尽早排尿。

(9)指导母乳喂养:分娩后1小时内行母婴皮肤接触、早吸吮不少于30分钟。

6.心理护理

(1)主动沟通,介绍住院环境、分娩手术相关知识、可能出现的情况和配合方法,缓解因陌生环境、分娩、手术等引起的不良情绪。

(2)观察情绪变化,鼓励孕妇表达分娩经历和内心感受,给予其帮助和疏导。

(3)根据母亲角色适应阶段进行对应护理。①依赖期:产后3天内,让产妇休息,医务人员和家属共同完成产妇和新生儿的日常护理。②依赖-独立期:产后3天开始,医务人员及家属加倍关心产妇,耐心指导并鼓励产妇参与照护新生儿,促使产妇接纳孩子与自己。③独立期:指导产妇及丈夫正确应对压力、照护新生儿、家庭模式和生活方式的改变等,培养新的家庭观念。

7.危急状况处理

(1)阴道流水:密切观察阴道流液时间、量、性质、伴随症状,测定pH,判断是否破膜。若确诊破膜,立即让产妇平卧、听胎心、检查胎先露是否固定,同时报告医师进行相应处理。

(2)阴道流血:密切观察流血时间,正确估计出血量、性质及伴随症状,同时报告医师进行相应处理。

(3)头昏、头痛:立即监测血压、脉搏等生命体征,警惕子痫等疾病发生,同时报告医师进行相应处理。

(4)胎心、胎动异常:判断是否出现胎儿宫内窘迫及脐带脱垂,做相应的应急处理。

(三)出院护理

(1)按常规完成出院体检,去除手腕带;评估产妇产后/术后恢复情况、饮食及睡眠情况、自护和护理新生儿的能力。

(2)进行新生儿沐浴和体检,评估新生儿情况,包括体重、生理性黄疸消退及母乳喂养情况,更换襁褓,去除手腕带。

(3)完成出院宣教,发放出院指导手册;有出院带药者,详细说明使用方法及注意事项;交代产后随访,定期复查。

（4）签署并执行出院医嘱,完善住院病历;审核住院项目,通知住院处结账。

（5）整理床单位,进行终末消毒;铺好备用床,准备迎接新入院者。

（姚红雁）

第二节 异位妊娠

一、概述

（一）定义

受精卵在子宫体腔以外着床称为异位妊娠,习称宫外孕,发病率约 2%,是妇科常见急腹症,是早孕阶段导致孕产妇死亡的首要原因之一。异位妊娠可发生于卵巢、腹腔、阔韧带、宫颈,但以输卵管妊娠最常见,占异位妊娠 95% 左右。输卵管妊娠的发生部位又以壶腹部最多见,其次为峡部、伞部,间质部妊娠少见。本节主要讨论输卵管妊娠。

（二）主要发病机制

精子和卵子在输卵管结合形成受精卵,某些因素可导致受精卵不能正常通过输卵管进入宫腔,受阻于输卵管,在输卵管的某一部位着床、发育,发生输卵管妊娠。

（三）治疗原则

根据患者的病情和生育要求,选择合理的治疗方法,异位妊娠的治疗包括药物治疗和手术治疗。

1.药物治疗

药物治疗适用于早期异位妊娠,要求保存生育功能的年轻患者。

2.手术治疗

适应证:①生命体征不平稳或有腹腔内出血征象者;②诊断不明确者;③异位妊娠有进展者(血 HCG>3 000 U/L,或进行性升高、有胎心搏动、附件区包块增大);④药物治疗禁忌证或无效者。

二、护理评估

（一）健康史

询问患者月经史、孕产史,准确推算停经时间;重视高危因素,如不孕症、放置宫内节育器、绝育术、辅助生殖技术后、盆腔炎、异位妊娠史等。

（二）临床表现

1.症状

典型症状为停经后腹痛与阴道流血。

（1）停经:多数患者有 6~8 周的停经史,但有部分患者将不规则阴道流血视为月经而主诉无停经史。

（2）腹痛:输卵管妊娠患者的主要症状。轻者常表现为一侧下腹部隐痛或酸胀感。当输卵管妊娠破裂时,患者可突感一侧下腹部撕裂性疼痛,常伴有恶心、呕吐。若血液局限于病变区,主要

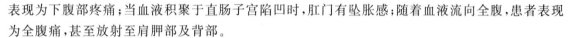

表现为下腹部疼痛;当血液积聚于直肠子宫陷凹时,肛门有坠胀感;随着血液流向全腹,患者表现为全腹痛,甚至放射至肩胛部及背部。

(3)阴道流血:胚胎死亡后常有不规则阴道流血,呈少量点滴状,色暗红或深褐,剥离的蜕膜管型或碎片随阴道流血排出。

(4)晕厥与休克:与输卵管妊娠破裂致大出血和疼痛有关,严重程度与腹腔内出血速度和量成正比。

2.体征

(1)一般情况:腹腔内出血多时,患者呈贫血貌,有脉搏快而细弱、心率增快、血压下降等休克症状,体温一般正常,休克时可略低,腹腔内血液吸收时可略高,但不超过 38 ℃。

(2)腹部检查:下腹部压痛、反跳痛明显,患侧尤剧,但腹肌紧张较轻。出血多时,叩诊有移动性浊音,如反复出血、血液积聚,可在下腹触及软性包块。

(3)盆腔检查:子宫后方或患侧附件扪及压痛性肿块;阴道后穹隆饱满,有触痛。宫颈抬举痛或摇摆痛明显,此为输卵管妊娠破裂的重要特征。内出血多时,检查子宫有漂浮感。

(三)辅助检查

1.HCG 测定

尿或血 HCG 测定是早期诊断异位妊娠的重要方法,同时,也对异位妊娠保守治疗的效果评价具有重要意义。

2.超声诊断

超声可见子宫内膜增厚,宫腔内无妊娠囊,宫旁可见低回声区,若其内有胚芽及心管搏动,可确诊为异位妊娠。

3.阴道后穹隆穿刺

阴道后穹隆穿刺是一种简单可靠的诊断方法,适用于疑有腹腔内出血的患者。直肠子宫陷凹在盆腔中位置最低,即使腹腔内出血不多,也能经阴道后穹隆穿刺抽出。若抽出暗红色不凝血,说明腹腔内有出血。

4.腹腔镜检查

目前,腹腔镜检查被视为异位妊娠诊断的金标准,而且在确诊的情况下可起到治疗的作用,适用于早期和诊断有困难,但无腹腔大出血和休克的病例。

5.子宫内膜病理检查

阴道流血多者,应做诊断性刮宫,排除宫内妊娠,刮出物送病理检查。

(四)高危因素

1.输卵管炎症

输卵管炎症是输卵管妊娠的主要原因。包括输卵管黏膜炎和输卵管周围炎。慢性炎症可使管腔变窄、粘连,或纤毛受损等使受精卵运行受阻而在该处着床,导致输卵管妊娠。

2.输卵管发育不良或功能异常

输卵管过长、肌层发育不良、纤毛缺乏、输卵管痉挛或蠕动异常等。

3.辅助生殖技术

近年辅助生殖技术的应用,使输卵管妊娠发生率增加,既往少见的异位妊娠,如卵巢妊娠、宫颈妊娠、腹腔妊娠的发生率增加。

(五)心理-社会因素

(1)腹腔内急性大量出血及剧烈腹痛使患者及家属面对死亡的威胁,表现出强烈的情绪反应,如恐惧、焦虑。

(2)因妊娠终止产生自责、失落、抑郁的心情;个别担心以后的生育能力。

三、护理措施

(一)常规护理

1.合理休息

嘱患者卧床休息,避免突然变换体位及增加腹压的动作。

2.饮食指导

鼓励患者进食营养丰富,尤其是高蛋白、富含铁的饮食,以促进血红蛋白的合成,增强患者的抵抗力。

(二)症状护理

(1)重视患者主诉,尤其注意阴道流血量与腹腔内出血量可不成正比,当阴道流血量不多时,不要误以为腹腔内出血量亦很少。

(2)严密监测患者生命体征及病情变化。如患者出现腹痛加剧、肛门坠胀感时,以及时通知医师,积极配合治疗。对严重内出血并伴发休克的患者,护士应立即开放静脉,交叉配血,做好输血输液的准备,以便配合医师积极纠正休克,补充血容量,给予相应处理。

(三)用药护理

常用药物及用药观察:用药期间应仔细观察用药效果及不良反应。

甲氨蝶呤,常用剂量为 0.4 mg/(kg·d),肌内注射,5 天为 1 个疗程。

在应用化学药物治疗期间,应用 B 超进行严密监护,检测血 HCG,并注意患者的病情变化及药物毒副作用。治疗过程中若有严重内出血征象,或疑输卵管间质部妊娠或胚胎继续生长时,仍应及时进行手术治疗。

(四)手术护理

手术分为保守手术和根治手术,可经腹或经腹腔镜完成。保守手术为保留输卵管,适用于有生育要求的年轻妇女。根治手术为切除输卵管,适用于无生育要求的输卵管妊娠、内出血并发休克的急症患者。对于内出血并发休克的患者,密切监测生命体征及腹痛的变化,采取抗休克治疗。给予患者平卧位,注意保暖、吸氧,迅速建立静脉输液通路,交叉配血,按医嘱输液、输血,补充血容量,并迅速做好术前准备。

(五)心理护理

(1)配合医师向患者本人及家属讲清病情及治疗方案,做好思想工作,解除其紧张和焦虑情绪。同时,让家人给予更多的关心和爱护,减少或避免不良的精神刺激和压力。

(2)帮助患者以正常的心态接受此次妊娠失败的现实,向她们讲述疾病的相关知识,减少因害怕再次发生异位妊娠而抵触妊娠的不良情绪,使患者能充满信心地迎接新生活。

四、健康指导

(一)宣传相关知识

输卵管妊娠患者有 10% 的再发率和 50%～60% 的不孕率,要告知有生育要求者,术后避孕

6 个月,再次妊娠时应及时就医。

（二）养成良好的卫生习惯

勤洗澡,勤更衣,性伴侣固定,防止生殖系统感染。发生盆腔炎性疾病时须彻底治疗,以免延误病情。

五、注意事项

(1)异位妊娠是妇科急腹症之一,未发生流产或破裂前,症状及体征不明显。

(2)多数患者停经 6～8 周以后出现不规则阴道流血,但有 20%～30%患者无停经史,把异位妊娠的不规则阴道流血误认为月经,或由于月经过期仅数天而不认为是停经。

(3)异位妊娠者腹腔内出血多时有晕厥、休克等临床表现。因此,有性生活的育龄期女性,若有阴道不规则流血或下腹疼痛,都应首先排除异位妊娠的可能。

(4)尿或血 HCG 测定对早期诊断异位妊娠至关重要。腹腔镜检查是诊断的金标准。

(5)生命体征不稳定、异位妊娠破裂、妊娠囊直径大于等于 4 cm 或大于等于 3.5 cm 伴胎心搏动的患者禁忌采用药物治疗。

（姚红雁）

第三节　过　期　妊　娠

一、概述

（一）定义

平时月经周期规则,妊娠达到或超过 42 周(≥294 天)尚未分娩者,称为过期妊娠,其发生率占妊娠总数的 3%～15%。

（二）发病机制

各种原因引起的雌孕激素失调导致孕激素优势,分娩发动延迟,胎位不正、头盆不称,胎儿、子宫不能密切接触,反射性子宫收缩减少,引起过期妊娠。

（三）处理原则

妊娠 40 周以后胎盘功能逐渐下降,42 周以后明显下降,因此,在妊娠 41 周以后,即应考虑终止妊娠,尽量避免过期妊娠。应根据胎儿安危状况、胎儿大小、宫颈成熟度综合分析,选择恰当的分娩方式。

(1)促宫颈成熟:目前常用的促宫颈成熟的方法主要有 PGE_2 阴道制剂和宫颈扩张球囊。

(2)人工破膜可减少晚期足月和过期妊娠的发生。

(3)引产术:常用静脉滴注缩宫素,诱发宫缩直至临产;胎头已衔接者,通常先人工破膜,1 小时后开始滴注缩宫素引产。

(4)适当放宽剖宫产指征。

二、护理评估

(一)健康史

详细询问患者病史,准确判断预产期、妊娠周数等。

(二)症状、体征

孕期达到或超过 42 周,通过胎动、胎心率、B 超检查、雌孕激素测定、羊膜镜检查等确定胎盘功能是否正常。

(三)辅助检查

B 超检查、雌孕激素测定、羊膜镜检查;胎儿监测的方法包括 NST、CST、生物物理评分(BPP)、改良 BPP(NST＋羊水测量)。尽管 41 周及以上孕周者应行胎儿监测,但采用何种方法及以何频率目前都尚无充分的资料予以确定。

(四)高危因素

高危因素包括初产妇、既往过期妊娠史、男性胎儿、孕妇肥胖。对双胞胎的研究也提示遗传倾向对晚期或过期妊娠的风险因素占 23％～30％。某些胎儿异常可能也与过期妊娠相关,如无脑儿和胎盘硫酸酯酶缺乏,但并不清楚两者之间联系的确切原因。

(五)心理-社会因素

过期妊娠加大胎儿、新生儿及孕产妇风险,导致个人、家庭成员产生紧张、焦虑、担忧等不良情绪。

三、护理措施

(一)常规护理

(1)查看历次产检记录,准确核实孕周。

(2)听胎心,待产期间每 4 小时听 1 次或遵医嘱;交接班必须听胎心;临产后按产程监护常规进行监护;每天至少进行一次胎儿电子监护,特殊情况随时监护。

(3)重视自觉胎动并记录于入院病历中。

(二)产程观察

(1)加强胎心监护。

(2)观察胎膜是否破裂,以及羊水量、颜色、性状等。

(3)注意产程进展,观察胎位变化。

(4)不提倡常规会阴侧切。

(三)用药护理

1.缩宫素静脉滴注

缩宫素作用时间短,半衰期为 5～12 分钟。

(1)静脉滴注缩宫素的配制方法:应先用生理盐水或乳酸钠林格注射液 500 mL,用 7 号针头行静脉滴注,按每分钟 8 滴调好滴速,然后再向输液瓶中加入 2.5 U 缩宫素,将其摇匀后继续滴入。切忌先将 2.5 U 缩宫素溶于生理盐水或乳酸钠林格注射液中直接穿刺行静脉滴注,因此法初调时不易掌握滴速,可能在短时间内使过多的缩宫素进入体内,不够安全。

(2)合适的浓度与滴速:因缩宫素个体敏感度差异极大,静脉滴注缩宫素应从小剂量开始循序增量,起始剂量为 2.5 U 缩宫素溶于 500 mL 生理盐水或乳酸钠林格注射液中,即 0.5％缩宫素浓度,以每毫升15滴计算,相当于每滴液体中含缩宫素0.33 mU。从每分钟8滴开始,根据宫缩、胎心情况调整滴速,一般每隔20分钟调整1次。应用等差法,即从每分钟8滴(2.7 mU/min)调整至16滴(5.4 mU/min),再增至24滴(8.4 mU/min);为安全起见,也可从每分钟8滴开始,每次增加4滴,直至出现有效宫缩。

(3)有效宫缩的判定标准:10分钟内出现3次宫缩,每次宫缩持续30~60秒,伴有宫颈的缩短和宫口扩张。最大滴速不得超过每分钟40滴,即13.2 mU/min,如达到最大滴速,仍不出现有效宫缩时可增加缩宫素浓度,但缩宫素的应用量不变。增加浓度的方法是500 mL生理盐水或乳酸钠林格注射液中加5 U缩宫素,即1%缩宫素浓度,先将滴速减半,再根据宫缩情况进行调整,增加浓度后,最大增至每分钟40滴(26.4 mU),原则上不再增加滴数和缩宫素浓度。

(4)注意事项:①要有专人观察宫缩强度、频率、持续时间及胎心率变化并及时记录,调好宫缩后行胎心监护,破膜后要观察羊水量及有无胎粪污染及其程度。②警惕变态反应。③禁止肌内、皮下、穴位注射及鼻黏膜用药。④输液量不宜过大,以防止发生水中毒。⑤宫缩过强时应及时停用缩宫素,必要时使用宫缩抑制剂。⑥引产失败:缩宫素引产成功率与宫颈成熟度、孕周、胎先露高低有关,如连续使用2~3天仍无明显进展,应改用其他引产方法。

2.前列腺素制剂促宫颈成熟

常用的促宫颈成熟的药物主要是前列腺素制剂。目前常在临床使用的前列腺素制剂如下。

(1)可控释地诺前列酮栓:一种可控制释放的前列腺素 E_2(PGE$_2$)栓剂,含有 10 mg 地诺前列酮,以 0.3 mg/h 的速度缓慢释放,需低温保存,可以控制药物释放,在出现宫缩过频时能方便取出。

应用方法:外阴消毒后将可控释地诺前列酮栓置于阴道后穹隆深处,并旋转90°,使栓剂横置于阴道后穹隆,宜于保持原位。在阴道口外保留 2~3 cm 终止带,以便于取出。在药物置入后,嘱孕妇平卧20~30分钟,以利栓剂吸水膨胀;2小时后复查,若栓剂仍在原位孕妇可下地活动。

出现以下情况时应及时取出:①出现规律宫缩(每3分钟1次的宫缩)并同时伴随有宫颈成熟度的改善,宫颈Bishop评分大于等于6分。②自然破膜或行人工破膜术。③子宫收缩过频(每10分钟有5次及以上的宫缩)。④置药24小时。⑤有胎儿出现不良状况的证据:胎动减少或消失、胎动过频、胎儿电子监护结果分级为Ⅱ类或Ⅲ类。⑥出现不能用其他原因解释的母体不良反应,如恶心、呕吐、腹泻、发热、低血压、心动过速或者阴道流血增多。取出至少30分钟后方可静脉滴注缩宫素。

禁忌证:包括哮喘、青光眼、严重肝肾功能不全等;有急产史或有3次以上足月产史的经产妇;瘢痕子宫妊娠;有子宫颈手术史或子宫颈裂伤史;已临产;Bishop评分大于等于6分;急性盆腔炎;前置胎盘或不明原因阴道流血;胎先露异常;可疑胎儿窘迫;正在使用缩宫素;对地诺前列酮或任何赋形剂成分过敏者。

(2)米索前列醇:一种人工合成的前列腺素 E_1(PGE$_1$)制剂,有 100 μg 和 200 μg 两种片剂,美国食品与药品监督管理局(FDA)于 2002 年批准米索前列醇用于妊娠中期促宫颈成熟和引产,而用于妊娠晚期促宫颈成熟虽未经 FDA 和中国国家市场监督管理总局认证,但美国 ACOG 于 2009 年又重申了米索前列醇在产科领域使用的规范。参考美国 ACOG 2009 年的规范并结合我国米索前列醇的临床使用经验,经中华医学会妇产科学分会产科学组多次讨论,米索前列醇在妊娠晚期促宫颈成熟的应用常规如下:用于妊娠晚期未破膜而宫颈不成熟的孕妇,是一种安全有效的引产方法。每次阴道放药剂量为 25 μg,放药时不要将药物压成碎片。如 6 小时后仍无宫缩,在重复使用米索前列醇前应行阴道检查,重新评价宫颈成熟度,了解原放置药物是否溶化、吸收,如未溶化和吸收则不宜再放。每天总量不超过 50 μg,以免药物吸收过多。如需加用缩宫素,应该在最后一次放置米索前列醇后再过 4 小时以上,并行阴道检查证实米索前列醇已经吸收才可以加用。使用米索前列醇者应在产房观察,监测宫缩和胎心率,一旦出现宫缩过频,应立即进行阴道检查,并取出残留药物。

优点:价格低、性质稳定、易于保存、作用时间长,尤其适合基层医疗机构应用。一些前瞻性随机临床试验和荟萃分析表明,米索前列醇可有效促进宫颈成熟。母体和胎儿使用米索前列醇产生的多数不良后果与每次用药量超过 25 μg 相关。

禁忌证与取出指征:应用米索前列醇促宫颈成熟的禁忌证及药物取出指征与可控释地诺前列酮栓相同。

(四)产程处理

进入产程后,应鼓励产妇取左侧卧位、吸氧。产程中最好连续监测胎心,注意羊水形状,必要时取胎儿头皮血测 pH,以及早发现胎儿宫内窘迫,并及时处理。过期妊娠时,常伴有胎儿窘迫、羊水粪染,分娩时应做相应准备。胎儿娩出后立即在直接喉镜指引下行气管插管,吸出气管内容物,以减少胎粪吸入综合征的发生。

(五)心理护理

(1)为孕产妇提供心理支持,帮助其建立母亲角色。

(2)安抚产妇家属,帮助产妇家庭应对过期妊娠分娩。

(3)接纳可能出现的难产,行胎头吸引、产钳助产等。

四、健康指导

(1)合理、适当地休息、饮食、睡眠等。

(2)情绪放松、身体放松。

(3)适当运动,无其他特殊情况时取自由体位待产。

(4)讲解临产征兆、自觉胎动计数等,指导产妇如何积极配合治疗。

(5)讲解过期妊娠分娩及过期产儿护理原则。

五、注意事项

应急处理:做好正常分娩、难产助产、剖宫产准备。

(姚红雁)

第四节　多胎妊娠

一、概述

(一)定义

一次妊娠宫腔内同时有两个或两个以上的胎儿时为多胎妊娠,以双胎妊娠为多见。随着辅

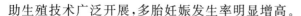

助生殖技术广泛开展,多胎妊娠发生率明显增高。

(二)类型特点

多胎妊娠包括由一个卵子受精后分裂而形成的单卵双胎妊娠和由两个卵子分别受精而形成的双卵双胎妊娠,双卵双胎妊娠约占双胎妊娠的70%,两个卵子可来源于同一成熟卵泡或两侧卵巢的成熟卵泡。

(三)治疗原则

1.妊娠期

及早诊断出双胎妊娠者并确定羊膜绒毛性,增加其产前检查次数,注意休息,加强营养,注意预防贫血、妊娠期高血压疾病的发生,防止早产、羊水过多、产前出血等。

2.分娩期

观察产程和胎心变化,如发现有宫缩乏力或产程延长,应及时处理。第一个胎儿娩出后,应立即断脐,助手扶正第二个胎儿的胎位,使其保持纵产式,等待15～20分钟后,第二个胎儿自然娩出。如等待15分钟仍无宫缩,则可人工破膜或静脉滴注催产素促进宫缩。如发现有脐带脱垂或怀疑胎盘早剥时,即手术助产。如第一个胎儿为臀位,第二个胎儿为头位,应注意防止胎头交锁导致难产。

3.产褥期

第二个胎儿娩出后应立即肌内注射或静脉滴注催产素,腹部放置沙袋,防止腹压骤降引起休克,同时预防发生产后出血。

二、护理评估

(一)健康史

评估本次妊娠的双胎羊膜绒毛膜性,孕妇的早孕反应程度,食欲、呼吸情况,以及下肢水肿、静脉曲张程度。

(二)生理状况

1.孕妇的并发症

妊娠期高血压疾病、妊娠期肝内胆汁瘀积症、贫血、羊水过多、胎膜早破、宫缩乏力、胎盘早剥、产后出血、流产等。

2.围产儿并发症

早产、脐带异常、胎头交锁、胎头碰撞、胎儿畸形及单绒毛膜双胎特有的并发症,如双胎输血综合征、选择性生长受限、一胎无心畸形等;极高危的单绒毛膜单羊膜囊双胎,由于两个胎儿共用一个羊膜腔,两胎儿间无羊膜分隔,因脐带缠绕和打结而发生宫内意外的可能性较大。

(三)辅助检查

1.B超检查

B超检查可以早期诊断双胎、畸胎,能提高双胎妊娠的孕期监护质量。在妊娠6～9周,可通过孕囊数目判断绒毛膜性;妊娠10～14周,可以通过双胎间的羊膜与胎盘交界的形态判断绒毛膜性。单绒毛膜双胎羊膜分隔与胎盘呈"T"征,而双绒毛膜双胎胎膜融合处夹有胎盘组织,所以胎盘融合处表现为"双胎峰"(或"λ"征)。

妊娠18～24周,最晚不要超过26周,对双胎妊娠进行超声结构筛查。双胎容易因胎儿体位的关系影响结构筛查质量,有条件的医院可根据孕周分次进行包括胎儿心脏在内的结构筛查。

2.血清学筛查

唐氏综合征在单胎与双胎妊娠孕中期血清学筛查的检出率分别为 $60\%\sim70\%$ 和 45%,其假阳性率分别为 5% 和 10%。由于双胎妊娠筛查检出率较低,而且假阳性率较高,目前并不推荐单独使用血清学指标进行双胎的非整倍体筛查。

3.有创性产前诊断

双胎妊娠有创性产前诊断操作带来的胎儿丢失率要高于单胎妊娠,以及后续的处理如选择性减胎等也存在危险性,建议转诊至有能力进行宫内干预的产前诊断中心进行。

(四)高危因素

多胎妊娠者可出现妊娠期高血压疾病、妊娠肝内胆汁瘀积症、贫血、羊水过多、胎膜早破、宫缩乏力、胎盘早剥、产后出血、流产等多种并发症。

(五)心理-社会因素

双胎妊娠的孕妇在孕期必须适应两次角色转变,首先是接受妊娠,其次当被告知是双胎妊娠时,必须适应第二次角色转变,即成为两个孩子的母亲;双胎妊娠属于高危妊娠,孕妇既兴奋又常常担心母儿的安危,尤其担心胎儿的存活率。

三、护理措施

(一)常规护理

(1)增加产前检查的次数,每次监测宫高、腹围和体重。

(2)注意休息;卧床时最好取左侧卧位,增加子宫、胎盘的血供,减少早产的机会。

(3)加强营养,尤其注意补充铁、钙、叶酸等,以满足妊娠的需要。

(二)症状护理

双胎妊娠孕妇胃区受压致胃食欲缺乏、食欲减退,因此应鼓励孕妇少量多餐,满足孕期需要,必要时给予饮食指导,如增加铁、叶酸、维生素的供给。因双胎妊娠的孕妇腰背部疼痛症状较明显,应注意休息,可指导其做骨盆倾斜运动,局部热敷也可缓解症状。采取措施预防静脉曲张的发生。

(三)用药护理

双胎妊娠可能出现妊娠期高血压疾病、妊娠肝内胆汁瘀积症、贫血、羊水过多、胎膜早破、胎盘早剥等多种并发症,按相应用药情况护理。

(四)分娩期护理

(1)阴道分娩时严密观察产程进展和胎心率变化,以及时处理问题。

(2)防止第二胎儿胎位异常、胎盘早剥;防止产后出血的发生;产后腹部加压,防止腹压骤降引起的休克。

(3)如行剖宫产,需要配合医师做好剖宫产术前准备和产后双胎新生儿护理准备;如系早产,产后应加强对早产儿的观察和护理。

(五)心理护理

帮助双胎妊娠的孕妇完成两次角色转变,使其接受成为两个孩子母亲的事实。告知双胎妊娠虽属高危妊娠,但孕妇不必过分担心母儿的安危,说明保持心情愉快、积极配合治疗的重要性,指导家属准备双份新生儿用物。

四、健康指导

护士应指导孕妇注意休息,加强营养,注意阴道流血量和子宫复旧情况,防止产后出血。并指导产妇正确进行母乳喂养,选择有效的避孕措施。

五、注意事项

合理营养,注意补充铁剂,防止妊娠期贫血,妊娠晚期特别注意避免疲劳,加强休息,预防早产和分娩期并发症。

(姚红雁)

第五节　胎膜早破

胎膜早破(premature rupture of membranes,PROM)是指在临产前胎膜自然破裂,是常见的分娩期并发症,妊娠满 37 周的发生率为 10%,妊娠不满 37 周的发生率为 2.0%～3.5%。胎膜早破可引起早产及围生儿死亡率增加,亦可导致孕产妇宫内感染率和产褥期感染率增加。

一、病因

一般认为胎膜早破与以下因素有关,常为多因素所致。

(一)上行感染

可由生殖道病原微生物上行感染引起胎膜炎,使胎膜局部张力下降而破裂。

(二)羊膜腔压力增高

羊膜腔压力增高常见于多胎妊娠、羊水过多等。

(三)胎膜受力不均

胎先露高浮、头盆不称、胎位异常可使胎膜受压不均导致破裂。

(四)营养因素

缺乏维生素 C、锌及铜,可使胎膜张力下降而破裂。

(五)宫颈内口松弛

常因手术创伤或先天性宫颈组织薄弱,宫颈内口松弛,胎膜进入扩张的宫颈或阴道内,导致感染或受力不均,而使胎膜破裂。

(六)细胞因子

白细胞介素-1(IL-1)、IL-6、IL-8、肿瘤坏死因子-α(TNF-α)升高,可激活溶酶体酶,破坏羊膜组织,导致胎膜早破。

(七)机械性刺激

创伤或妊娠后期性交也可导致胎膜早破。

二、临床表现

(一)症状

孕妇突感有较多液体自阴道流出,有时可混有胎脂及胎粪,无腹痛等其他产兆,当咳嗽、打喷嚏等导致腹压增加时,羊水可少量间断性排出。

(二)体征

肛诊或阴检时,触不到羊膜囊,上推胎儿先露部可见到羊水流出。如伴羊膜腔感染,可有臭味,并伴有发热、母儿心率增快、子宫压痛、白细胞计数增多、C反应蛋白升高。

三、对母儿的影响

(一)对母亲的影响

胎膜早破后,生殖道病原微生物易上行感染,感染程度通常与破膜时间有关。羊膜腔感染易发生产后出血。

(二)对胎儿的影响

胎膜早破经常诱发早产,早产儿易发生呼吸窘迫综合征。羊膜腔感染时,可引起新生儿吸入性肺炎,严重者发生败血症、颅内感染等。脐带受压、脐带脱垂时可致胎儿窘迫。胎膜早破发生的孕周越小,胎肺发育不良发生率越高,围生儿死亡率越高。

四、处理原则

预防感染和脐带脱垂,如有感染、胎窘征象,以及时行剖宫产终止妊娠。

五、护理

(一)护理评估

1.病史

询问病史,了解是否有发生胎膜早破的病因,确定具体的胎膜早破的时间、妊娠周数,是否有宫缩、见红等产兆,是否出现感染征象,是否出现胎窘现象。

2.身心状况

观察孕妇阴道流液的色、质、量,是否有气味。孕妇常可能因为不了解胎膜早破的原因,而对不可自控的阴道流液形成恐慌,可能担心自身与胎儿的安危。

3.辅助检查

(1)阴道流液的pH测定:正常阴道液pH为4.5~5.5,羊水pH为7.0~7.5。若pH大于6.5,提示胎膜早破,准确率达90%。

(2)肛查或阴道窥阴器检查:肛查时未触到羊膜囊,上推胎儿先露部,有羊水流出。阴道窥阴器检查时见液体自宫口流出,或可见阴道后穹隆有较多混有胎脂和胎粪的液体。

(3)阴道液涂片检查:将阴道液置于载玻片上,干燥后镜检可见羊齿植物叶状结晶,为羊水,准确率达95%。

(4)羊膜镜检查:可直视胎先露部,看不到前羊膜囊即可诊断。

(5)胎儿纤维结合蛋白(fetal fibronectin,fFN)测定:fFN是胎膜分泌的细胞外基质蛋白。当宫颈及阴道分泌物内fFN含量超过0.05 mg/L时,胎膜抗张能力下降,易发生胎膜早破。

(6)超声检查:羊水量减少可协助诊断,但不可确诊。

(二)护理诊断

1.有感染的危险

感染与胎膜破裂后,生殖道病原微生物上行感染有关。

2.知识缺乏

缺乏预防和处理胎膜早破的知识。

3.有胎儿受伤的危险

胎儿受伤与脐带脱垂、早产儿肺部发育不成熟有关。

(三)护理目标

(1)孕妇无感染征象发生。

(2)孕妇了解胎膜早破的知识,如突然发生胎膜早破,能够及时进行初步应对。

(3)胎儿无并发症发生。

(四)护理措施

1.预防脐带脱垂的护理

胎膜早破并胎先露未衔接的孕妇应绝对卧床休息,多采用左侧卧位,注意抬高臀部,防止脐带脱垂造成胎儿宫内窘迫。注意监测胎心变化,进行肛查或阴检时,确定有无隐性脐带脱垂,一旦发生,立即通知医师,并于数分钟内结束分娩。

2.预防感染

保持床单位清洁。于外阴处使用无菌的会阴垫,勤于更换,保持清洁干燥,防止上行感染。更换会阴垫时观察羊水的色、质、量、气味等。嘱孕妇保持外阴清洁,每天擦洗 2 次会阴。同时观察孕妇的生命体征,血生化指标,了解是否存在感染征象。破膜大于 12 小时,遵医嘱给予抗生素,防止感染。

3.监测胎儿宫内情况

密切观察胎心率的变化,嘱孕妇自测胎动。如有混有胎粪的羊水流出,即为胎儿宫内缺氧的表现,应及时予以吸氧,左侧卧位,并根据医嘱做好相应的护理。

对于胎膜早破、孕周不足 35 周者,根据医嘱予地塞米松促进胎肺成熟;对于孕周不足 37 周并已临产者,或孕周超过 37 周者,胎膜早破超过 12 小时后仍未临产者,可根据医嘱尽快结束分娩。

4.健康教育

孕期时为孕妇讲解胎膜早破的定义与原因,并强调孕期卫生保健的重要性。指导孕妇,如出现胎膜早破现象,无须恐慌,应立即平卧,以及时就诊。孕晚期禁止性交,避免腹部碰撞或增加腹压。指导孕妇孕期补充足量的维生素和锌、铜等微量元素。宫颈内口松弛者应多卧床休息,并遵医嘱,根据需要于孕 14~16 周时行宫颈环扎术。

（姚红雁）

第六节　前置胎盘

一、概述

(一)定义

正常妊娠时,胎盘附着于子宫体部的前壁、后壁或侧壁。妊娠 28 周后,若胎盘附着于子宫下段、下缘,达到或覆盖宫颈内口,位置低于胎先露部,称为前置胎盘。前置胎盘是妊娠晚期的严重并发症之一,也是妊娠晚期阴道流血最常见的原因。国外报道其发病率为 0.5%,国内报道前置胎盘发生率为 0.24%~1.57%。按胎盘边缘与宫颈内口的关系,将前置胎盘分为 4 种类型:完全性前置胎盘、部分性前置胎盘、边缘性前置胎盘、低置胎盘。妊娠中期超声检查发现胎盘接近或覆盖宫颈内口时,称为胎盘前置状态。

(二)主要发病机制

由于人工流产、多胎妊娠、经产妇等原因,胎盘需要扩大面积、吸取营养,以供胎儿需求的胎盘面积扩大导致的前置胎盘及孕卵着床部位下移导致胎盘前置。

(三)处理原则

抑制宫缩、止血、纠正贫血和预防感染。根据阴道流血量、有无休克、妊娠周数、产次、胎位、胎儿是否存活、是否临产及前置胎盘类型等综合作出决定。凶险性前置胎盘患者应当在有条件的医院处理。

二、护理评估

(一)健康史

除个人健康史外,在孕产史中尤其注意识别有无剖宫产术、人工流产术及子宫内膜炎等前置胎盘的易发因素;此外,妊娠经过中,特别是孕 28 周后,是否出现无痛性、无诱因、反复阴道流血症状,并详细记录具体经过及医疗处理情况。

(二)临床表现

1.症状

典型症状为妊娠晚期或临产时,发生无诱因、无痛性反复阴道流血。初次出血量一般不多,剥离处血液凝固后,出血停止;也有初次即发生致命性大出血而导致的休克。阴道流血发生时间、反复发生次数、出血量多少与前置胎盘类型有关。

2.体征

患者一般情况与出血量有关,大量出血者呈现面色苍白、脉搏增快微弱、血压下降等休克表现。腹部检查:子宫软,无压痛,大小与妊娠周数相符。由于子宫下段有胎盘占据,影响先露入盆,故胎先露高浮,常并发胎位异常。反复出血或一次出血量过多可使胎儿宫内缺氧,严重者胎死宫内。当前置胎盘附着于子宫前壁时,可在耻骨联合上方闻及胎盘杂音。临产时检查见宫缩为阵发性,间歇期子宫完全松弛。

(三)辅助检查

1.超声检查

推荐使用经阴道超声进行检查,其准确性明显高于经腹超声,并具有安全性。当胎盘边缘未达到宫颈内口时,测量胎盘边缘距宫颈内口的距离;当胎盘边缘覆盖宫颈内口时,测量胎盘边缘超过宫颈内口的距离,结果应精确到毫米。

2.MRI 检查

有条件的医院对于怀疑合并胎盘植入者,可选择 MRI 检查。与经阴道超声检查相比,MRI对胎盘定位无明显优势。

(四)高危因素

前置胎盘的高危因素包括流产史、宫腔操作史、产褥期感染史、高龄、剖宫产史、吸烟、双胎妊

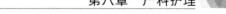

娠,以及妊娠 28 周前超声检查提示胎盘前置状态等。

(五)心理-社会因素

患者的一般情况与出血量的多少密切相关。大量出血时可见面色苍白、脉搏细速、血压下降等休克症状,孕妇及其家属可因突然阴道流血而感到恐惧或焦虑,既担心孕妇的健康,又担心胎儿的安危,可能显得恐慌、紧张、手足无措等。

三、护理措施

(一)常规护理

1.保证休息,减少刺激

孕妇需住院观察,阴道流血期间绝对卧床休息,尤以左侧卧位为佳,血止后可适当活动。并定时间断吸氧,每天 3 次,每次 1 小时,以提高胎儿血氧供应。此外,还需避免各种刺激,以减少出血机会。医护人员进行腹部检查时动作要轻柔,禁做阴道检查及肛查。

2.检测生命体征,以及时发现病情变化

严密观察并记录孕妇生命体征,阴道流血的量、色、时间及一般状况,监测胎儿宫内状态,按医嘱及时完成实验室检查项目,并交叉配血备用。发现异常及时报告医师并配合处理。

(二)症状护理

1.纠正贫血

除口服硫酸亚铁、输血等措施外,还应加强饮食营养指导,建议孕妇多食高蛋白及含铁丰富的食物,如动物肝脏、绿叶蔬菜及豆类等。一方面有助于纠正贫血,另一方面还可增强机体抵抗力,同时也可促进胎儿发育。

2.预防产后出血和感染

产妇回病房休息时,严密观察产妇的生命体征及阴道流血情况,发现异常及时报告医师处理,以防止或减少产后出血。

及时更换会阴垫,以保持会阴部清洁、干燥。

胎儿娩出后,以及早使用宫缩剂,以预防产后大出血;严格按照高危儿标准护理新生儿。

3.紧急转运

如患者阴道流血多,怀疑为凶险性前置胎盘,本地无医疗条件处理,应建立静脉通道,输血输液,止血,抑制宫缩,由有经验的医师护送,迅速转诊到上级医疗机构。

(三)用药护理

在期待治疗过程中,常伴发早产,对于有早产风险的患者可酌情给予宫缩抑制剂,防止因宫缩引起的进一步出血,赢得促胎肺成熟的时间。常用药物有硫酸镁、β 受体激动剂、钙通道阻滞剂、非甾体类抗感染药、缩宫素受体抑制剂等。

在使用宫缩抑制剂的过程中,仍有阴道大出血的风险,应随时做好剖宫产手术的准备。值得注意的是,宫缩抑制剂与肌松剂有协同作用,可加重肌松剂的神经肌肉阻滞作用,增加产后出血的风险。

糖皮质激素的使用:若妊娠不足 34 周,应促胎肺成熟,应参考早产的相关诊疗指南。

除口服硫酸亚铁、输血等措施外,还应加强饮食营养指导,建议孕妇多食高蛋白及含铁丰富的食物,如动物肝脏、绿叶蔬菜及豆类等。一方面有助于纠正贫血,另一方面还可增强机体抵抗力,同时也可以促进胎儿发育。

(四)心理护理

帮助孕妇了解前置胎盘发病机制、症状体征辅助检查内容,引导孕妇能以最佳身心状态接受手术及分娩的过程。

四、健康指导

护士应加强对孕妇的管理和宣教,指导围孕期妇女避免吸烟、酗酒、吸食毒品等不良行为,避免多次刮宫、引产或宫内感染,防止多产,减少子宫内膜损伤或子宫内膜炎。加强孕期管理,按时进行产前检查及正确的孕期指导,早期诊断,以及时处理。对妊娠期出血者,无论量多少均应就医,做到及时诊断,正确处理。

五、注意事项

(1)如有腹痛、出血等不适症状,应绝对卧床休息,止血后方可轻微活动。

(2)避免进行增加腹压的活动,如用力排便、频繁咳嗽、下蹲等,避免用手刺激腹部,变换体位时动作要轻缓。

(3)禁止性生活、阴道检查及肛查。

(4)备血,做好处理产后出血和抢救新生儿的准备。

(5)长期卧床者应加强营养,适当行肢体活动,给予下肢按摩,定时排便,练习深呼吸等,以防止并发症的发生。

(姚红雁)

第九章 助产护理

第一节 助产操作技术

一、守(观察)宫缩

(一)目的
定时连续观察子宫收缩持续时间、间歇期时间、强度及节律,并及时记录。这是了解产程进展的重要手段,发现异常及早处理。

(二)物品准备
无须特殊物品准备。

(三)操作步骤
(1)评估当时孕妇产程进展情况,了解宫口开大、先露下降、是否破膜等。

(2)助产士坐在产妇一侧,将手掌放于产妇腹壁宫底处,感觉宫缩时宫体部隆起变硬,间歇期松弛变软,连续观察3次宫缩持续时间、强度、间歇时间及规律性,方可记录。

(3)产程中每1~2小时观察记录一次。

(四)注意事项
(1)在连续3次宫缩观察期间,助产士的手不得离开产妇腹壁,手掌自然放松,不得施压刺激子宫。

(2)宫缩观察记录包括:子宫收缩持续时间、间歇期时间、强度及节律。

(3)产程开始时子宫收缩持续时间较短(约30秒)且弱,间歇期时间较长(5~6分钟),随着产程进展,持续时间渐长(50~60秒)且强度不断增加,间歇期时间渐短(2~3分钟)。

二、四步触诊法

(一)目的
通过对孕妇的腹部触诊,评估宫底高度、胎儿大小、胎方位、胎先露是否入盆或衔接。

(二)物品准备
测量用皮尺。

(三)操作步骤

(1)操作者洗手后至孕妇床旁,向孕妇解释四步触诊检查的目的。

(2)指导孕妇平卧,双腿屈膝,解开衣服暴露出腹部。

(3)触诊操作检查。

第一步:检查者站在孕妇右侧,双手置于宫底部,了解子宫底部形状,用皮尺测量子宫底高度,评估胎儿大小与妊娠周数是否相符。用手相对在子宫底轻轻触摸,分辨子宫底部胎儿部分是头还是臀。

第二步:检查者双手平放于孕妇腹部两侧,一手固定,另一手轻按检查,两手交替辨别胎背及四肢,如触到平坦部分即为胎儿背部。

第三步:检查者右手置于耻骨联合上方,拇指与其他四指分开,轻轻深按并握住胎儿先露部,进一步查清是头或臀,左右推动胎先露确定是否与骨盆衔接。若胎儿先露部仍可左右移动,表示尚未衔接入盆。若不能移动,表明先露已衔接入盆。

第四步:检查者面向孕妇足端,两手放于先露部两侧,轻轻向骨盆入口方向深压,再次核对胎先露部分与第一步手法判断是否相符,并确定胎先露部入盆程度。

(4)检查完毕,协助孕妇整理好衣服,取舒适卧位或将孕妇扶起。

(5)检查者洗手,告诉孕妇检查结果并记录。

(四)注意事项

(1)检查者温暖双手后方可操作,避免孕妇感觉不适。

(2)检查时注意遮挡孕妇保护隐私。

(3)检查时注意为孕妇保暖,减少不必要的暴露。

(4)检查时注意动作轻柔。

三、阴道检查

(一)目的

检查宫口开大情况,了解产程进展,骨盆内径线,胎先露下降水平及胎方位等。

(二)物品准备

无菌敷料罐一个,无菌纱布若干放于敷料罐中。聚维酮碘原液一瓶,将适量的聚维酮碘原液倒入上述敷料罐中,以浸透纱布为宜,无菌镊子罐(干罐)一个。

(三)操作步骤

(1)检查者戴好帽子、口罩。

(2)按六步洗手法将双手洗干净,戴单只无菌手套(检查者右手。)

(3)用聚维酮碘原液纱布消毒外阴部。外阴消毒范围和顺序为:阴裂、双侧小阴唇、双侧大阴唇、会阴体、肛门。

(4)检查者用右手示指和中指轻轻进入阴道进行检查。检查内容:宫口扩张程度,是否有水肿、胎先露下降程度,胎膜是否破裂、骨盆内壁形态、径线等。

(5)检查完毕后,脱去手套,帮助孕妇整理衣服,告知检查结果并记录。

(四)注意事项

(1)检查时注意为孕妇保暖,注意保护孕妇隐私(可使用隔帘或屏风)。

(2)注意检查时手法,避免阴道检查时造成人工剥膜和人工破膜。

四、产时会阴冲洗(分娩或阴道操作前的会阴清洁和消毒)

(一)目的

在进行阴道或宫腔无菌操作前,对外阴进行清洁和消毒,避免阴道、宫腔检查和接产时造成生殖道上行感染。产时会阴冲洗临床通常应用于接产、内诊、人工破膜、阴道手术操作、宫腔操作等技术之前的准备。

(二)物品准备

冲洗盘1个,内有:盛39~41 ℃温水500 mL的容器2个、无菌镊子罐1个、无菌镊子4把、无菌敷料罐2个(其中1个盛放10%~20%肥皂水纱布,另一个盛放聚维酮碘纱布)、无菌接生巾1块、一次性冲洗垫一个、污水桶1个。

(三)操作步骤

(1)向孕妇或产妇解释操作内容,目的是取得她们的配合。协助孕妇或产妇取仰卧位,脱去裤子和内裤,双腿屈曲分开充分暴露外阴部,操作人员站在床尾部或右侧。

(2)将产床调节成床尾稍向下倾斜的位置,并将孕妇或产妇腰下的衣服向上拉,以免冲洗时打湿衣服。

(3)清洁操作。

用第一把镊子夹取肥皂水纱布一块,清洁顺序为:阴阜→左右腹股沟→左右大腿内侧上1/3~1/2处→会阴体→两侧臀部,擦洗时稍用力,要将皮肤处的血迹、污物等清洁干净,然后弃掉纱布。

从无菌敷料罐中取第2块肥皂水纱布,需使用无菌镊子传递,按下列顺序清洁擦洗:阴裂→左右小阴唇→左右大阴唇→会阴体(该处稍用力,反复擦洗)→肛门,弃掉纱布及第一把镊子,此过程需要2分30秒。

用温水由外至内缓慢冲净肥皂,约需1分钟。

第2把无菌镊子夹肥皂水纱布:再按(1)、(2)、(3)程序重复冲洗一遍。

(4)消毒操作:第3把无菌镊子夹取聚维酮碘纱布一块,擦洗外阴一遍。按下列顺序:阴裂→左右小阴唇→左右大阴唇→阴阜→腹股沟→大腿内上1/3~1/2处→左右臀部→会阴体→肛门,消毒范围不要超出肥皂擦洗清洁范围,弃掉镊子。

(5)撤出臀下一次性会阴垫,垫好无菌接生巾。

(四)注意事项

(1)注意为孕妇或产妇保暖和遮挡。

(2)用水冲洗前,操作者应先测试水温,可将水倒在操作者的手腕部测水温,水温为39~41 ℃以产妇感觉适合为宜。

(3)所有冲洗用物均为灭菌物品,每天更换一次,并注明开启时间和日期,操作者严格无菌操作。

(4)冲洗过程中要注意与孕妇或产妇交流和观察产程进展,发现异常,应及时告知医师,并遵医嘱给予相应处理。

五、铺产台

(一)目的

使新生儿分娩在无菌区域内,减少产妇及新生儿的感染机会,使无菌技术得以实施。

(二)物品准备

产包内有一号包皮 1 个、内包皮 1 个、产单 1 个、接生巾 4～6 块、长袜 2 只、计血器 1 个、持针器1 把、齿镊 1 把、止血钳 3 把(其中至少有一把直钳)、断脐剪 1 把、脐带卷 1 个、敷料碗 2 个、长棉签 4 个、纱布 7 块、尺子 1 把、洗耳球 1 个、尾纱 1 个。

(三)操作步骤

(1)在宫缩间歇,向孕妇解释操作内容和目的,取得孕妇配合。

(2)打开新生儿辐射台提前预热(调节到 28～30 ℃,早产儿需要调节的温度更高)。

(3)接产者刷手后,取屈肘手高姿势进入产房(注意手不能高过头部,不能低于腰部)。

(4)助手按无菌原则将产包内、外包皮逐层打开。

(5)接产者穿隔离衣,检查产包内灭菌指示剂是否达消毒标准,接产者双手拿住产单的上侧两角,用两端的折角将双手包住,嘱孕妇抬起臀部,将产单的近端铺于孕妇臀下,取长袜(由助手协助抬起孕妇左腿),将一只长袜套于孕妇左腿上,助手尽量拉长袜开口处至孕妇大腿根部,在大腿外侧打结。用同样方法穿右侧长袜。

(6)接产者戴无菌手套,将一块接生巾打开,一侧反折盖于腹部,第 2 块接生巾折叠后放于孕妇会阴下方,用于保护会阴。另取 2 块接生巾,按新生儿复苏要求放置于新生儿辐射台上,一块做成肩垫,另一块用于擦拭新生儿。其余物品和器械,按接产使用顺序依次摆好,用无菌接生巾覆盖。

(7)助手将新生儿褴褓准备好,室温保持 26～28 ℃。

(四)注意事项

(1)准备物品时,检查产包有无潮湿、松散等被污染的情况,如有上述情况应更换。

(2)向孕妇解释相关内容,以取得配合。

(3)嘱孕妇及陪产家属勿触摸无菌敷料和物品。

(4)注意为孕妇保暖。

(5)铺台时接产者要注意产程进展,与孕妇保持交流,使其安心,指导孕妇宫缩时屏气用力。

六、胎心监护

(一)目的

通过描记的胎心基线、胎动时胎心变化,动态观察胎儿在宫腔内的反应。

(二)物品准备

胎心监护仪、超声耦合剂、腹带(固定探头用)。

(三)操作步骤

(1)向孕妇解释做胎心监护的目的。

(2)协助孕妇取仰卧位或坐位。

(3)用四步触诊手法了解胎方位,将胎心探头、宫腔压力探头固定于孕妇腹部,胎心探头应放在胎心最清晰的部位,宫腔压力探头应放在近宫底处。

(4)胎儿反应正常时,胎心监护只需做 20 分钟,异常时可根据情况酌情延长监护时间(胎动反应不佳时可以给予腹部适当的声音刺激或触摸刺激,促进胎动)。

(5)医师作出报告,并将所做胎心监护曲线图粘贴于病历报告单上保存。

(6)帮助孕妇整理好衣服,取舒适的卧位或坐位。

（7）整理胎心监护用物。

（四）注意事项

（1）帮助孕妇采取舒适体位,告知大约所需时间。

（2）固定胎心探头和宫腔压力探头时松紧应适度,避免孕妇不舒适。

（3）刺激胎动时,动作要轻柔适度。

（4）胎心监护结束后将结果告知孕妇。

（5）腹带应每天更换、清洁备用。

七、正常分娩接产术

（一）操作目的

规范操作流程,按分娩机转娩出胎儿,适时保护会阴,保障母婴安全。

（二）操作评估

1.适应证

评估能自然分娩的孕妇。

2.禁忌证

头盆不称;异常胎位,如臀位、面先露或胎位不清;无阴道分娩条件如骨盆狭窄、产道梗阻;宫口未开全。

（三）操作准备

1.用物准备

接生台、无菌器械包、一次性产包、消毒棉球、脐带夹(气门芯)、20 mL 针筒、长针头、2%利多卡因、生理盐水、可吸收缝线、无影灯。

2.环境准备

关门窗,调节室温 24～28 ℃;注意隐私。

3.人员准备

操作者着装规范、修剪指甲、外科洗手、戴口罩;孕妇意识清醒能配合,排空膀胱。

（四）操作步骤

（1）向孕妇解释操作目的、签署阴道分娩知情同意书。

（2）评估孕妇的精神状况、合作程度、产程进展情况及胎儿情况,做好沟通,取得配合。

（3）孕妇取舒适的自由体位,会阴消毒,铺无菌操作台。

（4）接产。

操作者外科洗手,穿无菌手术衣,戴无菌手套,两人清点器械纱布,摆放好物品。

阴道检查:评估会阴条件、胎方位及骨盆情况等。

正确把握接生时机,正确指导产妇配合用力,一手适度控制胎儿娩出速度,一手适度保护会阴,尽可能在宫缩间歇期娩出胎头。

胎头娩出后,以左手至鼻根向下颏挤压,挤出口鼻内的黏液和羊水。协助复位和外旋转,操作者左手下压胎儿颈部,协助前肩自耻骨弓下娩出,再托胎颈向上使后肩缓缓娩出(或左右手分别放置颈部上下,先左手向下轻压胎儿颈部娩前肩,再右手托胎颈向上娩出后肩)。

将储血器置产妇臀下以准确计量出血量。

（5）新生儿护理:如新生儿有窒息,立即按新生儿复苏流程。①初步复苏:擦干保暖、摆正体位、清理呼吸道、刺激。②脐部护理:用气门芯或脐带夹断脐。WHO 建议晚扎脐带。③分娩后1 小时内做好新生儿早吸吮。④进行新生儿常规体检及护理。

(6)协助胎盘娩出。①确认胎盘剥离。②正确手法协助胎盘娩出:宫缩时左手轻压宫底,右手牵拉脐带,当胎盘娩出至阴道口时,用双手捧住胎盘,向同一个方向边旋转边向外牵拉,直至胎盘完全娩出。③检查胎盘,胎膜是否完整,脐带有无异常及有无副胎盘,测量胎盘大小及脐带长度。

(7)检查软产道,如有裂伤或会阴切开,按解剖进行缝合修复(见会阴切开缝合术和会阴裂伤缝合术)。

(8)准确评估出血量。

(9)整理用物,再次双人清点纱布。

(10)协助产妇取舒适体位,整理床单位,注意保暖。

(11)给予相关健康教育指导并协助早吸吮。

(12)分类处置用物。

(13)洗手、记录。

(五)健康指导

1.操作前

解释此项操作的目的,取得孕妇的理解与配合,排空膀胱。

2.操作中

注意与孕产妇沟通,指导配合方法,保持放松状态。

3.操作后

做好饮食、活动、排尿及母乳喂养指导;告知保持会阴部清洁。注意阴道流血,若流血多、肛门有坠胀感或切口疼痛剧烈,应及时告诉医护人员。

(六)注意事项

(1)操作前做好沟通,取得孕妇的配合;排空膀胱,必要时行导尿术。

(2)操作中注意保暖和隐私保护,注意人文关怀。

(3)操作者应遵循自然分娩理念,不亦过早、过多地干预产程。

(4)接产过程中应严密观察宫缩和胎心,以及时评估母儿状况,适时接产。

(5)协助胎盘娩出时,不应在胎盘未完全剥离前用力按压子宫和用力牵拉脐带,以免发生拉断脐带甚至造成子宫内翻。

(6)接产过程严格无菌操作规程。

八、胎头吸引器助产术

(一)操作目的

利用负压原理,通过外力按分娩机转进行牵引,配合产力,达到协助胎儿娩出的目的。

(二)操作评估

1.适应证

第二产程延长,包括持续性枕横位,硬膜外麻醉导致孕妇用力差;需要缩短第二产程时间,如产妇心脏病、高血压等内科疾病,胎儿宫内窘迫等;瘢痕子宫,有子宫手术史,不宜过分使用腹压者;轻度头盆不称,胎头内旋转受阻者。

2.禁忌证

头盆不称；异常胎位，如臀位、面先露或胎位不清；无阴道分娩条件如骨盆狭窄、产道梗阻；子宫脱垂或尿瘘修补术后；孕周较小的早产(<34 周)；怀疑胎儿凝血功能异常；产钳助产失败后；胎头未衔接；宫口未开全或胎膜未破者。

(三)操作准备

1.用物准备

胎头吸引器、导尿管、无菌器械包(同会阴侧切术)、聚维酮碘棉球、20 mL 针筒、长针头、麻醉药、生理盐水。

2.环境准备

关闭门窗，调节室温 24～28 ℃，注意隐私，必要时围帘或屏风遮挡。

3.人员准备

操作者着装规范、修剪指甲、戴口罩、外科洗手；孕妇意识清醒能配合，排空膀胱。

(四)操作步骤

(1)向产妇解释操作目的，做好沟通，取得配合。签署知情同意书。

(2)评估孕妇的精神状况、产程进展及胎儿情况，排除禁忌证。

(3)注意保暖和隐私保护。

(4)协助孕妇取膀胱截石位，会阴消毒，铺无菌操作台。

(5)操作者外科洗手，穿无菌手术衣，戴无菌手套，检查胎头吸引器有无损坏、漏气、器械组装是否严密。

(6)阴道检查：评估会阴条件、胎方位及骨盆情况等。

(7)检查是否排空膀胱，必要时导尿。

(8)放置胎头吸引器：吸引杯头端消毒，涂无菌液状石蜡，左手分开两侧小阴唇，暴露阴道外口，以左手中、示指掌侧向下撑开阴道后壁，右手持吸引器将吸引杯头端向下压入阴道后壁前方，然后左手中、示指掌面向上，分开阴道壁右侧，使吸引杯右侧缘滑入阴道内，继而手指转向上，提拉阴道前壁，使吸引杯上缘滑入阴道内，最后拉开左侧阴道壁，使吸引杯完全滑入阴道内与胎头顶部紧贴。

(9)抽吸负压：①电动吸引器抽气法，胎头位置低可用 40.0 kPa(300 mmHg)负压，胎头位置高或胎儿偏大可用 60.0 kPa(450 mmHg)负压，一般情况用 50.7(380 mmHg)负压；②注射器抽吸法，一般由助手用 50 mL 空针缓慢抽气，一般抽出空气 150 mL 左右；③一次性整体负压胎吸装置，反复按压抽吸至负压标尺达绿色区域[60.0～80.0 kPa(450～600 mmHg)]。

(10)牵引：右手握持牵引柄，左手中指。示指顶住胎头枕部，缓慢牵引。牵引方向根据胎先露平面，循产轴方向在宫缩时进行，先向下向外牵引协助胎头俯屈，当胎头枕部抵达耻骨联合下方时，逐渐向上向外牵引，使胎头仰伸直至双顶径娩出。宫缩间歇期停止牵引，但保持牵引器不随胎头回缩。胎位不正时，牵引同时应顺势旋转胎头，每次宫缩旋转 45°为宜，必要时辅助腹部外倒转进行。

(11)取下吸引器：看到胎儿颌骨时，可拔开橡皮管或放开气管夹，或按压泄气阀，消除吸引器内负压，取出吸引器。

(12)按分娩机转娩出胎儿，处理同正常分娩接产术。

(13)协助产妇穿好衣裤，取舒适体位。

(14)胎盘娩出和新生儿处理同正常分娩接产术。

(15)准确评估出血量。

(16)整理用物,再次双人清点纱布。

(17)协助产妇取舒适体位,整理床单位,注意保暖。

(18)给予相关健康教育指导并协助早吸吮。

(19)分类处置用物。

(20)洗手、记录。

(五)健康指导

1.操作前

解释此项操作的目的,取得产妇的理解与配合,嘱产妇排空膀胱,并签署知情同意书。

2.操作中

注意与产妇沟通,指导配合方法,保持放松状态。

3.操作后

做好饮食、活动、排尿及母乳喂养指导;关注新生儿情况,如有异常及时医护人员。

(六)注意事项

(1)操作前做好沟通,取得产妇的配合,签署知情同意书;排空膀胱,必要时行导尿术。

(2)操作前评估全面,排除禁忌证。

(3)操作中注意保暖和隐私保护;注意人文关怀,指导配合。

(4)放置胎头吸引器位置正确:①吸引杯中心应位于胎头"俯屈点",即矢状缝上,后囟前方二横指(约 3 cm)处;②吸引器纵轴应与胎头矢状缝一致,并可作为旋转的标志(整体吸引装置除外);③牵引前应再次检查吸引杯附着位置,右手中、示指伸入阴道,沿吸引杯与胎头衔接处触摸 1 周,检查是否紧密连接,避免阴道壁及宫颈组织夹入。

(5)把握吸引持续时间和次数:大多数文献报道胎吸助产的牵引次数应不超过 3 次,持续时间不超过 20 分钟。

(6)仔细检查新生儿有无头皮气肿、头皮血肿等产伤。

九、肩难产接产术

(一)操作目的

规范操作手法,掌握肩难产处理技术,保障母婴安全。

(二)操作评估

适应证:阴道分娩过程中发生的肩难产。

(三)操作准备

1.用物准备

接生台、无菌器械包、一次性产包、消毒棉球、脐带夹(气门芯)、20 mL 针筒、长针头、2%利多卡因、生理盐水、可吸收缝线、无影灯、新生儿复苏用物。

2.环境准备

关门窗,调节室温 24～28 ℃;注意隐私。

3.人员准备

增加 3 名操作人员,操作者着装规范、外科洗手、戴口罩;孕妇意识清醒能配合,排空膀胱。

（四）操作步骤

（1）胎头娩出后，发生娩肩困难，快速判断肩难产征兆。

（2）立即启动肩难产处理流程（HELPERR 操作法）。

H-寻求支援：呼叫上级医师、新生儿医师、助产士等到位。

E-评估会阴：是否行会阴切开或扩大会阴切口。

L-屈大腿：协助孕妇大腿向腹壁屈曲。

P-耻骨上加压配合接生者牵引胎头。

E-阴道内操作。①Rubin 手法：助产者的示、中指放在前肩的背侧将肩膀向胸椎方向推动，使胎儿前肩内收压缩肩围；②Woods 手法：助产者的示、中指紧贴胎儿后肩的前侧，将后肩向侧上旋转，至前肩位置娩出；③Rubin＋Woods 联合旋转、反向旋转：当正常旋转方向不能实施时，可以尝试反向旋转。

R-先娩后肩：沿后肩探及肘关节，进而探及前臂，牵引前臂使肘关节屈曲于胸前，以洗脸的方式从胸前娩出后臂，再常规牵引胎头娩出前肩。注意牵引时不能牵引腕关节。

R-翻转孕妇：协助孕妇翻转呈四肢着地位，使双手双膝关节着地。常规牵引胎头，依靠重力作用，先娩出胎儿后肩。

最后方法：不建议采用，仅在上述方法无效时试行，需充分病情告知。方法有：胎儿锁骨切断法；耻骨联合切开术；经腹子宫切开术；Zavanelli（胎头复位剖宫产）。

（3）胎儿娩出后处理同正常分娩接产术，如新生儿有窒息，立即按新生儿复苏流程。

（4）检查新生儿有无骨折等产伤发生。

（五）健康指导

1.操作前

解释此项操作的目的，取得产妇的理解。

2.操作中

注意与产妇沟通，协助产妇变换体位，指导其与助产人员主动配合。

3.操作后

告知新生儿情况，做好饮食、活动、排尿及心理指导。

（六）注意事项

（1）操作前评估孕妇情况，识别肩难产高危因素：既往有肩难产史、妊娠期糖尿病、过期妊娠、巨大儿、孕妇身材矮小及骨盆解剖异常、产程缓慢、行胎头吸引术或产钳助产术。

（2）正确判断肩难产征兆 胎头娩出后在会阴部伸缩（乌龟征），按常规助产方法不能娩出胎肩（建议60秒为宜）。一旦发生，立即呼叫救援人员，启动 HELPERR 流程。

（3）操作中要不断评估胎心情况，避免先剪断脐带的操作。

（4）耻骨联合加压时注意，手放在胎儿前肩的后部，手掌向下，向侧方用力，使前肩内收。建议压力先持续，间间断，禁忌宫底加压。

（5）每项操作耗时建议以 30～60 秒为宜，做好抢救时间、步骤与结果的记录。

（6）做好新生儿复苏抢救准备。

（7）操作前后告知病情，做好沟通，取得产妇的配合。

十、软产道检查

(一)操作目的

阴道分娩后常规检查,以及时发现宫颈裂伤、阴道裂伤及有无血肿等,以及时处理,预防和减少产后出血的发生。

(二)操作评估

适应证:阴道分娩后常规检查。

(三)操作准备

1.用物准备

聚维酮碘液、无菌纱布、无菌垫巾、无菌手套、无影灯,无齿卵圆钳、阴道拉钩、导尿管。

2.环境准备

关门窗,调节室温 24~28 ℃;注意隐私,必要时围帘或屏风遮挡。

3.人员准备

操作者着装规范、修剪指甲、戴口罩、外科洗手;产妇意识清醒能配合。

(四)操作步骤

(1)核对产妇姓名、住院号,向产妇解释操作目的,评估产妇情况、自理能力及合作程度。

(2)注意保暖和隐私保护。

(3)协助取仰卧膀胱截石位,外阴常规消毒,铺无菌巾,必要时导尿排空膀胱。

(4)操作者戴好无菌手套,左手分开阴道,暴露阴道壁,右手持纱布擦干阴道壁血迹,查看阴道壁有无损伤程度。若裂伤严重需用阴道拉钩充分暴露宫颈和阴道。

(5)宫颈检查:持宫颈钳钳夹住宫颈前唇、固定,再持三把无齿卵圆钳顺时针方向依次查看整个宫颈有无裂伤及损伤程度。

(6)宫颈探查后,助手再用拉钩暴露宫颈的前后穹隆和两侧穹隆及阴道伤口的顶端和阴道的四周。

(7)如有裂伤,按解剖组织逐层缝合。

(8)缝合后常规肛查,肠线有无穿过直肠黏膜及血肿,发现异常,以及时处理。

(9)准确评估出血量。

(10)协助产妇穿好衣裤,取舒适体位。

(11)整理床单位,注意保暖。

(12)给予相关健康指导。

(13)整理用物并分类处置。

(14)洗手、记录。

(五)健康指导

1.操作前

解释此项操作的目的,取得产妇的理解与配合,嘱产妇排空膀胱。

2.操作中

注意与产妇沟通,指导配合方法,保持放松状态。

3.操作后

做好饮食、活动、排尿指导;告知保持会阴部清洁;注意阴道流血,若流血多、肛门有坠胀感或切口疼痛剧烈,应及时告诉医护人员。

(六)注意事项

(1)操作前做好沟通,取得产妇的配合;是否排空膀胱,必要时行导尿术。

(2)操作中注意保暖和隐私保护。

(3)严格无菌操作规程,暴露充分。

(4)操作中注意人文关怀,动作轻柔,对裂伤严重者,必要时行麻醉镇痛。

十一、会阴切开术

(一)操作目的

阴道分娩时,为了避免会阴严重裂伤,减少会阴阻力,以利于胎儿娩出,缩短第二产程,保护盆底功能,减少母婴并发症等。

(二)操作评估

初产头位会阴紧、会阴部坚韧或发育不良、炎症、水肿,估计有严重撕裂者;需产钳助产、胎头吸引器助产或初产臀位经阴道分娩者;巨大儿、早产、胎儿生长受限或胎儿窘迫需减轻胎头受压并及早娩出者;产妇患心脏病或高血压等疾病需缩短第二产程者。

(三)操作准备

1.用物准备

聚维酮碘液、无菌棉球和纱布、麻醉药物(1%利多卡因)、20 mL注射器、长穿刺针、器械产包(侧切剪、线剪、持针器、有齿镊、血管钳、小量杯)、无菌纱布、有尾纱布、可吸收肠线等。

2.环境准备

关门窗,调节室温24～28 ℃;注意隐私,必要时围帘或屏风遮挡。

3.人员准备

操作者着装规范、修剪指甲、戴口罩、外科洗手;产妇意识清醒能配合。

(四)操作步骤

(1)向产妇解释操作目的,评估产妇情况、自理能力及合作程度。

(2)产妇取膀胱截石位,注意保暖和隐私保护。

(3)操作者外科洗手、穿无菌衣、戴无菌手套,双人清点纱布。

(4)再次评估产妇产程进展情况、会阴条件及胎儿情况,掌握会阴切开指征,签署知情同意书。

(5)未实施硬膜外镇痛者,采用阴部神经阻滞麻醉。

(6)麻醉起效后,适时行会阴切开。左手中、示指伸入胎先露和阴道侧后壁间,右手持剪刀在会阴后联合正中偏左0.5 cm处,与正中线呈45°,于宫缩时剪开皮肤和黏膜3～4 cm(正中切开时沿会阴正中线向下切开2～3 cm)。用纱布压迫止血,必要时结扎小动脉止血。

(7)胎儿胎盘娩出后,会阴切口缝合。检查软产道有无裂伤,阴道内置有尾纱条。

(8)按解剖结构逐层缝合。

缝合阴道黏膜:暴露阴道黏膜切口顶端,用2/0可吸收缝线自顶端上方0.5 cm处开始,间断或连续缝合阴道黏膜及黏膜下组织,至处女膜环对合打结。

缝合肌层:用2/0可吸收缝线间断或连续缝合会阴部肌层、皮下组织。

缝合皮肤:用3/0或4/0可吸收缝线连续皮内缝合。

(9)取出有尾纱布,检查缝合处有无出血或血肿。

(10)肛诊检查肠线是否穿过直肠黏膜及有无阴道后壁血肿。

(11)准确评估出血量。

(12)整理用物,再次双人清点纱布。

(13)协助产妇取舒适体位,整理床单位,注意保暖。

(14)给予相关健康教育指导。

(15)分类处置用物。

(16)洗手、记录。

(五)健康指导

1.操作前

解释此项操作的目的,取得产妇的理解与配合,嘱产妇排空膀胱。

2.操作中

注意与产妇沟通,指导配合方法,保持放松状态。

3.操作后

做好饮食、活动及排尿指导;告知保持会阴部清洁;注意阴道流血,若流血多、肛门有坠胀感或切口疼痛剧烈,应及时告诉医护人员。

(六)注意事项

(1)操作前做好沟通,取得产妇的配合;排空膀胱,必要时行导尿术。

(2)操作中注意保暖和隐私保护。

(3)严格掌握会阴切开术的适应证和切开时机,切开不宜过早,一般预计在2～3次宫缩胎儿可娩出。

(4)切开时剪刀应与皮肤垂直,会阴皮肤与黏膜切口整齐、内外一致;宫缩时,侧切角度宜在60°左右。

(5)正中切开的切口易向下延伸,伤及肛门括约肌。故手术助产、胎儿较大或接产技术不够熟练者不宜采用。

(6)缝合时按解剖结构逐层缝合,注意止血,不留无效腔;从切口顶端上 0.5 cm 缝合第一针。缝合时缝针不宜过密过紧,一般针距为 1 cm。

(7)缝合后仔细检查有无渗血和血肿,肠线有无穿过直肠黏膜,发现异常,以及时处理。

十二、会阴裂伤修复术(Ⅰ、Ⅱ度)

(一)操作目的

按解剖结构修复损伤的会阴组织,达到止血、防止伤口感染的目的。

(二)操作评估

1.适应证

不同程度的会阴裂伤。

2.禁忌证

伤口急性感染期。

(三)操作准备

1.用物准备

阴道纱条、聚维酮液、无菌手套、2/0可吸收线、3/0可吸收线、持针器、线剪、血管钳、麻醉药物。

2.环境准备

关门窗,调节室温24～28 ℃;注意隐私,必要时围帘或屏风遮挡。

3.人员准备

操作者着装规范、修剪指甲、戴口罩、外科洗手;产妇意识清醒能配合。

(四)操作步骤

(1)核对产妇姓名、住院号,向产妇解释操作目的,评估产妇情况、自理能力及合作程度。

(2)注意保暖和隐私保护。

(3)协助产妇取仰卧膀胱截石位,外阴常规消毒,铺无菌巾,必要时导尿排空膀胱。

(4)操作者外科洗手、穿无菌衣、戴无菌手套,双人清点纱布。

(5)未实施硬膜外镇痛者,采用阴部神经阻滞麻醉或局部麻醉。

(6)操作者左手分开阴道,暴露阴道壁,右手持纱布擦干阴道壁血迹,查看阴道壁损伤程度,置有尾纱条。

(7)Ⅰ度裂伤修复:用2/0可吸收缝线间断或连续缝合阴道黏膜;3/0或4/0可吸收缝线连续皮内缝合或4号丝线间断缝合皮肤。

(8)Ⅱ度裂伤修复:暴露阴道黏膜切口顶端,自顶端上方0.5 cm处开始,用2/0可吸收缝线间断或连续缝合阴道黏膜和黏膜下组织,裂伤较深者建议间断缝合;用2/0可吸收缝线间断缝合会阴部肌层;3/0或4/0可吸收缝线连续皮内缝合或4号丝线间断缝合皮肤。

(9)取出有尾纱布,检查缝合处有无出血或血肿。

(10)肛诊检查肠线是否穿过直肠黏膜及有无阴道后壁血肿。

(11)准确评估出血量。

(12)整理用物,再次双人清点纱布。

(13)协助产妇穿好衣裤,取舒适体位。

(14)整理床单位。

(15)给予相关健康指导。

(16)整理用物并分类处置。

(17)洗手、记录。

(五)健康指导

1.操作前

解释此项操作的目的,取得产妇的理解与配合,嘱产妇排空膀胱。

2.操作中

注意与产妇沟通,指导配合方法,保持放松状态。

3.操作后

强调饮食指导,无渣半流或流质3天,后根据伤口愈合情况修改饮食;做好活动及排尿指导;告知保持会阴部清洁;注意阴道流血,若流血多、肛门有坠胀感或切口疼痛剧烈,应及时告诉医护人员。

(六)注意事项

(1)操作前做好沟通,取得产妇的配合;排空膀胱,必要时行导尿术。

(2)操作中注意保暖和隐私保护。

(3)正确评估裂伤程度,按解剖结构对合整齐,逐层修复。

(4)选择正确的麻醉方式,对充分暴露、修复组织及镇痛有着重要作用。

(5)缝合后仔细检查有无渗血和血肿,肠线有无穿过直肠黏膜,发现异常,以及时处理。

(6)缝合时从伤口顶端上 0.5 cm 缝合第一针,缝合时缝针不宜过密过紧,一般针距为 1 cm,注意止血,不留无效腔。

(7)完善术后谈话和病历书写完整,加强饮食指导。

十三、新生儿窒息复苏

(一)目的

新生儿问世的瞬间有时是十分危急的,产科和儿科的医护人员,尤其是产房的医务人员应熟练掌握新生儿窒息复苏技能和流程,在新生儿出现窒息时能立即得以实施复苏技术,并能相互配合。

(二)物品准备

氧气湿化瓶、氧气管、新生儿复苏气囊(自动充气式或气流充气式)、婴儿低压吸引器、各种型号的气管插管、吸痰管、新生儿喉镜(带有为足月儿和早产儿应用的 2 个叶片)、肾上腺素、生理盐水、胶布、新生儿辐射台、胎粪吸引管、听诊器、各种型号的空针、胃管、胶布等,连接好氧气装置,氧流量调节到每分钟 5 L。

(三)操作步骤

A:建立通畅的气道;B:建立呼吸;C:建立正常的循环;D:药物治疗。

其中为新生儿开放气道和给予通气是最为重要的部分,大部分新生儿窒息复苏在实施了ABC 方案后很少再需要用药。

1.评估复苏的适应证

新生儿出生时负责复苏的人员应明确有无以下问题。

(1)羊水情况,有无胎粪污染:胎粪污染,新生儿没有活力时,清理呼吸道应气管插管连接胎粪吸引管,将污染的羊水吸出。

(2)有无呼吸或哭声:出生后没有呼吸或只有喘息时需要复苏。

(3)肌张力情况:肌张力差,没有呼吸时,应实施复苏。

(4)是否足月:早产儿发生窒息的风险更大,不足月时更应做好复苏的准备。

2.复苏的最初步骤(A——建立通畅的气道)

(1)保暖:新生儿娩出前应关闭门窗、空调,避免空气对流。出生后放在辐射保暖台上(新生儿辐射台,应提前预热),摆正体位(鼻吸气位)。

(2)摆正体位,清理呼吸道。

接生者可以在胎头娩出时,用手将口鼻中的大部分黏液挤出,清理鼻腔黏液时应两侧鼻孔交替进行。

胎儿娩出后,使其仰卧在辐射台上,将新生儿颈部轻度仰伸呈"鼻吸气状",可使用肩垫(肩垫高度2～3 cm)抬高肩部,使呼吸道通畅,更有助于保持最佳复苏体位。黏液多的新生儿,则应把头部转向一侧,使黏液积聚在口腔一侧,并尽快吸出。

吸引黏液时,应先清除口腔黏液,后吸鼻腔黏液,以免刺激新生儿呼吸,将羊水或黏液吸入肺部。吸引的负压和吸引管插入的深度都要适度。用吸引管吸引时要边吸边转动吸管,以避免吸管持续吸在一处黏膜上造成损伤。用吸球者,应先捏瘪吸球,排出球腔内的空气再吸,这样可避免气流把黏液推入深部。用电动吸引器的负压应不高于13.3 kPa(100 mmHg),负压过大易致新生儿气道黏膜损伤。

对于羊水有胎粪污染者,应在胎头娩出产道时即用手法将胎儿口鼻中的黏液挤出,待新生儿全身都娩出后,迅速置于辐射台上,再次用手挤口鼻黏液。如新生儿有活力(新生儿有活力的定义为:哭声响亮或呼吸好,肌张力好,心率>100次/分),则新生儿不需特殊处理,常规给予吸痰法清理呼吸道。反之,新生儿无活力(新生儿有活力的定义中任何一项被否定时称之为无活力),负责新生儿复苏的儿科或产科医师应立即用新生儿喉镜暴露气管,使用一次性气管插管吸净呼吸道羊水和胎粪,然后再继续下一步。

(3)迅速擦干:待吸净气道后,用毛巾迅速擦干新生儿全身羊水、血迹,注意头部擦干,并将湿巾撤掉。如果此时新生儿仍没有哭声或呼吸,重新摆正体位(新生儿仰卧,头部轻度仰伸——鼻吸气位)。

(4)触觉刺激,诱发呼吸:新生儿被擦干、刺激以后仍没有呼吸或哭声时,可给予触觉刺激诱发呼吸。触觉刺激的方法有两种:①操作者用一只手轻柔地摩擦新生儿背部或躯体两侧;②轻弹或轻拍足底。新生儿大声啼哭,表示呼吸道已通畅,诱发呼吸成功。

上述步骤又称新生儿初步处理,应在30秒内完成。初步处理完成后,应对新生儿进行评估,评估内容为:呼吸、心率、皮肤颜色。

常压给氧的原则:如果新生儿给予触觉刺激诱发呼吸成功,就进行常规护理。若新生儿有呼吸,但躯干皮肤发绀,应观察数分钟左右,如没有改善应给予常压吸氧,氧流量调节到每分钟5 L。对于触觉刺激2次无效者(不能诱发新生儿呼吸),应立即改用气囊面罩复苏器进行人工呼吸(正压通气)。复苏时短期常压给氧者,可用鼻导管给氧,氧流量以每分钟5 L为宜。长时间给氧者,氧气要预热并湿化,以防止体温丢失和气道黏膜干燥,有条件者应检测新生儿血氧浓度。

3.气囊面罩正压通气(B——建立呼吸)

(1)正压通气的指征:新生儿在给予初步处理后,仍然呼吸暂停或喘息;或心率<100次/分。

(2)自动充气式复苏气囊组成:由面罩(有不同大小,使用时可根据新生儿体重及孕周选择)、气囊、储氧器、减压阀组成。

(3)面罩的安置:操作者位于新生儿的头侧或一侧,新生儿头部轻度仰伸,即"鼻吸气位"使气道通畅。操作者右手持复苏器,面罩放置时按下颏、口、鼻的顺序放置,注意解剖形面罩要把尖端放在鼻根上。操作者一手拇指和中指呈"C"字形环绕在面罩边缘帮助密闭,其余手指注意不要压迫颈部致使气道受阻,另一只手挤压气囊。操作者将面罩紧贴患儿面部形成密闭的空间,但不可过分用力压紧面罩,致使新生儿体位改变和眼部、面部损伤。面罩放置正确后,可挤压气囊加压给氧。加压给氧时,要注意观察胸廓有无起伏,若挤压气囊,胸廓随之起伏,说明面罩密闭良好,此时两肺可闻及呼吸音。如果胸廓抬高呈深呼吸状或听到减压阀开启的声音,则说明充气过量,应减少用力,以防新生儿发生气胸。如观察到上腹部隆起,是气体进入胃内所致,应置胃管将胃内气体、液体抽出。

若挤压气囊,胸廓起伏不明显,应检查原因。可能的原因:①面罩密闭不良,常见于鼻背与面颊间有漏气者;②新生儿体位不当;③口鼻内有黏液阻塞,导致气道受阻;④新生儿口未张开;⑤按压气囊的压力不足。

(4)挤压气囊的速率与压力:气囊正压通气的速率为40～60次/分,与胸外按压配合时速率为30次/分,首次呼吸所需压力为 2.94～3.92 kPa(30～40 cmH₂O),以后挤压气囊的压力为1.47～1.96 kPa(15～20 cmH₂O)。

注意:为很好地控制正压通气的频率,操作者应大声计数(大声数一、二、三,当数到一时,按压气囊,数到二、三时,松开气囊)。

(5)气囊面罩正压通气实施30秒后,必须对新生儿状况进行评价,评价内容:若心率>100次/分,皮肤红润且有自主呼吸,可停止加压给氧,改为常压吸氧,并给予触觉刺激使其大声啼哭。若心率60～100次/分;应继续正压通气;若心率低于 60 次/分,则需继续正压人工呼吸,并同时插入心脏按压。

正压通气使用超过2分钟时,应插胃管吸净胃内容物,并保留胃管至正压人工呼吸结束。插入胃管的长度为:从新生儿鼻梁部至耳垂再至剑突和脐之间连线中点的距离。胃管插入后用20 mL注射器吸净胃内容物,取下空针将胃管用胶布固定在新生儿面部,保持胃管外端开放,以便进入胃内的空气继续排出。

4.胸外心脏按压(C——建立正常的循环)

胸外按压必须与正压通气有效配合。

(1)胸外按压的指征:经过 30 秒有效的正压通气后,对新生儿进行评价,评价内容同上。新生儿如心率低于 60 次/分时,应在实施正压通气的同时实施胸外心脏按压。

(2)胸外按压的方法:胸外按压时新生儿仍需保持头部轻度仰伸"鼻吸气位"。操作者可位于新生儿一侧,站在能接触到新生儿胸部并能正确摆放手的位置,不干扰另一位复苏者的正压通气。按压部位在胸骨下 1/3 处,即两乳头连线与剑突之间(避开剑突)按压深度为新生儿前后胸直径的 1/3。按压手法有拇指法和双指法两种。①拇指法:操作者用双手环绕新生儿胸廓,双手拇指端并排或重叠放置胸骨下 1/3 处,其余手指托住新生儿背部,而且拇指第一指关节应稍弯曲直立,使着力点垂直胸骨。②双指法:操作者用一只手的中指和示指或中指和无名指,手指并拢指端垂直向下按压胸骨下 1/3 处,另一只手放在新生儿背部做支撑。

(3)按压频率:每按压 3 次,正压通气 1 次,4 个动作为一个周期,耗时 2 秒,故 1 分钟 90 次胸外按压,30 次正压通气。胸外按压与正压通气的比例为 3:1。

(4)胸外按压注意事项:要有足够的压力使胸骨下陷达前后胸直径 1/3,然后放松,放松时用力的手指抬起,但不离开胸壁皮肤,否则每次按压都需要重新定位,不仅耗时,而且按压的深度、速率和节律不易掌控。

注意:胸外按压与正压通气相配合时,由胸外按压的人大声计数,负责正压通气的人进行配合。负责胸外按压的人大声计数:"1、2、3,吸"。数到:"1、2、3"同时给予 3 次胸外按压,当数到"吸"时,负责胸外按压的人手抬起使胸壁回弹,但手指不离开皮肤,负责正压通气的人同时挤压气囊给予一次正压通气。

(5)评估:有效的胸外按压和正压通气实施 30 秒后,应对新生儿情况进行评价(评估内容同前),以决定下一步的复苏该如何进行。

可用听诊器测心率,为节约时间,每次听心率6秒,当心率已达 60 次/分以上时,胸外按压可以停止,正压通气仍需继续。若心率仍低于 60 次/分,心脏按压和正压通气应继续实施,同时给予肾上腺素(遵医嘱给药)。心率达到 100 次/分或以上,新生儿又有自主呼吸,应停止正压通气给予常压给氧。

5.复苏后的护理

新生儿经过复苏,生命体征恢复正常以后仍有可能恶化,应给予严密观察和护理。护理分为常规护理、观察护理、复苏后护理。

(1)常规护理:新生儿出生前没有危险因素,羊水清、足月,出生后只接受了初步复苏步骤就能正常过渡者,可将新生儿放在母亲胸前进行皮肤接触,并继续观察呼吸、活动和肤色。

(2)观察护理:新生儿出生前有危险因素,羊水污染,出生后呼吸抑制、肌张力低、皮肤发绀,新生儿经过复苏后应严密观察,密切评估生命体征,必要时转入新生儿室进行心肺功能和生命体征的监测。病情稳定后,允许父母去探望,抚摸和搂抱新生儿。

(3)复苏后护理:应用正压人工呼吸或更多复苏措施的新生儿需要继续给予支持,他们有再次恶化的可能,应转送到新生儿重症监护室。复苏后护理包括温度控制,生命体征、血氧饱和度、心率、血压等监测。

气管插管的指征:需长时间正压通气、气囊面罩正压通气无效或效果不佳、需要气管内给药及可疑膈疝者。

(四)复苏时注意事项

(1)复苏前做好复苏人员和物品的准备,尤其在胎儿娩出前已经出现胎儿宫内缺氧迹象。

(2)复苏设备应处于备用、完整状态。

(3)实施复苏时应按照复苏流程进行,不可省略复苏步骤。

(4)物品准备时,应将肩垫准备好,辐射台提前打开预热。

(5)正压通气时,操作者一定要大声计数,以保证正压通气的频率。

(6)胸外按压时,按压的手指垂直下压,确保施力在胸骨下 1/3(压迫心脏)。

(7)正压通气和心脏按压应 2 人操作,并默契配合。

(8)给予肾上腺素时要注意浓度配比和剂量。

(9)复苏成功后,仍需严密观察新生儿情况,以防病情反复。

十四、产钳助产的配合

(一)目的

当子宫收缩乏力致第二产程延长;或产妇患有某些疾病,不宜在第二产程过度用力;或胎儿在宫内缺氧,产钳助产是一种应急处理方式,助产士与医师的配合可帮助产妇缩短产程,协助胎儿娩出。

(二)物品准备

无菌侧切包一个,无菌产钳一把,无菌油纱一块(将产钳用无菌油纱快速擦拭一遍待用)。

(三)操作步骤

(1)助产士常规进行会阴神经阻滞及会阴局部麻醉,行会阴侧切。

(2)助产士站在医师左侧,当医师按常规以"三左法则"放置产钳时协助固定先上的左叶,然后协助上好右叶。

(3)当医师在产妇宫缩牵拉产钳时,助产士左手协助胎儿俯屈,右手适时保护会阴。

(4)当胎儿双顶径通过阴道口时,示意医师停止牵拉,由医师依次卸下产钳右叶、左叶,助产士协助胎头娩出,然后进行外旋转,娩出胎肩。

(5)分娩结束后,与医师共同仔细检查宫颈和阴道有无裂伤及裂伤程度,共同评价新生儿有无产伤(包括锁骨骨折、头皮血肿、头皮撕裂或擦伤、面神经瘫痪等)。

(6)缝合会阴伤口。

(四)注意事项

(1)不要强行牵引,充分估计头盆情况,必要时改为剖宫产。

(2)紧急情况下,应尽快娩出胎儿,但不可粗暴操作。产钳术一般不超过 20 分钟,产钳牵拉不能超过 3 次。

(3)手术后要注意观察宫缩和阴道出血情况,如果宫颈或阴道裂伤,须立即止血和缝合。

(4)产妇产程较长,出现血尿可留置导尿管,并酌用抗感染药物。

(5)仔细检查新生儿后,报告儿科医师适当给予抗感染药。

十五、宫颈裂伤缝合术

(一)目的

防止由于宫颈裂伤造成的产后出血、陈旧的宫颈裂伤造成宫颈功能不全而致习惯性流产。

(二)准备用物

聚维酮碘原液的无菌纱布、阴道壁拉钩、卵圆钳 2 把、2/0 带针可吸收缝合线、组织剪、线剪、持针器、无菌接生巾、无菌纱布。

(三)操作步骤

(1)用聚维酮碘原液的纱布消毒阴道壁黏膜,清除血迹。

(2)铺无菌接生巾,保证整个操作不被污染。有良好的光源或充足的照明。

(3)以阴道拉钩扩开阴道,用宫颈钳或两把卵圆钳钳夹宫颈,并向下牵拉使之充分暴露。

(4)直视下用卵圆钳循序交替,按顺时针或逆时针方向依次检查宫颈一周,如发生裂伤处,将两把卵圆钳夹于裂口两侧,自裂伤的顶端上 0.5 cm 开始用 2/0 可吸收线向子宫颈外口方向做连续或间断缝合。

(5)宫颈环形脱落伴活动性出血,可循宫颈撕脱的边缘处,用 3/0 号可吸收线做连续锁边缝合。

(四)注意事项

(1)充分暴露宫颈,寻找裂伤顶端,查清裂伤部位,缝合的第一针必须在裂伤的顶端 0.5～1.0 cm,以防回缩的血管漏缝。

(2)当裂伤深达穹隆、子宫下段甚至子宫破裂,从阴道缝合困难时,应行开腹缝合。

(3)伤及子宫动静脉或其分支,引起严重的出血或形成阔韧带内血肿,需要剖腹探查。

(4)较浅的宫颈裂伤,没有活动性出血,可不做处理。

(5)偶尔可见到宫颈环形裂伤或脱落,即使出血不多,也应进行缝合。

(6)宫颈裂伤超过 3 cm 以上,需要缝合。

十六、臀助产

(一)目的

使软产道充分扩张,并按照臀位分娩机制采用一系列手法使胎儿顺利娩出。

(二)物品准备

无菌产包、会阴侧切包、缝合线、20 mL 注射器、7 号长针头、0.9%生理盐水、2%盐酸利多卡因、隔离衣、无菌手套。

(三)操作步骤

(1)检查者戴好帽子、口罩。

(2)按六步洗手法将双手洗干净,常规刷手。

(3)穿隔离衣,戴无菌手套。

(4)消毒会阴,铺产台。

(5)"堵臀":当胎臀在阴道口拨露时,用一无菌接生巾堵住阴道口,直至手掌感到压力相当大,阴道充分扩张。

(6)导尿。

(7)局麻:阴部神经阻滞麻醉,会阴局部麻醉。

(8)行会阴侧切术。

上肢助产滑脱法:右手握住胎儿双足,向前上方提,使后肩显露于会阴,左手示指、中指伸入阴道,由后肩沿上臂至肘关节处,协助后肩及肘关节沿胸前滑出阴道,将胎体放低,前肩由耻骨弓自然娩出。

旋转胎体法:用接生巾包裹胎儿臀部,双手紧握,两手拇指在背侧,另 4 指在腹侧,将胎体按逆时针方向旋转,同时稍向下牵拉,右肩及右臂娩出,再将胎体顺时针旋转,左肩及左臂娩出。

(9)胎头助产。①将胎背转至前方,使胎头矢状缝于骨盆出口前后径一致。②将胎体骑跨在术者左前臂上,同时术者左手中指伸入胎儿口中、示指及无名指扶于两侧上颌骨。③术者右手中指压低胎头枕部使其俯屈,示指及无名指置于胎儿两侧锁骨上,向下牵拉,使胎头保持俯屈。④当胎头枕部抵于耻骨弓时,逐渐将胎体上举,以枕部为支点,娩出胎头,记录时间。

(10)断脐。

(11)新生儿初步处理。

(12)协助娩出胎盘,并检查是否完整。

(13)检查软产道,缝合侧切伤口。

(14)清洁整理用物。

(四)注意事项

(1)术前必须确定无头盆不称、宫口开全、胎臀已入盆,并查清臀位的种类。

(2)充分堵臀。

(3)脐部娩出后 2～3 分钟内娩出胎头,最长不超过 8 分钟。

(4)操作动作不可粗暴。

(5)胎头娩出困难时,可由助手在耻骨联合上向下、向前轻推胎头,或产钳助产。

(6)准备好新生儿复苏设备,仔细检查新生儿有无肩臂丛神经损伤和产道损伤。

十七、新生儿与母亲皮肤接触

(一)目的

分娩后尽快母婴皮肤接触可以提高新生儿体温,能够增加母婴感情,促进乳汁分泌。通过触摸、温暖和气味这些感官刺激,促进母乳分泌。

(二)操作步骤

母婴皮肤接触应在出生后 60 分钟以内开始,接触时间不得少于 30 分钟。助产士协助产妇暴露出乳房,用毛巾擦拭产妇的双乳及胸部,新生儿娩出后如无异常即刻将其趴在产妇的胸腹部,身体纵轴与母亲保持一致。新生儿双臂及双腿分开放于产妇身体两侧。头偏向一侧防止阻塞呼吸道造成窒息。将新生儿衣被盖于身上,注意保暖,同时勿污染无菌区域。

为保证新生儿安全,嘱产妇双手放于新生儿臀部抱好,防滑落。

(三)注意事项

(1)操作时注意为母婴保暖,并注意保护产妇隐私。

(2)密切观察新生儿有无异常变化,如有异常即刻将新生儿取下进行紧急处理。

(3)母婴皮肤接触时,应有目光交流。

(张双玲)

第二节　正常分娩期产妇的护理

一、第一产程的临床经过及护理

(一)临床经过

1.规律宫缩

分娩开始时,子宫收缩力较弱,持续时间较短(约 30 秒),间歇时间较长(5~6 分钟)。随着产程进展,宫缩持续时间逐渐延长,间歇时间逐渐缩短。子宫口接近开全时,持续时间可达 60 秒及以上,间歇时间 1~2 分钟,且强度不断增加。

2.宫颈口扩张

临产后宫缩规律并逐渐增强,使宫颈口逐渐扩张,胎先露逐渐下降。宫颈口扩张规律是先慢后快,分为潜伏期和活跃期。

(1)潜伏期:从规律宫缩开始至宫颈口扩张 3 cm,此期宫颈口扩张速度较为缓慢,约需 8 小时,最大时限为 16 小时。

(2)活跃期:从宫颈口扩张 3 cm 至宫颈口开全。此期宫颈口扩张速度较快,约需 4 小时,最大时限为 8 小时。

3.胎先露下降

胎先露下降程度作为判断分娩难易的指标之一。潜伏期胎头下降不明显,进入活跃期胎头下降速度加快。判断胎头下降程度是以坐骨棘平面为标志,胎头颅骨最低点达坐骨棘时,记为"0",在坐骨棘平面上 1 cm 时记为"−1",在坐骨棘平面下 1 cm 时记为"+1",依此类推。图 9-1 所示为胎头高低判断示意图。根据每次检查的结果绘制成产程图。产程图是连续描记子宫口扩张和胎先露下降情况的坐标图。它以临产时间(h)为横坐标,以子宫口扩张程度(cm)和胎先露下降程度(cm)为纵坐标,画出子宫口扩张曲线和胎先露下降曲线,便于直观地了解产程进展情况(图 9-2)。

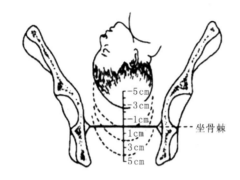

图 9-1　胎头高低判断示意图

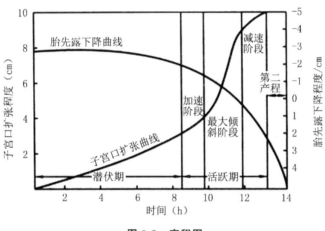

图 9-2　产程图

4.胎膜破裂

胎膜破裂(简称破膜)。随着子宫口逐渐开大,胎先露逐渐下降将羊水阻隔为前、后两部分,形成前羊膜囊。胎先露进一步下降使前羊膜囊压力逐渐升高,当压力增高至一定程度时,胎膜自然破裂,多发生在第一产程末期子宫口接近开全或开全时。

(二)护理评估

1.健康史

根据产前检查记录了解待产妇的一般情况,包括年龄、体重、身高、营养情况、既往史、过敏史、月经史、婚育史、分娩史等。了解本次妊娠的经过,孕期有无阴道流血、流液及有无内外科合并症等。了解宫缩出现的时间、强度及频率,了解胎位、胎先露、骨盆测量值及胎心情况。

2.身体状况

观察生命体征,了解胎心情况、宫缩、子宫口扩张和胎头下降情况,以及是否破膜,羊水颜色、性状及流出量。

3.心理-社会状况

由于第一产程时间较长,对分娩的认知及对疼痛的耐受性因人而异,且担心胎儿及自身的健康状况,产妇和家属容易产生紧张、焦虑和急躁情绪。

4.实验室及其他辅助检查胎心监护仪可记录胎心变化情况和宫缩的情况。

(三)护理问题

1.知识缺乏

缺乏分娩相关知识。

2.焦虑

焦虑与疼痛及担心分娩结局有关。

3.急性疼痛

急性疼痛与宫缩、子宫口扩张有关。

(四)护理措施

1.心理护理

讲解相关知识,减轻焦虑:主动热情接待产妇,耐心回答产妇提出的有关问题,适当讲解分娩相关知识,鼓励产妇积极配合分娩,减轻产妇及家属的焦虑情绪。

2.观察产程进展

(1)监测胎心:用胎心听诊器、多普勒仪于宫缩间歇时听胎心。潜伏期每1～2小时听1次,进入活跃期每15～30分钟听1次,并注意心率、心律、心音强弱。若胎心率超过160次/分或低于120次/分或不规律,提示胎儿宫内窘迫,应立即给产妇吸氧并报告医师。

(2)观察宫缩:医护人员将一手掌放于产妇腹壁子宫体近子宫底处,宫缩时子宫体部隆起变硬,宫缩间歇时松弛变软,一般需连续观察3次,每隔1～2小时观察1次。观察并记录宫缩间歇时间、持续时间及强度。

(4)观察破膜及羊水情况:一旦破膜,应立即监测胎心,记录破膜时间和羊水性状、颜色及量。若破膜后胎头未入盆或胎位异常应嘱产妇卧床并抬高臀部,并注意观察有无脐带脱垂征象。破膜超过12小时尚未分娩者,遵医嘱给予抗生素预防感染。

(5)观察生命体征:每隔4～6小时测量生命体征1次,发现异常应酌情增加测量次数,并予相应处理。

3.生活护理

(1)补充能量和水分:鼓励产妇进食易消化、高热量的清淡食物,摄入足量水分,维持水、电解质平衡,保证充足的体力。

(2)活动与休息:临产后胎膜未破且宫缩不强时,鼓励产妇在室内适当进行活动,以促进宫缩,利于子宫口扩张和胎先露下降。初产妇子宫口近开全或经产妇子宫口扩张4cm时应取左侧卧位休息。

(3)清洁卫生:协助产妇擦汗、更衣,保持外阴部清洁、干燥。

(4)排便、排尿:鼓励产妇2～4小时排尿1次,并及时排便,以免影响宫缩及产程进展。

(五)护理评价

(1)产妇是否了解分娩过程的相关知识。

(2)在产程中焦虑是否缓解,并主动配合医护人员。

(3)疼痛不适感是否减轻。

二、第二产程的临床经过及护理

(一)临床经过

1.宫缩增强

此期宫缩强度进一步增强,频率进一步加快,宫缩持续时间可达1分钟甚至更长,间歇时间仅1～2分钟。

2.胎儿下降及娩出

子宫口开全后,胎头下降至骨盆出口压迫盆底组织时,产妇出现排便感,不自主向下屏气用力。会阴部逐渐膨隆变薄,阴唇张开,肛门松弛。宫缩时胎头显露于阴道口,间歇时又缩回,称胎头拨露(图9-3)。经过几次胎头拨露以后,胎头双顶径已超过骨盆出口,宫缩间歇不再回缩,称胎头着冠(图9-4)。此时,会阴极度扩张,胎头继续下降,当胎头枕骨抵达耻骨弓下方后,以此为支点进行仰伸、复位及外旋转,胎儿前肩、后肩、胎体相继娩出,羊水随即涌出。经产妇的第二产程较短,有时仅仅几次宫缩即可完成上述过程。

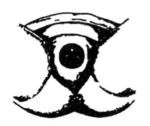

图9-3 胎头拨露

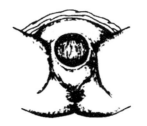

图9-4 胎头着冠

(二)护理评估

1.健康史

详细了解第一产程经过及处理情况,并注意了解产妇及胎儿情况。

2.身体状况

了解宫缩及胎心情况、产妇用力方法,观察胎头拨露及胎头着冠情况,评估有无会阴切开指征。

3.心理-社会状况

因剧烈疼痛及对分娩缺乏信心,同时担心胎儿安危而焦虑不安。

4.辅助检查

用胎儿监护仪监测胎心率基线与宫缩的变化。

(三)护理问题

1.焦虑

焦虑与担心分娩是否顺利及胎儿健康有关。

2.疼痛

疼痛与宫缩及会阴伤口有关。

3.有受伤的危险

受伤与可能的会阴裂伤、新生儿产伤有关。

(四)护理措施

1.观察产程

严密观察宫缩强度和频率;了解胎先露下降情况;每5～10分钟听胎心1次,仔细观察胎儿有无急性缺氧,发现异常及时通知医师并给予相应处理。

2.缓解焦虑

医护人员应给予产妇安慰和鼓励,并及时告之产程进展情况,同时协助产妇擦汗、饮水等,缓解产妇紧张、焦虑情绪。

3.正确指导产妇使用腹压

子宫口开全后指导产妇双足蹬在产床上,双手握住产床把手,宫缩时深吸气屏住,随后如排大便样向下屏气用力,宫缩间歇时放松休息,宫缩再现时重复上述动作。至胎头着冠后,指导产妇宫缩时张口哈气,宫缩间歇时稍向下用力使胎儿缓慢娩出。

4.接生准备

初产妇子宫口开全或经产妇子宫口扩张至3～4 cm时,将产妇送至产房做好消毒接生准备。产妇取膀胱截石位,双腿屈曲分开,臀下置便盆或橡胶单,分3步进行外阴擦洗及消毒(图9-5):①先用消毒肥皂水棉球擦洗外阴,顺序为阴阜、大腿内上1/3、大小阴唇、会阴和肛门周围;擦洗顺序为由上向下、由外向内;②然后将消毒干棉球盖于阴道外口(防止擦洗液进入阴道),再用温开水冲去肥皂水;③最后用0.5%聚维酮碘棉球消毒,顺序为大小阴唇、阴阜、大腿内上1/3、会阴和肛门周围。消毒完后移去阴道口棉球及臀下的便盆或橡胶单,铺消毒巾于臀下。检查好接生及新生儿抢救所需的所有用品后,接生者按无菌操作规程行外科洗手、穿手术衣、戴无菌手套、打开产包、铺消毒巾,准备接生。

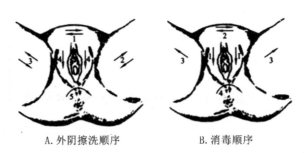

A.外阴擦洗顺序　　　　B.消毒顺序

图9-5　外阴擦洗及消毒

5.接生前评估

行阴道检查了解胎位是否异常,并了解会阴条件及胎头大小,必要时行会阴切开。

6.接生步骤

接生者站在产妇右侧,当胎头拨露使阴唇后联合紧张时开始保护会阴。会阴部盖消毒巾,接生者右肘支在产床上,右手拇指与其余四指分开,利用手掌大鱼际肌压住会阴部,当宫缩时应向上内方托压,左手适度下压胎头枕部,协助胎头俯屈和缓慢下降,宫缩间歇时右手放松但不离开会阴部,以免压迫过久致会阴水肿。当胎头枕骨在耻骨弓下露出时,嘱产妇宫缩时张口哈气,在宫缩间歇时稍用力,待胎头双顶径娩出时,左手协助胎头仰伸,使胎头缓慢娩出。胎头完全娩出后,右手继续保护会阴,左手拇指自胎儿鼻根向下颏挤压,其余四指自喉部向下颏挤压,挤出口鼻内的黏液和羊水,然后协助胎头复位及外旋转,左手将胎儿颈部向下轻压,使前肩自耻骨弓下完全娩出,再轻托胎颈向上,协助娩出后肩(图 9-6)。双肩娩出后松开右手,然后双手协助胎体及下肢以侧位娩出。

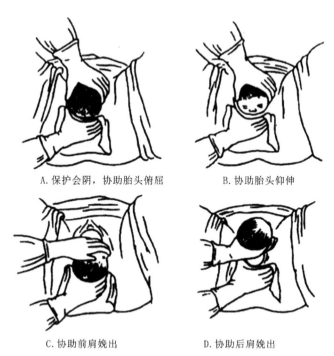

A.保护会阴,协助胎头俯屈　　　　B.协助胎头仰伸

C.协助前肩娩出　　　　D.协助后肩娩出

图 9-6　接生步骤

7.脐带绕颈的处理

胎头娩出后若有脐带绕颈 1 周且较松时,应将脐带顺肩上推或从胎头滑下;若缠绕过紧或绕颈 2 周以上,则用两把止血钳夹住后从中间剪断,注意勿使胎儿受伤。

(五)护理评价

(1)产妇情绪是否稳定。

(2)疼痛是否缓解。

(3)产妇是否有严重会阴裂伤,新生儿是否发生产伤。

三、第三产程的临床经过及护理

(一)临床经过

1.宫缩胎儿娩出后

子宫底下降至平脐部,宫缩暂停,产妇顿感轻松,几分钟后宫缩再现。

2.胎盘娩出

由于宫缩,附着于子宫壁的胎盘不能相应缩小而与子宫壁发生错位剥离,剥离面出血形成胎盘后血肿。子宫继续收缩,胎盘剥离面越来越大,最终完全剥离而排出。

(二)护理评估

1.健康史

内容同第一、二产程,并了解第二产程的临床经过及处理。

2.新生儿身体状况

(1)Apgar 评分:用于判断新生儿有无窒息及窒息的严重程度。以出生后 1 分钟的心率、呼吸、肌张力、喉反射及皮肤颜色五项体征为依据,每项为 0～2 分(表 9-1)。

表 9-1　新生儿 Apgar 评分法

体征	0 分	1 分	2 分
每分钟心率	0	<100 次	≥100 次
呼吸	0	浅、慢而不规则	佳
肌张力	松弛	四肢稍屈曲	四肢活动好
喉反射	无反射	有少量动作	咳嗽、恶心
皮肤颜色	全身苍白	躯干红,四肢青紫	全身红润

(2)一般情况评估:测量身长、体重及头径,判断是否与孕周相符,有无胎头水肿及头颅血肿,体表有无畸形如唇裂、多指(趾)、脊柱裂等。

3.母亲身体状况

(1)胎盘娩出评估。

胎盘剥离征象包括以下几种:①子宫底上升至脐上,子宫体变硬呈球形(图 9-7)。②阴道少量流血。③阴道口外露的脐带自行下移延长。④用手掌尺侧按压产妇耻骨联合上方,子宫体上升而外露的脐带不回缩。

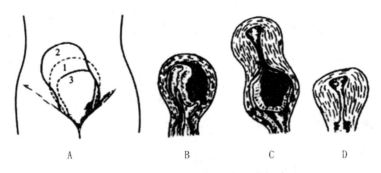

图 9-7　胎盘剥离时子宫位置、形状示意图

胎盘娩出的方式有以下 2 种。①胎儿面娩出式:胎盘从中央开始剥离,而后向周边剥离,其特点是先胎盘娩出,后有少量阴道流血,较多见。②母体面娩出式:胎盘从边缘开始剥离,血液沿剥离面流出,其特点是先有较多阴道流血,后胎盘娩出,较少见。

(2)宫缩及阴道流血量评估:正常情况下,胎儿娩出后宫缩迅速,经短暂间歇后,再次收缩致胎盘剥离。胎盘排出后,若宫缩良好,子宫底下降至脐下两横指,子宫壁坚硬,轮廓清楚,呈球形。若子宫轮廓不清、子宫底位置高为宫缩乏力的表现。阴道出血量多者,多由宫缩乏力、软产道损伤或胎盘残留等因素引起。

(3)软产道检查:胎盘娩出后,应仔细检查会阴、小阴唇内侧、尿道口周围、阴道和宫颈有无裂伤。

(三)护理问题

1.潜在并发症

如新生儿窒息、产后出血等。

2.有母儿依恋关系改变的危险

母儿依恋关系改变与产后疲惫及对新生儿性别不满意有关。

(四)护理措施

1.新生儿处理

(1)清理呼吸道:新生儿娩出后应立即置于辐射台保暖,用吸痰管清除口鼻腔内黏液和羊水,保持呼吸道通畅。若新生儿仍不啼哭,可轻抚背部或轻弹足底使其啼哭。

(2)进行 Apgar 评分:出生后 1 分钟进行评分,8～10 分为正常;4～7 分为轻度窒息,缺氧较严重,除一般处理外需采用人工呼吸、吸氧、用药等措施;0～3 分为重度窒息,又称苍白窒息,为严重缺氧,需紧急抢救。缺氧新生儿 5 分钟、10 分钟后应再次评分并进行相应处理,直至连续 2 次大于或等于 8 分为止。

(3)脐带处理:用 75％乙醇或 0.5％聚维酮碘消毒脐根及其周围直径约 5 cm 的皮肤,在距脐根 0.5 cm 处用粗棉线结扎第一道,距脐根 1 cm 处结扎第二道(注意必须扎紧脐带以防出血,但要避免过度用力致脐带断裂),距脐根 1.5 cm 处剪断脐带,挤出残余血,用饱和高锰酸钾溶液消毒断面(药液切勿触及新生儿皮肤,以免灼伤),待干后以无菌纱布覆盖,再用脐带卷包裹。目前还有用气门芯、脐带夹、血管钳等方法结扎脐带。处理脐带时注意新生儿保暖。

(4)一般护理:评估新生儿一般情况后,擦净足底胎脂,盖新生儿的足印及产妇拇指印于新生儿记录单上,系上标明母亲姓名、住院号、床号、新生儿性别及体重和出生时间的手圈。用抗生素眼药水滴眼以预防结膜炎。如无禁忌证,产后半小时内进行母婴皮肤早接触、早吸吮,注意新生儿保暖及安全。

2.协助胎盘娩出

胎盘未完全剥离前,切忌牵拉脐带或按摩子宫。当出现胎盘剥离征象时,接生者左手轻压子宫底,右手轻拉脐带使其向外牵引,当胎盘下降至阴道口时,双手捧住胎盘向一个方向旋转并缓慢向外牵拉,协助胎盘、胎膜完整娩出(图 9-8)。若这期间发现胎膜部分断裂,用血管钳夹住断裂上端的胎膜,继续沿原方向旋转直至胎膜完全娩出。

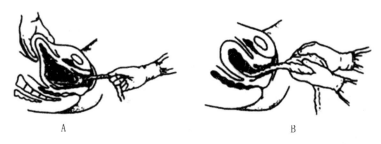

A   B

图 9-8 协助胎盘、胎膜完整娩出

3.检查胎盘、胎膜

胎盘娩出后应立即检查胎盘小叶有无缺损、胎膜是否完整。若疑有副胎盘、胎盘小叶或大部分胎膜残留,应及时行子宫腔探查并取出。

4.检查软产道

胎盘娩出后,应仔细检查软产道,如有裂伤立即予以缝合。

5.预防产后出血

胎儿前肩娩出后立即静脉注射缩宫素 10～20 U,加强宫缩促进胎盘迅速娩出。胎盘娩出后,按摩子宫刺激宫缩,必要时遵医嘱予缩宫素或麦角新碱肌内注射。

6.心理护理

及时告知产妇分娩情况及新生儿情况,给予心理安慰和鼓励,协助母婴接触,建立母子感情。

7.产后 2 小时护理

胎盘娩出后产妇继续留在产房内观察 2 小时。严密观察血压、脉搏、宫缩、子宫底高度、膀胱充盈及会阴切口情况。如发现宫缩乏力、阴道流血量多、会阴血肿等立即报告医师并给予相应处理。观察 2 小时无异常后,方可送产妇回休养室休息。

(五)护理评价

(1)是否发生了产后出血或新生儿窒息等并发症。

(2)产妇是否接受新生儿并进行皮肤接触和早吸吮。

(张双玲)

第三节　催产、引产的观察与护理

一、概述

(一)定义

1.催产

催产是指正式临产后因宫缩乏力需用人工及药物等方法,加强宫缩促进产程进展,以减少由于产程延长而导致母儿并发症。催产常用方法包括人工破膜、缩宫素应用、刺激乳头、自然催产法(如活动、变换体位、进食饮水、放松等)。

2.引产

引产是指在自然临产之前通过药物等手段使产程发动,达到分娩的目的,是产科处理高危妊娠常用的手段之一。引产是否成功主要取决于宫颈成熟程度。但如果应用不得当,将危害母儿健康,因此,应严格掌握引产的指征、规范操作,以减少并发症的发生。促宫颈成熟的目的是促进宫颈变软、变薄并扩张,降低引产失败率、缩短从引产到分娩的时间。若引产指征明确但宫颈条件不成熟,应采取促宫颈成熟的方法。

(二)主要作用机制

1.催产

通过输入人工合成缩宫素和/或刺激内源性缩宫素的分泌,增加缩宫素与体内缩宫素受体的结合,达到诱发和增强子宫收缩的目的。

2.引产

通过在宫颈口放置前列腺素制剂,改变宫颈状态,宫颈变软、变薄并扩张;或通过人工破膜、机械性扩张等,刺激内源性前列腺素释放,诱发宫缩,从而促使产程发动,达到分娩的目的。

(三)原则

严格掌握催产引产的指征、规范操作,以减少并发症的发生。

二、护理评估

(一)健康史

既往病史、孕产史、分娩史、月经周期及末次月经、本次妊娠经过,查看历次产前检查记录,核对孕周。

(二)生理状况

1.评价宫颈成熟度

目前公认的评估成熟度常用的方法是 Bishop 评分法,包括宫口开大、宫颈管消退、先露位置、宫颈硬度、宫口位置五项指标,满分 13 分,评分≥6 分提示宫颈成熟。评分越高,引产成功率越高。评分<6 分提示宫颈不成熟,需要促宫颈成熟。

2.产科检查

判断是否临产及产程进展(有规律宫缩及每小时 1 cm 的宫口开大)、母儿头盆关系。

3.辅助检查

行胎心监护,了解胎儿宫内状况;行超声检查,了解胎盘功能及胎儿成熟度。

(三)适应证和禁忌证

1.引产的主要指征

(1)延期妊娠(妊娠已达 41 周仍未临产者)或过期妊娠。

(2)妊娠期高血压疾病:达到一定孕周并具有阴道分娩条件者。

(3)母体合并严重疾病需提前终止妊娠,如严重的糖尿病、高血压、肾病等。

(4)足月妊娠胎膜早破,2 小时以上未临产者。

(5)胎儿及其附属物因素,如严重胎儿生长受限、死胎及胎儿严重畸形;附属物因素如羊水过少、生化或生物物理监测指标提示胎盘功能不良,但胎儿尚能耐受宫缩者。

2.引产绝对禁忌证

(1)孕妇严重合并症及并发症,不能耐受阴道分娩者或不能阴道分娩者(如心功能衰竭、重型肝肾疾病、重度子痫前期并发器官功能损害者等)。

(2)子宫手术史,主要是指古典式剖宫产术,未知子宫切口的剖宫产术,穿透子宫内膜的肌瘤剔除术,子宫破裂史等。

(3)完全性及部分性前置胎盘和前置血管。

(4)明显头盆不称,不能经阴道分娩者。

(5)胎位异常,如横位,初产臀位估计经阴道分娩困难者。

(6)宫颈浸润癌。

(7)某些生殖道感染性疾病,如疱疹感染活动期。

(8)未经治疗的 HIV 感染者。

(9)对引产药物过敏者。

(10)其他,包括生殖道畸形或有手术史,软产道异常,产道阻塞,估计经阴道分娩困难者;严重胎盘功能不良,胎儿不能耐受阴道分娩;脐带先露或脐带隐性脱垂。

3.引产相对禁忌证

(1)臀位(符合阴道分娩条件者)。

(2)羊水过多。

(3)双胎或多胎妊娠。

(4)分娩次数≥5次者。

4.催产主要适应证

宫颈成熟的引产;协调性子宫收缩乏力;死胎,无明显头盆不称者。

5.缩宫素应用禁忌证

(1)胎位异常或子宫张力过大如羊水过多、巨大儿或多胎时避免使用。

(2)多次分娩史(6次以上)避免使用。

(3)瘢痕子宫(既往有古典式剖宫产术史)且胎儿存活者禁用。

6.前列腺素制剂应用禁忌证

(1)孕妇有下列疾病,包括哮喘、青光眼、严重肝肾功能不全;急性盆腔炎;前置胎盘或不明原因阴道流血等。

(2)有急产史或有3次以上足月产史的经产妇。

(3)瘢痕子宫妊娠。

(4)有宫颈手术史或宫颈裂伤史。

(5)已临产。

(6)Bishop评分≥6分。

(7)胎先露异常。

(8)可疑胎儿窘迫。

(9)正在使用缩宫素。

(10)对地诺前列酮或任何赋形剂成分过敏者。

(四)心理-社会因素

(1)渴望完成分娩,难以忍受缓慢的产程进展,管理"不确定"有困难。

(2)担心孩子在子宫内的情况,又担心催产、引产方法及药物对孩子不好。

(3)害怕疼痛,自感无力应对,担心强烈的子宫收缩会导致子宫破裂。

(4)担心引产不成功,要做剖宫产。

三、护理措施

(一)引产的护理

(1)核对预产期,确定孕周。

(2)查看医师查房记录和辅助检查结果,了解宫颈成熟度、胎儿成熟度、头盆关系、妊娠合并症及并发症的防治方案。

(3)协助完成胎心监护和超声检查,了解胎儿宫内状况。

(4)若胎肺未成熟,遵医嘱,先完成促胎肺成熟治疗后引产。

(5)根据医嘱准备药物。①可控释地诺前列酮栓:是1种可控制释放的前列腺素 E_2 栓剂,含有 10 mg 地诺前列酮,以 0.3 mg/h 的速度缓慢释放,需低温保存。②米索前列醇:是1种人工合成的前列腺素 E_1 制剂,有 100 μg 和 200 μg 两种片剂。

(6)做好预防并发症的准备,包括阴道助产及剖宫产的人员和设备准备。

(二)用药护理

协助医师完成药物置入,并记录上药时间。

1.可控释地诺前列酮栓促宫颈成熟

(1)方法:外阴消毒后将可控释地诺前列酮栓置于阴道后穹隆深处,并旋转 90°角,使栓剂横置于阴道后穹隆,在阴道口外保留 2～3 cm 终止带以便于取出。

(2)护理:置入地诺前列酮栓后,嘱孕妇平卧 20～30 分钟以利栓剂吸水膨胀;2 小时后经复查,栓剂仍在原位,孕妇可下地活动。

2.米索前列醇促宫颈成熟

(1)方法:外阴消毒后将置米索前列醇于阴道后穹隆深处,每次阴道内放药剂量为 25 μg,放药时不要将药物压成碎片。

(2)护理:用药后,密切监测宫缩、胎心率及母儿状况。

3.药物取出指征

出现下列情况,应通知医师评估后取出药物。①规律宫缩,Bishop 评分≥6 分。②自然破膜或行人工破膜术。③子宫收缩过频(每 10 分钟 5 次及以上的宫缩)。④置药 24 小时。⑤有胎儿出现不良状况的证据:胎动减少或消失、胎动过频、电子胎心监护结果分级为Ⅱ类或Ⅲ类。⑥出现不能用其他原因解释的母体不良反应,如恶心、呕吐、腹泻、发热、低血压、心动过速或者阴道流血增多。

(三)催产护理

根据产程评估情况,选择催产方法,并准备相应设备、用具和药品。

(1)选择人工破膜者,按人工破膜操作准备。

(2)选择自然催产法者,提供活动放松、变换体位、进食饮水的支持和指导。

(3)选择应用缩宫素者,则遵医嘱准备药物及溶酶、胎心监护仪,安排专人守护。

(四)用药护理

缩宫素应用。

(1)开放静脉通道。先接入乳酸钠林格液 500 mL(不加缩宫素),行静脉穿刺,按 8 滴/分调节好滴速。

(2)遵医嘱,配置缩宫素。将 2.5 U 缩宫素加入 500 mL 林格液或生理盐水中,充分摇匀,配成0.5%浓度的缩宫素溶液,相当于每毫升液体含 5 mU 缩宫素,以每毫升 15 滴计算相当于每滴含缩宫素0.33 mU。从每分钟 8 滴开始。若使用输液泵,起始剂量为 0.5 mL/min。

(3)根据宫缩、胎心情况调整滴速,一般每隔 20 分钟调整 1 次。应用等差法,即从每分钟8 滴(2.7 mU/min)调整至 16 滴(5.4 mU/min),再增至 24 滴(8.4 mU/min);为安全起见也可从每分钟 8 滴开始,每次增加 4 滴,直至出现有效宫缩(10 分钟内出现 3 次宫缩,每次宫缩持续30～60 秒)。最大滴速不得超过 40 滴/分即 13.2 mU/min,如达到最大滴速仍不出现有效宫缩,可增加缩宫素的浓度,但缩宫素的应用量不变。增加浓度的方法是以乳酸钠林格注射液 500 mL中加 5U 缩宫素变成 1%缩宫素浓度,先将滴速减半,再根据宫缩情况进行调整,增加浓度后,最大增至每分钟 40 滴(26.4 mU),原则上不再增加滴数和缩宫素浓度。

(4)专人守护,密切监测宫缩情况、产程进展及胎心率变化,有条件者建议使用胎儿电子监护仪连续监护。

(五)心理护理

(1)关注孕妇焦虑、紧张程度并分析原因;营造安全舒适的环境,缓解紧张情绪,降低焦虑水平。

(2)向孕产妇及家人讲解催产引产相关知识,做到知情选择。

(3)专人守护,增加信任度和安全感,降低发生风险的可能。

(4)允许家人陪伴,可降低孕产妇焦虑水平。

(六)危急状况处理

若出现宫缩过强/过频(连续两个 10 分钟内都有 6 次或以上宫缩,或者宫缩持续时间超过 120 秒)、胎心率变化(>160 次/分或<110 次/分,宫缩过后不恢复)、子宫病理性缩复环、孕产妇呼吸困难等,应进行下述处理。

(1)立即停止使用催产引产药物。

(2)立即改变体位呈左侧或右侧卧位;面罩吸氧 10 L/min;静脉输液(不含缩宫素)。

(3)报告责任医师,遵医嘱静脉给子宫松弛剂,如利托君或 25% 硫酸镁等。

(4)立即行阴道检查,了解产程进展,未破膜者给予人工破膜术,观察羊水有无胎粪污染及其程度。

(5)如果胎心率不能恢复正常,进行可能剖宫产的准备。

(6)如母儿情况、时间及条件允许,可考虑转诊。

四、健康指导

(1)向孕妇及家人讲解催产引产的目的、药物和方法选择,达到充分知情,理性选择。

(2)讲解催产、引产的注意事项。①不得自行调整缩宫素滴注速度。②未征得守护医护人员的允许,不得自行改变体位及下床活动。

(3)随时告知临产、产程及母儿状况的信息,增强缩宫引产成功的信心。

(4)孕产妇在催产、引产期间须经守护的医护人员判断,符合如下条件:①缩宫素剂量稳定。②孕产妇情况稳定,没有并发症。③胎儿情况稳定,没有窘迫的征象时,才被允许活动、改变体位。

(5)指导孕产妇利用呼吸的方法来放松及减轻宫缩痛。

五、注意事项

(1)严格掌握适应证及禁忌证,杜绝无指征的引产。

(2)催产、引产前,一定要认真阅读病历资料,仔细核对预产期,尽量避免被动、单纯执行医嘱,防止人为的早产和不必要的引产。

(3)严格遵循操作规范,正确选择催产方法,尽量应用自然催产法。

(4)遵医嘱准备和使用药物时,认真核对药物名称、用量、给药途径及方法,确保操作准确无误,不能随意更改和追加药物剂量、浓度及速度。

(5)密切观察母儿情况,包括宫缩强度、频率、持续时间、产程进展及胎心率变化,有条件的医院,应常规进行胎心监护并随时分析监护结果,以及时记录。

(6)对于促宫颈成熟引产者,如需加用缩宫素,应该在米索前列醇最后一次放置后 4 小时以上,并阴道检查证实药物已经吸收;地诺前列酮栓取出至少 30 分钟后方可。

（7）应用米索前列醇者应在产房观察，监测宫缩和胎心率，如放置后 6 小时仍无宫缩，在重复使用米索前列醇前应行阴道检查，重新评估宫颈成熟度，了解原放置的药物是否溶化、吸收，如未溶化和吸收者则不宜再放。每天总量不得超过 50 μg，以免药物吸收过多。一旦出现宫缩过频，应立即进行阴道检查，并取出残留药物。

（8）因缩宫素个体敏感度差异极大，应用时应特别注意：①要有专人观察宫缩强度、频率、持续时间及胎心率变化并及时记录，调好宫缩后行胎心监护。破膜后要观察羊水量及有无胎粪污染及其程度。②应从小剂量开始循序增量。③禁止肌内、皮下、穴位注射及鼻黏膜用药。④输液量不宜过大，以防止发生水中毒。⑤警惕变态反应。⑥宫缩过强应及时停用缩宫素，必要时使用宫缩抑制剂。

（9）因缩宫素的应用可能会影响体内激素的平衡和产后子宫收缩，而愉悦的心情会增加内源性缩宫素的分泌，故应创造条件，改变分娩环境，允许产妇家人陪伴，让产妇愉快、舒适、充满自信，保持内源性缩宫素的分泌，尽量少用或不用缩宫素。

（张双玲）

第四节　分娩期焦虑及疼痛产妇的护理

一、焦虑产妇的护理

分娩是一个生理过程，但对产妇而言却是一个持久而强烈的应激源。由于分娩阵痛的刺激及对分娩结局的担忧、产室环境陌生、分娩室的紧张氛围等常使产妇处于焦虑不安甚至恐惧的心理状态。其护理要点如下。

（一）心理护理

建立良好的护患关系，尊重产妇并富有同情心，态度和蔼，耐心听取并解答产妇及家属的疑惑，促使产妇积极配合。允许家属陪伴，减轻产妇的焦虑心理。

（二）产前教育

认真仔细地向产妇讲明妊娠和分娩的经过、可能的变化及出现的问题，帮助产妇了解分娩的过程，还要教给产妇一些分娩过程中的放松技术，使产妇对分娩有充分的思想准备，增强顺利分娩的信心，以减轻产妇的焦虑、恐惧心理。勤测胎心音和监测产妇的生命体征，让产妇休息好，鼓励产妇在宫缩间歇期间，少量多次进食易消化、富有营养的食物，供给足够的饮水，以保证分娩时充沛的精力和体力。

（三）产时指导

指导或帮助按摩下腹部及腰骶部以减轻疼痛，避免消耗过多的体力。第一产程适时鼓励产妇下地活动，促进产程进展。第二产程指导产妇正确使用腹压，使产妇保持信心，顺利娩出胎儿。待产妇有过度换气时，指导其进行深而慢的呼吸，并应用放松技巧，转移其注意力。

（四）做好家属的宣教工作

发挥社会支持系统的作用，产前向产妇的丈夫、父母讲解有关知识和信息，如分娩过程及必要的检查、治疗等，鼓励家人参与及配合，帮助产妇减轻焦虑情绪。

二、疼痛产妇的护理

分娩疼痛主要来自宫缩、宫颈扩张、盆底组织受压、阴道扩张、会阴拉长等,产妇对疼痛的感受因人而异。通过药物性或非药物性干预,疼痛可以减轻。其护理要点如下。

(一)心理支持

态度和蔼,认真听取产妇有关疼痛的诉说,对其予以同情和理解。让产妇的丈夫、家人或医务人员陪伴在旁以便让其随时诉说疼痛,有助于缓解疼痛。

(二)产前教育

向产妇解释分娩过程可能产生的疼痛及原因、疼痛出现的时间及持续时间,使产妇有充分的思想准备,增加自信性和自控感。指导产妇减轻分娩疼痛的方法(如呼吸训练)和放松的方法。

(三)产时指导

在活跃期后,除指导产妇做深呼吸外,医务人员可按压腰骶部的酸胀处或按摩子宫下部,减轻产妇的疼痛感。

(四)暗示、转移方法

通过让产妇听音乐、看相关图片,或和产妇进行谈话等方法转移产妇对疼痛的注意,也可用按摩、热敷、淋浴等方法减轻疼痛。

(五)配合应用镇痛药、麻醉药

按医嘱给予镇静止痛剂可缓解疼痛。用药前应认真评估,并取得产妇同意;用药时应注意剂量、时间、方法;用药后观察产妇及胎儿对药物的反应,发现异常应及时报告医师并进行相应护理。

(张双玲)

第十章 血液净化护理

第一节 血液透析血管通路的护理

血管通路是血液透析关键环节之一,通路问题常会影响患者有效透析治疗,导致透析不充分。血液透析护士是血管通路的使用者,在血管通路护理中血液透析护士需掌握正确的方法解决通路问题,才能更好地维护血管通路的功能。

建立一条有效而通畅的血管通路是血液透析患者得以有效透析、长期存活的基本条件,血管通路也是血液透析患者的生命线。

一、血管通路的特点及分类

建立能够反复使用的血管通路是维持血液透析患者保证长期透析质量的重要环节。无论选择何种方式建立的血管通路,都应该具备以下几个特征:①易于反复建立血液循环。②血流量充分、稳定。③能长期使用。④没有明显的并发症。⑤可减少和防止感染。⑥不影响和限制患者活动。⑦使用安全,能迅速建立。

根据血管通路使用的时间,临床将血管通路分为两大类:临时性血管通路和永久性血管通路。临时性血管通路包括动静脉直接穿刺、中心静脉留置导管;永久性血管通路包括动静脉内瘘、移植血管内瘘。目前临床常用的血管通路有动静脉内瘘、中心静脉留置导管、聚四氟乙烯(PTFE)人造血管通路等。

二、临时性血管通路及护理

临时性血管通路指建立迅速,能立即使用,包括动静脉直接穿刺、中心静脉留置导管。临时性血管通路主要适用于急性肾衰竭;慢性肾衰竭还没建立永久性血管通路,内瘘未成熟或因阻塞、流量不足、感染等暂时不能使用者或出现危及生命的并发症,如高血钾、急性左心衰竭或酸碱平衡紊乱需紧急透析或超滤者;中毒抢救、腹膜透析、肾移植术后紧急透析;其他疾病需行血液净化治疗,如血液灌流、免疫吸附、血浆置换、连续性血液净化治疗(CBP)等。

(一)直接动脉穿刺

直接动脉穿刺操作简便,血流量大,可以立即使用,适用于各年龄组,常用穿刺部位有桡动脉、足背动脉、肱动脉。其缺点是透析中和透析后并发症较多,如早期的血肿和大出血;后期的假性动脉瘤;透析中活动受限,透析后止血困难;反复穿刺易导致血管损伤,与周围组织粘连,对慢性肾功能不全的患者影响永久性血管通路——动静脉内瘘的建立,因此临床的使用受到严格的限制。

1.穿刺方法

(1)穿刺前评估患者,包括神志、皮肤黏膜有无出血、需选用的穿刺部位、动脉搏动强弱、患者合作性及对疼痛耐受性。

(2)充分暴露血管,摸清血管走向。

(3)让患者采用舒适体位,做好穿刺肢体的固定,以免透析中患者体位不适影响血流量。

(4)连接好血液管路与穿刺针,常规消毒后穿刺针先进入皮下,摸到明显搏动后沿血管壁进入血管。

(5)见有冲击力的回血和搏动后固定针翼。

2.护理

(1)不宜反复进行穿刺,反复穿刺容易引起出血、血肿。穿刺尽量做到"一针见血"。

(2)穿刺后血流量不足,多受疼痛导致血管痉挛的影响,此时不调节穿刺针位置,只要穿刺针在血管内,随疼痛缓解血流量会逐渐改善。如仍不足,可另穿刺一条浅表动脉或静脉,用无过滤器的输液管连接穿刺针,另一端接泵前侧动脉侧管,形成两条引血通道的闭式循环通路,保证血流量。

(3)透析过程中加强巡视,穿刺肢体严格制动,发现针体移位致血肿或渗血应及时处理。

(4)透析结束后穿刺点做好局部止血,先指压 30 分钟,再用纸球压迫弹力绷带固定 2～4 小时后逐渐放松,同时观察有无出血。

(5)透析结束后做好患者宣传教育,教会患者对局部穿刺点出血、血肿的观察,出现出血处理方法的要点及措施,如出现出血先指压出血部位,再寻求帮助,出现血肿当天(24 小时内)进行冷敷,次日(24 小时后)开始热敷或用多磺酸黏多糖乳膏局部敷,保持局部清洁,预防感染。

(6)由于动脉直接穿刺有损伤血管、出血、血肿及影响以后内瘘建立等缺点,故有条件应尽量选择中心静脉置管。

(二)中心静脉留置导管通路

1.中心静脉导管的种类

(1)不带涤纶套的中心静脉导管:最早的临时性血液通路是动静脉套针穿刺,后来被单腔或单针双腔静脉导管取代,如图 10-1 所示。随着材料的改进,一种外形设计统一的单针双腔导管被普遍采用。该导管尖部的侧孔作为出血的通路,即动脉出口、端口作为回血通路,即静脉入口。为减少血液透析时重复循环,端孔与侧孔的距离相距 2～3 cm。用聚氨基甲酸乙酯或聚乙烯材料制成的导管在室温下相对较韧,在不用鞘管的情况下即可轻松插入静脉内。进入静脉后,由于体温及血流的作用,导管变得较柔软,这样便减少了对血管的机械损伤。由于不带涤纶套,在插管时不需要做皮下隧道,因此操作过程快捷、损伤小,在床旁及无 X 线透视条件下即可进行。

(2)带涤纶套的中心静脉导管:带涤纶套的中心静脉导管是 1987 年开始应用。这种导管是由硅胶材料制成,其硬度比普通双腔导管小,需要采用 Seldinger 技术并在撕开式鞘管帮助下插入静脉,做皮下隧道并将涤纶套埋入皮下导管出口处,如图 10-2 所示。由于涤纶套与皮下组织紧密粘贴,从而阻止了致病菌进入隧道引起感染。该种导管口径粗,且质地柔软,可以在 X 线下将导管尖端放置于心房内,因此具有较高的血流量。

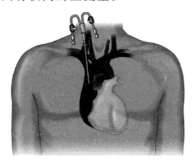

图 10-1 置于颈内静脉的不带涤纶套的中心静脉导管

2.中心静脉导管插管部位

中心静脉(如颈内静脉、锁骨下静脉和股静脉)具有血流量充足、操作简单易行、不损害血管和可以反复使用等优点,已成为最常用的临时性血管通路,中心静脉置管可立即行血液透析,并保证透析充分,是一种安全、迅速和可靠的血管通路。通常置管部位有股静脉、锁骨下静脉及颈内静脉,在不同的临床情况下有各自不同的优缺点,见表 10-1。

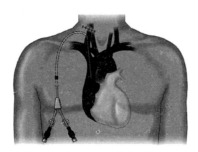

图 10-2 置于颈内静脉的带涤纶套的中心静脉导管

表 10-1 中心静脉插管部位优缺点比较

置管部位	优点	缺点	患者选择
股静脉	置管技术要求低 致命性并发症罕见	留置时间短、易感染 活动受限	ICU 有心脏和呼吸支持患者
颈内静脉	留置时间长 中心静脉狭窄发生率低、活动不受限	置管技术要求高 对气管插管有影响	除气管切开和气管插管患者
锁骨下静脉	留置时间长 舒适、易固定	置管技术要求高 已发生严重并发症	上述通路无法选择时

颈内静脉插管手术较易,并发症少,且能提供较高的血流量,一般作为插管首选途径。右侧颈内静脉较粗且与头静脉、上腔静脉几乎成一直线,插管较易成功;左侧颈内静脉走行弯曲,手术难度相对较大,一般应选择右侧颈内静脉。锁骨下静脉插管手术难度和风险大、易出现血气胸等并发症,一般情况下不提倡锁骨下静脉插管。股静脉插管手术简单、操作简便、安全有效,不易发生危及生命的严重并发症,但由于位置原因,较颈内静脉容易发生感染,血栓,血流量差,留置时间短,且给患者行动带来不便。故股静脉插管只适于卧床患者的短期透析或颈部无法建立临时

性血管通路的患者。

3.中心静脉留置导管的护理

(1)中心静脉留置导管的常规护理。

1)治疗前取下置管部位覆盖敷料,检查导管固定翼缝线是否脱落,置管口有无渗血、渗液、红肿或脓性分泌物,周围皮肤有无破溃、皲裂等过敏现象,如无特殊,采用常规消毒置管部位、更换无菌敷料。

2)取下导管外延端敷料,铺无菌治疗巾,取下肝素帽,消毒导管口两次后用 5 mL 注射器回抽出导管内的封管肝素液及可能形成的血凝块,回抽腔内容量在导管腔容量基础上增加 0.2～0.3 mL,以避免增加患者失血过多。

3)从静脉导管端注入首次量抗凝剂,连接血管通路管,开启血泵进行透析。透析管路与留置导管连接处用无菌治疗巾覆盖。

4)做好透析管路的固定。固定血管通路管时注意给患者留有活动长度,最好固定在患者身上某个部位(根据留置导管置管部位决定),以免患者翻身或移动时将导管带出。

5)透析结束后常规消毒导管口,用 20 mL 生理盐水冲洗导管动脉端管腔,按常规回血后再注入相应导管腔容量的肝素封管液于动、静脉导管腔内。肝素封管液的浓度采用个体化进行封管,推注肝素时速度应缓慢,在注入管腔等量肝素封管液的同时立即夹闭导管,使导管腔内保持正压状态,然后拧紧消毒的肝素帽。导管外延端用无菌敷料包扎并妥善固定。

6)严格无菌操作,避免感染;抗凝剂封管液量应视管腔容量而定;肝素帽应于下次透析时更换。

7)指导留置导管患者每天监测体温,体温异常应及时告知医务人员,以便做进一步处理。

(2)中心静脉留置导管并发症的护理:中心静脉导管相关并发症主要有插管手术相关并发症和导管远期并发症。

1)与插管相关并发症的护理:与留置导管技术相关的并发症有气胸、血胸、心律失常、相邻的动脉损伤、空气栓塞、纵隔出血、心包填塞、臂丛神经损伤、血肿、穿刺部位出血等。除外血肿、穿刺部位出血的上述技术并发症,均需紧急处理,必要时通过手术拔管,并进行积极抢救。①穿刺部位出血及护理:穿刺部位出血是常见的并发症之一,多由于反复穿刺造成静脉损伤较重或损伤了穿刺路径上的血管造成。置管后,全身使用抗凝剂或对置管处的过度牵拉,也可能导致出血。局部压迫止血是有效而简便的方法,如指压 20～30 分钟。应用云南白药或凝血酶局部加压包扎或冰袋冷敷时应注意伤口的保护。嘱患者穿刺部位不能剧烈运动,静卧休息。如透析过程中出血,可适当减少肝素用量,用低分子量肝素或无抗凝透析;如透析结束后出血仍未停止,可经静脉注入适量鱼精蛋白中和肝素的作用。②局部血肿形成的护理:局部血肿也是较常见并发症,多与穿刺时静脉严重损伤、损伤邻近动脉或误入动脉造成。一旦形成血肿,尤其出血量较多时应拔管,同时用力压迫穿刺部位 30 分钟以上,直至出血停止,之后局部加压包扎。并严密观察血肿是否继续增大,避免增大血肿压迫局部重要器官造成其他严重后果。

2)置管远期并发症的护理:留置导管使用过程中的远期并发症如血栓形成、感染、静脉狭窄、导管功能不良、导管脱落等可直接影响到患者血液透析是否顺利进行及透析的充分性,预防留置导管使用过程中的远期并发症的发生是血液透析护士的主要职责。

血栓:留置导管因使用时间长,患者高凝状态,抗凝剂的使用量不足、封管时肝素用量不足或封管操作时致管腔呈负压状,或有部分空气进入或管路扭曲等原因易引起血栓形成。与导管相

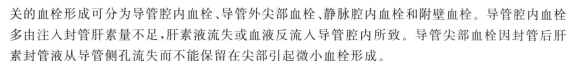

关的血栓形成可分为导管腔内血栓、导管外尖部血栓、静脉腔内血栓和附壁血栓。导管腔内血栓多由注入封管肝素量不足,肝素液流失或血液反流入导管腔内所致。导管尖部血栓因封管后肝素封管液从导管侧孔流失而不能保留在尖部引起微小血栓形成。

在护理中应首先重视预防:每次透析前应认真评估通路的通畅情况,在抽吸前次封管液时应快速抽出,若抽出不畅时,切忌向导管内推注液体,以免血凝块脱落而致栓塞。如有血栓形成,可采用尿激酶溶栓。具体方法为:5 万~15 万单位尿激酶加生理盐水 3~5 mL 分别注入留置导管动静脉腔内,保留 15~20 分钟,回抽出被溶解的纤维蛋白或血凝块,若一次无效可重复进行。局部溶栓治疗适用于早期新鲜血栓,如果血栓形成时间比较长,则不宜采用溶栓治疗。反复溶栓无效则予拔管。

感染:感染是留置导管的主要并发症。根据导管感染部位不同可将其大致分为三类:①导管出口处感染。②皮下隧道感染。③血液扩散性感染。引起导管感染的影响因素有很多:如导管保留时间、导管操作频率、导管血栓形成、糖尿病、插管部位、铁负荷过大、免疫缺陷、皮肤或鼻腔带菌等。许多研究表明,股静脉置管感染率明显高于颈内静脉或锁骨下静脉插管。带涤纶套的导管比普通导管菌血症的发生率低。

减少留置导管感染的护理重在预防,加强置管处皮肤护理。①置管处的换药:每天一次。一般用安尔碘由内向外消毒留置导管处皮肤两遍,消毒范围直径>5 cm,并清除局部的血垢,覆盖透气性好的无菌纱布并妥善固定;换药时应注意观察置管部位或周围皮肤或隧道表面有无红、肿、热或脓性分泌物溢出等感染迹象。可疑伤口污染应随时换药。随着新型伤口敷料的临床应用,局部换药时间已逐渐延长,一般仅需在透析时进行伤口护理。②正确封管:根据管腔容量采用纯肝素封管,保留时间长,可减少封管次数,减少感染的机会;尽量选用颈内静脉,少用股静脉。③感染的监测:每天监测患者体温变化;透析过程中注意观察导管相关性感染的临床表现;患者血液透析开始 1 小时左右,患者出现畏寒、重者全身颤抖,随之发热,在排除其他感染灶的前提下,应首先考虑留置导管内细菌繁殖致全身感染的可能;导管出口部感染是局部感染,一般无全身症状,普通透析导管可拔出并在其他部位插入新导管;对于带涤纶套的导管应定时局部消毒换药、局部抗生素应用或口服抗生素,以供继续使用。隧道感染主要发生于带涤纶套的透析导管,一旦表现为隧道感染应立即拔管,使用有效抗生素 2 周。若需继续透析在其他部位置入新导管。血液扩散性感染时应予以拔管,并将导管前端剪下做细菌培养,根据细菌对药物的敏感情况使用抗生素。

导管功能障碍:导管功能障碍主要表现为导管内血栓形成、血流不畅、完全无血液引出或单向阻塞,不能达到透析要求的目标血流量。置管术后即血流不佳,通常是导管尖端位置或血管壁与导管侧孔相贴造成"贴壁",后期多是由于血栓形成引起的。可先调整导管位置至流出通畅;随着使用时间的延长和患者活动,虽然导管借助固定翼和皮肤缝合,导管位置也会发生不同程度改变,血液透析过程中突然出现血流不畅或完全出血停止,有时触及导管震颤感,护士应首先考虑是否是导管动脉开口处吸附管壁,立即给予置管创口处导管外延部和局部皮肤消毒,必要时停止血泵,小角度旋转导管或调整导管留置深度即可恢复满意血流量。当导管动脉端出现功能障碍而静脉端血流量充足时,可将两端对换使用,静脉导管作为引血、动脉导管作为静脉回路,这种处理方法的缺陷是导管血栓在泵压力下有可能进入体内循环,同时也和动脉端开口于侧壁型导管的使用设计原理相矛盾,其再循环率及透析的充分性受到影响。如导管一侧堵塞而另一侧通畅,可将通畅一侧作为引血,另行建立周围静脉作回路。

导管脱落:临时性静脉留置导管因保留时间长,患者活动多,造成固定导管的缝线断裂;或人体皮肤对异物(缝线)的排斥作用,使缝线脱离皮肤;或在透析过程中由于导管固定不佳,由于重力牵拉作用等导致导管滑脱。为防止留置导管脱出,应适当限制患者活动,换药、封管及透析时注意观察缝线是否断裂,置管部位是否正常,一旦缝线脱落或断裂应及时缝合固定好插管。当发生导管脱出时,首先判断插管是否在血管内,如果插管前端仍在血管内,插管脱出不多,在插管口无局部感染情况下可进行严格消毒后重新固定,并尽快过渡到永久通路。如果前端已完全脱出血管外,应拔管并局部压迫止血,以防局部血肿形成或出血。

3)中心静脉留置导管拔管的护理:中心静脉留置导管拔管时先消毒局部皮肤,拆除固定翼缝线,用无菌敷料按压插管口拔出导管,局部指压 30 分钟后观察局部有无出血现象。患者拔管采取卧位,禁取坐位拔管,以防静脉内压力低而产生气栓,拔管后当天不能沐浴,股静脉拔管后应卧床 4 小时。

(3)中心静脉留置导管自我护理及卫生宣传教育。

1)置管术后避免剧烈活动,以防由于牵拉致导管滑脱。

2)做好个人卫生,保持局部清洁、干燥,如需淋浴,应先将导管及皮肤出口处用无菌敷贴封闭,以免淋湿后导致感染,淋浴后及时更换敷贴。

3)每天监测体温变化,观察置管处有无肿、痛等现象,如有体温异常、局部红、肿、热、痛等症状应立即告知医务人员,以及时处理。

4)选择合适的卧位休息,以平卧位为宜。避免搔抓置管局部,以免导管脱出。

5)股静脉留置导管者应限制活动,颈内静脉、锁骨下静脉留置导管运动不受限制,但也不宜剧烈运动,以防过度牵拉引起导管滑脱,一旦滑出,立即压迫局部止血,并立即到医院就诊。

6)留置导管者,在穿脱衣服时需特别注意,避免将导管拔出,特别是股静脉置管者,颈内静脉或锁骨下静脉置管应尽量穿对襟上衣。

7)中心静脉留置导管是患者透析专用管路,一般不作其他用途,如输血、输液、抽血等。

三、动静脉内瘘的护理

动静脉内瘘是指动脉、静脉在皮下吻合建立的一种安全并能长期使用的永久血管通路,包括直接动静脉内瘘和移植血管内瘘。直接动静脉内瘘是利用自体动静脉血管吻合而成的内瘘,其优点是感染发生率低,使用时间长;其缺点是等待"成熟"时间长或不能成熟,表现为早期血栓形成或血流量不足,发生率在 9%~30%,如超过 3 个月静脉仍未充分扩张,血流量不足,则内瘘失败,需重新制作。

动、静脉吻合后静脉扩张、管壁肥厚即为"成熟",一般需要 4~8 周,如需提前使用至少应在 2~3 周以后。我国的透析通路使用指南建议术后 2~3 个月后使用。

(一)制作动静脉内瘘部位及方法

自体动静脉内瘘常见手术部位:①前臂内瘘。桡动脉-头静脉(图 10-3)、桡动脉-贵要静脉、尺动脉-贵要静脉和尺动脉-头静脉,此外还可以采用鼻烟窝内瘘。②上臂内瘘。肱动脉-上臂头静脉、肱动脉-贵要静脉、肱动脉-肘正中静脉。③其他部位,如踝部、小腿部内瘘、大腿部内瘘等,临床上很少采用。

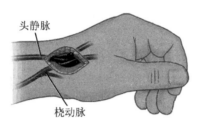

图 10-3　上肢桡动脉与头静脉的动静脉血管内瘘

动静脉内瘘吻合方式包括端-端吻合法、端-侧吻合法、侧-侧吻合法。吻合口径大小与血流量密切相关,一般为 5～7 mm。吻合口径<3 mm 时,血流量常<150 mL/min,此时透析效果差或透析困难。如吻合口>7 mm 或血流量>300～400 mL/min 时影响心脏功能,增加心脏负荷。进行血管吻合的方法有两种。①缝合法:可采用连续缝合或间断缝合。②钛轮钉法:动静脉口径相差比较小的患者很适合钛轮钉吻合法,一般采用直径 2.5～3.0 mm 的钛轮钉。采用钛轮钉法手术损伤小,内膜接触良好,吻合口大小恒定,不会因吻合口扩张而导致充血性心力衰竭;吻合后瘘管成熟相对比较快;钛金属组织相容性好,体内可长期留置。其缺点容易造成远端组织缺血;动静脉口径不一致、血管与钛钉口径不一致时,血管壁易造成撕裂或损伤。

(二)动静脉内瘘制作应遵循的原则

动静脉内瘘是维持血液透析患者的生命线,制作时应根据患者的血管条件最大限度地利用最合适的血管。选择内瘘血管应遵循的原则:①由远而近,从肢体的最远端开始,逐渐向近端移行。②从左到右,选择非惯用性上肢造瘘,以方便患者的生活和工作。③先上后下,上肢皮下浅静脉多,血液回流阻力小,关节屈曲对血液循环影响较少;而下肢动静脉位置较深,两者间距大,吻合后静脉充盈不良不利于穿刺,且下肢蹲、坐站立影响下肢静脉回流,易形成血栓,感染率也高,故应选择上肢做内瘘。④先自身血管后移植血管。

(三)动静脉内瘘制作的时机及功能评估

终末期肾病患者都应由肾科医师做出早期治疗安排,包括药物、饮食疗法及最终的治疗方式(如腹膜透析、血液透析、肾移植);对于准备行血液透析的患者应保护好静脉血管,避免在这些静脉上行穿刺或插管,特别是上肢静脉血管;有预期血液透析的患者在透析前 2～3 个月、内生血肌酐清除率小于 25 mL/min 或血肌酐大于 400 mmol/L 时建议制作动静脉血管内瘘,这样可有充足时间等待瘘管成熟,同时如有失败也可有充足时间进行另一种血管通路的建立,减少患者的痛苦。

除了选择合适的时机、选择最佳的方法和理想的部位制作血管通路外,要保持血管通路长久使用,采用正确的方法解决血管通路并发症,需要对血管通路建立前、使用过程及处理并发症之后进行功能评价,血管通路建立前评估见表 10-2。

血管通路使用过程的功能评估主要有物理检查、超声波和影像学检查。临床常用观察瘘管外部情况、触诊震颤和听诊杂音来判断瘘管功能,此方法既简单、方便、也很有价值。每天定期的物理检查能够早期发现通路狭窄及手臂渐进性水肿等异常。自体动静脉内瘘局部动脉瘤的形成、定点穿刺造成的静脉流出道狭窄也可以早期发现,并提醒护士改变穿刺方式;通路中出现局部硬结和疼痛大多数提示血栓早期形成或局部血栓性静脉炎;如果内瘘出现高调杂音,表明存在狭窄。肩周和前胸壁的侧支静脉显露提示中心静脉狭窄或同侧上臂内瘘分流过大。

表 10-2　血管通路建立前患者评估

病史	影响
是否放置过中心静脉导管	可能致中心静脉狭窄
是否放置心脏起搏器	可能导致中心静脉狭窄
患者惯用的上臂	影响患者生活质量
是否有心力衰竭	血管通路可能改变血流动力学及心排血量
是否有糖尿病	患者血管不利于血管通路的通畅
是否使用过抗凝剂或有凝血方面的问题	可能较易使血管通路产生血栓或不易止血
是否有建立血管通路的历史	失能的血管通路使身上能为血管通路的地方减少
是否进行肾移植	临时性血管通路即可
是否有手臂、颈部、胸腔的受伤史或手术史	可能有血管受损时使其不适合做血管通路

(四)动静脉内瘘的护理

1.动静脉内瘘术前宣传教育及护理

动静脉内瘘是透析患者的生命线,维持一个功能良好的动静脉内瘘,须得护患双方的共同努力。手术前心理护理如下。

(1)术前向患者介绍建立内瘘的目的、意义,解除患者焦虑不安、恐惧的心理,积极配合手术。

(2)告知患者手术前配合的具体事项,如准备做内瘘的手臂禁作动静脉穿刺,保护好皮肤勿破损,做好清洁卫生,以防术后发生感染。

(3)手术前进行皮肤准备,肥皂水彻底清洗造瘘肢皮肤,剪短指甲。

(4)评估制作通路的血管状况及相应的检查如外周血管脉搏、双上肢粗细的比较、中央静脉插管史、外周动脉穿刺史;超声检查血管,尤其是需要吻合的静脉走行、内径和通畅情况,为内瘘制作成功提供依据。

2.动静脉内瘘术后护理

(1)内瘘术后将术侧肢体抬高至水平以上 30°,促进静脉回流,减轻手臂肿胀。术后 72 小时密切观察内瘘通畅及全身状况。观察指标:①观察患者心率、心律、呼吸,询问患者有无胸闷、气紧,如有变化及时向医师汇报并及时处理。②观察内瘘血管是否通畅,若于静脉侧扪及震颤,听到血管杂音,则提示内瘘通畅,如触摸不到或听不到杂音,应查明是否局部敷料缚扎过紧致吻合口静脉侧受压,并及时通知医师处理。③观察吻合口有无血肿、出血,若发现渗血不止或内瘘侧手臂疼痛难忍,应及时通知医师处理。④观察内瘘侧手指末梢血管充盈情况,如手指有无发麻、发冷、疼痛等缺血情况。

(2)定期更换敷料:内瘘术后不需每天更换敷料,一般在术后 5~7 天更换;如伤口有渗血应通知医师检查渗血情况并及时更换敷料,更换时须严格无菌技术操作,创口用安尔碘消毒待干后包扎敷料,敷料包扎不宜过紧,以能触摸到血管震颤为准。

(3)禁止在造瘘肢进行测血压、静脉注射、输液、输血、抽血等操作,以免出血造成血肿、药物刺激导致静脉炎等因素所致内瘘闭塞。

(4)指导患者内瘘的自我护理:①保持内瘘肢体的清洁,并保持敷料干燥,防止敷料浸湿,引起伤口感染。②防止内瘘肢体受压,衣袖要宽松,睡眠时最好卧于健侧,造瘘肢体不可负重物及佩戴过紧饰物。③教会患者自行判断内瘘是否通畅,每天检查内瘘静脉处有无震颤,如扪及震颤则表示内瘘通畅。反之则应马上通知医师进行处理。

（5）内瘘术后锻炼：术后 24 小时可做手指运动，3 天即可进行早期功能锻炼：每天进行握拳运动，一次 15 分钟，每天 3～4 次，每次 10～15 分钟。术后 5～7 天开始进行内瘘的强化护理：用另一手紧握术肢近心端，术肢反复交替进行握拳松拳或挤压握力球锻炼，或用止血带压住内瘘手臂的上臂，使静脉适度扩张充盈，同时进行捏握力健身球，1 分钟循环松压，每天 2～3 次，每次10～15 分钟，以促进内瘘的成熟。

（6）内瘘成熟情况判断：内瘘成熟指与动脉吻合后的静脉呈动脉化，表现为血管壁增厚，显露清晰，突出于皮肤表面，有明显震颤或搏动。其成熟的早晚与患者自身血管条件、手术情况及术后患者的配合情况有关。内瘘成熟一般至少需要 1 个月，一般在内瘘成形术后 2～3 个月开始使用。

3.内瘘的正确使用与穿刺护理

熟练正确的穿刺技术能够延长内瘘的使用寿命，减少因穿刺技术带来的内瘘并发症。新建内瘘和常规使用的内瘘在穿刺技术上有些不同，需要血液透析护士认真把握。

（1）穿刺前评估及准备：①首先检查内瘘皮肤有无皮疹、发红、淤青、感染等，手臂是否清洁。②仔细摸清血管走向，感觉震颤的强弱，发现震颤减弱或消失应及时通知医师。③穿刺前内瘘手臂尽量摆放于机器一侧，以免因管道牵拉而使穿刺针脱落；选择好合适的体位同时也让患者感觉舒适。④工作人员做好穿刺前的各项准备，如洗手、戴口罩、帽子、手套及穿刺用物品。

（2）选择穿刺点：①动脉穿刺点距吻合口的距离至少在 3 cm 以上，针尖呈离心或向心方向穿刺。②静脉穿刺点距动脉穿刺点间隔在 5～8 cm，针尖呈向心方向穿刺。③如静脉与动脉在同一血管上穿刺至少相距 8～15 cm，以减少再循环，提高透析质量。④注意穿刺部位的轮换，切忌定点穿刺。沿着内瘘血管走向由上而下或由下而上交替进行穿刺，每个穿刺点相距 1 cm 左右，此方法优点在于：由于整条动脉化的静脉血管受用均等，血管粗细均匀，不易因固定一个点穿刺或小范围内穿刺而造成受用多的血管处管壁受损，弹性减弱，硬结节或瘢痕形成及严重时形成动脉瘤，减少未受用的血管段的狭窄而延长瘘管使用寿命。避免定点穿刺处皮肤变薄、松弛，透析时穿刺点渗血。此方法的缺点是不断更换穿刺点，将增加患者每次穿刺时的疼痛，需与患者沟通说明此穿刺方法的优点，从而取得患者的配合。

（3）进针角度：穿刺针针尖与皮肤成 30°～40°、针尖斜面朝左或右侧进针，使针与皮肤及血管的切割面较小，减轻穿刺时患者疼痛，保证穿刺成功率及治疗结束后伤口愈合速度。

（4）新内瘘穿刺技术的护理：刚成熟的内瘘管壁薄而脆，且距吻合口越近血液的冲击力就越大，开始几次穿刺很容易引起皮下血肿。因此在最初几次穿刺时应由骨干层护士操作。操作前仔细摸清血管走向后再行穿刺，以保证一针见血。穿刺点一般暂时选择远离造瘘口的肘部或接近肘部的"动脉化"的静脉做向心或离心方向穿刺作动脉引血端，另择下肢静脉或其他小静脉作静脉回路，待内瘘进一步成熟后，动脉穿刺点再往下移。这样动脉发生血肿的概率就会减少。针尖进皮后即进血管，禁止针尖在皮下潜行后再进血管。首次使用时血流量在 150～250 mL/min，禁止强行提高血流量，以免造成瘘管长时间塌陷。在血液透析过程中避免过度活动，以免穿刺针尖损伤血管内膜，引起血栓形成。透析结束后应由护士负责止血，棉球按压穿刺点的力度宜适当，不可过重，同时注意皮肤进针点与血管进针点是否在同一部位。穿刺点上缘及下缘血管亦需略施力压迫，手臂略微举高，以减少静脉回流阻力，加快止血。

（5）穿刺失败的处理：新内瘘穿刺失败出现血肿应立即拔针压迫止血，同时另建血管通路进行透析,血肿部位冷敷以加快止血,待血肿消退后再行穿刺。

作为动脉引血用的血管在穿刺时发生血肿,应首先确认内瘘针在血管内,当血肿不大时,可在穿刺处略加压保护,同时迅速将血液引入体外循环血管通路管内以减轻患者血管内压力,通常可维持继续透析。但如血肿明显增大,应立即拔出,加压止血,在该穿刺点以下(远心端)再作穿刺(避开血肿);如重新穿刺有困难,可将血流量满意的静脉改为动脉引血,另择静脉穿刺作回血端继续透析。如静脉回路发生血肿应立即拔针,局部加压止血。透析未结束,应为患者迅速建立静脉回路继续透析,如选择系同一条血管再穿刺时应在前一次穿刺点的近心端或改用其他外周静脉穿刺。

(6)内瘘拔针后的护理:内瘘拔针后的护理内容主要包括正确止血方法应用及维持内瘘的良好功能。拔针前用无菌止血贴覆盖针眼,拔针时用 1.5 cm×2 cm 大小的纸球或纱球压迫穿刺部位,弹性绷带加压包扎止血,按压的力量以既能止血又能保持穿刺点上下两端有搏动或震颤,20~30 分钟后缓慢放松,2 小时后取下纸球或纱球,止血贴继续覆盖在穿刺针眼处 12 小时后再取下。同时注意观察有无出血发生,如出血再行局部穿刺部位指压止血 10~15 分钟,同时寻求帮助。术后按压过轻或过重都会造成皮下血肿,损伤血管,影响下次穿刺或血流量不足,严重血肿可致血管硬化、周围组织纤维化及血栓形成等,造成内瘘闭塞。

(7)内瘘患者的自我护理指导:良好正确的日常护理是提高动静脉内瘘使用寿命的重要环节,因此如何指导患者正确地进行自我护理是透析护理工作者一项重要工作。

1)提高患者自护观念,让其了解内瘘对其生命的重要性,使患者主动配合并实施保持内瘘良好功能状态的措施。

2)保持内瘘皮肤清洁,每次透析前彻底清洗手臂。

3)透析结束当日穿刺部位不能接触水及其他液体成分,保持局部干燥清洁,用无菌敷料或创可贴覆盖 12 小时以上,以防感染。提醒患者尽早放松止血带,如发生穿刺处血肿或出血,立即按压止血,再寻求帮助;出现血肿在 24 小时内先用冰袋冷敷,24 小时后可热敷,并涂搽多磺酸黏多糖乳膏消肿,如有硬结,可每天用多磺酸黏多糖乳膏涂搽按摩,每天 2 次,每次 15 分钟。

4)造瘘肢手臂不能受压,衣袖要宽松,不佩戴过紧饰物;夜间睡觉不将造瘘肢手臂压垫于枕后,尽量避免卧于造瘘侧,不可提重物。

5)教会患者自我判断动静脉内瘘通畅的方法。

6)适当活动造瘘手臂,可长期定时进行手握橡皮健身球活动。

7)避免造瘘手臂外伤,以免引起大出血。非透析时常戴护腕,护腕松紧应适度,过紧易压迫动静脉内瘘导致内瘘闭塞。有动脉瘤者应用弹性绷带加以保护,避免继续扩张及意外破裂。

(8)内瘘并发症的护理。

1)出血:主要表现为创口处渗血及皮下血肿。皮下出血如处理不当可致整个手中上臂肿胀。

原因:①术后早期出血,常发生于麻醉穿刺点及手术切口处。②内瘘未成熟,静脉壁薄。③肝素用量过大。④穿刺失败导致血肿。⑤压迫止血不当或时间过短。⑥内瘘手臂外伤引起出血。⑦透析结束后造瘘肢体负重。⑧迟发性出血见于动脉瘤形成引起破裂出血及感染。

预防和护理:①术前准备应充分,操作细心,术后密切观察伤口有无渗血。②避免过早使用内瘘,新建内瘘的穿刺最好由有经验的护士进行。③根据患者病情合理使用抗凝剂。④提高穿刺技术,力争一次穿刺成功。⑤止血力度适当,以不出血为准,最好指压止血。⑥避免同一部位反复穿刺,以防发生动脉瘤破裂。⑦指导患者放松止血带时观察有无出血及出现出血的处理方法。

2)感染:瘘管局部表现为红、肿、热、痛,有时伴有内瘘闭塞,全身症状可见寒战、发热,重者可引起败血症、血栓性静脉炎。

原因:①手术切口感染。②未正确执行无菌技术操作,穿刺部位消毒不严或穿刺针污染。③长期使用胶布和消毒液,致动静脉穿刺处皮肤过敏,发生破损、溃烂或皮疹,用手搔抓引起皮肤感染。④透析后穿刺处接触污染液体引起的感染。⑤穿刺不当或压迫止血不当致血肿形成或假性动脉瘤形成引起的感染。⑥内瘘血栓切除或内瘘重建。

预防和护理:①严格执行无菌技术操作,穿刺部位严格消毒,以及时更换可疑污染的穿刺针。②避免在有血肿、感染或破损的皮肤处进行通路穿刺,提高穿刺技术,避免发生血肿。③内瘘有感染时应及时改用临时性血管通路,并积极处理感染情况:局部有脓肿时应切开引流,并全身使用抗生素;发生败血症者应用有效抗生素至血细菌培养阴性后 2 周。④做好卫生宣传教育,让患者保持内瘘手臂皮肤清洁、干净,透析后穿刺处勿沾湿、浸液。

3)血栓形成及预防。

原因:①早期血栓多由于手术中血管内膜损伤、血管外膜内翻吻合、吻合时动静脉对位不良、静脉扭曲、吻合口狭窄旋转等及内瘘术后包扎过紧,内瘘受压。②自身血管条件差,如静脉炎、动脉硬化、糖尿病血管病变、上段血管已有血栓。③患者全身原因,如高凝状态、低血压、休克、糖尿病等。④药物影响,如促红细胞生成素的应用,使血细胞比容上升,增加了血栓形成的危险。⑤反复低血压发生。⑥反复定点穿刺导致血管内膜损伤。⑦压迫止血不当,内瘘血管长时间受压。

临床表现:患者动静脉内瘘静脉侧搏动、震颤及杂音减弱,患者主诉内瘘处疼痛。部分堵塞时透析引血时血流量不足,抽出血为暗红色,透析中静脉压升高。完全阻塞时搏动震颤及杂音完全消失,不能由此建立血液通路进行透析。

预防和护理:①严格无菌技术,正确手术方法、规范术后护理;避免过早使用内瘘,一般内瘘成熟在6~8周,最好在内瘘成熟后再使用。②计划应用内瘘血管,切忌定点穿刺,提高内瘘穿刺成功率,力争一次穿刺成功,避免反复穿刺引起血肿形成。③根据患者情况,指导患者用拇指及中指指腹按压穿刺点,注意按压力度,弹力绷带不可包扎过紧。④避免超滤过多引起血容量不足、低血压。⑤做好宣传教育工作,内瘘手臂不能受压,夜间睡眠时尤其要注意。⑥高凝状态的患者可根据医嘱服用抗凝药。⑦穿刺或止血时发生血肿,先行按压并冷敷,在透析后 24 小时热敷消肿,血肿处涂搽多磺酸黏多糖乳膏并按摩。早期血栓形成,可用尿激酶 25 万~50 万单位溶于 20 mL 生理盐水中,在动静脉内瘘近端穿刺桡动脉缓慢注入。若无效,则应通知医师,行内瘘再通或修补术。

4)血流量不足及处理。

原因:①反复定点穿刺引起血管壁纤维化,弹性减弱,硬结、瘢痕形成,管腔狭窄,而未使用的血管因长期不使用也形成狭窄。②内瘘未成熟过早使用。③患者本身血管条件不佳,造成内瘘纤细,流量不足。④穿刺所致血肿机化压迫血管。⑤肢体受冷致血管痉挛、动脉炎症、内膜增厚。⑥动静脉内瘘有部分血栓形成。

临床表现:主要表现血管震颤和杂音减弱,透析中静脉端阻力增加而动脉端负压上升;血流量增大时,可见血管明显塌陷,患者血管处有触电感,静脉壶滤网上血流量忽上忽下,同时有大量泡沫析出,并伴有静脉压、动静脉压的低压报警。

预防及护理：①内瘘成熟后有计划地使用内瘘血管。②严格执行正确的穿刺技术，切忌反复定点穿刺。③提高穿刺技术，减少血肿发生。④嘱患者定时锻炼内瘘侧手臂，使血管扩张。⑤必要时手术扩张。

5）窃血综合征。

原因：桡动脉-头静脉侧-侧吻合口过大，前臂血流大部分经吻合口回流，引起肢体远端缺血；血液循环障碍，如糖尿病、动脉硬化的老年患者。

临床表现：①轻者活动后出现手指末梢苍白、发凉、麻木疼痛等一系列缺血症状，患者抬高时手指隐痛。②严重者休息时可出现手痛及不易愈合的指端溃疡，甚至坏死，多发生于桡动脉和皮下浅静脉侧-侧吻合时。

预防及护理：定期适量活动患肢，以促进血液循环。

手术治疗：将桡动脉-头静脉侧-侧吻合改为桡动脉-头静脉端-端吻合，可改善症状。

6）动脉瘤：由于静脉内压力增高，动脉化的静脉发生局部扩张并伴有搏动，称为真性动脉瘤；穿刺部位出血后，在血管周围形成血肿并与内瘘相通，伴有搏动称为假性动脉瘤。动脉瘤的形成一般发生在术后数月至数年。

原因：①内瘘过早使用，静脉壁太薄。②反复在同一部位进行穿刺致血管壁受损，弹性差或动脉穿刺时离吻合口太近致血流冲力大。③穿刺损伤致血液外渗形成血肿，机化后与内瘘相通。

临床表现：内瘘局部扩张明显，局部明显隆起或呈瘤状。严重扩张时可增加患者心脏负担和回心血量，影响心功能。

预防及护理：有计划地使用内瘘血管，避免反复在同一部位穿刺，提高穿刺技术，穿刺后压迫止血力度适当，避免发生血肿，若内瘘吻合口过大应注意适当加以保护，减少对静脉和心脏的压力。小的血管瘤一般不需手术，可用弹力绷带或护腕轻轻压迫，防止其继续扩大，禁在血管瘤处穿刺。如果血管瘤明显增大，影响了患者活动或有破裂危险，可采用手术处理。

7）手肿胀综合征：常发生于动静脉侧-侧吻合时，由于压力差的原因，动脉血大量流入吻合静脉的远端支，手臂处静脉压增高，静脉回流障碍，并干扰淋巴回流，相应的毛细血管压力也升高而产生肿胀。主要的临床表现为手背肿胀，色泽暗红，皮肤发痒，或坏死。早期可以通过握拳和局部按压促进回流，减轻水肿，长期肿胀可通过手术结扎吻合静脉的远侧枝，必要时予重新制作内瘘。

8）充血性心力衰竭：当吻合口内径过大，超过 1.2 cm，分流量大，回心血量增加，从而增加心脏负担，使心脏扩大，引发了心力衰竭。主要临床表现为心悸、呼吸困难、心绞痛、心律失常等。一旦发生，可用弹力绷带加压包扎内瘘，若无效则采用外科手术缩小吻合口内径。

（聂伯翠）

第二节　血液透析患者的健康教育

一、健康教育的目的

透析患者和其他慢性疾病患者一样需要在日常生活中进行自我管理，改变以往的生活方式以适应透析治疗。血液透析需要每周 2～3 次，9～15 小时的治疗时间。不仅是患者自身，也需要其家人的配合,共同改变以往的生活方式。因此,作为护理人员,对患者及其家属进行宣教,使他们获得透析治疗所需的知识及技术,是十分必要的。

二、健康教育前的评价

(一)对患者的评价

进行健康教育前应首先对患者的个人情况进行评价。通过把握患者目前的情况,以提供适用于不同患者进行自我管理所需要的知识。一般应评估患者的身体状况、情绪状况、心理社会状况及目前为止已掌握的知识,进而选择适合的宣教方法,具体见表 10-3。

表 10-3　透析患者健康教育前的评价项目

评价项目	评价内容	收集信息
身体状况	发病以来疾病的控制情况	现病史、既往史
	目前疾病的状况	症状、体征
	有无并发症及其程度	由并发症引发的身体障碍(如糖尿病、脑血管疾病等)
	机体功能障碍的程度	实验室检查结果
		视力、听力、语言、知觉、行动等
		治疗方正及内容
		透析条件,透析中的状况(血压、症状、体重增加等)
		活动度、透析疗法、饮食、药物、内瘘、并发症等地处置(心血管疾病、糖尿病等)
情绪状况	接受治疗及学习的意愿	不安、抑郁、是否拒绝透析
	疾病的接受过程,目前所处阶段	对身体和疾病关心的内容
	健康观、自我观、疾病观	社会责任的变化
	人际关系	经济状况
心理社会状况	患者的目标	年龄、性别
	理解力(阅读、书写、计算)	家庭构成、职业、地位、生活计划
		每天的行动计划
		阅读能力
已掌握的知识	以往学习的知识、技能	目前为止对有关肾功能不全、透析治疗所了解的知识、技术
	正在实施的康复计划	患者陈述的康复经验
	新学习的知识、技术等	与专家的交流
	医学专业术语的理解程度	
	患者希望的宣教方法,视觉(电视、图片、阅读)、听觉(交流、听录音等)	

(二)影响患者自我管理能力的因素

患者需要在透析治疗的同时不断调整自身状况以适应新的生活。有些因素影响着患者自我管理能否顺利进行,这些因素包括环境因素和个体因素,如患者的身体状况、对透析治疗的接受程度、包括家人在内的社会支持系统等。具体因素见表 10-4。

表 10-4　影响患者自我管理能力的因素及原因

评价项目	原因	内容
充分透析	身体状况	
	肾功能	尿毒症引发的症状、并发症
	心功能	血红蛋白、尿素氮、血肌酐及血钾
	贫血	血压是否稳定
	骨、关节疾病	内瘘的状况
	内瘘	血液透析次数、透析时间、透析器
	末梢血管障碍	体力
	透析中的状态	
	有无并发症	
自我管理行为	透析接受情况	
	对疾病（透析疗法）的接受程度	接受程度,适应阶段(不安、抑郁、是否接受透析)
	饮食管理	有无活动的限制(听力、视力、知觉、步行)
	用药管理	透析过程是否顺利
	内瘘管理	饮食方式,血钙、血磷、血钾值
		水、盐的摄取方式,体重增加率
		服药状况
		内瘘有无闭塞、出血、感染、内瘘的观察
环境因素	家庭构成	家庭、高龄患者、独居
	居住环境	有无来自家庭的援助
	家庭及社会支持	经济保障(经济状况、保险的种类)
	信息源	住院方式(住院时间、有无陪护)
	社会资源	人际关系
个人原因	宗教	年龄
	兴趣	职业、职位、对职业的责任及兴趣
	社会责任	对自身的接受
	自我管理知识	社会生活
		自我照顾能力
		宗派
		原有的知识、技能
		患者的康复经验
		宣教内容
		宣教后的生活规划

三、健康教育指导

血透患者只有具备良好的身心状态,进行有效的自我管理,才能保证良好的生活质量,护理人员对此担负着重要的责任。

(一)诱导期的自我管理指导

患者从保守治疗进入到透析治疗,护理人员首先应全面评价患者的身心状况,从而制定出具体的宣教计划。对于诱导期的患者,宣教的目标是让患者了解自我管理的重要性,改善患者的身体状况,通过心理护理使患者尽早接受透析治疗,改变原有的生活方式适应透析生活。

1.健康教育指导的内容

(1)持续透析。为使透析治疗顺利进行,在诱导期需要让患者了解肾功能不全的相关知识、血液透析原理及其必要性。为更好地提高透析治疗的效果,需要患者进行自我管理(充分透析、合理饮食、适当运动、预防感染、排便)等。同时应指导患者学会读取实验室检查结果、预防并发症(贫血、血钙的代谢异常、感染、糖尿病)的发生,一旦发现异常与医院进行联系,并指导患者日常生活中的注意事项。

(2)水分和饮食管理。

1)透析饮食的制定方法:透析饮食的制定原则是维持和促进健康、保证摄入平衡。具体要点如下:①营养平衡、优质的食物。②适当的热量。③必要的蛋白质(不要摄入过量)。④控制水分。⑤禁食含钾食物。⑥禁食含磷食物。

2)告知患者如水、盐摄入过量易导致心功能不全、脑出血;热量摄入过多易出现高脂血症、动脉硬化;血钙、血磷摄入不平衡易引发甲状旁腺功能亢进症。

水盐的摄入方法:每次血液透析过程中,脱水量最好控制在体重的5%以内。告知患者如果透析间期体重增加过多,易增加心脏、血管的负担,体液过多导致高血压、心功能不全等并发症。此外,体重增加过多时,透析中可出现脱水困难、体力下降等问题。

钾的摄入方法:由于肾功能不全使钾不能在尿中排泄,因此如果钾摄取过量,易引发猝死等危险。指导患者每天钾的摄取量最好是1 500~2 000 mg。

磷的摄入方法:蛋白质含量多的食物,磷的含量也比较高(1 g蛋白质,含磷12~14 mg)。指导患者不要过量摄取蛋白质含量多的食物,最好应用食品成分表选择食物。

(3)药物管理。

1)慢性肾衰竭患者因肾功能减退,药物排泄受阻,药物血浓度增高,半衰期延长,用药需调整剂量及用药间隔时间,尽量避免使用对肾脏有毒性作用的药物,如庆大霉素等。

2)透析可丢失水溶性维生素,故需补充叶酸、B族维生素、维生素C,但不能过量。补钙药应含服或嚼服,同时适当补充维生素D,并监测血钙浓度。

3)大多数血液透析的患者常伴有高血压。高血压主要是由水、钠潴留引起的。通过透析清除多余的水分,纠正高钠后,血压会得到控制。但也会有部分患者尽管通过充分透析和超滤,血压仍持续升高,透析间期需服用降压药来控制血压。指导患者正确有规律地服用降压药,不得随意增减、不可自行停药;教会患者及家属自己测量血压,同时测量卧位、坐位和立位血压,可以防止直立性低血压;体位改变时动作尽量缓慢,防止直立性低血压的发生;透析前和透析中减少或停用降压药,以避免透析中低血压和透析后的直立性低血压;每天监测血压至少2次,做好记录;在服药过程中如出现不良反应,以及时通知医师进行处理。

4)有贫血者定期注射促红细胞生成素,并注意药物不良反应的观察,每月复查血常规,口服铁剂如硫酸亚铁等,宜饭后30分钟口服,以减少胃肠道反应。同时忌饮浓茶,以免影响药物吸收。服药过程中如出现不良反应状况,以及时通知医师及时处理,避免不良反应发生。

5)从肾脏排泄的药物(如 H_2 受体阻断剂等抗溃疡药物等),因在体内停留时间较长,为防止药效过量,应减少药量。

6)易被透析清除的药物(如头孢类药物),原则上应该在透析后服用或注射。

7)患者应了解目前口服或注射药物的用途、作用、服用方法、不良反应及注意事项等。

(4)内瘘管理。内瘘是维持性血液透析患者的生命线,为了保持内瘘能长久的应用,应防止发生闭塞、狭窄、感染及出血。一旦出现问题,透析治疗就不能顺畅进行,进而导致透析不充分。因此,应指导患者了解内瘘对于患者的意义及其重要性,学习自我观察要点及透析后的止血方法等。

2.健康教育方法

(1)持续透析。

1)相对于说明书这类的文字说明,图片或照片、录像带、模型、实物等能更加贴近现实。为让患者更好地理解血液透析疗法,可以让其观看透析管路、透析器及透析膜断面的实物,以减少恐惧感,增进理解。

2)让患者熟悉各项实验室检查的正常值,便于自我管理。

3)为预防和早期发现并发症,可以应用各种宣传手册加深患者的认识,同时也可让一些自我管理较好的患者介绍经验。

4)对于刚刚开始透析治疗,身体状态调整不佳或对疾病尚未完全接受的患者,此时可能并不能马上进行自我管理。护理人员切忌向患者介绍过多的知识,以免增加负担,仅提供 1~2 个重要的信息即可。可以告诉患者所谓的自我管理,是指患者能够对自身情况进行观察和判断。此外介绍一些患者感兴趣、关心的事情,注意在宣教的时候应注意与患者的个人情况相结合。

(2)水分和饮食管理。

1)对患者进行饮食指导,最好能连同营养师一起进行。

2)平衡的饮食应该是有效控制水和盐,不过量摄入钾和磷。

3)可以通过宣传手册、录像带等形式让患者了解食品种类及成分。

4)告知患者每摄入 1 g 盐能使 100 mL 的水贮存在体内。为加深印象,可以让患者观看血管内充满水时的照片,并比较正常时和心功能不全时胸部 X 线片,以增加患者的感官认识。

(3)药物管理。①应该让患者记住正在服用的口服药和透析中应用的注射药物的药品名、作用及不良反应,还应告诉患者为达到最佳药效必须按照规定的方法服药。②提醒患者把正在服用的其他科室的处方药和保健食品等告诉护理人员。③有些患者会根据以往的习惯进行服药,所掌握的知识可能是不完全正确的,因此护理人员应对患者了解的知识进行评估,对缺乏的部分进行补充说明,对错误的部分给予修正。

(4)内瘘管理。①可以让患者看内瘘的图片或照片,举例说明内瘘管理的重要性。②指导患者了解内瘘的部位、走行,用手触摸内瘘搏动,用耳倾听内瘘的范围和强度。③指导患者每天观察内瘘血管的紧张度、弹性等,防止发生闭塞、感染、出血等异常情况,一旦发现异常,应马上和医院取得联系。④宣教时应注意根据患者的实际情况来进行,避免使用专业术语,多用一些患者能理解的语言。

3.健康教育技术

(1)测量体重:向患者说明为达到水、盐管理的意义,做到每天测量体重,告知透析前后测量体重的意义,并强调如果测量错误可能出现透析不充分、脱水过量进而导致心功能不全和低血压。

(2)测量血压:测量血压是自我管理的项目之一。护理人员应向患者说明通过血压测量,可及时观察到水盐管理的效果、降压药或升压药的药效。患者应该掌握血压的正常值和测量方法,护理人员在指导患者进行血压测量时,可通过让其反复练习达到操作正确,并提醒患者血压出现异常时一定和医院取得联系。

(3)观察内瘘:为预防内瘘出现闭塞等情况,应每天进行观察。教会患者沿着血管的走行进行触摸、利用听诊器听取血流声音。了解正常的声音及血管搏动的范围。

(4)作观察笔记:指导患者每天做观察笔记,记录的内容包括血压值、身体状态、自我感觉、身体调整状况、与医务人员交流后获得的信息、日常情况等。

(5)健康教育要点:①掌握正确的方法,护理人员进行指导的时候,先演示正确的方法,让患者进行观看,然后让患者来做,进行观察,对错误的地方进行纠正。通过反复的练习逐渐掌握正确的操作方法。②模仿正确的行为,模仿是提高学习效果的重要方法。为了使患者掌握正确的行为,指导者应注意每次进行演示时都应一致,不应有不同,这样才便于患者进行模仿。③减少操作错误,告知患者在测量血压和体重时,如操作不规范,可能出现错误的结果,应尽量减少操作失误。

4.心理、社会指导

(1)慢性肾衰竭患者因病难愈,需长期透析治疗并负有沉重的经济负担。患者易产生悲观、失望、焦虑、抑郁的情绪和逆反行为,对治疗信心不足。作为护理人员,首先对患者深表同情,充分认识了解患者的心理要求,态度和蔼、热情、认真,操作熟练准确,获得患者与家属的信赖。重视与患者家属沟通,取得家属的支持。根据患者不同的实际给予鼓励、帮助、提供相关忠告、咨询与支持,适当解释情绪对病情的影响,做好疏导工作,有计划地使患者了解血液透析的原理、疗效、血管通路的保护、控制导致疾病加重的危险因素及合适的生活方式和稳定的情绪对恢复健康的重要性等。鼓励患者树立乐观向上的思想,保持精神愉快,以最佳的身心状态接受治疗。

(2)当患者出现愤怒、悲伤的感情时,护理人员应鼓励患者记录下自己的心理反应,或者与医护人员进行交流。护理人员应多创造与患者交流的机会,帮助患者度过心理危机。如果出现了不能解决的心理问题,应适当请教心理专家进行援助。

(3)如果是社会因素,如原有的社会义务无法履行,或由于住院给家人带来了麻烦,或者是由于住院环境、经济状况、医保手续等方面的问题而造成的,都可能给患者带来影响。针对具体原因提供相关的信息给患者,并注意为患者争取来自社会支持系统的援助。

(4)护理人员应特别关注高龄患者和由于并发症而影响日常生活的患者。

(5)有些患者因担心治疗无法继续履行自己的社会责任(工作、家庭和学业),体力无法从事重体力劳动而产生忧虑,这时可以适当向患者提供腹膜透析或肾移植等方面的信息,便于患者结合自身情况进行选择。

5.对患者家属的健康教育

作为透析患者的家属,应做好与患者的治疗和疾病长期相处的精神准备。护理人员应指导家属正确的理解疾病和透析治疗,指导其作为协助者,多给予患者必要的、长期的援助。

(1)宣教内容和方法:在对家属进行宣教时,一般应和患者共同进行,护理人员应制定包括宣教次数、时间、内容和方法等内容的具体计划,便于操作。

(2)慢性肾功能不全和透析疗法:向患者的家属及周围人说明患者一旦出现慢性肾功能不全就应做好终身依靠血液透析维持生命的准备,家人应给予长期的援助。

(3)协助饮食管理:患者家属应该和患者共同学习透析饮食的原则。在饮食制作上多下功夫,因为只有家人的参与与支持才能保证饮食疗法的正确实施。

(4)协助用药管理:告知家属患者目前正在应用的药物的品名、作用、服用方法,当药物变化、停药及出现不良反应等情况时,能及时发现。如患者不能与医师进行有效沟通时,家人应积极与医院取得联系,进行详细说明。

对于个别不能有效进行体重管理、血压管理和用药管理的患者,护理人员应向家属进行详细的介绍,提醒家人做好监督。

(5)协助内瘘管理:护理人员应指导家属了解内瘘的意义、重要性,学会出现异常时如何应对,必要时应与医院进行联系。

(6)观察日常生活行动:家属在日常生活中应注意观察患者的身体变化、体重、血压、实验室检查结果,并协助记录观察笔记,便于为医务人员提供相关信息。

(7)社会资源的利用:由于患者长期进行透析治疗,给家庭带来了一定的经济负担。护理人员应该向家属介绍医疗保险、商业保险等信息。长期透析治疗也会给家属带来影响,出现心理、社会等方面的问题,护理人员应给予关注,给予必要的援助。

(二)维持期患者的健康教育

维持期是指患者在诱导期之后病情趋于稳定,能正确对待疾病和治疗、能进行自我管理的阶段。

1.健康教育内容和方法

(1)持续透析:①为使透析治疗顺利进行,指导患者了解充分透析的意义、体重和血压管理的重要性、如何根据实验室检查结果判断健康状态及如何预防并发症等方面的内容。②有效利用透析记录、实验室检查结果、观察笔记的内容,制定出保证患者充分透析的计划。③医院方面,可以成立患者联谊会促进患者之间的经验交流,通过印制透析手册宣传相关知识。④提醒患者学会判断异常情况,以及出现时应尽早和医院取得联系。

(2)水分和饮食管理:饮食管理中,要特别留意患者的自我管理记录、实验室检查结果、透析中的状态。对于自我管理较为困难的患者,不能单纯地进行鼓励,应注意与患者多沟通,以了解具体的原因,给予有针对性的指导。

(3)药物管理:了解患者目前正在使用的药物并观察其服药的方法是否正确等。

(4)内瘘管理:指导患者了解有关内瘘的种类、血管的走行、长期使用者的观察要点等知识,并掌握患者是否进行正确的自我观察。

(5)适当的体育锻炼:大多数维持性血透患者对运动知识缺乏了解,害怕运动会加重病情。为提高患者的日常生活活动能力(ADL),要注意调整适合自身的活动量。医护人员在为患者做透析治疗时,应向其宣传正确的体育运动方法及适当运动的益处。对于长期透析患者来说,除了规律透析、合理膳食外,加强运动锻炼,不但可以增强肌力、改善心功能、改善全身机体状态,使透析更加充分,还可以转移患者对负性事件的注意力,缓解抑郁、焦虑等不良情绪。患者由于贫血、营养不良、血管疾病等限制了疾病的耐受力,运动应在控制血压及纠正贫血及心力衰竭的情况下进行。锻炼的原则:早期、渐进、维持、综合,以有氧运动为主,每次运动时间30分钟左右,不可过长,4~6次/周。锻炼项目:如散步、跳绳、骑自行车、练气功、打太极拳等,以出现轻度气喘、疲乏

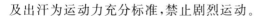

及出汗为运动力充分标准,禁止剧烈运动。

2.心理、社会等因素的指导

透析治疗过程中,患者常由于透析并发症伴有的躯体不适、对预后的担心、对家庭关系的担忧、对经济的忧虑、需要不断往返于医院而带来的困难而出现各种心理、社会等方面的问题。为此,护理人员在不断改善患者躯体症状的同时,应留心观察患者日常生活中的烦恼,建立良好的护患关系,与患者进行有效的交流。

有关心理、社会方面的指导目标是使患者在接受透析治疗的同时还能担负工作和家庭的责任。

有些患者,由于运动功能、心功能及视力等方面的障碍而导致日常生活活动能力(ADL)下降;有些患者由于容貌的变化、依赖家人及原有社会责任的丧失等原因出现自卑等情绪。对于这些患者,作为护理人员,应对其经济能力、社会支持支持、患者心理等进行深入研究,充分了解患者目前所面临的困难,给予有效地援助,扩大患者的活动范围。

四、健康教育评价

对健康教育效果进行评价时,护理人员可以通过观察法、问卷调查法、陈述法、模拟练习等形式来了解患者对相关知识的掌握情况。此外,还可以通过患者的体重增加率、血压是否平稳、血钾和血磷是否正常等来了解其水分和饮食管理的情况。此外还应评价患者的用药管理、内瘘管理等方面的能力。

对血液透析患者的健康教育,是提高患者自我管理能力的途径,而建立一个以患者为主体的学习环境是十分重要的。它需要护理人员对患者已有知识、经验及实际生活等方面进行正确、全面的评价,在此基础上结合患者的具体情况,制定出合理的宣教计划,有步骤地进行。

(聂伯翠)

第三节　血液透析治疗技术及护理

一、对患者评估

(一)透析前评估

血液透析前对患者进行必要的评估,是防止透析中并发症的最重要的要素。透析前评估包括体重、血压和脉搏,对于静脉置管的患者还包括体温。

1.水负荷状况

查看患者前次透析记录,讨论以前透析中出现的问题,评估目前的水负荷状况并作出恰当的判断。需要记录患者的水肿、气短、高血压、体重、中心静脉压、病史、尿量、液体入量等情况。

2.血管通路

应认真评估、检查通路是否有感染和肿胀。

3.感染征象

检查穿刺部位有无感染,局部敷料清洁度等。如有感染征象,应做拭子培养;如有发生,应进行静脉血培养。更换敷料时必须执行无菌操作。

(二)透析后评估

(1)根据透析后体重、透析前体重和干体重来确定预定的超滤量是否实现,并调整干体重。

(2)通过观察患者全身情况和血压记录评估患者对超滤量的耐受情况。

(3)如实际超滤量与预计不符,最可能原因有体重下降值计算错误、超滤控制错误、患者在透析过程中额外丢失液体、透析过程中静脉补液或进食水、透析前后称体重时的着装不一致及体重秤故障等。

二、血液透析技术规范

(一)超滤

1.确定超滤

患者确定超滤必须考虑超滤率和患者的生理状况及心血管并发症。如果透析过程中始终保持过高超滤率、耐受性差、透析期间容量增加较多的患者和血管再充盈差的患者,需个体化的超滤曲线。透析时体液的清除率可以是阶梯式或恒定式。

2.钠曲线

调钠血液透析指透析液钠浓度从血液透析开始至结束呈从高到低或从低到高,或高低反复调整变化,而透析后血钠浓度恢复正常的透析方法。可以帮助达到超滤目标,但应注意钠超负荷的风险。

3.容量监测

通过超声或光电方式通过计算机反映患者血细胞比容和血红蛋白浓度,计算出相对血容量,防止超滤过多、过快引起的有效血容量减少,引起不良反应。协助医务人员为患者设定理想的干体重。

(二)透析液离子浓度的选择

应根据不同患者的个体差异或同一患者的病情变化选择合适的透析液成分。

(三)透析器的选择

(1)对慢性肾衰竭患者,透析器的选择应参考溶质分子清除、超滤率、透析时间、生物相容性、是否血液滤过和患者体重决定。

(2)对急性肾衰竭患者,透析器应根据患者的生化指标和体液平衡情况进行选择。

(四)血液透析机及管路的准备

(1)在治疗前彻底预冲透析器(按照不同透析器厂家说明进行预冲处理),并必须将所有的空气排出透析器,以避免治疗开始后回路中形成泡沫。

(2)预冲完毕,透析机即进入重复循环模式。

(3)在透析机上设定好目标脱水量、治疗时间、肝素剂量及任何需修改的治疗内容。

(五)开始透析

有两种方式可供选择。

(1)连接动脉管路和静脉管路,开启血泵至 100 mL/min。

(2)只连接动脉管,开启血泵至 100 mL/min,当血流到静脉端时接通管路。

(3)逐渐增加泵速到预定速度。

(4)患者进入透析治疗阶段后应确保患者:①动脉和静脉管路安全;②患者舒适;③机器处于

透析状态;④抗凝已经启动;⑤悬挂 500 mL 生理盐水与血管通路连接以备急需;⑥已经按照程序设定脱水量;⑦完成护理记录;⑧用过的敷料已经丢掉;⑨如果看不到护士,确定患者伸手即可触及呼叫器。

(5)在整个透析过程中,应巡视、观察、记录患者的一般情况、血压、脉搏、静脉压、动脉压、超滤量、超滤率、肝素剂量等,对首次透析和急诊透析的患者应予以监护。

(6)透析时工作人员应时刻注意个人卫生和无菌操作,每次进行操作都应确保洗手、手套和工作服清洁、戴防血液或化学物质的面罩,或对高危患者采取针对性预防措施等。

(六)结束透析

(1)透析结束时,透析机将发出听觉或视觉信号,提醒程序设定的治疗时间已经达到。为避免延迟下机,之前就应准备好下机所需物品,确定至少有 500 mL 的生理盐水可用于回输血液。

(2)血泵速度为 150 mL/min 时,要用 100～300 mL 的生理盐水才能使体外循环的血液回到患者循环中。

(3)测量患者血压,如血压无异常,当静脉管中的颜色呈现亮粉色时,即可以停止回输血液。因为有空气栓塞的风险,不推荐用空气回血。

(4)动静脉内瘘和人工血管瘘患者下机处理:①在患者带瘘上肢下垫一块治疗巾作为无菌区,暂停血泵。②拔除动脉针,封闭动脉管。③无菌操作将动脉管与回水管连接,开启血泵,回输血液。④当血液完全回输到患者体内后,关闭血泵。⑤拔除针头,纱布加压穿刺点止血。⑥当出血停止,用纱布和敷料覆盖过夜。

(5)静脉置管患者下机处理:①在患者的置管上肢下垫一块治疗巾作为无菌区,戴无菌手套,采用非接触技术断开血管通路。②提前消毒导管接头,断开后用至少 10 mL 生理盐水冲洗导管,肝素封管(1 000～5 000 U/mL,用量恰好充满而不溢出管腔),立即接上无菌帽。

(七)抗凝方法

(1)应个体化并且经常回顾性分析。其方法和剂量应参考活化凝血时间值、通路情况及透析后透析器和管路的清洁程度等。

(2)肝素是最常使用的抗凝剂,可以采取初始注射剂量、初始注射剂量＋维持量、仅给维持量、间断给药等方式给药。还可以选择低分子肝素、局部用枸橼酸盐、前列环素或无肝素透析。

(3)急性肾衰竭患者肝素的用法应该参照患者整体状况和每次透析情况而定。

(4)尿毒症的患者可能有血小板功能异常和活动性出血,合并有创操作的患者应使用小剂量肝素或无肝素透析。

(5)在无肝素透析时,应保持较高血流速,每隔 15～30 分钟用盐水冲洗管路和透析器以防止血栓形成。冲洗盐水的量应在超滤量中去除。但目前很少使用无肝素透析,因为血栓形成将会引起整个管路血液损失。

(八)血标本采集方法

1.透析前

进针后立即从瘘管针采血样本,针不要预冲,如瘘管针预冲或通过留置导管透析先抽出 10 mL 血,再收集样本,以免污染。

2.透析后

考虑到电解质的反跳,样本再循环或回血生理盐水污染等,应在透析结束时,超滤量设置为零,减慢血流速至 50～100 mL/min。约 10 秒后,从动脉瘘管处采血留取标本。通常电解质反跳发生在透析结束后 2～30 分钟。

三、透析机报警原因及处理

(一)血路部分

1.动脉压(血泵前)

通常动脉压(血泵前)为－26.7～－10.7 kPa(－200～－80 mmHg),超过－33.3 kPa (－250 mmHg)将发生溶血。如果血管通路无法提供足够的血流,动脉负压增大,产生报警,关闭血泵。血泵关闭后,动脉负压缓解,报警消除,血泵恢复运转直到再次产生负压报警,如此反复循环。

(1)负压过大的原因:①动脉针位置不当(针不在血管内或紧贴血管壁);②患者血压降低(累及通路血流);③通路血管痉挛(仅见于动静脉内瘘);④吻合口狭窄(动静脉内瘘吻合口或移植血管动脉吻合口);⑤动脉针或通路凝血;⑥动脉管道打结;⑦抬高手臂后通路塌陷(如怀疑,可让患者坐起,使通路低于心脏水平);⑧穿刺针口径太小,血流量太大;⑨深静脉导管尖端位置不当、活瓣栓子形成或纤维阻塞。

(2)处理:①减少血流量,动脉负压减低,使报警消除;②确认动脉针或通路无凝血,动脉管道无打结;③测定患者血压,如降低,给予补液、减少超滤率;④如压力不降低则松开动脉针胶布,稍做前后移动或转动;⑤提高血流量到原先水平,如动脉压仍低,重复前一步骤;⑥若仍未改善,在低血流量下继续透析,延长透析时间,或另外打开动脉针透析(原针保留,肝素盐水冲洗,透析结束时才拔除)。如血流量需要大于 350 mL/min,一般需用 15 G 针;⑦如换针后动脉低负压仍持续存在,则血管通路可能有狭窄。用两手指短暂加压阻断动脉针和静脉针之间的血流,如泵前负压明显加大,说明动脉血流部分来自下游,而上游通道的血流量不足;⑧检查深静脉导管是否扭结;改变颈或臂位置,或稍微移动导管;转换导管口。如无效,注射尿激酶或组织血浆酶原激活剂;放射学检查导管位置。

2.静脉压监测

通常压力为 6.7～33.3 kPa(50～250 mmHg),随针的大小、血流量和血细胞比容变化。

(1)静脉压增高的原因:①移植血管的静脉压可高达 26.7 kPa(200 mmHg),因移植血管的高动脉压会传到静脉血管;②小静脉针(16 G),高血流量;③静脉血路上的滤器凝血,这是肝素化不充分的最早表现,也是透析器早期凝血的表现;④血管通路静脉端狭窄(或痉挛);⑤静脉针位置不当或静脉血路扭结;⑥静脉针或血管通路静脉端凝血。

(2)静脉压增高的处理:①用生理盐水冲洗透析器和静脉滤器。如果静脉滤器凝血,而透析器无凝血(冲洗时透析器纤维干净),立即更换凝血的静脉管道,调整肝素剂量后重新开始透析;②静脉针或血管通路静脉端是否阻塞可以采用关闭血泵,迅速夹闭静脉血路,与静脉针断开,用生理盐水注入静脉针,观察阻力大小的方法判定;③用两手指轻轻加压阻断动脉针和静脉针之间的血流,如为下流狭窄引起静脉流出道梗阻,静脉压会因上流受阻而进一步增高。

3.空气探测

最容易发生空气进入血液循环的部位在动脉针和血泵之间,因为这部分为负压。常见于动脉针周围(特别是负压很大时)、管道连接处、泵段血管破裂及输液管。透析结束时用空气回血操作不当也会引起空气进入体内。许多空气栓塞是在因假报警而关闭空气探测器后发生的,应注意避免。因空气栓塞可能致命。处理方法见本节血液透析治疗常见急性并发症及处理之空气栓塞。

4.血管路扭结和溶血

血泵和透析器之间的血管路扭结会造成严重溶血,这一段的高压通常测不出,因为动脉压监测器通常设在泵前,即使泵后有动脉压力监测器,如果扭结发生在探测器之前,此处的高压也无法被测出。处理方法见本节血液透析治疗常见急性并发症及处理之溶血。

(二)透析液路

1.电导度

电导度增高最常见的原因是净化水进入透析机的管道扭结或低水压造成供水不足;电导度降低最常见的原因是浓缩液桶空;比例泵故障也可导致电导度增高或降低。当电导度异常时,将透析液旁路阀打开,使异常透析液不经过透析器而直接排出。

2.温度

温度异常通常是由加热器故障引起,但旁路阀可以对患者进行保护。

3.漏血

气泡、黄疸患者的胆红素或污物进入透析液均会引起假漏血报警。当透析液可能不出现肉眼可见的颜色改变时,需用测定血红蛋白尿的试纸检测流出透析器的透析液来判断漏血报警的真伪。如果确定漏血,透析液室压力应设置在-6.7 kPa(-50 mmHg)以下,以免细菌或细菌产物从透析液侧进入血液。空心纤维型透析器轻微漏血有时会自行封闭,可继续透析,但一般情况下应回血,更换透析器或停止透析。预防:①预冲时进行透析器漏血检测;②透析中避免跨膜压过高,如有凝血、静脉回路管弯曲打折等发生立即处理;③透析中跨膜压不能超过透析器的承受力。

四、血液透析治疗常见急性并发症及处理

(一)低血压

低血压为最常见的急性并发症,发生率可达$50\%\sim70\%$。

1.原因

有效血容量减少、血管收缩力降低、心源性及透析膜生物相容性差、严重贫血及感染等。

2.临床表现

典型症状为出冷汗、恶心、呕吐,重者表现为面色苍白、呼吸困难、心率加快、一过性意识丧失,甚至昏迷。

3.处理

取头低足高位,停止超滤,给予吸氧,必要时快速补充生理盐水$100\sim200$ mL或葡萄糖溶液20 mL,输血浆和清蛋白,并结合病因,以及时处理。

4.预防

(1)用容量控制的透析机,使用血容量监测器。

(2)教育指导患者限制盐的摄入,控制饮水量。

(3)避免过度超滤。

(4)透析前停用降压药,对症治疗纠正贫血。

(5)改变透析方法如采用碳酸氢盐透析、血液透析滤过、钠曲线和超滤曲线、低温透析等。

(6)有低血压倾向的患者避免透析期间进食。

（二）失衡综合征

发生率为 3.4%～20.0%。

1.原因

血液透析时血液中的毒素迅速下降，血浆渗透压下降，而由于血-脑屏障使脑脊液中的尿素等溶质下降较慢，以至脑脊液的渗透压大于血液渗透压，水分由血液进入脑脊液形成脑水肿。这也与透析后脑脊液与血液之间的 pH 梯度增大，即脑脊液中的 pH 相对较低有关。

2.临床表现

轻者头痛、恶心、呕吐、困倦、烦躁不安、肌肉痉挛、视物模糊、血压升高；重者表现为癫痫发作、惊厥、木僵甚至昏迷。

3.处理

轻者不必处理；重者可减慢透析血流量，以降低溶质清除率和 pH 改变，但透析有时需终止。可给予 50%葡萄糖溶液或 3%氯化钠 10 mL 静脉推注，或静脉滴注清蛋白，必要时给予镇静剂及其他对症治疗。

4.预防

开始血液透析时采用诱导透析方法，透析强度不能过大，避免使用大面积高效透析器，逐步增加透析时间，避免过快清除溶质；长期透析患者则适当提高透析液钠浓度。

（三）肌肉痉挛

发生率为 10%～15%，主要部位为腓肠肌和足部。

1.原因

肌肉痉挛常与低血压同时发生，可能与透析时超滤过多、过快，低钠透析等有关。

2.临床表现

肌肉痉挛多发生在透析的中后期，老年人多见。以肌肉痉挛性疼痛为主，一般持续约 10 分钟。

3.处理

减慢超滤速度，静脉输注生理盐水 100～200 mL、高渗糖水或高渗盐水。

4.预防

避免过度超滤；改变透析方法，如采用钠曲线和超滤曲线等；维生素 E 或奎宁睡前口服；左旋卡尼汀透析后静脉注射。

（四）发热

发热常发生在透析中或透析后。

1.原因

感染、致热源反应及输血反应等。

2.临床表现

若为致热源反应通常发生在透析后 1 小时，主要症状有寒战、高热、肌痛、恶心、呕吐、痉挛和低血压。

3.处理

静脉注射地塞米松 5 mg，通常症状在几小时内自然消失，24 小时内完全恢复；若有感染存在应及时与医师沟通，应用抗生素。

4.预防

严格执行无菌操作；严格消毒水处理设备和管道。

(五)空气栓塞

1.原因

血液透析过程中,各管路连接不紧密、血液管路破裂、透析器膜破损及透析液内空气弥散入血、回血时不慎等。

2.临床表现

少量无反应,如血液内进入空气 5 mL 以上可出现呼吸困难、咳嗽、发绀、胸部紧迫感、烦躁、痉挛、意识丧失甚至死亡。

3.处理

一旦发生空气栓塞应立即夹闭静脉通路,并关闭血泵。患者取头低左侧位,通过面罩或气管吸入 100%氧气,必要时做右心房穿刺抽气,同时注射地塞米松,严重者要立即送高压氧舱治疗。

4.预防

透析前严格检查管道有无破损,连接是否紧密;回血时注意力集中,气体近静脉端时要及时停止血泵转动;避免在血液回路上输液,尤其泵前负压部分;定期检修透析机,确保空气探测器工作正常。

(六)溶血

1.原因

透析液低渗、温度过高;透析用水中的氧化剂和还原剂(氯胺、酮、硝酸盐)含量过高;消毒剂残留;血泵和管道内红细胞的机械损伤及血液透析中异型输血等。

2.临床表现

急性溶血时,患者有胸部紧迫感、心悸、心绞痛、腹背痛、气急、烦躁,可伴畏寒、血压下降、血红蛋白尿甚至昏迷;大量溶血时患者可出现高钾血症,静脉回路血液呈淡红色。

3.处理

立即关闭血泵,停止透析,丢弃体外循环血液;给予高流量吸氧,明确溶血原因后应尽快开始透析;贫血严重者应输入新鲜全血。

4.预防

透析中防止凝血;保证透析液质量;定期检修透析机和水处理设备;患者输血时,认真执行查对制度,严格遵守操作规程。

五、透析器首次使用综合征

在透析时因使用新的透析器发生的临床症候群,称为首次使用综合征。分为 A 型首次使用综合征和 B 型首次使用综合征。

(一)A 型首次使用综合征

A 型又称超敏反应型。多发生于血液透析开始后 5～30 分钟内。主要表现为呼吸困难、全身发热感、皮肤瘙痒、麻疹、咳嗽、流泪、流涕、打喷嚏、腹部绞痛、腹部痉挛,严重者可心搏骤停甚至死亡。

(1)原因:主要是患者对环氧乙烷、甲醛等消毒液过敏或透析器膜的生物相容性差或对透析器的黏合剂过敏等,使补体系统激活和白细胞介素释放。

(2)处理原则:①立即停止透析,勿将透析器内血液回输体内;②按抗变态反应常规处理,如应用肾上腺素、抗组胺药和激素等。

(3)预防措施:①透析前将透析器充分冲洗(不同的透析器有不同的冲洗要求),使用新透析器前要仔细阅读操作说明书;②认真查看透析器环氧乙烷消毒日期;③部分透析器反应与合并应用 ACEI(血管紧张素转换酶抑制剂)有关,应停用;④对使用环氧乙烷消毒透析器过敏者,可改用 γ 射线或蒸气消毒的透析器。

(二)B 型首次使用综合征

B 型首次使用综合征又称非特异型。多发生于透析开始后数分钟至 1 小时,主要表现为胸痛,伴有或不伴有背部疼痛。

(1)原因:目前尚不清楚。

(2)处理原则:①加强观察,症状不明显者可继续透析;②症状明显者可予以吸氧和对症治疗。

(3)预防措施:①试用不同的透析器;②充分冲洗透析器。

六、血液透析突发事件应急预案

(一)透析中失血

1.原因

管路开裂、破损,接管松脱和静脉针脱落等。

2.症状

出血、血压下降,甚至发生休克。

3.应急预案

停血泵,查找原因,尽快恢复透析通路;必要时回血,给予输液或输血;心电监护,对症处理。

4.预防

透析前将透析器管路、管路针等各个接头连接好,预冲时要检查是否有渗漏;固定管路时,应给患者留有活动的余地。

(二)电源中断

1.应急预案

通知工程师检查稳压器和线路,电话通知医院供电部门;配备后备电源的透析机,停电后还可运行20~30分钟;若没有后备电源的透析机,停电后应立即将动静脉夹打开,手摇血泵,速度每分钟100 mL左右;若 15~30 分钟内恢复供电可不回血。若暂时仍不能恢复供电可回血结束透析,并尽可能记录机器上的各项参数。

2.预防

保证透析中心为双向供电;停电后 15 分钟内可用发电机供电;给透析机配备后备电源,停电后可运行 20~30 分钟。

(三)水源中断

1.应急预案

机器报警并自动改为旁路;通知工程师检查水处理设备和管路。电话通知医院供水部门;1~2 小时不能解除,终止透析,记录机器上的各项参数。

2.预防

保证透析中心为专路供水;在水处理设备前设有水箱,并定期检修水处理设备。

(聂伯翠)

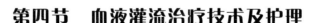

第四节　血液灌流治疗技术及护理

一、概述

(一)血液灌流

血液灌流是指将患者的血液引出体外并经过具有光谱解毒效应的血液灌流器,通过吸附的方法来清除体内有害的代谢产物或外源性毒物,最后将净化后的血液回输患者体内的一种血液净化疗法。在临床上被广泛地用于药物和化学毒物的解毒,尿毒症、肝性脑病及某些自身免疫性疾病等的治疗。

(二)吸附剂

经典的吸附剂包括活性炭和树脂。

(1)活性炭:是一种非常疏松多孔的物质,其来源相当多样,包括植物、果壳、动物骨骼、木材、石油等,经蒸馏、炭化、酸洗及高温、高压等处理后变得疏松多孔。活性炭吸附力强的主要原因就在于多孔性,无数的微孔形成了巨大的比表面积。活性炭的特点是大面积(1 000 m/g 以上)、高孔隙和孔径分布宽,它能吸附多种化合物,特别是极难溶于水的化合物,对血肌酐、尿酸和巴比妥类药物具有良好的吸附性能。

(2)树脂:树脂是一类具有网状立体结构的高分子聚合物,根据合成的单体及交联剂的不同分为不同的种类。血液净化吸附剂采用吸附树脂,吸附树脂又分为极性吸附树脂和非极性吸附树脂。XAD-4、XAD-7 等对有机毒物、脂溶性毒物的吸附作用大;XAD-2 树脂,对疏水集团毒素(如有机磷农药、地西泮等)的吸附力大;XAD 系列树脂的解毒作用优于活性炭,其吸附的毒物分子量为 500~20 000 D。一般认为血液灌流的吸附解毒作用优于血液透析。如对苯巴比妥钠等镇静安眠药、解热镇静剂、三环类抗忧郁药、洋地黄、地高辛、茶碱、卡马地平、有机氯、百草枯等的解毒作用优于血液透析。对脂溶性高、分布容积大、易与蛋白结合的毒物解毒作用也优于血液透析。

(三)理想的血液灌流吸附必须符合以下标准

(1)与血液接触无毒无变态反应。

(2)在血液灌流过程中不发生任何化学反应和物理反应。

(3)具有良好的机械强度,耐磨损,不发生微粒脱落,不发生变形。

(4)具有较高的血液相容性。

(5)易消毒清洗。

二、血液灌流的方法、观察及护理

(一)方法

进行血液灌流时,应将吸附罐的动脉端向下,垂直立位,位置高度相当于患者右心房水平,用 5% 葡萄糖溶液 500 mL 冲洗后,再用肝素盐水(2 500 U/L 盐水)2 000 mL 冲洗,将血泵速度升至 200~300 mL/min 冲洗灌流器,清除脱落的微粒,并使碳颗粒吸水膨胀,同时排尽气泡。冲洗过程中,可在静脉端用止血钳反复钳夹血路以增加血流阻力,使冲洗液在灌流器内分布更均匀。灌流时初始肝素量为4 000 U左右,由动脉端注入,维持量高,总肝素量为每次 6 000～8 000 U,较常规血液透析量大,因活性炭可吸附肝素,要求部分凝血活酶时间、凝血酶时间及活化凝血时间达正常的 1.5～2.0 倍。

(二)血管通路

应用临时血管通路。首选股静脉、颈内静脉及锁骨下静脉,也可采用桡动脉-贵要静脉、足背动脉-大隐静脉,个别情况下也可使用内瘘或外瘘。血流量以 50 mL/min 开始,若血压、脉搏和心率稳定可提高至 150～200 mL/min。

(三)观察

每次血液灌流 2 小时,足以有效地清除毒物。如果长于 2 小时吸附剂已被毒物饱和而失效。如果1 次灌流后又出现反跳时(组织内毒物又释放入血液),可再进行第 2 次灌流,但 1 次灌流时间不能超过2 小时。血液灌流如与血液透析联合治疗,则灌流器应装于透析器之前;结束时把灌流器倒过来,动脉端在上,静脉端在下,用空气回血,不能用生理盐水,以免被吸附的物质重新释放入血。

(四)不良反应

(1)血小板减少:临床上较多见。另外活性炭也可吸附纤维蛋白原,这是造成出血倾向的原因之一。

(2)对氨基酸等生理性物质的影响:血液灌流能吸附氨基酸,尤其对色氨酸、蛋氨酸等芳香族氨基酸吸附量最大,但一般机体有代偿功能,若长期使用,应引起警惕。

(3)对药物的影响:因能清除许多药物,如抗生素、升压药等,药物治疗时应注意剂量调整。

(4)低体温:常发生于冬天使用简易无加温装置血液灌流时。

(五)护理措施及注意事项

(1)密切观察患者的生命体征、神志变化、瞳孔反应等,保持呼吸道通畅。呼吸道分泌物过多的昏迷患者,应将头侧向一边,并及时减慢血流速度,去枕平卧。使用升压药,扩充血容量,如补液及输血、清蛋白、血浆等。但药物应在血路管的静脉端注入,或经另外的补液途径注入,否则药物被灌流器吸附,达不到有效浓度。若患者在灌流之前血压已很低,则可将充满预冲液的管路直接与患者的动静脉端相连接。

(2)血液灌流前大多患者由于药物影响处于昏迷状态,随着血液灌流的作用,药物被灌流器逐渐吸附,1.0～1.5 小时后患者逐渐出现躁动、不安,需用床档加以保护,以防坠床;四肢和胸部可用约束带进行约束,但不能强按患者的肢体,防止发生肌肉撕裂、骨折或关节脱位;背部应垫上软垫防止背部擦伤和椎骨骨折;必要时用包有纱布的压舌板垫在患者的上下齿之间,防止咬伤舌头,并注意防止舌后坠。

(3)保持体外循环通畅。导管应加以固定,对躁动不安的患者适当给予约束,必要时给予镇静剂。防止因剧烈活动而使留置导管受挤压变形、折断、脱出,管道的各个接头须紧密连接,防止滑脱出血或空气进入导管引起空气栓塞。

(4)严密观察肝素抗凝情况,若发现灌流器内血色变暗、动脉和静脉壶内有血凝块,则应调整肝素剂量,必要时更换灌流器及管路。

(5)如用简易的血泵做血液灌流,没有监护装置,则必须严密观察是否有凝血、血流量不足和空气栓塞等情况。如出现动脉除泡器凹陷,则提示血流量不足,应考虑动脉穿刺针是否位置不当、动脉管道是否扭曲折叠、血压是否下降;若动脉除泡器变硬、膨胀,血液溢入除泡器的侧管,提示动脉压过高,灌流器凝血;若同时伴有静脉除泡器液面下降,则应适当增加肝素的用量;在无空气监测的情况下,一旦空气进入体内将会发生严重的空气栓塞,因此要密切注意各管道的连接,严防松脱,注意动静脉除泡器和灌流器的安全固定。

(6)维持性血液透析患者合并急性药物或毒物中毒需要联合应用血液透析和血液灌流时,灌流器应置于透析器之前,有利于血液的加温,以免经透析器脱水后血液浓缩,使血液阻力增大,导致灌流器凝血。

(7)患者有出血倾向时,应注意肝素的用法,如有需要,可遵医嘱输新鲜血或浓缩血小板。

(8)若患者在灌流1小时左右出现寒战、发热、胸闷、呼吸困难等反应,可能是灌流器生物相容性差所致,可静脉注射地塞米松,给予吸氧,但不要盲目终止灌流,以免延误抢救。

(9)观察反跳现象:血液灌流只是清除了血中的毒物,而脂肪、肌肉等组织已吸收的毒物的不断释放、肠道中残留毒物的再吸收等,都会使血中毒物浓度再次升高而再度引起昏迷,会出现昏迷-灌流-清醒-再昏迷-再灌流-再清醒的情况。因此,对脂溶性药物如有需要,应继续多次灌流,直至病情稳定为止。如有条件,应在灌流前后采血做毒物、药物浓度测定。

(10)血液灌流只能清除毒物本身,不能纠正毒物已经引起的病理生理的改变,故中毒时一定要使用特异性的解毒药。如有机磷农药中毒时,血液灌流不能恢复胆碱酯酶的活性,必须使用解磷定、阿托品治疗。

(11)应根据病情采取相应的治疗措施,如洗胃、导泻、吸氧、呼吸兴奋剂、强心、升压、纠正酸中毒、抗感染等。

(12)做好心理护理。多数药物中毒患者都是因对生活失去信心或与家庭成员、同事发生矛盾而服药,故当患者神志逐渐清楚时,护士要耐心劝解、开导、化解矛盾,使患者情绪稳定,从而积极配合治疗。

(聂伯翠)

第五节 血浆置换治疗技术及护理

一、概述

(一)血浆置换(PE)

血浆置换是一种用来清除血液中大分子物质的体外血液净化疗法,指将患者的血液引出体外,经离心法或膜分离法分离血浆和细胞成分,迅速地选择性地从循环血液中去除病理血浆或血浆中的病理成分(如自身抗体、免疫复合物、副蛋白、高黏度物质和蛋白质结合的毒物等),而将细胞成分及补充的等量的平衡液、血浆、清蛋白溶液回输入体内,达到清除致病物质的目的。从而治疗一般疗法无效的多种疾病。

(二)每次血浆交换量

尚未标准化。每次交换2~4 L。一般来说,若该物质仅分布于血管内,则置换第1个血浆容量可清除总量的55%,如继续置换第2个血浆容量,却只能使其浓度再下降15%。因此每次血浆置换通常仅需要置换 1 个血浆容量,最多不超过 2 个。

(三)置换频度

要根据基础疾病和临床反应来决定。每次血浆交换后,未置换的蛋白浓度重新升高,通过从血管外返回血管内和再合成这 2 个途径。血浆置换后血管内外蛋白浓度达到平衡需 1～2 天。因此,绝大多数血浆置换疗法的频度是间隔 1～2 天,连续 3～5 次。

(四)置换液

为了保持机体内环境的稳定,维持有效血容量和胶体渗透压。

(1)置换液种类:①晶体液,如生理盐水、葡萄糖生理盐水、林格液,用于补充血浆中各种电解质的丢失;②胶体液,如血浆代用品,主要有中分子右旋糖酐、低分子右旋糖酐、羟乙基淀粉,三者均为多糖,能短时有效的扩充和维持血容量;血浆制品,最常用的有 5% 清蛋白、新鲜冰冻血浆,后者是唯一含枸橼酸盐的置换液。

(2)置换液的补充原则:①等量置换;②保持血浆胶体渗透压正常;③维持水、电解质平衡;④适当补充凝血因子和免疫球蛋白;⑤减少病毒污染机会;⑥无毒性,没有组织蓄积。

二、血浆置换的并发症及应对

(一)变态反应

1.原因

在血浆置换治疗过程中,由于弃去了含有致病因子的血浆,为了保持血浆渗透压稳定和防止发生威胁生命的体液平衡紊乱,在分离血浆后要补充等容量液体。新鲜冰冻血浆含有凝血因子、补体和清蛋白,其成分复杂,常可诱发变态反应。据文献报道,变态反应的发生率<12%。

2.预防

在应用血浆前静脉给予地塞米松 5～10 mg 或 10% 葡萄糖酸钙 20 mL;应用血浆时减慢置换速度,逐渐增加置换量。同时应选择合适的置换液。

3.护理措施

治疗过程中要严密观察,如出现皮肤瘙痒、皮疹、寒战、高热时,不可让患者随意搔抓皮肤,应及时给予激素、抗组胺药或钙剂,可为患者摩擦皮肤缓解瘙痒。另外,治疗前认真执行三查七对,核对血型,血浆输注速度不宜过快。

(二)低血压

1.原因

置换与滤出速度不一,滤出过快、置换液补充过缓;体外循环血量多,有效血容量减少;疾病原因引起,如应用血制品引起变态反应;补充晶体液时,血渗透压下降。

2.预防

血浆置换术中血浆交换应等量,即血浆出量应与置换液入量保持平衡,当患者血压下降时可先置入胶体,血压稳定时再置入晶体,避免血容量的波动。其次,要维持水、电解质的平衡,保持血浆胶体渗透压稳定。

3.护理措施

密切观察患者生命体征,每 30 分钟监测生命体征一次。出现头晕、出汗、恶心、脉速、血压下降时,立即补充清蛋白,加快输液速度,减慢血浆出量,延长血浆置换时间。一般血流量应控制在 50～80 mL/min,血浆流速为 25～40 mL/min,平均置换血浆 1 000～1 500 mL/h,血浆出量与输入血浆和液体量平衡。

(三)低钙血症

1.原因

新鲜血浆含有枸橼酸钠,输入新鲜血过多、过快容易导致低钙血症,患者出现口麻、腿麻及小腿肌肉抽搐等低钙血症表现,严重时发生心律失常。

2.预防

治疗中常规静脉注射 10％葡萄糖酸钙 10 mL。

3.护理措施

严密观察患者有无低钙血症表现及血液生化改变,如出现低钙血症表现可给予热敷、按摩或补充钙剂等对症处理。

(四)出血

1.原因

血浆置换过程中血小板破坏、抗凝剂输入过多及疾病本身导致。

2.预防

治疗前常规检测患者的凝血功能,根据情况确定抗凝剂剂量及用法。

3.护理措施

治疗中严密观察皮肤及黏膜有无出血点;进行医疗护理操作时,动作轻柔、娴熟,熟练掌握静脉穿刺技巧,尽量避免反复穿刺;一旦发生出血,立即通知医师采取措施,治疗结束时用鱼精蛋白中和肝素,用无菌纱布加压包扎穿刺点,术后 6 小时注意观察穿刺部位有无渗血。

(五)感染

1.原因

置换液含有致热源;血管通路感染;疾病原因引起的感染。

2.预防

严格无菌操作。

3.护理措施

血浆置换是一种特殊的血液净化疗法,必须严格无菌操作;患者必须置于单间进行治疗,治疗室要求清洁,操作前紫外线照射 30 分钟,家属及无关人员不得进入治疗场所;操作人员必须认真洗手、戴口罩和帽子,配置置换液时需认真核对、检查、消毒,同时做到现配现用。

(六)破膜

血浆分离的滤器因为制作工艺而受到血流量及跨膜压的限制,如置换时血流量过大或置换量增大,往往会导致破膜,故血流量应为 100～150 mL/min,每小时分离血浆 1 000 mL 左右,跨膜压控制于 50.0 kPa(375 mmHg)。预冲分离器时注意不要用血管钳敲打排气,防止破膜的发生。

(聂伯翠)

第六节 妊娠期血液透析技术及护理

慢性肾衰竭患者由于月经紊乱和排卵异常,其生育能力降低,如妊娠前血肌酐大于265.2 μmol/L(3 mg/dL),尿素氮大于10.7 mmol/L(3 mg/dL),成功的妊娠是罕见的。今年随着血液透析治疗及其技术的不断进展,成功的妊娠和正常分娩的报道日益增多,据国际肾脏病协会统计表明,妇女透析患者妊娠发生率美国每年约0.5%,沙特阿拉伯每年约1.4%,我国目前尚无该方面的确切资料。由于透析患者妊娠可危及母亲和胎儿的安全,肾脏科、产科及儿科恰当的配合与处理可帮助患者顺利度过妊娠期、围生期,提高胎儿成活率。本节重点阐述妇女妊娠期透析。

妊娠过程中,妇女的血容量负荷增加,心脏处于高排出量状态;前列腺素分泌增加,肾血管阻力下降,肾血流增加,使早期肾小球滤过率增加30%~50%,导致溶质的排泄率增加,血肌酐和尿素氮水平下降。Sim等观察到正常非妊娠期妇女血肌酐为(59.2±12.4)μmol/L、尿素氮为(4.9±4.1)mmol/L,而血压正常妊娠妇女血肌酐为(40.7±26.5)μmol/L,尿素氮为(3.1±0.5)mmol/L,因此认为妊娠期间血肌酐大于70.7 μmol/L时应进行肾功能检查。

一、透析患者妊娠及其后果

透析患者生育能力明显下降,据统计透析患者妊娠发生率每年在0.5%~1.4%,比利时一项研究表明发生率仅为每年0.3%。晚期随着促红细胞生成素的应用,透析患者生育能力有所改善,特别注意的是血液透析患者妊娠率为腹膜透析的2~3倍。透析患者生育能力下降原因尚不明确,早先文献报道仅有10%的育龄妇女透析期间恢复月经,最近研究报道达40%。早在15~20年前就有证实透析患者存在激素水平异常,在月经周期卵泡雌二醇水平同正常一样,但缺乏黄体生成素和卵泡刺激素高峰,孕激素水平持续下降,约70%的妇女继发于高泌乳素血症而产生泌乳。以上研究提示慢性肾衰竭患者存在下丘脑-垂体-卵巢轴基础水平异常,缺乏典型的排卵高峰和对月经的周期性调节作用。慢性肾衰竭患者妊娠常发生在透析开始的前几年,但亦有报道妊娠发生在透析20年之久。多次妊娠亦较常见,美国国家透析患者妊娠登记(NPDR)资料显示,8例孕龄妇女妊娠2次,8例妊娠3次,1例妊娠4次。透析患者妊娠结局如何报道不一,婴儿生存仅是判断妊娠成功标志,其实大多数婴儿早产或生长发育迟缓,新生儿常合并呼吸窘迫综合征及其他早产并发症,NPRD报道116例成活婴儿中有11例发生呼吸窘迫综合征及1例死胎存在先天性异常。随诊资料较全的49例婴儿中有11例需长期医治或存在发育障碍,他们大多数归因于早产而非宫内氮质血症环境。

二、妊娠与透析

(一)透析治疗的时机

目前对于妊娠合并慢性肾衰竭的透析时机尚无统一标准,与非妊娠妇女相比,早期和充分透析是有益的。Hou提出,当血清尿素氮为30~40 mmol/L(80~100 mg/dL)时,必须开始透析。透析治疗有利于减轻宫腔内胎儿的氮质血症,改善胎盘功能不全,避免死产和自然流产。此外,透析治疗有助于控制孕妇的容量依赖性高血压,增加透析次数可以减少透析中低血压的发生,而且不需限制饮食,改善母婴的营养状况。妊娠末期,由于婴儿每天约产生 540 mg 尿素氮,透析时间必须适宜延长。

(二)透析时间

关于妊娠合并慢性肾衰竭,每周透析总时间和透析的目标,各家报道不一。有研究主张强化透析(每天透析),尽管强化透析价值尚没有最后确定,但从理论上是可以实施的。Kundaye 等报道妊娠期间透析和残肾功能尚可,孕妇妊娠结局较满意,婴儿成活率达 75%～80%,但尚不能区分是残余肾功能还是充分透析治疗改善了妊娠结局,但起码降低了胎儿暴露于代谢产物环境的概率。另外,每天透析,透析间期体重增加较适宜,降低了低血压危险。透析患者羊水过多较普遍,增加了早产概率,相对于婴儿正常肾功能,血清过高尿毒素可促使渗透性利尿,增加羊水过多的概率。有资料主张每周至少 20 小时透析才能明显改善妊娠预后。

透析治疗对胎儿有害的证据不足,有些研究认为,透析可诱发早产。这是因为透析能使体内黄体酮下降 10%,而早产与黄体酮减少有关。Sancbez-Casajus 等在透析过程中对胎儿进行监测,结果提示胎儿对透析治疗的耐受力较好。透析中低血压可导致胎儿宫内窘迫,因此,必须防止妊娠过程中低血压的发生。

三、透析液处方

有关血液透析的处方建议很多,但能否改善母婴的预后不肯定。Hou 主张透析液钠浓度为 134 mmol/L,使之接近正常妊娠妇女血清钠较低的水平;增加透析液钙浓度至 2 mmol/L,以适应母婴钙的需求量;透析液中含糖量为 200 mg/dL,防止透析中出现低血糖;维持血压稳定的措施与非妊娠透析一致。

对于强化透析易引起电解质紊乱,需进行调整。如果每天饮食中钾的摄入量不能抵消透析丢失量,可导致血清钾水平下降,因而需适当增加透析液钾浓度。如果透析液中钙离子浓度仍为 0.875 mmol/L 可导致高钙血症,因而钙离子浓度为 0.625 mmol/L 较适宜。一般来说,透析液中 HCO_3^- 浓度设计为 35 mmol/L,可缓冲两天间期酸负荷,每天透析可致血清 HCO_3^- 浓度上升,导致代谢性碱中毒,因而需个体化调节 HCO_3^- 浓度。

四、抗凝治疗

过去妊娠患者要适当减少肝素用量,对于每天透析患者需用最小剂量肝素,然而因非妊娠患者降低肝素用量可增加体外循环凝血,尽管迄今尚无严格病例对照研究,但妊娠处于高凝状态,可适当增加肝素用量,肝素不能通过胎盘,因而无致畸作用,对于明显出血孕妇主张无肝素透析。华法林能通过胎盘,在妊娠前 3 个月有致畸作用,在妊娠后 3 个月可引起胎儿出血,因而,对于需用华法林预防血管通路高凝状态的孕妇应该用肝素皮下注射预防。随着低分子量肝素普遍使用,以及其出血危险性低等优点,目前主张应用低分子肝素。

五、妊娠透析患者的营养指导

妊娠期间经各种营养支持满足母婴需要,透析本身会导致严重营养不良,因而妊娠透析期间需合理营养指导,如表 10-5 所示。

表 10-5　妊娠透析患者营养指导

热卡	35 kcal/(kg·d)＋300 kcal
蛋白质	1.2 g/(kg·d)＋10 g
维生素	
维生素 A	无需补充
维生素 B	无需补充
维生素 C	≥170 mg/d
维生素 B_1	3.4 mg/d
核黄素	3.4 mg/d
烟酸	≥20 mg/d
维生素 B_6	＞5 mg/d
叶酸	1.8 mg/d
矿物质	
钙	2 000 mg/d
磷	1200 mg/d
镁	200～300 mg/d
锌	15 mg/d
卡尼汀	330 mg/d

注：1 kcal＝4.2 kJ。

六、透析患者产科问题

慢性肾衰竭妊娠对母婴均有极大威胁,因需泌尿科、产科、妇科、儿科通力协作,才能保证母婴平安。早产是慢性肾衰竭妊娠婴儿死亡率和发病率增加的关键因素,需加强指导,同预防先兆子痫一样,需补充镁离子,但小心避免镁中毒和孕妇呼吸窘迫,当血清镁离子浓度低于 5 mg/dL 时需给予负荷剂量并在每次透析后给予补充。吲哚美辛可促进胎儿成熟,使分娩延后 72 小时,并可预防羊水过多,但过多应用可加重肾功能损害,引起高钾血症。由于死胎发生率增加,需密切观察胎儿生长发育状况,主张在孕 30 周后经腹壁羊膜腔穿刺抽吸羊水测胎肺成熟度,并注入地塞米松 10 mg 每周两次,促进胎肺成熟。对胎儿宫内发育迟缓的治疗,每天吸氧 3 次,每次 30 分钟,并口服解痉药,如沙丁胺醇或氨茶碱,同时加强营养支持。关于选择分娩时机尚有争论,一些作者主张如果胎儿肺成熟,选择 34～36 周分娩较佳,但现在多数主张孕妇 38 周分娩较好,但对于透析患者,往往由于早产和产科问题留给我们选择的时间不多。对于剖宫产仅适用于产科问题,而绝非肾脏本身,否则主张自然分娩较好。特别注意的是分娩过程避免水负荷增加和感染,因为催产素能增加水潴留的危险。至于新生儿处理尤为必要,透析患者婴儿分娩时血清尿素氮和血肌酐水平同母亲一样,可导致出生后渗透性利尿,没有密切监测和适当补充,可导致血容量不足和电解质紊乱。新生儿血清钙离子浓度监测也尤为重要,因为婴儿长期暴露在高钙血症的环境,出生后易发生低钙血症和痉挛等危险。

妊娠合并慢性肾衰竭对母婴均有危险,孕前肾功能良好者,妊娠可能不会引起肾功能的损害,婴儿生存率高;孕前肾功能中度以上损害者,妊娠可能导致 1/3 的患者肾功能恶化,密切监测和早期终止妊娠,也难以保证肾功能的逆转;积极配合透析治疗,肾功能可能恢复,妊娠高血压疾病也是不可忽视的问题,需警惕高血压的危险。另外,自然流产、早产和死产的发生率高,对胎儿的生存威胁极大。透析治疗可提高母婴的生存率,必须早期和充分透析,掌握透析原则,避免透析并发症。

(聂伯翠)

第七节　小儿血液透析技术及护理

一、适应证

(一)急性肾衰竭

利尿剂难治的液体超负荷导致高血压或充血性心力衰竭,高分解状态或因为支持循环需要大量肠外补充液体,以上情况合并持续少尿状态时需要透析。

(二)慢性肾衰竭

小儿慢性肾衰竭的年发病率为(2.0～3.5)/100 万人口,病因与第一次检出肾衰竭时小儿的年龄密切相关,5 岁以下的慢性肾衰竭常是先天性泌尿系统解剖异常的结果;5 岁以上的慢性肾衰竭以后天性肾小球疾病为主。对慢性肾衰竭来说生化指标的改变比临床症状更重要,当小儿肾小球滤过率将为 $5 \ mL/(min \cdot 1.73 \ m^2)$ 时,就相当于年长儿童血浆血肌酐 884 mmol/L。慢性肾衰竭小儿透析指征见表 10-6。

凡具备以上任何一项都应开始透析,有条件时尽量提前建立动静脉内瘘,早期、充分透析可以预防出现严重并发症,如左心衰竭、致死性高血钾、心包炎等,有助于纠正营养不良及生长发育迟缓。

二、小儿血液透析特点

近 10 年由于血液透析新技术的应用使小儿血透更加安全,如血管通路的建立、专用的小儿透析材料和设备等,但是在不同国家和地区之间,小儿透析的开展还是有很大的差距。

表 10-6　慢性肾衰竭小儿开始透析的指征

血肌酐:年长儿童>884 mmol/L,婴儿>442 mmol/L
血清钾>6.0 mmol/L
CO_2CP<10 mmol/L 或血磷>3.23 mmol/L
药物治疗难以纠正的严重水肿、高血压、左心衰竭
保守治疗伴发严重肾性骨病、严重营养不良及生长发育迟缓者

(一)血管通路

良好的血液通路是小儿血液透析的关键。由于小儿透析患者血管细,合作不好,建立有效的血管通路是血透成功的关键。

1.经皮穿刺中心静脉置管

目前小儿临时血透血管通路以采用经皮中心静脉穿刺插管为主,穿刺部位常用股静脉、颈内静脉及锁骨下静脉,婴幼儿多选用穿刺技术简便又安全的股静脉,缺点是限制患儿活动,并易发生感染,导管留置时间不宜超过1个月,较大儿童能够合作可选择颈内静脉或锁骨下静脉,不影响患儿活动,导管留置时间较长,可达3个月,但穿刺技术要求高,要求患儿能够很好地配合,可考虑应用短效的静脉麻醉剂,并发症为误穿动脉、误穿腹膜等。

2.动静脉内瘘

对于需慢性血透的患儿,最常用的部位是上肢的桡动脉与头静脉。体重5～10 kg的小儿可利用大隐静脉远端和股动脉侧壁建立隐静脉襻内瘘,血管条件差者可行移植血管建立动静脉搭桥。由于小儿血管细,常需要应用显微外科技术建立动静脉内瘘,术后内瘘成熟期应足够长(1～6个月),在成熟期内患儿应在医护人员指导下做一些有助于扩张血管的锻炼。过早使用动静脉内瘘易发生血肿或假性动脉瘤。

(二)透析器及血液管道

选择透析器型号和血液管道容量应依据患儿年龄和体重的不同而有所差异。透析器和血液管道总容量不应超过患者总血容量的10%,小儿血容量约为80 mL/kg,即透析器和血液管道总容量不应超过体重的8%,最好选用小血室容量和低顺应性透析器,如中空纤维型、小平板型,而具有大血室容量和高顺应性的蟠管型就不适合。为防止透析后失衡综合征,首次透析选择透析器为尿素清除率不超过3 mL/(min·kg),以后的规律透析也选择尿素清除率在6～8 mL/(min·kg)。一般情况下体重<20 kg者选0.2～0.4 m² 膜面积的透析器,20～30 kg者选0.4～0.8 m² 膜面积的透析器,30～40 kg者选0.8～1.0 m² 膜面积的透析器,体重超过40 kg者可选用成人透析器和血液管道。

小儿的血液管道容量为13～77 mL不等,用直径1.5～3.0 mm的管道可限制血流量在30～75 mL/min,如用大流量透析可选用短和直径大的管道,以减少体外循环血容量。

(三)血透方案设计

血透初期遵循频繁短时透析的原则,避免血浆渗透压剧烈改变。低蛋白血症患儿可在透析中输清蛋白1～2 g/kg。

1.血流量

3～5 mL/(min·kg)。体重超过40 kg者可使血流量达250 mL/min。

2.抗凝剂

常规应用肝素,首次用量25～50 U/kg,维持量10～25 U/(kg·h),透析结束前30分钟停用。低分子肝素平均剂量为:体重低于15 kg者用1 500 U,体重15～30 kg者用2 500 U,体重30～50 kg者用5 000 U。有出血倾向者应减少肝素用量或无肝素透析。

3.透析液

为避免醋酸盐不宜耐受,主张全部应用碳酸氢盐透析液,钠浓度140～145 mmol/L,透析液流量500 mL/L,婴幼儿血流量小,则透析液流量减少到250 mL/L。

4.透析频率

一般每周2～3次,每次3～4小时,婴幼儿因高代谢率和对饮食适应性较差,有时需每周透析4次或隔天透析,透析充分性指标应高于成人透析患者,建议维持Kt/V在1.2～1.6。

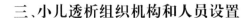

三、小儿透析组织机构和人员设置

建议专为肾衰竭儿童设置肾病中心,包括小儿透析中心、儿科病房,透析中心除了成人透析中心应该配备的工作人员外,还应配备专门培训过的相应专业人员,如营养师、教师及心理医师等,这才能很好地控制小儿饮食等各方面,有助于教育和纠正患儿的心理障碍。

四、血液透析的护理

(一)一般护理

(1)做好透析患儿的心理护理。医务人员穿着白色服装,每次透析都由护士做血管穿刺等,血液透析的不舒适及透析中没有家长的陪伴,这些往往使患儿感到恐惧、紧张,作为医务人员可以通过与透析患儿交谈,努力成为他们的朋友,用温柔的言语和娴熟的技能缓解患儿的恐惧、紧张的心理。通过做好生活护理,以及时发现和满足患儿的需求,拉近与患儿的距离,提高患儿在透析过程中的依从性。另外,要做好患儿家属及年龄较大患儿的宣教工作,告诉他们疾病的相关知识,透析间期血管通路的护理及饮食控制的知识,以及自我护理对疾病预后的重要性。

(2)小儿一般选择容量控制型的透析机,调节血流量和透析液流量,控制超滤量,降低透析失衡综合征和低血压的发生。应根据患儿的情况采用不同的透析处方,包括透析方式、透析液的温度和浓度。了解患儿的一般情况,如体重、年龄、血压、体温、有无出血倾向、有无并发症等,确定使用抗凝剂的种类及剂量,决定选用的透析器型号、超滤量及透析时间。回血时控制生理盐水的入量,以不超过 100 mL 为宜。

(3)患儿的血管条件较成人差,穿刺技术不佳可以引起血肿,诱发动静脉内瘘闭塞,加重患儿对血液透析的恐惧,不利于治疗。因此要求护士操作技术规范、娴熟,可以由资深的护士进行血管穿刺,做到"一针见血",提高穿刺的成功率,有利于动静脉内瘘的成熟,并减轻患儿的恐惧心理。

(4)在透析过程中加强观察,包括:①穿刺处有无渗血;管道安置是否妥当,有无扭曲或折叠;②透析机运转是否正常;③管路内血液的颜色是否正常;④血流量是否正常;⑤血液、脉搏和体温情况。应经常询问患者有无抽筋、头痛、头晕和胸闷等不适。患儿年龄小,往往对不良反应敏感度较低,不能做到出现不适时及时告知医护人员,因此应通过对生命体征的密切观察,以及早发现一些不良反应的早期征象,及时处理。

(5)对于有低蛋白血症的患儿,可以:①在透析过程中通过使用人血清蛋白或输注血浆提高血浆胶体渗透压;②对于严重低血压或严重贫血的患儿,可以增加预冲液量或使用新鲜血预冲体外循环系统,或在透析中使用升压药;③对于因体重增长过多使心脏前负荷过重或伴有急性肺水肿的患儿,应减少预冲液量;④对急性左心衰竭但不伴有高钾血症的患儿可以先行单纯超滤;⑤对合并高钾血症的患儿可以先用降钾药物,使高钾血症有所缓解,再行透析。

(6)保持呼吸道通畅,防止窒息;指导和督促患儿按时服药,定期注射重组人红细胞生成素,定期检查血液分析等各项检查。

(二)营养管理

小儿处于生长发育期,其代谢速度较成人快,活动量大,营养要求也高,但因疾病等原因,患儿食欲较差,且由于饮食控制使食物过于单调,加之透析丢失营养物质,因此患儿容易发生营养不良。因此可选择患儿喜爱的食物,经常变换烹饪方法,以保证患儿的营养需求。血液透析的患儿营养需求如下:优质高蛋白饮食,蛋白质摄入量为 $1.0\sim1.2$ g/(kg·d),男性患儿热量摄入为 251 kJ/(kg·d)[60 kcal/(kg·d)],女性患儿为 201 kJ/(kg·d)[48 kcal/(kg·d)],要求其中 35%来自碳水化合物。

(三)并发症及其护理

许多成人透析的远期并发症,如肾性骨营养不良、贫血、高血压、心包炎、周围神经病变等,也同样发生于慢性透析的小儿患者。因为小儿处于生长发育期,透析中低血压、失衡综合征、"干体重"的监测方面有其特殊性,且并发症中肾性骨营养不良和贫血的治疗尤其重要。此外慢性透析小儿还受生长发育迟缓、性成熟延迟、心理障碍的困扰等。

1."干体重"的监测

小儿自我管理能力较差,对水、盐不能很好限制,透析间期食欲不佳,常并发营养不良,加之处于生长发育时期,随年龄增加或肌肉增长等"干体重"都会随之变化,每次透析都应精确计算脱水量,防止容量负荷过高,在血透过程中实时监测血细胞比容可防止透析中血液下降,定期根据心胸比等有关指标确定"干体重",注意防止因脱水过多导致血压降低或脱水不足导致心力衰竭。

2.透析中低血压

小儿对血流动力学改变非常敏感,每次透析应遵循出水少于体重的 5%,婴幼儿小于 3%或除水速度小于 10 mL/(kg·h)的原则。体重不足 30 kg 的患者,每周血透 3 次,每次 4 小时,65%的病例出现循环衰竭、腹痛、恶心、呕吐等因急速除水引起的症状。体重 30 kg 以上的患者,只有 20%的病例出现这些症状。发生这些症状主要与除水有关,其他原因还有选用大血室容量透析器或血液管道,非常仔细地观察透析当中生命体征,透析中最好配备血容量监控装置,回血时生理盐水不能过多(尽量不超过 100 mL)。当患儿血容量相对或绝对不足时,如重度贫血、低蛋白血症或较低体重(<25 kg),血透时没有相适应的小透析器而只能用较大透析器时,在透析前预冲血液或血制品(如血浆或清蛋白)于透析器和透析管道中可预防低血压的发生。透析中低血压的处理主要是输注生理盐水或清蛋白。

3.失衡综合征

若透析前尿素氮明显升高,超过 35.7 mmol/L(100 mg/dL)或使用大面积高效能透析器都易发生失衡综合征,常表现为头痛、恶心、呕吐或癫痫样发作,处理可静脉滴注甘露醇 1 g/kg,30%在透析开始 1 小时内滴入,其余在透析过程中均匀滴入,若频繁或大量使用,应注意对残余肾功能的影响,也可提高透析液葡萄糖浓度。若透析前尿素氮超过 71.4 mmol/L 就应频繁短时间的透析。

4.心理和精神障碍

透析小儿不仅要接受长期依赖透析生存的现实,还得应付一些透析治疗带来的问题,如穿刺的疼痛、透析过程中的不适、饮食的限制、与同龄儿童的隔阂及死亡的恐惧等,这些常常导致小儿情绪低落,精神抑郁,加重畏食。鼓励这些儿童建立生活信心,需要心理医师、护士、家长及学校教师共同配合。对这类儿童更要强调生活质量,主张回归社会,尽可能参加体育运动,应帮助患儿合理安排透析时间,与同龄儿童一样入学校完成学业。

总之,在小儿透析过程中,早发现、早处理是防治血液透析急性并发症的关键,加强对患儿及家属的宣教工作,做好饮食管理及采用个体化透析,是防治远期并发症、提高透析患儿的存活率和生活质量的前提。医务人员高超的透析技术、穿刺技术在缓解小儿不良心理情绪方面起着至关重要的作用。

从长远观点看,终末期肾衰竭患儿长期血透并非上策,因为它对患儿生活质量影响较大,故在接受一段时间透析后最终行肾移植。北美儿童肾移植协作组资料显示,12 岁以前肾移植有利于生长发育,13 岁以后肾移植未见预期的青春期加快生长,强调在青春期前进行肾移植有利于生长和性发育,与透析治疗比较,肾移植具有可以获得正常生活、较好职业的优点。

(聂伯翠)

第八节　老年患者血液透析技术及护理

血液透析疗法已成为治疗终末期肾脏病(ESRD)的有效措施。近年来透析人群中老年人比例显著增加,据欧洲肾脏病学会(ERA-EDTA)的登记报道,1995 年 EARD 进入透析治疗的患者平均年龄 56.8 岁,其中大于 60 岁者占 52%。美国大于 65 岁的透析患者已从 1973 年的 5%,1990 年的 38%上升至目前的 42%。由于这一人群存在着与年龄相关的脏器组织学、功能及代谢的特殊性,老年终末期肾衰竭的治疗问题越来越引起人们的关注。

一、疾病特点

老年尿毒症患者并发症多,透析中的急性并发症以低血压、抽搐和心律失常为主,慢性并发症以心血管系统疾病、感染、营养不良、脑血管意外、恶性肿瘤和肾性骨病较常见,死亡原因主要为心血管疾病。

老年尿毒症患者在透析前大多伴有高血压、糖尿病、骨质疏松、心血管系统疾病、呼吸系统及消化系统疾病,因此在透析过程中容易发生低血压、抽搐和心律失常,有部分患者在透析过程中会出现腹痛,要警惕有无小肠坏死或腹腔感染灶。

维持性血液透析患者在透析前往往已存在营养不良,进行血液透析后,营养不良则更为明显,其中老年患者更为突出。患者由于对透析不耐受导致透析不充分,伴有糖尿病、胃肠道等慢性病,或使用某些药物引起不良反应导致患者厌食,蛋白质摄入不足;特别是透析不充分、微炎症状态、透析过程中各种营养物质的丢失及透析的不良反应等,这些都是引起营养不良的主要原因。长期的营养不良会使机体的免疫力降低,引起呼吸系统、泌尿系统的感染率上升。维持性血液透析的老年患者若由于上呼吸道感染诱发肺炎、高热,会使病情加重,使营养不良的状况变得更加严重,导致患者对血液透析不耐受,如此恶性循环,使患者死亡的危险性大为增加。

二、透析时机及血管通路的建立

对老年患者透析时机目前尚无一致看法,一般认为 Ccr < 0.17 mL/(s·1.73 m²) [10 mL/(min·1.73 m²)],或血肌酐浓度 > 707.2 μmol/L 并有明显尿毒症症状(尤其有较明显的水、钠潴留,如明显水肿、高血压和充血性心力衰竭迹象),有较严重的电解质紊乱(如血钾 > 6.5 mmol/L),有较严重的代谢性酸中毒($CO_2CP \leq 6.84$ mmol/L)者,均应开始透析。

慢性肾衰竭老年透析患者,在透析前 4~6 周应安排行动静脉内瘘吻合术,使动静脉内瘘有充分的成熟时间,如需紧急透析而动静脉内瘘未建立,可以通过建立临时血管通路进行透析,如经皮静脉插管或直接进行血管穿刺。

三、血液透析的特点

(一)透析器

老年患者因疾病的特殊性,在透析中极易引起低血压、抽搐等不适,应尽量安排超滤稳定、有可调钠功能的机型。伴有心功能不全、持续性低血压者,应避免选择大面积、高通量的透析器,一般使用面积为1.2 m² 的透析器。

(二)血管通路

建立合适的血管通路是血液透析得以进行的前提,亦是提供充分透析的必要条件。老年血透患者由于动脉粥样硬化、血管中层钙化、营养不良等因素,给自体动静脉内瘘的建立带来困难。常用的动静脉内瘘是在前臂进行桡动脉与头静脉的吻合。老年人由于桡动脉粥样硬化,造成桡动脉-头静脉瘘的失败率高达 56%,老年患者特别是年龄大于 74 岁者内瘘存活时间明显低于年轻者。

近期研究表明,老年人行直接的肘部内瘘(肱动脉合并行静脉吻合)优于任何其他形式的血管通路,早期失败率仅 1.8%,而前臂瘘大于 20%,血管移植建立动静脉瘘为 16.5%。当肘部瘘因流量不足而无法有效进行透析时,在相同血管通路改用移植血管建立动静脉内瘘均获得了成功。

如果不能建立肘部自体动静脉内瘘,用同种移植静脉建立血管通路优于聚四氟乙烯人造血管,主要是并发症少,宿主血管的依从性好,技术容易等。最常见的并发症是血栓形成,常需要血管成形术或搭桥术。

部分老年透析患者无论自体或移植建立动静脉内瘘都有困难,可选用持久性双腔导管作为长期血管通路的有效补充形式。与普通双腔导管不同的是,持久性双腔导管长一些,柔韧性更好,对组织损害小,不易移动。此外,其在出皮肤处与穿刺点的平行距离至少有 2 cm,且皮下有一涤纶扣,被组织生长包绕,有利于导管在皮下的固定,并设置了自然抗感染屏障,延长了导管的使用时间。由于持久性双腔导管作为血管通路可立即使用,无动静脉分流,对心脏的血流动力学影响小,加之不需要忍受每次透析时穿刺的痛苦,使一些慢性肾衰竭患者容易接受,特别是无法建立有效血管通路时。

(三)血流量

不伴有慢性病的老年患者,血流量根据其年龄、性别、体重控制在 200~250 mL/min;伴有心血管系统疾病、肺心病、持续性低血压者,血流量应控制在 150~180 mL/min。流量过快可加重患者的心脏负担,引起心律失常及心动过速等。

(四)透析液浓度

根据患者在透析中存在的不同问题调节钠浓度。对于高血压的患者,可适当调低钠浓度,一般控制在 138~142 mmol/L;对于低血压、在透析中易出现抽筋的患者,可适当调高钠浓度,一般控制在142~148 mmol/L。

(五)透析液温度

透析液温度一般控制在 36~37 ℃,对于持续性低血压的患者将透析液温度调到 35.5~36.5 ℃,因低温透析可使患者外周血管收缩,对血压有一定的调控作用。对发热患者也可适当降低透析液温度。对于血压正常或较高,但在透析中易引起抽搐的患者,可将透析液温度适当调高,控制在 37.0~37.5 ℃,以减少透析中肌肉抽搐的发生。

(六)超滤量

根据患者体重的增长情况设定超滤量。若患者透析间期体重的增长超过了干体重的4%，则应根据患者以往的透析资料确定超滤量。一般超滤率控制在500 mL以内，并根据患者透析中的情况和透析结束前1小时的血压适当增减超滤量。

对个别水肿严重或伴有腹水、胸腔积液的患者，可以通过序贯透析来减缓透析对患者心血管系统造成的影响，促使水分排出。

(七)每周透析的次数和时间

年纪较大的患者，一般不能耐受长达6小时的透析，所以大都安排每周透析3次，每次4小时。

四、护理

(一)一般护理

(1)病室环境应保持清洁，地面保持干燥，阳光充足，每天定时开窗通风，保持室内空气清新，保持室内温度在18～20 ℃，湿度在50%～60%为宜。

(2)根据患者的病情及需求让其采取舒适的卧位，保持床单位清洁、干燥，床单位做到一人一用一更换。

(3)做好基础护理，满足患者的合理需求，对生活不能自理的患者，应帮助其进食和饮水。

(4)做好心理护理，仔细耐心地向患者及家属讲解关于血液透析的基础知识，让患者了解血液透析的意义及注意事项，消除患者紧张、恐惧的心理，使患者能配合治疗。生活上给予患者无微不至的关心，用温柔的言语、和蔼的微笑感染患者，对患者每一点微笑的进步都予以鼓励，使老年患者感到医院的温暖，保持健康、乐观的心情，增强战胜疾病的信心和勇气。

(5)体重监测。老年患者的记忆力减退，往往在季节变换时由于衣物增减弄错了自己的体重，护士应陪同患者测量体重，并做好详细记录，对透析间期体重增长过快的患者应提醒其注意控制饮食。

(6)透析前仔细询问患者有无出血倾向，合理选择抗凝剂；了解患者有无感染、发热，如有异常，先通知医师处理后再上机。根据患者体重增长情况及疾病的特点设定超滤模式、超滤量、血流量及透析液浓度等，给予患者个体化透析。

(7)加强永久性血管通路和临时性血管通路的护理。老年患者因某些慢性病，如糖尿病、肿瘤、慢性支气管炎等食欲下降，而分解代谢增加，消耗了体内蛋白质及脂肪的储备，引起营养不良，同时因尿毒症导致体内代谢和激素水平紊乱，故伤口不易愈合。老年患者大都伴有高血脂和肥胖，且疾病因素使患者血管条件较差，血管细、脆、易滑动，穿刺失败时易引起血肿，管壁修复较慢，这些给内瘘穿刺带来一定的难度。因此穿刺时应选择年资较长、技术较熟练的护士进行操作，有计划地选择动静脉内瘘穿刺点。

老年人因精力不足、经济条件的限制、自身照顾不周而不能做好个人清洁卫生，容易引起动静脉内瘘感染。因此护士对其进行动静脉内瘘穿刺前应先做好皮肤清洁，观察有无血肿、内瘘是否通畅、周围皮肤是否完好；穿刺时应严格执行无菌操作技术，认真执行操作规程，防止并发症的发生。

使用临时血管通路前，护士同样要做好皮肤的清洁消毒，观察伤口有无渗血、管道固定处有无缝线脱落、固定是否妥当。此外，还要做好患者动静脉内瘘及临时性血管通路的宣教工作，让其进行自我保护。

(8)给予吸氧：对伴有心肺疾病者，在透析开始时就可给予吸氧。

(9)保持呼吸道通畅：对于透析中出现恶心、呕吐者，应及时清理呼吸道，保持呼吸道通畅。

(10)透析过程中严格执行操作规程，避免发生不必要的医疗差错，造成患者身体上和心理上的痛苦。

(二)密切观察病情变化，做好记录

(1)在透析过程中加强观察：①穿刺处有无渗血；②管道安置是否妥当、有无扭曲或折叠；③透析机运转是否正常；④管路内血液的颜色是否正常；⑤血流量是否正常；⑥患者的血压、脉搏和体温情况。经常询问患者有无抽搐、头痛、头晕、胸闷等不适。有些老人对不良反应的敏感度较低，出现不适时不能及时告知医护人员，因此医护人员应通过对生命体征的密切观察，以及早发现不良反应的早期征象，以及时处理。

(2)在透析中，患者如需输血、输液，应严格掌握输液速度。为了使血液中的钾离子清除充分，输血应控制在透析结束前2小时结束；输液时根据不同的药物调节滴速，避免过快，一般控制在每分钟30滴为宜。用药时，密切观察患者有无输血反应、输液反应、药物变态反应等，以及用药后有何不适，如有异常应及时通知医师。

(3)透析结束后，对止血有困难的患者，应该帮助止血；告诉患者起床速度不要太快，避免发生直立性低血压；严密观察生命体征，待患者一切正常后才能护送出血透室。

(三)饮食护理

护士应关心患者透析期间的饮食、起居情况，加强与患者的沟通，讲解有关的营养知识，告诉患者饮食多元化的方法，把握机会和患者家属沟通，告知家庭支持的重要性。

对合并其他慢性病的老年患者，在饮食上要结合患者的不同情况，作出相应的调整。如患者伴有糖尿病，则应避免摄入含糖量过高的食物，主食以米、麦类碳水化合物为宜。

(四)并发症的护理

老年血液透析患者的急性并发症及远期并发症与常规透析患者的并发症基本相同，但由于疾病及年龄的特殊性，他们更易发生透析失衡综合征、心血管系统并发症、感染、营养不良、脑血管意外、肾性骨病及肿瘤等并发症。

1.透析失衡综合征

透析失衡综合征多见于首次进行血液透析的患者，在透析过程中后透析后24小时内发生以神经系统症状为主的一系列综合征，如头痛、失眠、恶心、呕吐和血压升高等，初次血液透析的患者应缩短血液透析时间，以3~4小时为宜；血流量不易过快，一般控制在150~180 mL/min。若患者在透析中出现上诉症状，在无糖尿病的情况下，可以静脉推注高渗糖水。

2.心血管系统并发症

心血管系统并发症是60岁以上的老年血液透析患者的常见并发症，也是最常见的致死原因之一。老年患者多患有缺血性心脏病、高血压和心脏传导系统疾病，导致心脏功能储备减弱；体外循环破坏了血流动力学的稳定性，增加了心脏的负担。透析中的低血压、体液及电解质的急剧变化、动静脉内瘘的形成均是构成老年血液透析患者心血管系统并发症的诱因。

(1)低血压：老年患者由于机体耐受力下降，多伴有心血管系统慢性病，在透析过程中极易发生低血压，应根据产生的原理认真分析，采取相应的防治措施。

患者如在透析一开始就出现血压下降，可能与伴有心血管系统疾病或体外循环的建立、血流量过大致患者不能耐受有关。可通过减慢血流量、减慢超滤、增加预冲液量或使用新鲜血液预冲管道等方面减轻患者的不适,使患者顺利完成血液透析。

如在透析过程中或透析结束前突然出现血压下降、打哈欠、恶心、呕吐、出冷汗、胸闷或伴有下肢肌肉痉挛,可能与患者透析间期体重增长过多,以致在透析时超滤量过多、速度过快有关,也可能是透析中进食过多所引起,应立即减慢血流量、减慢或停止超滤水分,补充生理盐水,待症状改善后继续透析。但要注重控制补液量,避免因补液过多造成透析结束后体内仍有过多水分潴留,诱发急性左心力衰竭。对于在透析中经常出现低血压、抽搐的患者,通过适当调高透析液钠浓度能使患者顺利地完成透析治疗。做好饮食宣教工作,让患者知道因饮食控制不佳而导致透析过程中出现各种并发症的危险性,使患者自觉遵守饮食常规,同时宣教患者在透析过程中避免过多进食。

(2)心绞痛:由于体外循环的建立,患者可出现暂时的冠状动脉供血不足,在透析过程中突然出现胸骨后疼痛、胸闷,心电图可见 ST 段压低、T 波平坦或倒置,应立即减慢血流量及超滤量,或停止超滤,吸氧,并通知医师,根据医嘱给予硝酸甘油舌下含服,待情况好转后继续透析。如症状不缓解,应立即停止透析治疗。

(3)心律失常:在透析过程中患者感觉心悸、胸闷,出现心动过速、心律不齐,严重者可以出现室性或房性心律失常,应立即减慢血流量及超滤量,或停止超滤,吸氧,针对病因给予抗心律失常的药物,严重者应停止透析治疗。

(4)高血压:多见于患者饮食控制不佳,摄入过多水钠、患者过于紧张、肾素依赖性高血压、透析液浓度过高、超滤不足、失衡综合征、降压药物被透出,药物因素如重组人红细胞生成素的使用等。

加强宣教工作,使患者了解饮食控制的重要性,严格控制水、钠的摄入;每次透析都应完成透析处方;鼓励患者在透析间期按时服药,使高血压能得到有效控制;或改变透析方式,如进行血液滤过治疗;检查透析液的浓度是否过高;对在透析中有严重高血压的患者可以使用药物加以控制。

(5)心力衰竭:患者突发呼吸困难、不能平卧、心率加快、血压升高,在排除高钾血症的情况下,可以先给患者行单纯超滤,然后改为血液透析,这样可以减轻心脏负担,给予患者半卧位,吸氧或必要时用 50%乙醇湿化给氧。积极控制贫血,平时注意充分超滤,以及时拍胸片以了解心胸比例,特别在发热或换其他疾病后,应警惕因体重减轻引起的水分超滤不足,预防透析后未达到干体重而诱发心力衰竭。

3.感染

老年患者由于疾病及年龄因素,免疫力低下,加上营养不良,易发生感染性疾病,特别是呼吸系统、泌尿系统感染及结核。上呼吸道感染易并发肺炎,老年血液透析患者感染的发生率仅次于心血管并发症。因此,应鼓励患者平时注意饮食的合理均衡,进行适度的锻炼,注意在季节变换时及时增减衣物,防止上呼吸道感染。一旦发生感染应立即去医院就医,按时服药,使感染得到有效控制。同时,在透析过程中,应注意严格执行无菌操作技术,防止医源性感染。

4.营养不良

长期血液透析的老年患者大多合并其他慢性疾病,由于消化吸收能力减弱,对蛋白质的吸收和利用能力降低,更易发生营养不良。很多患者独居,不愿给儿女带来负担,因此缺乏照顾,因疾病因素使其精力有限,不能做到饮食的多元化;因饮食需要控制,故饮食单一乏味;或由于缺乏营养知识,蛋白质及能量摄入减少,这些都会导致营养不良。

5.脑血管意外

老年患者由于高血压、高血脂、脑动脉硬化的发生率较高,反复使用肝素后,在动脉硬化的基础上,更易发生脑出血。患者往往表现为持续头痛、无法解释的痴呆、神志的改变,严重的出现偏瘫、死亡。有些患者因脑动脉硬化、降压幅度过大,诱发脑循环障碍,脑血栓形成,引起脑梗死。

因此,对高血压患者应鼓励其在透析间期严格做好自身防护,定期测量血压,按时按量服药,严格控制水分摄入,注意劳逸结合,避免过度疲劳。同时,对严重高血压的患者,应避免短时间内降压幅度过大。对已出现脑血管意外的患者,应避免搬动,在透析中严格控制血流量及超滤量,严密观察生命体征。因病情需要进行无肝素透析的患者应注意血流量、静脉压、跨膜压的变化,防止体外凝血。

6.肿瘤

老年血液透析患者因其免疫功能低下,恶性肿瘤的发生率是正常人的 3～5 倍,且预后差。对于患有恶性肿瘤的患者,做好心理护理极为重要。在透析过程中更要给予无微不至的关怀,密切观察病情,尽量减少急性并发症的发生。

7.老年血液透析胃肠道出血

老年人消化道憩室、毛细血管扩张、癌症的发生率高于年轻人,因而胃肠道出血的发生率也增高。出血原因以出血性胃炎占首位,其次为毛细血管扩张,可发生在任何部位,常为多发性,确诊靠内镜检查。结肠憩室穿孔的症状不典型,以低热和模糊的腹痛为初发症状,须提高警惕。

8.精神心理问题

首先,慢性疾病的存在导致了患者对治疗的依赖性,维持性血液透析患者则更多依赖医师、护士,依赖透析机。其次是由于疾病自身及由此产生的依赖性,他们不得不进行调整,改变生活方式,并寻求在新的水平上的平衡,这常常是不舒服的,并由此产生一系列心理问题。国内统计资料表明,老年透析患者常存在着焦虑和抑郁,常有一些模棱两可的感情和行为,特别是那些集体活动受阻而致功能损害,不得不依赖他人者。国内资料显示,老年血透患者抑郁、焦虑自评量表总分,明显高于中青年组,血液透析患者情感障碍严重者,可影响康复及预后,更加严重的可造成血液透析治疗中并发症的发生率增多,使血液透析中不稳定因素增加,治疗的风险性加大。尤其应注意的是老年患者血液透析时高血压的发生率较高,Kennedy 发现抑郁症增加冠心病患者心源性猝死的危险性。有研究发现,抑郁症状患者在血液透析中心律失常的发生率明显增加,中青年患者出现抑郁症状时,虽然心律失常增加,但更多则表现为胃肠反应。

临床上绝大多数疾病背景下的抑郁未获得及时诊断和治疗,因此对患者抑郁症状发作的再认识已是临床上不可忽视的问题。老年血透患者抑郁症状的产生使临床医师面临更为复杂的医疗问题。两种疾病的并存和相互影响使得对躯体疾病治疗的难度增加。

患者在透析过程中出现不适时会紧张、焦虑,医护人员若能准确、快速、沉稳地做出处理,缓解患者的不适,既能减轻患者的痛苦,又能增加患者的信任感,提高患者在治疗过程中的依从性,改善患者的透析质量和生活质量。

随着血液透析技术的不断成熟、更新和发展,年龄不再是血液透析考虑的首要因素,但如何提高老年患者的透析质量和生活质量,仍然是我们继续探讨的话题。

(聂伯翠)

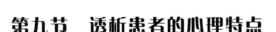

第九节　透析患者的心理特点

患者心理是指患者在患病或出现主观不适后伴随着诊断、治疗和护理过程所发生一系列心理反应的一般规律。在生物心理社会医学模式中,患者心理的研究与应用是临床工作中一项重要的内容。人的心理与躯体疾病是一个统一体,准确地把握透析患者的心理特点,对于建立融洽的医患关系,有效地控制疾病进展,全面地改善透析患者的生存质量是十分有益的。

一、否认心理

多数尿毒症患者在患病之初都有过否认心理。患者否认尿毒症的诊断,拒绝透析治疗这个严酷的事实,他们常以自己的主观感觉良好来否认疾病的存在,照常工作、学习,以维持暂时的心理平衡;有的患者怀疑医师的诊断,反复询问病情,到处奔走就医,企图通过复查,推翻原有的结论;有的患者否认疾病的严重性,他们虽能接受尿毒症的诊断,但仍存在不同程度的侥幸心理,总认为医师喜欢把病情说得重一些,对疾病的严重程度半信半疑,因此不按医嘱行事,尽可能拖延做血管通路手术的时间;还有的患者表现沉闷,内心极端痛苦,不去积极治疗,甚至拒绝治疗;更多的患者则压抑自己强烈的情绪反应,表现为迟钝、犹豫,进而感到孤独,产生一种被遗弃感。作者认为,否认疾病的存在在短时间内和一定程度上可缓解应激,减轻过分的担忧与恐惧,具有一定的积极意义,但是不顾事实的长期否认,将会延误治疗的时机。

二、焦虑心理

焦虑是一种常见的情绪反应,是一个人在感受到疾病威胁时产生的恐惧与忧虑,是一种与危险有关而又不知所措的不愉快体验,有人用"失助感"来解释焦虑。透析患者由于惧怕透析过程中可能出现的痛苦,担心失去正常生活的能力,尤其害怕死亡的来临,表现出真实的痛苦与焦虑。有的患者对于长期依赖透析治疗这个事实不理解或不接受,越接近透析日期,心理负担越重,焦虑和恐惧越明显,甚至坐卧不安,食不知味,夜不能寐。此外,医院环境的不良刺激,也容易使透析患者心境不佳,情绪低落,特别是当看到为抢救危重患者来回奔忙的医护人员,看到同病相怜的病友死亡时,更容易产生恐惧与焦虑,好像自己也面临着同样威胁。长期过度的焦虑,导致心理的失衡,不利于疾病的治疗。

三、抑郁心理

抑郁是一种闷闷不乐、忧愁压抑的消极心情,主要是由现实丧失或预期丧失引起的。接受透析治疗对于任何人来说,都不是一件愉快的事,多少都伴随着丧失,所以多数透析患者都会产生程度不等的抑郁情绪,并随着病情的轻重和治疗效果的不同而有所差异,突出表现为自尊心低、沮丧、伤感、绝望和失助感,把生活看得灰暗,总认为自己的将来比现在更糟,缺乏自信,接受治疗消极,严重者甚至出现自杀行为。

四、孤独与怪癖心理

透析患者由于受到抑郁、焦虑等消极情绪的长期折磨,扭曲了原来的心理。他们暂时或长期丧失生活自理能力,自感无助于家庭与社会,成为家庭与社会的累赘而产生孤独感,这种心理变化长期持续存在会导致行为上的怪僻。他们常常把医护人员和家属当作替罪羊,无休止地向他们发泄不满,怨天尤人,一会儿责怪医师没有精心治疗,一会儿埋怨家人没有尽心照顾,要求逐渐增多,情绪极易激惹,有时为了一点小事就大发雷霆,任性挑剔,伤害他人感情,甚至出现自残和攻击医护人员的行为。

五、依赖心理

透析患者大都存在一种依赖的心理状态,对自己的日常行为、生活自理能力失去信心,自己有能力做的事情也不愿去做,事事依赖他人,情感幼稚,行为变得被动顺从。一向独立、意志坚强的人也变得犹豫不决,一向自负好胜的人也变得畏缩不前。透析患者的这种被动依赖心理,不利于疾病的控制,如一味姑息迁就他们的依赖心理,则难以培养他们与疾病斗争的信念。

六、悲观与绝望心理

对于刚被确诊为尿毒症的患者,悲观是常见的心理反应,在那些主观症状越来越明显,尤其是经过一段透析治疗,没有达到预期效果的患者身上表现得更为突出,他们对透析治疗由希望到失望再到绝望,惶惶不可终日,痛苦心情难以言表。有的患者为了不给家人添麻烦,不让他们过分地痛苦和担忧,反而表现得异常平静;有的透析患者意志薄弱,失去信心,不敢面对现实,万念俱灰,求生意志丧失殆尽,坐等死亡的到来。

（聂伯翠）

第十节　透析患者的心理需求

对于透析患者来说,有物质与医疗服务的需求,但相对更重要的是心理需求能够得到满足。虽然透析患者的心理需求因人而异,但也有共性规律可循,作者根据马斯洛提出的人的需求层次理论,结合自己的观察与思考,认为透析患者主要有以下6种心理需求。

一、需要尊重

透析患者希望得到他人及社会的理解和尊重,特别是希望得到医护人员的关心和重视,得到较好的治疗待遇。不同社会角色的人常有意或无意地透露和显示自己的身份,想让别人知道他们的重要性,期望医护人员对他们给予特殊照顾。作为医护人员应该懂得,一切患者都是因为生病才来就医,他们在各自的工作岗位上都是为党和人民的事业服务的,在这一方面,大家都是平等的。所以,对待透析患者既要一视同仁,又要让他们每一个人都能感受到他是得到特殊照顾的。

二、需要接纳

由于透析患者需要定期到医院接受透析治疗,打乱了原有的生活习惯和作息时间,肯定会有一个逐步适应的过程,尤其是走进一个陌生的地方,需要尽快地熟悉环境,被新的群体(透析患者、透析室医护人员)所接纳,特别渴望医护人员和病友能够主动与其进行沟通和相处,在情感上被接纳。

三、需要信息

有研究资料表明,在一般性疾病患者中,80％的患者有了解自己疾病真实情况的想法,而80％的医师拒绝告诉患者。到底是否应当告知患者疾病的相关信息呢? 作者认为,对于透析患者,应当矫正他们对透析治疗的不正确认识,根据患者的需要程度和心理承受能力,提供适当的信息,对于解除其不必要的恐惧与焦虑,避免产生消极的情绪反应是十分有益的。但应注意,给透析患者提供的信息不可完全真实,否则会加剧其应激心理;又不可完全不真实,否则,他们根本不相信。对于透析患者,应当向他们提供以下一些信息:①尿毒症是不能治愈的慢性疾病,透析治疗是维持他(她)们生命的重要手段,拒绝治疗就意味着放弃生命。②建立血管通路(动静脉内瘘及临时性或半永久性血管通路)是进行血液透析治疗的必需条件,是维持性血液透析(MHD)患者的生命线,应当倍加呵护。③医院、透析中心(室)有关规章制度及透析时间安排的有关信息。④干体重的概念、透析充分及饮食、饮水管理与疾病关系的有关信息。⑤医疗费用支付问题的有关信息等。当透析患者了解了这些信息,将有利于坚定他们战胜疾病的信心,依从性也会得到增强。

四、需要安慰

不管意志多么坚强的人,一旦进入透析治疗阶段后,心理都会失衡,再乐观豁达的人此时也希望得到亲朋好友尤其是医护人员的安慰和鼓励。因此,患者在透析治疗或住院期间,医护人员和患者亲近的人应通过各种形式给予他们精神上的安慰和鼓励,这对控制和稳定病情是不可或缺的。

五、需要安全感

由于透析治疗的特殊性及透析患者在治疗过程中可能出现的种种不适,容易使他们产生不安全感。他们需要了解自己的病情,期盼生命不再受到威胁,希望各种治疗既安全顺利又无痛苦。他们把能得到安全感和生命延续视为求医的最终目的。因此,医护人员对透析患者进行的任何治疗都应事先向他们做耐心细致的解释并有一定的技术保障,以增强他们的安全感。

六、需要和谐的环境

健康人的生活常常是丰富多彩的,而透析患者则几乎被束缚和封闭在一个单调的世界里,白色的墙壁,白色的床单,白色的工作服,循环往复的透析治疗,使他们始终处于一种被动的状态,感到无所事事,度日如年,特别是那些年轻及事业心较强的患者,更会如此。所以,要根据透析中心(室)的客观条件尽可能营造出一种和谐温馨的环境,并视透析患者身体的具体情况,安排他们做适当的文体活动,不时给予透析患者有新鲜感的刺激,这将有利于调动他们的主观能动性,愉悦心情,促进身体的康复。

（聂伯翠）

第十一节　透析患者心理问题的评估方法

一、评定量表概论

评定量表是评定个人行为的常用工具,是心理卫生评估的重要手段。它具有心理测验的特征,但在形式上又有所区别。在心理咨询和心理治疗中,应用评定量表可以使研究结论具有客观性、可比性和可重复性。

二、评定量表的价值

(一)客观

每个评定量表都有一定的客观标准,不论是谁,也不论在什么时间,在什么条件下评定受评者,都应根据这个标准,作出等级评定。因此,得出的结论比较客观。

(二)量化

用数字代替文字描述(量化),有助于分类研究,便于使观察结果作统计学处理,研究的结果表达符合科学要求。

(三)全面

评定量表的内容全面系统,等级清楚,用它来收集个体资料,评价心理卫生各个方面,估计防治效果,不会遗漏重要内容。

(四)经济

评定量表的操作方法比较容易掌握,完成每一份量表只需要 20～30 分钟,省时、省力、省钱。评定者与受评者都乐于接受。

三、评定量表的应用

(一)Scl-90 症状自评量表

1.Scl-90 症状自评量表的内容

Scl-90 症状自评量表(见表 10-7)内容量大,反映症状丰富,准确地刻画了患者自觉症状的特点,作为心理卫生问题的一种评定工具,可以帮助医护人员了解透析患者的心理状况。

表 10-7　Scl-90 症状自评量表

姓名:		性别:		年龄:		病室:		研究编号:		
病历号:			评定日期:					第 评定次		
						没有	很轻	中等	偏重	严重
1.头痛						[　　]	[　　]	[　　]	[　　]	[　　]
2.神经过敏,心中不踏实						[　　]	[　　]	[　　]	[　　]	[　　]
3.头脑中有不必要的想法或字句盘旋						[　　]	[　　]	[　　]	[　　]	[　　]
4.头晕或昏倒						[　　]	[　　]	[　　]	[　　]	[　　]

续表

| 姓名: | | 性别: | | 年龄: | | 病室: | | 研究编号: | |
| 病历号: | | | 评定日期: | | | | | 第 评定次 | |
						没有	很轻	中等	偏重	严重
5.对异性的兴趣减退						[ ]	[ ]	[ ]	[ ]	[ ]
6.对旁人责备求全						[ ]	[ ]	[ ]	[ ]	[ ]
7.感到别人能控制您的思想						[ ]	[ ]	[ ]	[ ]	[ ]
8.责怪别人制造麻烦						[ ]	[ ]	[ ]	[ ]	[ ]
9.忘记性大						[ ]	[ ]	[ ]	[ ]	[ ]
10.担心自己的衣饰整齐及仪态的端正						[ ]	[ ]	[ ]	[ ]	[ ]
11.容易烦恼和激动						[ ]	[ ]	[ ]	[ ]	[ ]
12.胸痛						[ ]	[ ]	[ ]	[ ]	[ ]
13.怕空旷的场所和街道						[ ]	[ ]	[ ]	[ ]	[ ]
14.感到自己的精力下降,活动减慢						[ ]	[ ]	[ ]	[ ]	[ ]
15.想结束自己的生命						[ ]	[ ]	[ ]	[ ]	[ ]
16.听到旁人听不到的声音						[ ]	[ ]	[ ]	[ ]	[ ]
17.发抖						[ ]	[ ]	[ ]	[ ]	[ ]
18.感到大多数人都不可信任						[ ]	[ ]	[ ]	[ ]	[ ]
19.胃口不好						[ ]	[ ]	[ ]	[ ]	[ ]
20.容易哭泣						[ ]	[ ]	[ ]	[ ]	[ ]
21.同异性相处时感到害羞不自在						[ ]	[ ]	[ ]	[ ]	[ ]
22.感到受骗、中了圈套或有人想抓住您						[ ]	[ ]	[ ]	[ ]	[ ]
23.无缘无故地感到害怕						[ ]	[ ]	[ ]	[ ]	[ ]
24.自己不能控制地大发脾气						[ ]	[ ]	[ ]	[ ]	[ ]
25.怕单独出门						[ ]	[ ]	[ ]	[ ]	[ ]
26.经常责怪自己						[ ]	[ ]	[ ]	[ ]	[ ]
27.腰痛						[ ]	[ ]	[ ]	[ ]	[ ]
28.感到难以完成任务						[ ]	[ ]	[ ]	[ ]	[ ]
29.感到孤独						[ ]	[ ]	[ ]	[ ]	[ ]
30.感到苦闷						[ ]	[ ]	[ ]	[ ]	[ ]
31.过分担忧						[ ]	[ ]	[ ]	[ ]	[ ]
32.对事物不感兴趣						[ ]	[ ]	[ ]	[ ]	[ ]
33.感到害怕						[ ]	[ ]	[ ]	[ ]	[ ]
34.我的感情容易受到伤害						[ ]	[ ]	[ ]	[ ]	[ ]
35.旁人能知道您的私下想法						[ ]	[ ]	[ ]	[ ]	[ ]
36.感到别人不理解您、不同情您						[ ]	[ ]	[ ]	[ ]	[ ]
37.感到别人对您不友好、不喜欢您						[ ]	[ ]	[ ]	[ ]	[ ]

续表

姓名：			性别：		年龄：		病室：		研究编号：		
病历号：				评定日期：					第 评定次		
						没有	很轻	中等	偏重	严重	
38.做事必须做得很慢以保证做得正确						[ ]	[ ]	[ ]	[ ]	[ ]	
39.心跳得很厉害						[ ]	[ ]	[ ]	[ ]	[ ]	
40.恶心或胃部不舒服						[ ]	[ ]	[ ]	[ ]	[ ]	
41.感到比不上他人						[ ]	[ ]	[ ]	[ ]	[ ]	
42.肌肉酸痛						[ ]	[ ]	[ ]	[ ]	[ ]	
43.感到有人在监视您谈论您						[ ]	[ ]	[ ]	[ ]	[ ]	
44.难以入睡						[ ]	[ ]	[ ]	[ ]	[ ]	
45.做事必须反复检查						[ ]	[ ]	[ ]	[ ]	[ ]	
46.难以做出决定						[ ]	[ ]	[ ]	[ ]	[ ]	
47.怕乘电车、公共汽车、地铁或火车						[ ]	[ ]	[ ]	[ ]	[ ]	
48.呼吸有困难						[ ]	[ ]	[ ]	[ ]	[ ]	
49.一阵阵发冷或发热						[ ]	[ ]	[ ]	[ ]	[ ]	
50.因为感到害怕而避开某些东西						[ ]	[ ]	[ ]	[ ]	[ ]	
51.脑子变空了						[ ]	[ ]	[ ]	[ ]	[ ]	
52.身体发麻或刺痛						[ ]	[ ]	[ ]	[ ]	[ ]	
53.喉咙有梗塞感						[ ]	[ ]	[ ]	[ ]	[ ]	
54.感到前途没有希望						[ ]	[ ]	[ ]	[ ]	[ ]	
55.不能集中注意力						[ ]	[ ]	[ ]	[ ]	[ ]	
56.感到身体的某一部分软弱无力						[ ]	[ ]	[ ]	[ ]	[ ]	
57.感到紧张或容易紧张						[ ]	[ ]	[ ]	[ ]	[ ]	
58.感到手或脚发重						[ ]	[ ]	[ ]	[ ]	[ ]	
59.想到死亡的事						[ ]	[ ]	[ ]	[ ]	[ ]	
60.吃得太多						[ ]	[ ]	[ ]	[ ]	[ ]	
61.当别人看着您或谈论您时感到不自在						[ ]	[ ]	[ ]	[ ]	[ ]	
62.有一些不属于您自己的想法						[ ]	[ ]	[ ]	[ ]	[ ]	
63.有想打人或伤害他人的冲动						[ ]	[ ]	[ ]	[ ]	[ ]	
64.醒得太早						[ ]	[ ]	[ ]	[ ]	[ ]	
65.必须反复洗手、点数目或触摸某些东西						[ ]	[ ]	[ ]	[ ]	[ ]	
66.睡得不稳不深						[ ]	[ ]	[ ]	[ ]	[ ]	
67.有想摔坏或破坏东西的冲动						[ ]	[ ]	[ ]	[ ]	[ ]	
68.有一些别人没有的想法或念头						[ ]	[ ]	[ ]	[ ]	[ ]	
69.感到对别人神经过敏						[ ]	[ ]	[ ]	[ ]	[ ]	
70.在商店或电影院等人多的地方感到不自在						[ ]	[ ]	[ ]	[ ]	[ ]	
71.感到做任何事情都很困难						[ ]	[ ]	[ ]	[ ]	[ ]	

续表

姓名：		性别：		年龄：		病室：		研究编号：	
病历号：			评定日期：				第　评定次		
					没有	很轻	中等	偏重	严重
72.一阵阵恐惧或惊恐					[　]	[　]	[　]	[　]	[　]
73.感到在公共场合吃东西很不舒服					[　]	[　]	[　]	[　]	[　]
74.经常与人争论					[　]	[　]	[　]	[　]	[　]
75.单独一人时神经很紧张					[　]	[　]	[　]	[　]	[　]
76.别人对您的成绩没有作出恰当的评价					[　]	[　]	[　]	[　]	[　]
77.即使和别人在一起也感到很孤单					[　]	[　]	[　]	[　]	[　]
78.感到坐卧不安心神不定					[　]	[　]	[　]	[　]	[　]
79.感到自己没有什么价值					[　]	[　]	[　]	[　]	[　]
80.感到熟悉的东西变成陌生或不像是真的					[　]	[　]	[　]	[　]	[　]
81.大叫或摔东西					[　]	[　]	[　]	[　]	[　]
82.害怕在公共场所昏倒					[　]	[　]	[　]	[　]	[　]
83.感到别人想占您的便宜					[　]	[　]	[　]	[　]	[　]
84.为一些有关"性"的想法很苦恼					[　]	[　]	[　]	[　]	[　]
85.您认为应该因为自己的过错而受到惩罚					[　]	[　]	[　]	[　]	[　]
86.感到要赶快把事情做完					[　]	[　]	[　]	[　]	[　]
87.感到自己的身体有严重的问题					[　]	[　]	[　]	[　]	[　]
88.从未感到和其他人很亲近					[　]	[　]	[　]	[　]	[　]
89.感到自己有罪					[　]	[　]	[　]	[　]	[　]
90.感到自己的脑子有毛病					[　]	[　]	[　]	[　]	[　]

　　SCL-90症状自评量表含有90个项目,分为10大类即10个因子。10个因子的定义及所含项目为以下几项。

　　(1)躯体化(反映主观的身体不适应):包括1、4、12、27、40、42、48、49、52、53、56、58共12项。

　　(2)强迫症状:包括3、9、10、28、38、45、46、51、55、56共10项。

　　(3)人际关系敏感:包括6、21、34、36、37、41、61、69、73共9项。

　　(4)忧郁:包括5、14、15、20、22、26、29、30、31、32、54、71、79共13项。

　　(5)焦虑:包括2、17、23、33、39、57、72、78、80、86共10项。

　　(6)敌对:包括11、24、63、67、74、81共6项。

　　(7)恐怖:包括13、25、47、50、70、75、82共7项。

　　(8)偏执:包括8、18、43、68、76、83共6项。

　　(9)精神病性:包括7、16、35、62、77、84、85、87、88、90共10项。

　　(10)其他(反映睡眠及食欲):包括19、44、59、60、64、66、89共10项。

　　2.SCL-90症状自评量表的应用

　　(1)评分标准:每项采用5级评分制。

　　1分:无;自觉无该项症状。

2分:轻度;自觉有该项问题,但发生得不频繁、不严重。

3分:中度;自觉有该项症状,其严重程度为轻到中度。

4分:相当重;自觉有该项症状,其程度中到严重。

5分:严重;自觉有该项症状,频度与程度都十分严重。

凡是自认为没有症状的,都可记1分,没有反向评分项目。

(2)判断标准。①总分:将90个项目的各单项得分相加便得到总分。总均分=总分/90。总的来说,患者的自我感觉总是介于总均分在1~5分的某个分值上。阴性项目数:表示患者"无症状"项目有多少。阳性项目数:表示患者在多少项目中呈现"有症状"。阳性症状均分=(总分-阴性项目数)/阳性项目数,表示有"症状"项目的平均得分,可以看出该患者自我感觉不佳的项目范围内的症状,究竟严重到什么程度。例如:某患者总分130分,阴性项目为24,阳性项目则为90-24=66,阳性症状均分=(130-24)/66=1.61,即阳性症状较轻。②因子分:SCL-90有10个因子,每一个因子反映患者某一方面的情况,因此,因子分可了解患者症状分布的特点及其病情的具体演变过程。因子分=组成某一因子各项目的总分/组成某一因子的项目数。例如:某患者偏执因子各项得分之和为18分,偏执因子的总项目为6项,所以,其偏执因子得分=18/6=3,这位患者的偏执因子是3分,处于中度水平。

(二)汉密尔顿抑郁量表(HRSD)

1.汉密尔顿抑郁量表(HRSD)的内容

汉密尔顿抑郁量表是汉密尔顿与1960年编制,1967年又发表了新版本。本量表是经典的抑郁评定量表(属于他评量表,见表10-8),包括24条目,方法简单,标准明确,容易掌握。

表10-8 汉密尔顿抑郁量表(HRSD)

项目	得分					项目	得分				
1.抑郁情绪	0	1	2	3	4	13.全身症状	0	1	2		
2.有罪感	0	1	2	3	4	14.性症状	0	1	2		
3.自杀	0	1	2	3	4	15.疑病	0	1	2	3	4
4.入睡困难	0	1	2			16.体重减轻	0	1	2		
5.睡眠不深	0	1	2			17.自知力	0	1	2		
6.早醒	0	1	2			18.日夜变化	0	1	2		
7.工作和兴趣	0	1	2	3	4	19.人格或现实解体	0	1	2	3	4
8.迟缓	0	1	2	3	4	20.偏执症状	0	1	2	3	4
9.激越	0	1	2	3	4	21.强迫症状	0	1	2		
10.精神性焦虑	0	1	2	3	4	22.能力减退感	0	1	2	3	4
11.躯体性焦虑	0	1	2	3	4	23.绝望感	0	1	2	3	4
12.胃肠道症状	0	1	2			24.自卑感	0	1	2	3	4

2.汉密尔顿抑郁量表(HRSD)的应用

(1)评分标准:采用5级评分(0~4分)。

0分:无;自觉无该项症状。

1 分:轻度;自觉有该项问题,但发生得不频繁、不严重。

2 分:中度;自觉有该项症状,其严重程度为轻到中度。

3 分:重度;自觉有该项症状,其程度中到严重。

4 分:严重;自觉有该项症状,频度与程度都十分严重。

(2)判断标准:对照标准算出分数:<8 分,无抑郁;>20 分,轻度或中度抑郁;>35 分,严重抑郁。

(聂伯翠)

第十一章 手术室护理

第一节 概 述

随着外科手术技术的发展,越来越多的手术器械运用于手术过程中,不仅使用数量大幅上升,其精密度和技术含量也不断提高,因此如何正确操作使用,如何正确进行保养及作为手术室护理人员,如何对手术室常用物品进行管理,成为现代手术室护士所面临的挑战。

一、手术室常用器械及操作技术

手术室器械是保证手术顺利进行的关键条件之一,也是手术室的重要组成部分,正确掌握器械的用途和传递方法,是手术室护士必备的基础技能之一。下面简单介绍一些常用器械的种类及传递方法。

(一)常用器械种类

1.手术刀

手术刀由刀柄和刀片组装而成,一般用持针器协助安装刀片于刀柄上。刀片为一次性使用,型号有11#尖刀、15#小圆刀、20#中圆刀、22#大圆刀等,刀柄的型号有3#、4#、7#(图11-1)。具体分类及用途如下。

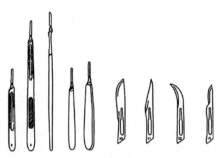

图 11-1 各类刀柄和刀片

(1)中圆刀、大圆刀:用于切口皮肤、皮下、肌肉、骨膜等组织。

(2)小圆刀:用于深部组织及眼科、冠状动脉搭桥等组织切割。

(3)尖刀:用于切开血管、神经、胃肠及心脏组织。

2.手术剪

手术剪分为组织剪(弯型)、线剪(直型)、骨剪和钢丝剪四大类,有长、短和大小之分及头部的尖、钝之分;根据其形状、用途不同又有不同命名,如梅氏剪(又称解剖剪)、血管剪、眼科剪、子宫剪等。一般情况下,分离、剪开深部组织用长、薄刃、尖弯剪;游离剪开浅部组织用短、厚刃、钝弯剪;剪线、修剪引流管和敷料用直剪;剪断骨性组织用骨剪;剪截钢丝、克氏针等用钢丝剪。组织剪和线剪都用钝头剪,以免尖头剪操作时刺伤深部或邻近重要组织,细小尖头剪一般仅用于眼科或静脉切开等精细手术。一般不宜用除线剪之外的剪刀进行剪线或其他物品,以免刃面变钝(图11-2)。

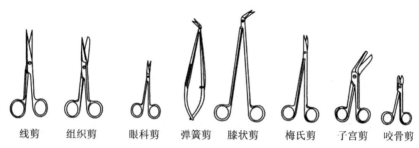

图11-2　各类手术剪

3.手术镊

手术镊主要用于夹持或提起组织,以便于剥离、剪开或缝合。手术镊分为有齿和无齿两种,并有长短等不同类型。根据形状、用途不同有不同命名,如有齿镊、无齿镊、眼科镊、血管镊、动脉瘤镊等。有齿镊用于夹持坚韧的组织,如皮肤、筋膜、肌腱和瘢痕组织,夹持较牢固;无齿镊用于夹持较脆弱的组织,如腹膜、胃肠道壁黏膜等,损伤性较小;尖头镊富有弹性,用于夹持细小而脆弱的神经、血管等组织;无损伤的精细镊用于显微手术血管的缝合(图11-3)。

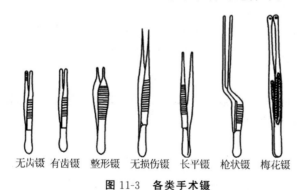

图11-3　各类手术镊

4.血管钳

血管钳用于钳夹血管或出血点,以达到止血的目的,也用于分离组织,牵引缝线和把持或拔出缝针等。血管钳有直、弯两种,并有多种长短大小不同型号。根据手术部位的深浅,分离和钳夹血管的大小,以及解剖的精细程度而选择应用。直型血管钳夹持力强、对组织损伤大,用于夹持较厚的坚韧组织或离断。较深部手术,选用不同长度的弯型血管钳,以利于操作方便和视野的清晰,中弯血管钳应用最广,蚊式钳用于脏器、血管成形等精细手术(图11-4)。

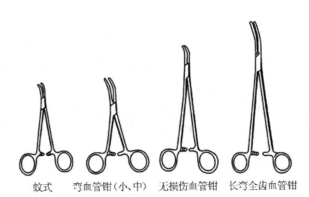

蚊式　　弯血管钳(小、中)　无损伤血管钳　长弯全齿血管钳

图 11-4　各类血管钳

5.持针器

持针器用于夹持缝针,协助缝线打结,有各种长度、粗细和大小型号,供不同手术深度和缝针大小选用,粗头持针器持力大,固定缝针稳,术中比较常用;细头持针器持力相对小,缝合操作范围小,多用于夹持小缝针或缝合深部组织(图 11-5)。夹针时应用持针器尖端,并夹在针的中、后1/3 交界处。

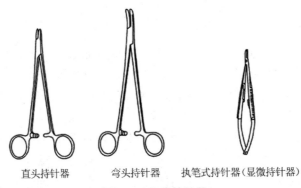

直头持针器　　　弯头持针器　　执笔式持针器(显微持针器)

图 11-5　各类持针器

6.组织钳

组织钳弹性较好,头端有一排细齿,用于钳夹组织、皮瓣和肿瘤包膜,作为牵引,协助剥离时提夹组织。有不同长度,粗细之分。

7.阑尾钳

阑尾钳又称"爪形钳""灯笼钳",阑尾钳轻巧而富有弹性,头端有较大的环口,钳夹后不致损伤组织。适用于夹持较脆弱的脏器和组织,如小肠、阑尾系膜、胃等。

8.有齿血管钳

有齿血管钳较粗壮,钳夹力大,头端有齿,可防止钳夹的组织滑脱,常用于控制胃、肠切除的断端和肌肉切断等较厚、韧组织内的出血。

9.直角钳

直角钳用于游离和绕过重要的血管、神经、胆管等组织的后壁,有时用于较大面积渗血时止血。

10.肠钳

肠钳有弯、直两种,用于夹持肠管,齿槽薄细,对组织压榨作用小,用于暂时阻断胃肠道。

11.海绵钳

海绵钳头部呈卵圆状,所以又称卵圆钳,分有齿和无齿两种,弹性较好,有齿海绵钳主要用以夹持敷料、物品;无齿海绵钳可用于提持脆弱组织如肠管、肺叶或夹持子宫等。

12.布巾钳

布巾钳头端较锐利,铺巾时用于固定敷料或某些手术过程中用于牵拉皮瓣(图 11-6)。

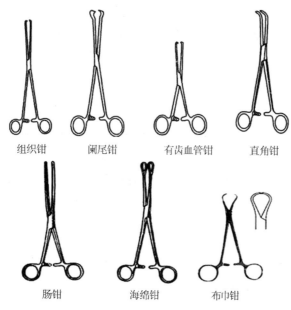

组织钳　　阑尾钳　　有齿血管钳　　直角钳

肠钳　　海绵钳　　布巾钳

图 11-6　各类特殊器械钳

13.拉钩

拉钩又称牵开器,用于牵开不同层次和深度的组织,显露手术野。拉钩种类繁多,术中可根据手术部位及方式进行选择(图 11-7)。

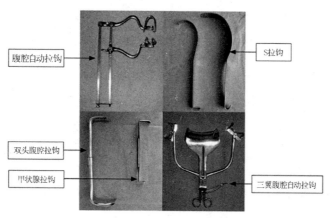

腹腔自动拉钩　　S拉钩

双头腹腔拉钩　　甲状腺拉钩　　二翼腹腔自动拉钩

图 11-7　各类拉钩

甲状腺拉钩用于浅部切口的牵开显露;双头腹腔拉钩用于牵开腹壁;S拉钩用于深部切口的

牵开显露;压肠板用于牵开肠段,暴露目标脏器;腹腔自动拉钩用于长时间牵开并固定腹腔或盆腔,并可分为二翼和三翼两种自动拉钩;胸腔自动拉钩用于胸腔、腰部切口的牵开显露;悬吊拉钩用于牵开上腹壁,主要用于胃、肝胆胰手术;后颅窝牵开器用于后颅窝、脊柱的牵开显露;脑压板用于牵压、保护脑组织;乳突牵开器用于撑开显露乳突、牵开头皮、牵开显露位于四肢的小切口。

传递拉钩前应先用生理盐水浸湿,使用时用湿纱布将拉钩与组织间隔开,防止组织损伤。

14.吸引器

吸引器用于吸去手术野内血液及脑、胸、腹腔内液体,使手术野清晰显露;也用于吸除空腔脏器内容物、囊性包块内液体及脓肿内脓液,减少手术区域污染;也可用于组织的钝性分离。常用的吸引器有单管吸引头、侧孔单管吸引头和套管吸引头。侧孔单管吸引头可通过手术医师指腹按压侧孔,调节负压吸引力大小;套管吸引头可通过单孔吸引管配多侧孔外套,避免大网膜、肠壁等组织被吸附引起损伤或堵塞吸引口。

(二)各类器械传递方法

1.手术刀装卸及传递方法

(1)洗手护士安装刀片时,用持针器夹持刀片前段背侧,轻轻用力将刀片与刀柄槽相对和;取刀片时,用持针器夹住刀片的尾端背侧,向上轻抬,推出刀柄。

(2)传递手术刀时,洗手护士应手持刀背,握住刀柄和刀片衔接处,将刀柄尾端交给手术者,不可刀刃朝向手术者,以免割伤手术者。洗手护士亦可将手术刀放于弯盘内进行传递。手术刀用完后,应及时收回并放在适当位置,以免滑落台下,造成手术者损伤。

2.手术剪及各类血管钳传递方法

洗手护士右手拇指握于剪刀凸侧的上1/3处,四指握住凹侧中部,通过腕部的力量将器械的柄环打在手术者的掌心。

3.手术镊传递方法

洗手护士手握镊尖端闭合开口,直立式传递。

4.持针器传递方法

(1)持针器夹针穿线方法:洗手护士右手拿持针器,用持针器开口处的前1/3夹住缝针的后1/3;然后将持针器交于左手握住,右手拇指与中指捏住缝线前端,将缝线穿入针孔;右手拇指顶住针孔,示指顺势将线头拉出针孔1/3后,并反折合并缝线卡入持针器的头部。

(2)传递持针器的方法:洗手护士右手捏住持针器的中部,针尖向外侧,利用手腕部运动,用适当的力气将柄环部拍打在术者掌心。或者将持针器放于弯盘内进行传递。

二、手术室常用缝线和缝针管理

缝线和缝针作为手术中重要的缝合止血、维持组织愈合张力的材料,其品种式样繁多。随着近几十年加工技术和工艺的革新,缝线和缝针在材质上有了突飞猛进的发展。手术室护士应掌握常用缝线和缝针的特点,根据其特点和具体手术操作,正确合理地配合传递缝线和缝针。

(一)常用外科缝线

外科缝线又称缝合线,用于各种组织和血管的缝扎、结扎、止血、牵引、对合及关闭腔隙、管道固定等。

1.良好的缝线应具备的条件

应具备的条件包括:①无菌性;②缝线于缝合打结后不易自行滑脱;③对组织伤口反应轻微,

不利于细菌生长;④直径小、拉力大、能对抗组织内的收缩;⑤缝线种类齐全,以适合不同手术使用和不同组织缝合。

2.缝线直径与型号的判断

所有缝线的直径粗细规格都有一定标准,通常以缝线的某一型号来表示该缝线的直径。缝线的型号以数字表示。

(1)传统丝线以单个数字表示型号,如"1""4""7"等,数字越大,代表该缝线越粗,如传统"4"号丝线比传统"1"号丝线粗,直径大。

(2)人工合成缝线或羊肠线以"数字-0"表示型号,如"1-0""2-0""3-0"等,"0"之前的数字越大,代表该缝线越细,如"2-0"的缝线比"1-0"的缝线细,直径小。

3.缝线的分类

根据缝线的组织特性可将其分为可吸收缝线和不可吸收缝线;根据缝线的材料构造分为单纤维缝线(单股缝线)和多股纤维缝线;也可根据缝线是否带针,分为带针缝线和不带针缝线。

(1)可吸收缝线:是指缝线植入组织后,通过机体组织酶分解吸收或水解过程吸收,随着时间的推移,缝线材料逐渐消失。目前临床常用可吸收缝线主要包括肠线、铬肠线和人工合成可吸收缝线,其中人工合成可吸收缝线与前两者比较有诸多优点。①强度高;②可于较长时间内维持缝线强度;③在一定时间内(60~90天)完全吸收,稳定并可预测,无患者个体差异;④组织反应较轻。常见的人工合成可吸收缝线有 Dexon、Vicryl、PDS、Maxon、Monocryl 等。可吸收缝线可用于胃肠道、胆道、子宫、膀胱、尿道等黏膜、肌层的缝合及皮内缝合。

(2)不可吸收缝线:是指缝线在人体内不受酶的消化,同时不被水解吸收。常用不可吸收缝线的类型、特性和适用范围见表 11-1。

表 11-1 常用不可吸收缝线的类型、特性和适用范围

类型	特性	适用范围
有机不可吸收材料(医用丝线)	抗张力强度较高,柔韧性好,打结不易滑脱,价廉;组织反应大。常见的为慕丝医用丝线	用于除胆道、泌尿道以外,大部分组织的缝合
合成不可吸收材料(聚酯缝线、聚丙烯缝线、涤纶线)	强度高,具有良好的组织相容性,组织反应极低,维持时间长,不被吸收;打结易滑脱,价格较贵。常见的为 prolene、Surgipro 等	适用于心血管、神经、心脏瓣膜、眼睛和整形手术等
金属丝线(钢丝)	强度高,拉力大,组织反应最小;不易打结,容易损伤软组织,包埋于组织中可能引起手术患者术后不适	适用于骨折、筋膜和肌腱接合,带针钢丝用于胸骨的固定;也适用于感染伤口、伤口裂开或加强缝合

(二)常用外科缝针

缝针的目的是引导缝线穿过组织或血管,以完成缝合过程。大多数缝针有三个基本构成:针眼(或称锻模)、针体和针尖。

1.针眼

缝针按针眼可分为封闭眼、裂缝眼(又称法国眼)和无针眼缝针。封闭眼缝针在末端有缝线穿过的封闭针眼,常见的有圆形和方形针眼;裂缝眼缝针,缝线可直接由裂缝嵌入(图 11-8);无针眼缝针又称连线针,是用激光在缝针末端纵向打孔,在显微镜下将缝线与缝针末端孔隙以机械性方式附着在一起,提供牢固平滑的结合点。无针眼缝针对组织牵拉小,对组织损伤小,有效避

免了针孔漏血隐患。无针眼缝针多为一次性使用,有效防止交叉感染,目前被临床广泛使用。

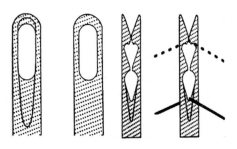

图 11-8　封闭眼和裂缝眼

2.针体

针体指持针器夹持的部分,按形态可分为直针和弯针。直针多用于缝合皮肤、肌腱和胃肠道。弯针是临床最常用的缝针,按照其不同弧度,可分为 1/4、3/8、1/2、5/8 等,通常浅表组织可选用小弧度大弯针缝合,深部组织可选用大弧度小弯针缝合。1/4 弧度弯针常用于眼科和显微外科手术,1/2 弧度弯针常用于胃肠、肌肉、心肺血管手术,5/8 弧度弯针常用于泌尿生殖科及盆腔手术(图 11-9)。

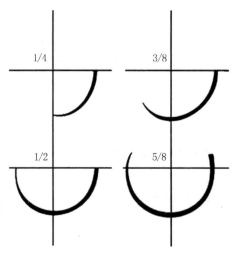

图 11-9　弯针按照不同弧度

3.针尖

针尖是指从缝针尖端直至针体最大横截面之间的部分。按针尖形态可分为圆针、角针、圆钝针、铲针等。

(1)圆针:除尖端尖锐外,其余呈现圆滑针体,能轻易穿透组织,但无切割作用,常用于皮下组织、腹膜、脏器、血管和神经鞘等的缝合及胃肠道吻合(图 11-10)。

(2)角针:针尖和针体截面均呈三角形,具有锐利的边缘,易于穿透坚韧、难以穿刺的组织,常用于皮肤、韧带、肌腱、骨膜、瘢痕组织的缝合及管道的固定。角针缝合后,有较大的针孔道,且易破坏周围的组织和血管,损伤性较大(图 11-11)。

(3)圆钝针:圆针的尖端不尖而是圆钝,无锋利的刃,组织损伤较小,常用于易碎脆性组织、高度血管化组织,如肝、肾、脾(图 11-12)。

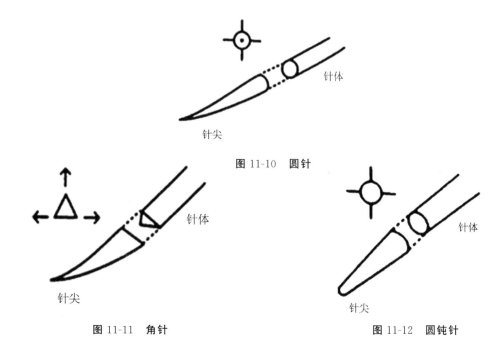

图 11-10　圆针

图 11-11　角针

图 11-12　圆钝针

（4）铲针：针尖极薄，针体扁平，常用于眼科显微手术，提供缝合时的高度平稳性。

4.连线针外包装标识解读

连线针外包装标识解读见图 11-13。

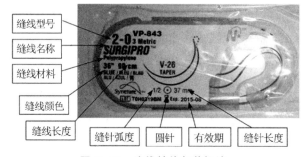

图 11-13　连线针外包装解读

三、手术室腔镜器械管理

近年来腔镜技术在众多外科领域应用广泛，对腔镜器械有效的管理是成功开展腔镜手术的基本条件。因此术中如何正确操作腔镜器械，术后如何正确地清洗、灭菌和保养，成为每一名手术室护士所必须掌握的知识与技能。

（一）常用腔镜器械

手术室常用腔镜器械包括气腹针、金属穿刺器或一次性穿刺套装（包括穿刺鞘和穿刺器内芯，常用5 mm或10 mm）、腹腔镜镜头、分离钳、直角形分离钳、齿状抓钳、微型剪、持针器、钛夹钳、扇形压板、冲洗吸引器、电凝钩、双极电凝抓钳及腔镜下吻合器等。

气腹针是通过前端一可弹性压入的钝头，建立气腹，防止建立气腹时意外损伤腹腔内脏器；穿刺器由穿刺器针芯、外套管和尾端防漏气的阀门组成，手术医师在穿刺完毕后拔取穿刺器针芯,由外套管作为通道将腔镜器械引入腹腔或胸外内进行操作;扇形压板常用于腹腔镜下胃肠手术,用于牵开腹腔内器官或组织;电凝钩用于分离疏松组织或烧灼胆囊床渗血面等。

(二)腔镜器械的术中正确操作

1.术前检查

洗手护士仔细检查器械的完整性,发现密封帽、螺丝等配件缺少或器械绝缘部分损坏应及时更换;由于腔镜手术对器械要求极高,因此洗手护士应仔细检查器械的功能,尤其是操作钳的旋转功能、闭合功能及带锁器械的开、解锁功能,发现器械功能不佳应及时更换。

2.术中管理

洗手护士应妥善固定连接摄像头及操作器的连接线及各种管道。术中根据手术进展和手术医师需要及时正确传递腔镜器械,并且及时收回,避免腔镜器械或腹腔镜镜头意外掉落。及时擦净器械头端的血渍及污物。由于腔镜器械普遍较长,在传递过程中洗手护士应确保无菌操作,避免在传递过程中将器械的两端污染。

(三)腔镜器械的正确清洗与保养

1.腔镜器械的正确清洗

彻底清洗是保证腔镜器械灭菌成功的关键。腔镜器械比普通器械的结构复杂,并附有管腔和大小不一的配件,极易残留血渍和有机物碎片,既影响灭菌效果又影响腔镜器械的使用寿命。因此腔镜器械的正确清洗应按以下步骤进行。

(1)拆卸:将腔镜器械彻底拆卸至最小化。

(2)初步清洗:用流动水冲洗腔镜器械表面明显的血渍和污渍。

(3)浸泡:将初步清洗过的器械放多酶洗液内浸泡5分钟,多酶洗液浸泡可以快速分解其器械上的蛋白及残留血渍、脂肪等有机物碎片。

(4)冲洗和刷洗:用清水冲洗器械,将表面残留的多酶洗液冲净,使用高压水枪彻底冲洗腔镜管腔及各部件;同时器械的轴节部、弯曲部、管腔内用软毛刷上下抽动3次达到彻底清洗。

(5)超声清洗:用自动超声清洗器清洗5~10分钟。

(6)水洗:再次将器械用流动水彻底清洗。

(7)干燥。①吹干:清洗结束后用气枪吹干。②烘干:采用烘干设备将器械进行烘干,适用于待用的器械,既可以在短时间内使器械各关节、管腔干燥,又可以保证低温灭菌的效果。

(8)腔镜镜头禁止用自动超声清洗器清洗,防止损坏。

2.腔镜器械的保养

(1)腔镜镜头的保养:手术结束后使用蘸有多酶洗液或清水的湿纱布对镜头表面的血渍和污渍进行擦拭,镜面之外部分使用吸水较强的软布擦干,镜面用脱脂棉球或专用拭镜纸顺时针方向进行擦拭,避免用粗糙布巾擦拭,造成镜面损坏。

(2)日常维护及保养:器械护士应在每次腔镜器械使用后,仔细检查器械配件是否齐全,螺丝是否松动、腔镜镜头是否完好、器械是否闭合完全、器械绝缘部分有无损坏、穿刺器密封圈是否老化等,如有问题应及时维修或更换,以保证器械的正常使用。

(四)腔镜器械的灭菌与存放

1.腔镜器械的灭菌

分离钳、冲洗吸引器、电凝钩、气腹针、金属穿刺器等常用腔镜操作器械通常使用压力蒸汽灭菌法。腹腔镜镜头等精密器械及特殊不耐高压器械应使用环氧乙烷气体密闭灭菌法或过氧化氢低温等离子灭菌法。

2.腔镜器械的存放

腔镜器械必须定点存放于专用橱柜内，不与普通器械混合放置。腔镜镜头一定要放置在原装盒内，不能重压。气腹针与一些可拆分的小零件要放在小盒内，以免折断和丢失。

四、外来手术器械管理

外来器械是指由医疗器械生产厂家、公司租借或免费提供给医院，可重复使用的医疗器械。它作为市场经济的新产物，是器械供应商在取得医院认可、主刀医师认定送到手术室临时使用的器械。这类器械节约了医院的开支，减低了医疗成本，减少了资源浪费，有手术针对性强、质量优异等特点，因此在骨科、五官科、脑外及胸外科内固定等领域得到广泛使用。

(一)外来器械的使用流程

1.外来器械准入流程

外来器械必须是经过医院严格监控，器械科或采购中心应查看有关资料，符合《医疗器械监督管理条例》第26条规定:医疗器械经营企业和医疗机构从取得《医疗器械生产许可证》的生产企业或取得《医疗器械经营许可证》的经营企业购进合格的医疗器械，并验明产品合格证、进口注册证、准销证等卫生权威机构的认可证明，不得使用未经注册、过期失效或淘汰的医疗器械。

2.外来器械接受流程

手术医师在预约手术时在手术申请单上备注外来器械的厂家、名称及数量等信息，以便手术室及供应室能及时知晓，同时通知器械供应商及时配备器械。器械供应商在规定时间内将器械送至供应室器械接收点，并提供植入物合格证及器械清单一式两份。经审核合格后交接签名。

3.外来器械的清洗、包装、灭菌流程

彻底清洁是保证灭菌成功的关键，外来器械送至供应室前仅经过预清洗，因此外来器械送达后供应室器械护士必须按照消毒规范流程进行严格的器械清洗。清洗结束后再次进行清点核对，确认无误后再规范包装。包装标签上除常规的信息之外还应写上器械名称、公司名称、主刀医师姓名、患者信息等。最后按照规范进行灭菌，灭菌后进行生物监测，监测合格后给予发放。

4.手术室护士核对与使用流程

器械送至手术室后，由手术室护士与供应室器械护士按照手术通知单，逐项核对相关内容，确认无误后接收器械，存入专用无菌储物架上。相关手术间护士凭手术通知单领取外科手术器械。手术开始前由洗手护士、巡回护士按器械包内清单共同核对，并经术者确认无误后方可开始手术。手术结束时，由洗手护士、巡回护士与术者共同核对所使用的内植入物名称、规格、数量等，以及时填写器械清单及手术器械交接本，同时将术中使用的外来器械信息存档保存。

5.外来器械取回流程

使用后的器械经清洗处理，由器械供应商凭有效证件从手术室污物通道领取，并在器械清单和手术器械交接本签名确认。因故暂停手术的器械，为减少资源浪费，可与器械供应商约定，在有效期内暂存于手术室，用于同类手术。器械过期或因其他原因需取回时，应在手术室器械交接本上签字。

(二)外来器械使用注意事项

1.规范流程

建立规范的操作流程，建立质量控制和追溯机制，发现问题立即启动追溯系统。

2.定期培训

定期由专业人员对手术医师、手术室护士进行外来手术器械使用的专业培训,以掌握器械的基本性能和操作方法。

五、手术植入物管理

随着社会的进步,医学的发展,新技术的应用,各类性能优异、造价不菲的植入物越来越多地应用到手术患者身上,通过手术将植入物种植、埋藏、固定于机体受损或病变部位,可达到支持、修复、替代其功能的作用。手术室应严格管理手术植入物,防止对患者造成意外不良后果。

(一)植入物的准入

1.公开招标

医院通过定期举行的公开招标方式,择优录用质量性能可靠、价格适宜的产品作为本院常用产品。

2.未中标植入物准入流程

未中标植入物若具有适合某些手术的特殊性能,手术医师可向医院提出临时申请,经审核、特殊批准后方可使用。

3.厂家提供材料备案

生产厂家必须提供产品的所有信息,供使用方备案,以便日常监管及发生问题后进行及时追溯。

(二)植入物在手术室使用的管理

手术植入物使用前手术医师应向手术室预约,手术室工作人员经核查后领取;所有手术植入物必须经过严格的清洗、包装、灭菌后,经生物监测,判定合格后方能使用。手术中使用植入物前,必须严格核对植入物型号规格、有效期及外包装完整性,避免错用、误用,造成不必要的浪费。使用后,手术室护士需填写所用植入物产品信息及数量,并附产品条形码,保存在病历中存档。未用完或废弃的一次性植入物需毁形,并交医院管理部门统一处理,以免造成不良后果。

六、手术室常用药品管理

手术室内常用药品,无论数量和种类都很多,主要以静脉用药和外用消毒药为主。手术室应制订严格的药品管理制度,对所有药品定点放置,专人管理,每一名手术室护士都应严格遵守药物使用制度,掌握常用药品性能,安全用药。

(一)手术室常用药品种类及管理要求

1.手术室常用药品种类

手术室常用药品包括具有镇静镇痛和催眠作用的麻醉类药物,糖类、盐类、酸碱平衡调节药物,心血管系统药物,中枢兴奋及呼吸系统药物,子宫兴奋类药物,利尿药,止血药和抗凝血药,各类抗生素激素类药物,生物制品剂和消毒防腐药物等。

2.管理要求

(1)定点放置,专人管理:手术室应设立药物室、药品柜及抢救药车,并指定一名护士专门负责药品管理。

(2)分类放置:静脉用药应与外用消毒防腐药分开放置,并贴上标签,标签纸颜色有所区别。易燃易爆药品、对人体有损害的药品应妥善保管,远离火源或人群,并写有明显警句提示他人。

生物制品及需要低温储存的药品应置于冰箱内保存,每周定期派人清理一次,保持冰箱内整洁。

(3)药品使用制度:手术室所有药品均有明确的出入库记录,每类药品均设有使用登记本,手术室护士如有领用均需在登记本上进行信息记录,由指定护士进行清点并补充。麻醉药、剧毒药和贵重药必须上锁,应班班清点,发现数量不符及时汇报并查明原因。

(4)领药周期:手术室药品基数不应太多,以免过期。一般常用药品每周领取一次,不常用药品每月领取一次,麻醉药、贵重药则根据每天使用情况领取。

(二)手术室药品的使用注意事项

1.严格执行查对制度

定期检查药品柜的存药,发现过期、变色、浑浊或标签模糊不清的药品不得使用。术前访视及进行手术安全核查时,必须核对手术患者药物过敏史,并及时记录。术中使用药物时,配制、抽取药物必须两人核对,并保留原始药瓶,手术台上传递药物之前,洗手护士必须与手术医师口头进行核对;若术中须执行口头医嘱,巡回护士应将口头医嘱复述一遍,由手术医师确认后执行,术毕督促手术医师及时补全医嘱。

2.熟练掌握药品性能

手术室用药要求快速、及时、准确,抢救患者时更是分秒必争,护士应熟悉抢救药品的药理作用与用途、剂量与用法、不良反应和配伍禁忌等,以利于抢救配合。手术室护士应熟悉常用抗生素的商品名、通用名、分类及常见过敏症状。此外,手术室外用消毒药较多,手术室护士必须了解每种消毒药的用法、有效浓度及浓度监测标准、达到消毒效果的时间及对人体和物品有无损害等特点,同时指导其他有关人员正确使用。

(刘承秀)

第二节　神经外科手术护理

神经外科作为一门独立的学科是在 19 世纪末神经病学、麻醉术、无菌术发展的基础上诞生的。神经外科是医学中最年轻、最复杂而又发展最快的一门学科。神经外科是外科学的分支,包括颅脑损伤、脑肿瘤、脑血管畸形、脊髓病变。神经外科又可分出颅底外科、脑内镜、功能神经外科等。下面以几个经典神经外科手术为例,介绍手术的护理配合。

一、颅内动脉瘤夹闭术的护理配合

颅内动脉瘤是当今人类致死、致残最常见的脑血管病。颅内动脉瘤是脑动脉上的异常膨出部分,指血管壁上浆果样的或先天性的突起,可能是血管先天性的缺陷或血管壁变性引起,通常发生在脑底动脉环的大血管分叉处。颅内动脉瘤分类:颈内动脉瘤(30%～40%)、前交通动脉瘤(30%)、大脑中动脉瘤(20%)、大脑后动脉瘤(1%)、椎基底动脉瘤(10%)。颅内动脉瘤夹闭术手术治疗的原则是将动脉瘤排除于血液循环之外,使之免于再破裂,同时保持载瘤动脉的通畅,防止发生脑缺血。

(一)主要手术步骤及护理配合

1.手术前准备

手术患者行全身麻醉,手术体位为仰卧位,患侧肩下垫一小枕,头向右倾斜 $30°\sim45°$,上半身略抬高,脑外科头架固定。双眼涂金霉素眼药膏并用眼贴膜覆盖保护,双耳塞干棉球保护,以免消毒液流入眼和耳内。头部手术皮肤消毒时,应由手术区中心部向四周涂擦,包括头部及前额。消毒范围包括手术切口周围 $15\sim20$ cm 的区域。按照神经外科手术铺巾法建立无菌区域。

2.主要手术步骤

(1)铺巾:按常规皮肤消毒铺巾。

(2)切开头皮:传递22号大圆刀切开皮肤,传递头皮夹,夹住皮肤切口止血。

(3)皮瓣形成:以锐性分离法将皮瓣沿帽状腱膜下游离,并向后翻开皮瓣。

(4)骨瓣形成:传递骨膜剥离器剥离骨膜,暴露颅骨,选择合适的钻孔部位,安装并传递气钻或电钻进行钻孔,并用铣刀铣开骨瓣。

(5)切开硬脑膜:打开硬脑膜前传递腰穿针行脑脊液引流;传递蚊氏钳提夹,11号尖刀切开硬脑膜一小口,传递解剖剪(又称"脑膜剪")扩大切口,圆针0号慕丝线悬吊。

(6)游离载瘤动脉:传递显微弹簧剪刀切开蛛网膜,神经剥离子协助轻轻剥开;传递脑压板,其下垫脑棉牵开并保护脑组织;传递小号显微吸引器、双极电凝暴露肿瘤邻近的血管及神经组织,逐步游离载瘤动脉的近端和远端、瘤颈直至整个瘤体。

(7)确认和夹闭动脉瘤:夹闭动脉瘤,根据情况选择合适长短及角度的动脉瘤夹蘸水后,与施夹钳一同传递。

(8)切口缝合:逐层关闭切口,放置引流,骨瓣覆盖原处并使用连接片和螺钉固定,传递圆针慕丝线依次缝合颞肌筋膜、帽状腱膜,缝合皮下组织,角针慕丝线缝合皮肤。

3.术后处置

为手术患者包扎伤口,戴上弹力帽,注意保护耳郭避免受压。检查受压部位皮肤,固定引流管,护送手术患者入神经外科监护室进行交接。

(二)围术期特殊情况及处理

1.急诊手术的术前准备

接到急诊手术通知单,立即选择安排特别洁净或标准洁净手术室,联系急诊室或者病房做好术前准备,安排人员转运患者(病情危重的手术患者必须由手术医师陪同送至手术室)。

(1)环境准备:手术室温度保持在 $23\sim25$ ℃,湿度保持在 $40\%\sim60\%$。严格根据手术间面积控制参观人员,1台手术不得超过3名。

(2)特殊器械准备:显微持针器、显微弹簧剪刀、显微枪形镊、各种型号的显微吸引器、神经剥离子、各种型号动脉瘤夹及施夹钳、可调节吸引器、多普勒探头、多普勒血流测定仪。

(3)特殊物品准备:7~9"0"的血管缝线、"纤丝速即纱"止血材料和3%罂粟碱溶液。

(4)辅助物品准备:准备带有腰穿针留置孔的手术床及两套负压吸引装置。

同时通知手术医师及麻醉医师及时到位,三方进行手术患者安全核查,保证在最短时间内开始手术。

2.腰椎穿刺术手术体位

术前腰穿留置针的操作应在全麻后进行,避免刺激患者诱发动脉瘤的破裂出血。具体配合方法如下(图11-14)。

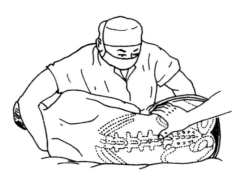

图 11-14 腰椎穿刺术

(1)调整体位:手术患者行全身麻醉后,巡回护士与手术医师、麻醉师一同缓慢地将手术患者翻转呈侧卧位,背齐床沿,头部和两膝尽量向胸部屈膝,腰背部向后弓起,使棘突间的椎间隙变宽,利于腰穿针进入鞘膜囊内,巡回护士站立于手术患者前面,帮助固定体位并保护手术患者以防坠床,配合麻醉师行腰穿。

(2)保护腰穿针头:完成腰穿留置引流后,立即用无菌小纱布保护腰穿针头,胶布固定,避免针芯脱落。

(3)确认腰穿留置针位置:手术医师、麻醉师共同将手术患者向床中央稍稍移动,其中一人用手轻扶腰穿针,巡回护士负责观察、确认腰穿留置针与手术床中央留置孔的位置相吻合后,共同将手术患者安置成仰卧位。

(4)术中监测:地面与手术床上留置孔的相应部位放置药碗(当腰穿针开放时可存取脑脊液)。加强巡视和检查,并按照要求进行相应特殊检查。

3.动脉瘤手术过程中的药物管理

对于手术台上使用的各种药物,巡回护士必须与洗手护士严格核对;无菌台上的术中用药,洗手护士必须加强管理,以防混淆或错用。

(1)药物标识规范:手术台上所有的药物及盛放药物的容器(包括注射器、药杯、药碗)必须有明确的标识,其上注明药物名称、浓度、剂量。

(2)杜绝混淆:无菌台上第一种药物未做好标识前,不可传递第二种药物至无菌台。

(3)特殊药物的配合:当需解除血管痉挛时,递显微枪形镊夹持含有 3% 罂粟碱溶液的小脑棉湿敷载瘤动脉 5 分钟。

(4)严格区分放置:注射药、静脉输液、消毒液必须严格区分放置,标识清晰。外观相似或读音相近的药物必须严格区分放置。

4.颅内动脉瘤过早破裂

颅内动脉瘤破裂是手术中的危急情况,必须及时、恰当处理,主要方法包括以下几种。

(1)指压法:巡回护士或台下医师协助压迫颈动脉,手术医师在颅内暂时阻断载瘤动脉,制止出血,同时处理颅内动脉瘤。洗手护士传递两只大号吸引器,手术医师迅速清除手术视野内的血液,找到动脉瘤破口,立即用其中一只吸引器对准出血点,迅速游离和处理动脉瘤。

(2)吸引器游离法:洗手护士传递大号显微吸引器,手术医师将动脉瘤吸住后,迅速夹闭瘤颈,该法适用于瘤颈完全游离,如使用不当可引起动脉瘤破口再次扩大。

(3)压迫止血法:洗手护士根据要求传递比破口小的锥形吸收性明胶海绵,手术医师将起头端插入动脉瘤破口处,并传递小型脑棉,在其外覆盖,同时传递小型显微吸引器轻压片刻后,迅速游离动脉瘤。

(4)双极电凝法:仅适用于颅内动脉瘤破口小且边缘整齐的情况下。洗手护士准确快速传递双极电凝镊,手术医师用其夹住出血部位,启动电凝,帮助止血。

5.脑棉的使用和清点

神经外科手术风险大、难度高、手术时间长,脑棉的清点工作是神经外科手术护理的重点和难点,应按照以下方法进行。

(1)术前清点:术前洗手护士应提前洗手,保证充分的时间进行脑棉的清点和整理。由洗手护士和巡回护士两人共同清点脑棉,并记录于手术护理记录单上。清点脑棉时应特别注意,脑棉以10块1包装,每台手术以50块为基数。清点脑棉时需细致谨慎,应及时发现是否存在两块脑棉重叠放置的现象。此外必须检查每一块脑棉的完整性,确认每一块脑棉上带有牵引线。

(2)术中管理:传递脑棉时,需将脑棉平放于示指的指背上或手背上,光面向前,牵引线向后。术中添加脑棉也必须及时清点并记录。添加脑棉时,同样以10块的倍数进行添加。术中严禁手术医师破坏脑棉的形状,如修剪脑棉或撕扯脑棉。巡回护士应及时捡起手术中掉落的脑棉并放至指定位置。

(3)关闭脑膜前清点:必须确认脑棉的数量准确无误方可关闭并记录。关闭脑膜后必须再次确认脑棉的数量准确无误并记录。

二、后颅肿瘤切除手术的护理配合

后颅肿瘤是指小脑幕下的颅后窝肿瘤,常见有小脑、脑桥小脑角区、第四脑室、斜坡、脑干、枕大孔区肿瘤等。经临床和影像学检查证实的后颅肿瘤,除非有严重器质性病变不宜开颅者,一般均应手术治疗,根据手术部位常采用正中线直切口、钩状切口、倒钩形切口。此节以最典型和最常用的枕下正中切口后颅窝开颅术为例说明手术入路及手术配合。

(一)主要手术步骤及护理配合

1.术前准备

手术患者行全身麻醉,手术体位为俯卧位,上半身略抬高,头架固定。双眼涂金霉素眼药膏并用眼贴膜覆盖保护,双耳塞棉花球保护,以免消毒液流入眼和耳内。头部手术皮肤消毒时,应由手术区中心部向四周涂擦。消毒范围要包括手术切口周围15~20 cm的区域。按照神经外科手术铺巾法建立无菌区域。

2.手术步骤

(1)常规皮肤消毒铺巾。

(2)切开头皮:传递22号大圆刀切开皮肤,传递头皮夹,夹住皮肤切口止血。

(3)牵开肌层:传递骨膜剥离器分离两侧附着于枕骨的肌肉及肌腱,显露寰椎后结节和枢椎棘突,传递乳突拉钩或梳式拉钩用于牵开肌层。

(4)骨窗形成:传递气钻或电钻在枕骨鳞部钻一孔,并传递鼻甲咬骨钳扩大骨窗,向上至横窦,向下咬开枕骨大孔,必要时咬开寰椎后弓。

(5)切开并悬吊硬脑膜:传递蚊氏钳提夹,11号尖刀切开硬脑膜一小口,传递解剖剪扩大切口,圆针0号慕丝线悬吊。

(6)肿瘤切除并止血:传递取瘤钳分块切取肿瘤,传递止血纱布进行止血。

(7)清点脑棉,缝合硬脑膜。

(8)切口缝合:逐层关闭切口,放置引流,严密缝合枕下肌肉、筋膜,缝合皮下组织和皮肤。

3.术后处置

为手术患者包扎伤口,戴上弹力帽,注意保护耳郭,检查受压部位皮肤,固定引流管,护送患者入复苏室进行交接。处理术后器械及物品。

(二)围术期特殊情况及处理

1.小脑肿瘤切除术的术前准备

小脑手术部位深,手术复杂,对护理的配合要求高,因此,手术室护士应尽最大可能做好充分的手术准备。具体包括以下。

(1)环境准备:安排入特别洁净或标准洁净手术室,手术室温度保持在 23～25 ℃,湿度保持在40%～60%。严格根据手术间面积控制参观人员,1 台手术不得超过 3 名。

(2)特殊器械及物品准备:头架、气钻、显微镜、一次性显微镜套、超声刀、吸收性明胶海绵、骨蜡、电刀、"纤丝速即纱"、双极电凝、负压球、医用化学胶水、脑棉、显微弹簧剪、显微枪形剪、枪形息肉钳等。

(3)常规用品准备:术前了解手术患者病情、手术部位,根据手术患者的体型、手术体位等实际情况准备手术所需常规用品。

(4)抢救用品准备:充分估计术中可能发生的意外,提前准备好各种抢救用品。对出血比较多的手术如巨大脑膜瘤等,应事先准备两路吸引器。

2.患者俯卧位的摆放

摆放体位之前,巡回护士应做好充分的准备;将体位垫 4～5 个呈三角形放于手术床上,体位垫的大小选择根据手术患者的体型确定,体位垫上的布单应保持平整,无皱褶、无潮湿。

手术患者在患者推床上接受全身麻醉后,巡回护士脱去患者衣服,双臂放于身体两旁,用中单加以固定,防止在翻身时肩关节、肘关节扭曲受伤。然后巡回护士与手术医师、麻醉师同时将患者抬起缓慢翻转到手术床上呈俯卧位;注意其中手术医师托住患者颈肩部和腰部,巡回护士托住患者臀部和窝部,麻醉师注意避免气管插管、输液管及导尿管脱落;同时应注意保持头、颈、胸椎在同一水平上旋转。翻转成功后巡回护士根据需要调整体位垫,保证胸腹悬空不受压,四肢处于功能位,全身各个部位得到妥善固定。

3.术中观察

术中还应巡逻护士要密切观察生命体征的变化,观察四肢有无受压、静脉回流是否畅通等。注意保持静脉通路和导尿管的通畅,特别是应手术需要在手术进行中挪动患者体位或疑似患者体位有变动时必须立即检查。常规状态下每1～2 小时观察一次。

4.超声刀的连接和使用

脑外科专用超声刀设备较为昂贵,使用要求高,手术室护士应正确使用,以确保其发挥最大的效能。

(1)超声刀使用流程(图 11-15)。

(2)脑外科专用超声刀使用前的操作要点包括:①先插上电源,连接踏脚和机器,打开机器开关。检查仪器是否完好。②吸引瓶内采用一次性带止逆阀吸引袋,并连接机器。③洗手护士正确无误地衔接好超声刀手柄电线、吸引管、冲洗管并将三者合一,妥善固定,将其远端传递给辅助护士。巡回护士分别将超声刀插头、吸引管、冲洗管与机器相应插口及冲洗液连接。④巡回护士根据需要调节吸引力、超声频率、冲洗液流量至最合适的范围。

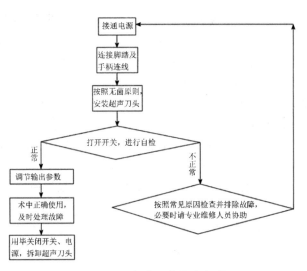

图 11-15　超声刀使用流程图

（3）脑外科专用超声刀仪使用时的注意事项：①超声刀头置于安全稳妥的地方，刀头不可触及任何物品。②及时擦净超声刀头上的血迹并吸取生理盐水保持吸引头通畅。③当仪器处于工作状态时，手远离转轴。

（4）脑外科专用超声刀使用后的注意事项：①脚踩踏脚开关，用超声刀头吸生理盐水 200 mL 冲洗超声刀头中的管腔，然后关闭电源开关。②超声刀头用湿纱布擦拭干净，禁止放在含酶的消毒液中，应送环氧乙烷灭菌。③收好电源电线、踏脚开关等物件，吸引袋按一次性医疗废弃物处理。④登记使用情况。

5.神经外科手术中显微镜的使用

显微镜是神经外科手术最为常用的仪器设备之一，护士应掌握正确的使用和维护保养方法，从而为患者提供安全的治疗，同时延长物品的使用寿命。

（1）使用前的注意事项：①接通电源，连接视频线至彩色监视器，打开电源开关。②根据手术部位调整好助手镜的位置，打开显微镜开关。检查显微镜的各项功能，如聚焦、调整平衡等。目镜的屈光度数，使图像清晰度与助手镜和监视器一样。③拉直显微镜臂，用无菌显微镜套将显微镜套好。

（2）使用中的注意事项：①洗手护士在手术显微镜下配合手术时，要特别注意显示屏上显示的手术操作及进展，主动与主刀医师配合。②传递器械动作幅度要小，做到轻、稳、准。做到一手递，一手接，保证医师在接后即能用。③传递脑棉时，根据需要将不同大小的脑棉传递到医师的视野内。④做各种操作时绝对不可倚靠及碰撞手术床及显微镜底座，以免影响手术区域及操作。

（3）使用后的注意事项：①关闭手术显微镜光源，打开固定器，将显微镜推离手术区。②将手术显微镜镜臂收起，缩至最短距离，注意保护镜头。③关闭总电源，收好电源线和视频线，将手术显微镜放置原位，固定底座开关。④取下手术显微镜套后，应检查手术显微镜上有无血迹，清洁擦拭干净。⑤按要求在专用登记本上记录显微镜使用状况。

（4）保养的注意事项：①手术显微镜的镜头是整个机器的心脏，非常娇贵，所以每次使用后，要用镜头专用纸清洁镜头，禁用粗糙的物品擦拭，防止出现划痕，影响镜头的清晰程度。②勿用乙醇、乙醚等有机溶剂擦拭镜身，可用软布蘸水擦拭；各个螺丝和旋钮不要拧得过紧或过松。

③关闭显微镜时,要先将调节光源旋钮旋至最小,再将光源电源关闭,最后关闭显微镜电源开关,以延长灯泡的使用寿命。④随时记录手术显微镜的使用情况、性能、故障及解决方法。⑤手术显微镜应放置于干净、干燥通风的地方,注意避免碰撞。⑥显微镜通常处于平衡状态,无特殊要求,不要轻易调节。⑦专人负责检查,设专用登记本,每次使用后需登记情况并签名。⑧每3个月由专业人员做一次预防性维修和保养,每年进行1次安全性检查。

（刘承秀）

第三节　心胸外科手术护理

　　心胸外科专业开创于20世纪初期,起步较晚但几十年来却是发展最快的外科学分支之一。胸心外科通常可分为普通胸外科和心脏外科,普通胸外科治疗包括肺、食道、纵隔等疾病;心脏外科则是治疗心脏的先天性或后天性疾病。常见的先天性心脏病手术包括房室间隔缺损修补,肺动脉狭窄拓宽、法洛四联症矫治术和动脉导管未闭结扎术等;后天性心脏病手术包括瓣膜置换术、瓣膜成形术、冠状动脉搭桥术、带瓣管道置换术等;下面以几个经典的胸心外科手术为例,介绍手术的护理配合。

一、瓣膜病置换手术的护理配合

　　心脏瓣膜病是指心脏瓣膜结构(瓣叶、瓣环、腱索、乳头肌)的功能或结构异常导致瓣口狭窄及(或)关闭不全。常见的致病因素包括炎症、黏液样变性、退行性改变、先天性畸形、缺血性坏死、创伤、梅毒、钙化、发育异常等。心脏瓣膜置换术是指在低体温麻醉下,通过外科手术切除病变瓣膜,使用人工心脏瓣膜替换的一种治疗方法。以下以二尖瓣置换术为例做手术配合介绍。

(一)主要手术步骤及护理配合

1.手术前准备

　　手术患者入室前,巡回护士应先将凝胶体位垫和变温水毯放置于手术床上,其有防止压疮和体外循环恢复后升温的作用。手术患者取仰卧位,双手平放于身体两侧并使用中单将其保护固定。手术患者行全身麻醉,巡回护士配合麻醉师进行动静脉穿刺;留置导尿管,并连接精密集尿袋。留置肛温探头进行术中核心体温的监测;巡回护士合理粘贴电极板,通常将电极板与患者轴线垂直地粘贴于臀部侧方肌肉丰富处,不宜粘贴于大腿处,以防术中进行股动脉、股静脉的紧急插管。切口周围皮肤消毒范围为:上至肩,下至髂嵴连线,两侧至腋中线。按照胸部正中切口手术铺巾法建立无菌区域。

　　2.主要手术步骤

　　(1)经胸骨正中切口开胸:传递22号大圆刀切开皮肤,电刀切开皮下组织及肌层,切开骨膜;传递电锯锯开胸骨,并传递骨蜡进行骨创面止血(如图11-16,图11-17)。

　　(2)撑开胸骨:利用胸腔撑开器撑开胸骨显露胸腺、前纵隔及心包;传递无损伤镊夹持心包,配合解剖剪剪开,传递圆针7号慕丝线进行心包悬吊,显露心脏(如图11-18)。

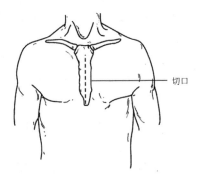

图 11-16　胸正中切口

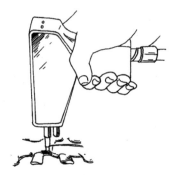

图 11-17　使用电锯将胸骨纵形锯开

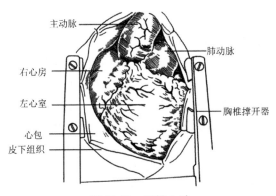

图 11-18　显露心脏

（3）建立体外循环：传递 25 cm 解剖剪、无损伤镊、血管游离钳等游离上下腔静脉及升主动脉，配合插管荷包的制作及上下腔静脉和升主动脉插管，放置心脏冷停搏液灌注管，传递阻断钳阻断上、下腔静脉和主动脉，灌注停跳液（原理为含高浓度钾，导致心脏停搏），外膜敷冰泥保护心肌，直至心脏停止。

（4）显露二尖瓣：传递 11 号尖刀经房间沟切开左心房壁，心房拉钩牵开心房，显露二尖瓣（如图 11-19）。

（5）剪除二尖瓣及腱索：传递 25 cm 解剖剪沿瓣环剪除二尖瓣及腱索，无损伤镊配合操作，同时准备湿纱布，以及时擦拭解剖剪及无损伤镊上残留腱索和组织。

（6）换人工瓣膜：传递测瓣器测定瓣环大小，选择大小合适的人工瓣膜，传递瓣膜缝合线缝合人工瓣膜。

（7）关闭切口，恢复正常循环：传递不可吸收缝线关闭二尖瓣切口和左房切口。传递夹管钳，配合撤离体外循环，并传递不可吸收缝线或各种止血用品配合有效止血；开启变温水毯至 38～40 ℃，调高手术间内温度，加温输注的液体或血液进行复温，待心脏跳动恢复、有力，全身灌注情况改善，放置胸腔闭式引流管，传递无损伤缝线缝合并关闭心包，传递胸骨钢丝关胸及慕丝线缝合切口。

3.术后处置

为手术患者包扎伤口，以及时加盖棉被进行保温。检查手术患者骶尾部、足跟等易发生压疮的皮肤，以及时发现皮肤发红、破损等异常情况。固定胸腔引流管、导尿管，保持引流通畅，并观察引流液的色、量、质，加强管道护理，防止滑脱。协助麻醉师、手术医师小心谨慎地将手术患者转移至监护床上,转运途中严密监测血压、心率、心律、氧饱和度等生命体征。保障患者安全,与心外科监护室护士做好交接班。

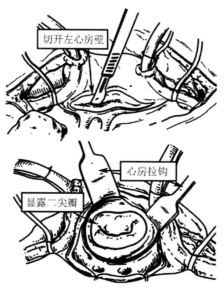

切开左心房壁

心房拉钩

显露二尖瓣

图 11-19　切开左心房,显露二尖瓣

(二)围术期特殊情况及处理

1.调节手术患者体温

正常机体需高血流量灌注重要脏器,包括肾、心、脑、肝等,而机体代谢与体温直接有关,体温每下降7 ℃组织代谢率可下降 50%,如体温降至 30 ℃,则氧需要量减少 50%,体温降至 23 ℃时氧需要量则是正常的 25%。因此,在建立体外循环过程中需要降温,以减低需氧量,预防重要脏器缺血缺氧,提高灌注的安全性。降温程度根据病情、手术目的和手术方法等各种情况而定,可分为不同的类型。

(1)常温体外循环:适用于简单心脏畸形能在短时间内完成手术者。

(2)浅低温体外循环:适用于病情中等者,心内畸形不太复杂者。

(3)深低温微流量体外循环,适用于:①心功能差,心内畸形复杂者。②侧支循环丰富,心内手术时有大量回血者。③合并动脉导管未闭者。④升主动脉瘤或假性动脉瘤手术深低温停循环者。

(4)婴幼儿深低温体外循环:适用于各种心脏复杂畸形。

(5)成人深低温体外循环:主要适用于升主动脉及弓部动脉瘤手术。

体外循环通过与低温结合应用,可使体外循环灌注流量减少,血液稀释度增加,氧合器血气比率降低。手术室的降温/保温设备有空调、制冰机、恒温箱、水床、变温毯及热空气动力装置等,通过这些设备,手术室护士可以达到调节和控制手术患者体温的目的。

2.心脏复苏困难

进行体外循环后,手术患者发生心脏复苏困难原因很多,常见于心脏扩大、心肌肥厚、心功能不全及电解质平衡紊乱等。案例中手术患者为二尖瓣狭窄患者,由于长时间的容量及压力负荷加重,且心功能基础较差,长时间的升主动脉阻断更加重了心肌的缺血缺氧损害,因此可能发生心脏复苏困难。

对于这位手术患者,首先应给予积极处理措施,如实施电击除颤等,如果效果不佳则立即再次阻断主动脉,在主动脉根部灌注单纯温氧合血 5～10 分钟,由于血液不但能为受损的心脏提供充足的氧,还能避免或减轻心肌的再灌注损伤。而后再次开放主动脉,一般即可自动复跳或经电击除颤后复跳。如多次除颤后仍不复跳则需再次阻断主动脉,灌注停搏液使心电机械活动完全停止,让心脏得以充分的休息,降低氧耗,为再次复跳做好准备。

3.心脏复跳后因高血钾心搏骤停

心脏复跳后发生高钾血症的可能原因包括:肾排钾减少、血液破坏、酸中毒、摄入过多等,如心脏停搏液(含钾)灌注次数和容量过多,大量的血液预充等。高钾血症可使静息电位接近阈电位水平,细胞膜处于去极化阻滞状态,钠通道失活,动作电位的形成和传导发生障碍,心肌兴奋性降低或消失,兴奋-收缩耦联减弱,心肌收缩降低,从而发生心搏骤停。

(1)胸内心脏按压:第一时间内迅速给予。胸内心脏按压方法可分为单手或双手心脏按压术,一般用单手按压时,拇指和大鱼际紧贴右心室的表面,其余 4 指紧贴左心室后面,均匀用力,有节奏地进行按压和放松,频率为 80～100 次/分。双手胸内心脏按压,用于心脏扩大、心室肥厚者,术者左手放在右室面,右手放在左室面,双手掌向心脏做对合按压,其余同单手法(图 11-20)。切勿用手指尖按压心脏,以防止心肌和冠状血管损伤。

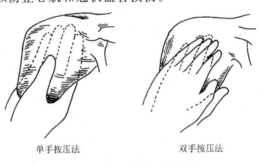

单手按压法　　　　双手按压法

图 11-20　心内按压示意图

(2)胸内电除颤:巡回护士立即准备除颤仪及无菌除颤极板配合手术医师进行胸内除颤。首先打开除颤器电源,选择非同步除颤方式,继而选择电能进行充电;手术医师将胸内除颤电极板分别置于心脏的两侧或前后并夹紧,电击能量成人为 10～40 J,小儿为 5～20 J。

(3)复苏成功后,应配合麻醉师使用药物纠正低血压及电解质紊乱等,同时给予冰袋施行头部物理降温,同时用冰袋置于颈部、腋窝、腹股沟等大血管流经处进行体表降温,预防脑水肿等。心跳恢复后,有可能再度停搏或发生心室纤维性颤动,巡回护士应严密观察患者生命体征。

二、小切口微创心脏手术的护理配合

传统心脏外科手术,多采用胸骨正中切口,部分采用左胸后外侧切口,但往往痛苦大、手术切口长。随着近年来心血管手术安全性的不断提高,小切口心脏手术渐趋盛行。小切口心脏手术的特点是切口美观、隐蔽、创伤小、出血少、恢复快、愈合好、畸形少、费用少等。但由于切口小,术中术野显露较差,术前应明确诊断,严格掌握手术指征,同时对外科医师的手术操作技能也提出较高要求。本文以右腋下小切口微创房间隔缺损修补术为例介绍手术护理配合。

（一）主要手术步骤及护理配合

1.手术前准备

患者静脉复合麻醉伴行气管插管,体位在仰卧位的基础上右胸垫高,呈左侧60°半侧卧位,下半身尽量平卧,显露股动脉。右上肢屈肘悬吊于手术台支架上。摆放体位后,协助医师正确粘贴体外除颤板。切口周围皮肤消毒范围为:前后过中线,上至锁骨及上臂1/3处,下过肋缘。按照胸部侧卧位切口手术铺巾法建立无菌区域。

2.主要手术步骤

（1）右前胸切口:即取右侧腋中线第二肋交点与腋前线第五肋间交点连线行约5 cm切口,于腋前线第四肋进胸。传递22号大圆刀切开皮肤,电刀切开皮下组织及肌层,传递侧胸撑开器暴露切口。

（2）建立体外循环:传递无损伤镊、25 cm解剖剪剪开心包并传递圆针慕丝线固定心包。传递血管游离钳游离上、下腔静脉和主动脉并在主动脉根部作荷包缝合,插特定制作的长形带导芯的主动脉供血管。于右心耳部做荷包,并切开心耳插上腔静脉引流管;于右房壁作荷包缝线,切开后插下腔静脉引流管。体外循环开始后,阻断升主动脉并于主动脉根部注入冷停搏液。

（3）暴露房间隔缺损:传递无损伤镊及无损伤剪,切开右心房,暴露房间隔缺损。

（4）修补房间隔缺损:如缺损较小,传递不可吸收缝线予以直接缝合;如缺损较大或位置比较特殊也可使用自体心包片或涤纶补片修补缺损。在缝合心房切口的同时排除右房内气体,主动脉开放后心脏复跳。

（5）关闭切口:放置胸腔闭式引流管,传递三角针慕丝线固定,传递无损伤缝线缝合并关闭心包,传递慕丝线缝合切口。

3.术后处置

为手术患儿包扎伤口,以及时加盖棉被进行保温。检查手术患儿受压侧眼睛、耳朵、各处骨突部位及悬吊的上肢,以及时发现皮肤发红、破损等异常情况。固定胸腔引流管、导尿管,保持引流通畅,并观察引流液的色、量、质,加强管道护理,防止滑脱。协助麻醉师、手术医师小心谨慎地将手术患者转移至监护床上,转运途中严密监测血压、心率、心律、氧饱和度等生命体征。保障患者安全,与心外科监护室护士做好交接班。

（二）围术期特殊情况及护理

1.低龄手术患者如何进行术前准备

多数先天性心脏病患者需在儿时接受手术,因此必须加强以下几个方面的护理工作。

（1）做好心理护理,完善术前访视:对手术患儿关心爱护、态度和蔼,对家长解释病情和检查治疗过程,建立良好的护患关系,消除家长和手术患儿的紧张,取得理解和配合。全面了解手术患儿的基本情况,包括基础生命体征、皮肤准备情况、备血、配血和手术方案等。做好护理计划,儿童术前禁食10小时,婴幼儿禁食2小时。

（2）手术间及物品准备:手术间温度要保持恒定,对于10 kg以下及术中需要深低温降温的手术患儿,术前应在手术床上铺好变温毯,以便降温或复温时使用。10 kg以下的手术患儿应用输液泵严格控制液体入量。准备好摆放体位时所需的适合患儿身高体重的体位摆放辅助用品。准备好适合小儿皮肤的消毒液,一般用碘伏进行消毒。

（3）器械准备:根据手术患儿的身高和体重,准备合适的小儿心脏外科器械,如小儿使用阻断钳等,同时由于从侧胸入路手术,术前需要准备侧胸撑开器及加长的心脏外科器械,如25 cm解剖剪、长柄 15 号小圆刀等,方便术中使用。

2.术中需要更换手术方式

术中病情突变、需要更换手术方式是非常紧急的情况,必须争分夺秒,以挽救手术患者的生命。手术室护士应做好以下几个方面的工作。

(1)术前准备周全:首先手术室护士应在术前将各种风险可能考虑周全,并事先准备好各种可能使用的器械物品,如股动脉插管管道、各种规格的涤纶补片等。手术医师也应考虑到手术方式改变或股动脉插管的可能,在消毒铺单时应扩大范围。

(2)及时供应器械:如需改变手术方式,紧急调用其他器械,手术室巡回护士应立即将情况向值班护士长汇报,同时积极联系其他手术房间或者专科护士寻找合适的器械或替代物品,并及时提供到手术台上供医师使用,尽量减少耗费时间,保证患儿安全。

3.手术时间意外延长

手术时间意外延长可能导致非预期事件的发生,手术室护士必须及时调整和处理,以最大限度保护手术患儿及其家属。

(1)做好护理配合:手术室护士在整个手术过程应沉着冷静、全神贯注,预见性准备好下一步骤所需物品,配合手术医师尽量减少操作时间,降低手术对其他脏器损伤,减少手术并发症。

(2)预防性使用抗生素:常用的头孢菌素血清半衰期为 1～2 小时,为了保证药物有效浓度能覆盖手术全过程,当手术延长到 3～4 小时或失血量＞1 500 mL 时,应追加一个剂量,预防术后感染。

(3)无菌区域的保证:手术时间意外延长如超过 4 小时,应在无菌区域内加盖无菌巾,手术人员更换隔离衣及手套等。

(4)加强体位管理:术中每隔 30 分钟检查手术患儿体位情况,对于容易受压部位应定时进行减压,保证整个手术过程手术患儿皮肤的完整性,肢体功能不受损。

(5)联系并告知相关部门:联系病房告知患儿家属手术情况,安抚紧张情绪。告知护理排班人员,以便其做好工作安排。

（刘承秀）

第四节　普外科手术护理

普外科是外科领域中历史最长、发展较全面的学科。该学科内容广泛,是外科其他各专业学科的基础;其范围较大,除了各个专业学科,如颅脑外科、骨科、整形外科,泌尿外科等之外,其余未能包括在专科范围内的内容均属于普通外科的范畴。普通外科手术以腹部外科为基础,还包括了甲状腺疾病、乳腺疾病,周围血管疾病等。在实际工作中,普通外科又可分出一些学科,如胃肠外科、肛肠外科、肝胆外科、胰腺外科、周围血管外科等。下面以几个经典的普通外科手术为例,介绍手术的护理配合。

一、急性肠梗阻手术的护理配合

小肠分为十二指肠、空肠和回肠三部分,十二指肠起自胃幽门,与空肠交接处为十二指肠悬韧带(Treitz 韧带)所固定。回肠末端连接盲肠,并具回盲瓣。空肠和回肠全部位于腹腔内,仅通过小肠系膜附着于腹后壁。肠梗阻是指肠内容物不能正常运行、顺利通过肠道,是外科常见急腹症之一常为物理性或功能性阻塞,发病部位主要为小肠。小肠梗阻是指小肠肠腔发生机械性阻塞或小肠正常生理位置发生不可逆变化,如肠套叠、肠嵌闭和肠扭转等。绝大多数机械性肠梗阻需作外科手术治疗,缺血性肠梗阻和绞窄性肠梗阻更需及时急诊手术处理。

(一)主要手术步骤及护理配合

1.手术前准备

手术患者取仰卧位,行全身麻醉。切口周围皮肤消毒范围为:上至剑突、下至大腿上 1/3,两侧至腋中线。按照腹部正中切口手术铺巾法建立无菌区域。

2.主要手术步骤

(1)经腹正中切口开腹:22 号大圆刀切开皮肤,电刀切开皮下组织、腹白线、腹膜,探查腹腔。

(2)分离:切开相应肠系膜,分离、切断肠系膜血管,传递血管钳 2 把钳夹血管,解剖剪剪断,慕丝线结扎或缝扎。

(3)分别切断肠管近远端:传递肠钳钳夹肠管,15 号小圆刀于两肠钳间切断,移除标本,传递碘伏棉球擦拭残端(图 11-21)。

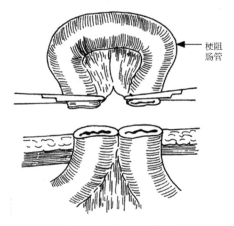

图 11-21　切断肠管

(4)行肠肠吻合:对拢肠两断端,传递圆针慕丝线连续缝合或传递管型吻合器吻合(图 11-22)。

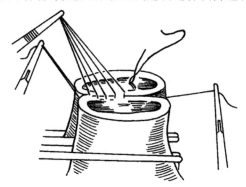

图 11-22　肠肠吻合

(5)关闭肠系膜裂隙:传递圆针慕丝线或可吸收缝线间断缝合(图11-23)。

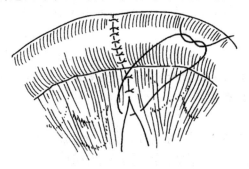

图 11-23　关闭肠系膜裂隙

(6)关闭腹腔:传递温生理盐水冲洗腹腔;放置引流管,三角针慕丝线固定;传递可吸收缝线或圆针慕丝线关腹。

(二)围术期特殊情况及处理

1.急诊手术,病情危急

手术室值班护士接到急诊手术通知单,立即安排手术间,联系相关病房做好术前准备,安排人员转运患者(病情危重的手术患者必须由手术医师陪同送至手术室)。

手术室护士按照手术要求,备齐手术器械及仪器等设备,如高频电刀、超声刀、负压吸引装置,检查仪器功能,并调试至备用状态。同时应预计可能出现的突发事件和可能需要的物品,以备不时之需。如这位患者为剖腹探查手术,除了肠道切除和吻合外,可能存在肠道破裂、腹腔污染的可能,因此必须备齐大量冲洗液体。

同时应通知手术医师及麻醉师及时到位,三方进行手术患者手术安全核查,保证在最短时间内开始手术。

2.肠道吻合的护理配合

肠道吻合器是临床常用的外科吻合装置之一,在手术使用时,主要做好以下护理配合。

(1)型号选择:应按照医师要求,根据肠腔直径和吻合位置,目测或利用测量器,选择不同型号的吻合器,目前常用的肠道吻合器型号有25~34号,并分直线和弯型吻合器。

(2)严格核对:手术医师要求使用32号直线型管型吻合器吻合肠腔,由于吻合器价格较为昂贵,为一次性高值耗材,巡回护士在打开吻合器外包装之前必须再次与手术医师认真确认吻合器的型号、规格,检查有效期及外包装完整性,均符合要求方可打开使用。

(3)配合使用:洗手护士将抵钉座组件取下交予手术医师,手术医师将抵钉座与吻合器头部分别放入将欲吻合的消化管两端,旋转吻合器手柄末端调节螺母,通过弹簧管及吻合器头部伸出的芯轴,将抵钉座连接固定于吻合器头部。医师进行击发,完成肠管钉合并切除消化管腔内多余的组织。

(4)使用后处置:吻合完成后,配合医师共同检查切下的组织切缘是否完整成环,以保证不出现吻合口瘘。吻合器使用后,按照一次性医疗废弃物标准处理,严禁任何人员将使用过的吻合器带出手术室。

二、甲状腺手术的护理配合

甲状腺是人体最大的内分泌腺体,位于甲状软骨下方,紧贴于气管两旁,由中央的峡部和左右两个侧叶构成。甲状腺由两层被膜包裹,内层被膜称甲状腺固有被膜,紧贴腺体并伸入到腺实质内;外层被膜称甲状腺外科被膜,易于剥离,两层被膜之间有甲状腺动、静脉、淋巴结、神经和甲状旁腺等,因此手术时分离甲状腺应在此两膜间进行。当单纯性甲状腺肿压迫气管、食道、喉返神经等引起临床症状,或巨大单纯甲状腺肿物影响患者生活工作,或结节性甲状腺肿有甲状腺功能亢进或恶变,或甲状腺良性肿瘤都应行甲状腺大部或部分(腺瘤小)切除,其中甲状腺腺瘤是最常见的甲状腺良性肿瘤。

(一)主要手术步骤及护理配合

1.手术前准备

手术患者取垂头仰卧位,行全身麻醉。切口周围皮肤消毒范围为:上至下唇,下至乳头连线,两侧至斜方肌前缘。

2.主要手术步骤

(1)切开皮肤、皮下组织及肌肉:传递22号大圆刀在胸骨切迹上两横指处切开皮下组织及颈阔肌。

(2)分离皮瓣:传递纱布,缝合在上下皮瓣处,牵引和保护皮肤;传递组织钳提起皮肤,电刀游离上、下皮瓣。

(3)暴露甲状腺:纵形打开颈白线,传递甲状腺拉钩牵开两侧颈前带状肌群,暴露甲状腺。

(4)处理甲状腺血管:传递圆针慕丝线缝扎甲状腺上动脉和上静脉、甲状腺下动脉和下静脉。

(5)处理峡部:传递血管钳或直角钳分离并钳夹峡部,传递15号小圆刀或解剖剪切除峡部。

(6)切下甲状腺组织:传递血管钳或蚊氏钳,沿预定切线依次钳夹,传递15号小圆刀切除,取下标本,切除时避免损伤喉返神经。传递慕丝线结扎残留甲状腺腺体,传递圆针慕丝线间断缝合甲状腺被膜。

(7)冲洗切口,置引流管,关切口:生理盐水冲洗,传递吸引器吸尽冲洗液并检查有无活动性出血;放置负压引流管置于甲状腺床,传递三角针慕丝线固定;传递圆针慕丝线依次缝合颈阔肌、皮下组织,三角针慕丝线缝合皮肤,或使用无损伤缝线进行皮内缝合,或使用专用皮肤吻合皮钉吻合皮肤。

(二)围术期特殊情况及处理

1.甲状腺次全切除术患者体位

甲状腺次全切除术的手术患者应放置垂头仰卧位,该体位适用于头面部及颈部手术。在手术患者全麻后,巡回护士与手术医师、麻醉师一同放置体位。放置垂头仰卧位时除了遵循体位放置一般原则外,还需注意:①在仰卧位的基础上,双肩下垫一肩垫平肩峰,抬高肩部20°,使头后仰颈部向前突出,充分暴露手术野。②颈下垫颈枕,防止颈部悬空。③头下垫头圈,头两侧置小沙袋,固定头部,避免术中移动。④双手平放于身体两侧并使用中单将其保护、固定。⑤双膝用约束带固定。

2.甲状腺手术术中发生电刀故障

术中发生高频电刀报警,电刀无法正常工作使用,巡回护士应先检查连接线各部分完整性及电刀连接线与电刀主机、电极板连接线与电刀主机的连接处,避免连接线折断或连接部位接触不紧密的情况发生;查看电极板与手术患者身体部位贴合是否紧密,是否放置在合适部位,当进行以上处理后问题仍未解除,应更换电刀头,如仍无法正常使用,更换高频电刀主机,以及时联系厂家维修。此外,当手术医师反映电刀输出功率不够,要求加大功率时,巡回护士不可盲目加大功率,造成手术患者发生电灼伤隐患;应积极寻找原因,检查电刀各连接线连接是否紧密的同时,提醒洗手护士及时清除电刀头端的焦痂,保持良好传导性能。

3.手术并发症

手术患者在拔管后突然自觉呛咳、胸闷、心悸、呼吸困难、氧饱和度下降等情况,说明很可能由于手术止血不彻底,形成了切口内血肿。应立即通知手术医师及麻醉师进行抢救,并查看手术患者情况:若伤口敷料有渗血、颈部肿胀、负压引流内有大量新鲜血液,则可初步判断为切口内出血所致,应立即备好手术器械,准备二次手术止血。手术室护士首先应配合麻醉师再次气管插管,保持呼吸道通畅;传递线剪或拆钉器,协助手术医师打开切口,清除血肿,解除对气管的压迫,寻找并结扎出血的血管或组织,如手术患者情况仍无改善,则立即行气管切开。

三、肝移植手术的护理配合

移植术是指将一个体的细胞、组织或器官用手术或其他方法,移植到自体或另一个体的某一部位。人体移植学科的发展是20世纪医学最杰出的成就之一。从最早开展的输全血,到肾、肝、心、胰腺和胰岛、肺、甲状旁腺等器官组织的移植,一直发展到心肺、心肝、胰肾联合移植和腹内多器官联合移植,移植手术的操作技术和移植效果都取得了巨大成就。

近15年来,伴随外科技术、器官保存水平、免疫抑制剂运用等各医疗领域技术发展,作为移植手术中难度较高的肝移植也取得了飞速发展,成为治疗末期肝病的首选方法。目前,全世界肝移植中心已超过30个,每年平均以8 000例次为基数持续上升。标准的肝移植术式为原位肝移植,近年来创新多种术式,包括减体积性肝移植、活体部分肝移植、劈离式肝移植、背驮式原位肝移植等,其中活体肝移植是指从健康捐肝人体上切取部分肝脏作为供肝移植给患者的手术方式,其已成为众多先天性胆道闭锁患儿治疗的唯一选择(图11-24)。

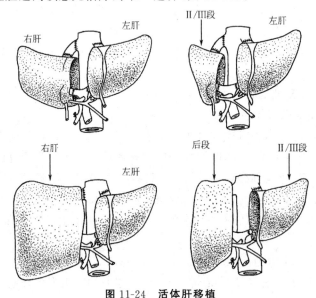

图 11-24　活体肝移植

(一)主要手术步骤及护理配合

1.手术前准备

(1)物品准备:准备肝移植器械、肝移植双支点自动拉钩、肝移植显微器械及常用敷料包。准备高频电刀、负压吸引装置、氩气刀、变温毯、保温箱、DSA-C 臂机、各种止血物品。

（2）患者准备：患者放置仰卧位，行全身麻醉。手术医师进行切口周围皮肤消毒，范围为上至颈，下至大腿中上 1/3，包括会阴部，两侧至腋中线。

（3）核对：手术划皮前巡回护士、手术医师和麻醉师三方进行 Time Out 核对患者身份、手术方式、术前备血情况等。

2.供体手术主要手术步骤

活体肝移植包括供体手术和受体手术两部分，供体手术通常为左半肝切除，具体操作如下。

（1）上腹部 L 形切口进腹：传递 22 号大圆刀划开皮肤；传递两把有齿镊、高频电刀配合常规进腹。

（2）安装肝移植悬吊拉钩：传递大纱布保护切口，按顺序安装悬吊拉钩。

（3）切除胆囊，进行胆道造影：传递小分离钳、无损伤镊、解剖剪游离胆囊和胆囊管，丝线结扎。传递硅胶管和抽有造影剂的 20 mL 针筒配合术中造影。

（4）解剖第一肝门：传递小分离钳、解剖剪进行游离；传递橡皮悬吊带牵引左肝动脉、门静脉左支。

（5）阻断左肝动脉、门静脉左支：传递无损伤镊、血管阻断夹进行阻断。

（6）切除肝脏实质：传递氩气刀或 CUSA 刀配合，遇到所有肝内管道结构，传递小分离钳、无损伤镊、解剖剪进行游离、钳夹、剪断，传递丝线进行结扎、缝扎或钛夹夹闭。

（7）处理左肝管：传递小分离钳进行游离；传递橡皮悬吊带牵引左肝管，穿刺造影确认左肝管位置后，传递解剖剪剪断并缝扎。

（8）游离左肝静脉：传递小分离钳、解剖剪，游离左肝静脉；传递橡皮悬吊带牵引。

（9）供肝血管离断、切除供肝：传递小分离钳、解剖剪剪断左肝动脉；传递 2 把门静脉阻断钳、解剖剪断门静脉左支；传递肝静脉阻断钳、解剖剪剪断左肝静脉。

（10）止血、关腹：传递无损伤缝针关闭血管及胆道残端；传递引流管；传递圆针慕丝线缝合肌肉和皮下组织，三角针慕丝线缝皮。

3.受体手术主要手术步骤

（1）上腹部 Mercede 切口（Mercede 切口又称"人字形"切口，先在肋缘下 2 横指做弧形切口，再做一纵形切口向上至剑突下）进腹：传递 22 号大圆刀划开皮肤；传递两把有齿镊、电刀配合常规进腹。

（2）肝周韧带及第一肝门、第二肝门的游离解剖：传递小分离钳、解剖剪、电刀进行游离解剖；遇血管分支准备结扎、缝扎或钛夹传递；传递橡皮悬吊带对肝动脉、门静脉、肝静脉进行牵引。

（3）切除病肝，准备供肝植入：传递阻断钳和血管阻断夹进行血管阻断。

（4）依次行供受体肝静脉、门静脉、肝动脉及胆道的吻合：传递无损伤镊、笔式持针器和无损伤缝针进行配合；在吻合肝动脉时，巡回护士须及时准备术中用显微镜，洗手护士传递显微镜、显微剪刀配合动脉吻合。

（5）止血，放置引流管，关腹：准备各类止血用物，传递引流管进行放置；传递碘伏与生理盐水 1∶10 配制的冲洗溶液及大量灭菌注射用水进行腹腔及伤口冲洗；传递圆针慕丝线关腹。

4.术后处置

巡回护士协助麻醉师妥善固定气管导管；连接腹腔引流管与集尿袋，并妥善固定，观察引流液色、质、量。仔细检查手术患者皮肤状况，尤其是骶尾部、足跟、肩胛骨、手臂肘部和枕部。监测手术患者体温,控制室温,做好保暖措施,预防术后低体温发生。巡回护士与麻醉师、手术医师一同送患者入 ICU。若手术患者为肝炎病毒携带者,则术后按一般感染手术术后处理原则进行用物和环境处理。

(二)围术期特殊情况及处理

1.肝移植手术过程中变温毯操作

(1)变温毯(以"Blanketrol Ⅱ型变温毯"为例)操作步骤如下。①手术前:检查蓄水池内水量及水位→安装耦合接头,阴阳相接→确认连接管已接好→放平水毯。②手术时:插入电源插头→打开总电源,开关处于"On"→机器自检,控制面板显示"CK STEPT"→按下"TEMPSET"开关→按上下箭头调节所需水温→按下"Manual Control"启动变温毯。

(2)使用"Blanketrol Ⅱ型变温毯"的注意事项:①蓄水池内只能使用蒸馏水,禁止使用去离子水,大部分的去离子水不是 pH 等于 7 的中性水。如果去离子水是酸性,它将导致电池效应,铜质制冷机将开始腐蚀,最终导致制冷机系统泄漏。②禁止使用酒精,因为酒精会腐蚀变温毯。③蓄水池应每月更换蒸馏水,保护蓄水池不受细菌污染。④变温毯禁止在无水条件下操作,避免该情况引起对内部组件的破坏。⑤禁止蓄水池内过分充水,当变温毯里的水流回进处于关闭状态的系统当中,过分充水可能导致溢出。⑥禁止在患者和变温毯之间放置额外的加热设备,引起皮肤损伤。⑦患者和变温毯之间的区域应该保持干燥以避免患者意外受伤。⑧使用变温毯每隔 20 分钟,或者在医师的指导下,巡回护士应检查患者的体温和与变温毯接触区域的皮肤状况,同时检查变温毯里的水温,对小儿患者、温度敏感者、血管疾病患者必须更为频繁地进行检查。⑨关闭变温毯电源开关时,应待水毯内的水回流到蓄水器内(让管子和变温毯连接 10 分钟以上)再拔出电源线。

2.手术过程中使用氩气刀的注意事项

每次使用前,先检查钢瓶内氩气余量。操作时一定要先开氩气再开机,先关氩气再关机。术中使用时将电刀头缩回并打开氩气,将氩气喷头对准渗血部位,按下电凝开关。注意提醒手术医师氩气刀适当的工作距离,氩气刀刀头与创面最佳工作距离一般为 1.0～1.5 cm,禁止将氩气刀刀头直接接触创面工作。使用时注意观察氩气刀喷射时氩弧颜色:正常为蓝色,出现发红则说明工作距离太近。选择合适喷射角度使氩气喷头与受损组织呈 45°～60°最佳。每次使用完毕后,检查钢瓶内氩气余量,当余量不足时应充足备用。

(刘承秀)

第五节　泌尿外科手术护理

泌尿外科是处理和研究泌尿系统、男性生殖系统及肾上腺外科疾病的学科。其中主要涉及的脏器包括肾脏、肾上腺、输尿管、膀胱及前列腺等。下面以两个经典手术为例,介绍泌尿外科手术的护理配合。

一、单纯肾切除手术的护理配合

肾脏位置相当于第 12 胸椎至第 3 腰椎水平,右肾较左肾稍低 1～2 cm,右肾上极前方有肝右叶,结肠肝曲,内侧有下腔静脉,十二指肠降部;左肾前方与胃毗邻,前方有脾脏、结肠脾曲,脾血管和胰腺于肾的前方跨过。肾内侧缘有肾门,肾脏上内方有肾上腺覆盖。肾的被膜由外向内依次为肾筋膜、脂肪囊、纤维囊。

（一）主要手术步骤及护理配合

1.手术前准备

术前备肾切除器械包和常用敷料包,准备高频电刀和负压吸引装置。待患者行全身麻醉后,医护人员共同放置患者90°左侧卧位。手术医师进行切口周围皮肤消毒,范围为前后过腋中线,上至腋窝,下至腹股沟。手术划皮前巡回护士、手术医师和麻醉师三方进行 Time Out 核对患者身份、手术方式、手术部位等手术信息及手术部位标识是否正确。

2.主要手术步骤

(1)经第12肋下切口进后腹膜:传递22号大圆刀切开皮肤;电刀切开各层肌层组织及筋膜,传递无损伤镊配合;传递解剖剪分离粘连组织。

(2)显露肾周筋膜,暴露手术野:传递湿纱布和自动牵开器,撑开创缘。

(3)暴露肾门:传递S拉钩牵开暴露;遇小血管或索带,传递长弯开来钳夹,解剖剪剪断,缝扎或结扎。

(4)处理肾动脉、静脉:传递长直角钳游离血管,7号慕丝线套扎两道;传递长弯开来3把,分别钳夹血管,长解剖剪剪断,7号慕丝线结扎,小圆针1号慕丝线再次缝扎(图11-25～图11-27)。

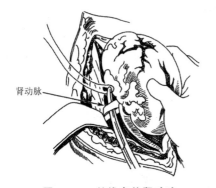

图 11-25　丝线套扎肾动脉

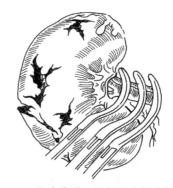

图 11-26　依次传递3把长开来钳夹肾血管

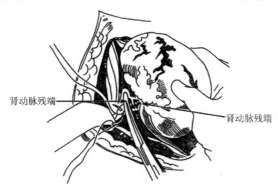

图 11-27　剪断后的肾动脉近段,用丝线缝扎

(5)分离肾脏和脂肪囊:传递长弯开来、长剪刀分离。

(6)处理输尿管上段,移除标本:传递长弯开来 3 把,分别钳夹输尿管,长解剖剪剪断,7 号慕丝线结扎,小圆针 1 号慕丝线再次缝扎。

(7)放置引流管:传递负压球,角针 4 号慕丝线固定。

(8)关闭切口:圆针慕丝线依次关闭各层肌肉层及皮下组织;角针慕丝线缝合皮肤。

3.术后处置

(1)术后皮肤评估:放置肾脏 90°左侧卧位的手术患者,术后巡回护士应及时与手术医师和麻醉师一同将患者由侧卧位安全翻转至仰卧位,重点检查受压侧的眼部和耳郭、手臂、肩部和腋窝、髂峰、膝盖及脚踝和足部的皮肤情况,该患者是女性患者,还应重点检查患者的乳房有无被压迫或损伤。

(2)导管护理:巡回护士协助麻醉师妥善固定气管导管;妥善固定负压球和导尿管,避免负压球管道受压或折叠于患者身下,同时观察负压球中引流液的色、质、量和通畅情况。

(3)术后常规工作:根据医嘱运送患者入麻醉恢复室;放置肾脏标本。

(二)手术中特殊情况及处理

1.肾脏 90°左侧卧位,肾脏 90°侧卧位与胸外科 90°侧卧位的区别

待手术患者麻醉后,手术团队将患者身体呈一直线转成 90°左侧卧位,使右侧朝上。放置凝胶头圈于手术患者头下,避免眼睛、耳朵受压。将手术患者右侧上肢放于搁手架上层,左侧上肢放于下层。同时于紧靠腋下处放置胸枕,防止臂丛神经受损。然后分别用安全带固定两侧上肢,松紧适宜,露出手指。注意保护手术患者的乳房,避免受压。将肾区(肋缘下 3 cm 左右)对准腰桥,放置凝胶腰枕于脐下。于尾骶部和耻骨联合处分别放置大小髂托固定,并用小方枕保护。手术患者上方的右下肢伸直,下方的左下肢屈曲,并于两下肢接触处放置软垫,在膝部和踝部放置软垫垫高,固定下肢。改变手术床的位置,同时放低床头和床尾,达到"折床"效果,使肾区逐渐平坦,便于手术操作。

与胸外科 90°侧卧位相比,在放置肾脏 90°侧卧位时,下肢的摆放为"上直下屈",而放置胸外科 90°侧卧位时下肢应为"上屈下直"。此外放置肾脏 90°侧卧位时尤其强调肾区必须对准腰桥。最后,在放置肾脏 90°侧卧位后,巡回护士须改变手术床使其达到"折床"效果。

2.术中手术方式改为肾部分切除术

术前,巡回护士应完善术前访视,与手术医师取得沟通,提前准备可能因手术方式临时调整而需要的特殊器械、缝针、止血物品等手术用物。同时手术室护士应熟悉肾部分切除术的适应证和禁忌证,掌握专科知识,提高临床判断能力。

术中,洗手护士应密切关注手术进展,以及时与主刀医师沟通,获知手术方式改变时,第一时间告知巡回护士,后者则迅速将特殊用物传递给手术台上使用。

"单纯肾切除手术"改变为"肾部分切除术"时,应提供下列特殊器械、缝针等物品:血管阻断夹或 Santisky 钳,用于临时阻断肾动静脉血流;钛夹钳和钛夹,用于切除肿瘤时,夹闭小血管;2/0 或 3/0 可吸收缝线,用于缝合肾实质、肾包膜;止血纱布、生物胶等,用于覆盖肾脏创面进行止血。

3.关闭切口前,发现缺少纱布

巡回护士应第一时间告知手术医师及麻醉师清点数量错误,并得到肯定回复,在手术患者情况允许下,暂停手术。洗手护士和手术医师共同在手术区域进行搜寻,包括体腔切口、无菌区及视力可及范围。巡回护士在手术区域外围进行搜寻,包括地面、纱布桶、一次性物品丢弃桶、生活垃圾桶等。

当遗失的物品找到时,巡回护士和洗手护士必须重新进行一次完整的清点,数量正确后告知手术团队,手术继续进行。

当遗失的物品未能找到时,巡回护士应汇报护士长请求支援,同时请放射科执行术中造影,并让专业放射学医师读片,确定患者体腔切口内无异物遗留,手术医师可关闭切口。

记录事件经过、所采取的所有护理措施及最终搜寻结果,并根据相关流程制度上报事件。

二、前列腺癌根治手术的护理配合

前列腺位于耻骨后下方,直肠前,尿道生殖隔上方,由围绕尿道周围的腺体和其外层的前列腺腺体所组成。盆腔筋膜包裹前列腺形成前列腺筋膜,而前列腺实质表面有结缔组织和平滑肌构成前列腺固有囊。在前列腺筋膜鞘和囊之间还有前列腺静脉丛。

近年来,随着我国社会老龄化现象日趋严重及食物、环境等改变,前列腺癌发病率迅速增加。前列腺癌多数无临床症状,常在直肠指检、超声检查或前列腺增生手术标本中偶然发现。前列腺增生手术时偶然发现的Ⅰ期癌可以不作处理严密随诊。局限在前列腺内的第Ⅱ期癌可以行根治性前列腺切除术。第Ⅲ、Ⅳ期癌以内分泌治疗为主,可行睾丸切除术,必要时配合抗雄激素制剂。

(一)主要手术步骤及护理配合

1.手术前准备

准备前列腺切除器械和常用敷料包。准备高频电刀、负压吸引装置和等离子PK刀。实施全身麻醉后,巡回护士为手术患者放置仰卧位,可根据手术要求于骶尾部垫一小方枕,腘窝处垫一方枕。手术医师进行切口周围皮肤消毒,范围为上至剑突,下至大腿上1/3,两侧至腋中线。

2.主要手术步骤

(1)留置导尿管:传递无菌手套,留置双腔导尿管,并用小纱布固定。

(2)经下腹部正中切口进腹:传递22号大圆刀切开皮肤;电刀切开皮下组织,分离腹直肌,打开筋膜,传递解剖剪和湿纱布配合(图11-28)。

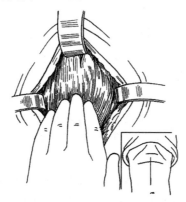

图 11-28　经下腹部正中切口进腹

(3)清扫髂外血管处的淋巴结:台式拉钩暴露,传递无损伤镊和解剖剪进行清扫,遇血管传递钛夹闭合。清扫取下的淋巴结送病理检验。

(4)暴露手术野、分离筋膜:传递湿纱布垫于切口两侧,传递前列腺拉钩和大S拉钩暴露;传递无损伤镊、解剖剪分离筋膜。

(5)切断耻骨前列腺韧带,暴露耻骨后间隙:传递长弯开来、长解剖剪或等离子PK刀切断韧带;传递拉钩或自制纱布包裹卵圆钳进行暴露。

(6)暴露、切断阴茎背深静脉:长弯开来、无损伤镊和解剖剪切断血管,可吸收缝线缝扎。

(7)切开尿道前壁,缝线悬吊备吻合:传递可吸收缝线于尿道远端悬吊5针。

(8)切断尿道,处理膀胱颈部及前列腺韧带和精囊,接取标本:传递PK刀进行离断。

(9)留置三腔导尿管,膀胱尿道吻合:传递持针器,配合将之前悬吊备用的无损伤缝针吻合尿道与膀胱颈相应的位置。

(10)冲洗膀胱:传递装有生理盐水的弯盘和针筒,冲洗膀胱内血块;与巡回护士一同连接膀胱冲洗液冲洗。

(11)放置负压引流管、关闭切口:传递负压球,角针慕丝线固定;传递圆针慕丝线依次缝合各层肌肉;角针慕丝线缝合皮肤。

3.术后处置

(1)导管护理:巡回护士协助麻醉师妥善固定气管导管;妥善固定负压球观察负压球中引流液的色、质、量和通畅情况;妥善固定三腔导尿管,轻轻向外牵拉,并牵引固定于大腿内侧,压迫膀胱颈部,同时观察集尿袋中尿液颜色是否变化。

(2)术后皮肤评估:进行前列腺癌根治术的患者往往为老年患者,术后须仔细检查患者的皮肤情况,尤其是骶尾部、足跟、肩胛骨、手臂、肘部和枕部皮肤。

(3)术后常规工作:根据医嘱运送患者入麻醉恢复室,并进行特殊交接;放置髂外血管处清扫的淋巴结及前列腺标本。

(二)围术期特殊情况及处理

1.老年患者的围术期处理

(1)完善术前对老年手术患者的护理评估:术前护理评估包含三方面,分别是全身系统的基本指标(包括皮肤状况、心理状态、营养状态、日常活动能力等)、慢性疾病史(包括关节炎、白内障、老年性耳聋、尿路感染、循环系统疾病、骨质疏松、高血压、糖尿病等)和药物服用史(包括抗抑郁症药、阿司匹林、非甾体抗炎药、溴化物等)。

(2)防止老年手术患者坠床:年龄、慢性疾病、服用特殊药物、手术要求(摘除眼镜和助听器)、环境的陌生,均是引起老年手术患者围术期坠床的高危因素。因此手术室护士必须全程看护,包括麻醉准备室、手术通道、麻醉恢复室等。并且提供护栏、约束带等防坠床工具。

(3)预防围术期低体温的发生:由于减缓的新陈代谢和较低的基础体温,老年手术患者更易在围术期过程中发生低体温,因此一系列的预防低体温措施必须给予提供,包括术前预热、升高室温、被动性保温(盖被、添加袜子)、主动性升温(使用变温毯、热空气动力装置的使用)、加热补液等。

(4)预防压疮发生:老年手术患者的皮肤具有轻薄、干燥、容易起皱等特征,此外年龄、慢性疾病等都是引起老年手术患者发生围术期压疮的高位因素。因此手术室护士应对每一位老年患者进行压疮危险因素评估与皮肤检查。特殊体位使用的配件(软垫、凝胶垫)、适当按摩、维持皮肤干燥等。

(5)防止因手术体位造成损伤:由于老年手术患者多伴有骨质疏松症,在放置侧卧位或截石位的过程中,容易损伤腰椎或股骨头,引起骨折。因此手术室护士在放置侧卧位或俯卧位时,手术团队应协作使患者在体位更换过程中,始终保持整体躯干成一直线;在放置截石位时,应缓慢举起或放下双腿,同时避免髋关节过分的旋转。此外由于老年手术患者皮肤较为脆弱,手术室护士在放置体位过程中,应避免皮肤有压迫、触碰或损伤。

(6)防止深静脉血栓发生:由于减缓的循环血流、降低的心排血量、脱水及低体温等,使老年患者成为围术期发生深静脉血栓的高危人群。手术室护士应在术前进行深静脉血栓风险评估,确定高危人群;术中预防性使用防深静脉血栓袜(TEDs)或使用连续压力装置(SCDs)主动防止血栓的形成。

(7)术后麻醉恢复室的关注点:老年手术患者术后生理与心理都随着年龄的增长而改变,因此麻醉护士应加强监测和护理,确保患者在恢复室中的安全与舒适,包括呼吸道的管理、循环系统改变的监测、出入量管理、正确评估意识和有效唤醒、疼痛管理与心理调适及皮肤的再次评估。

2.等离子 PK 刀的使用和保养

(1)等离子 PK 刀的连接及操作步骤如下:正确放置机器及踏脚→连接电源→打开总开关,机器自检→出现"Power on test 19"→打开面板开关显示"Selt Test"→显示"Connect PK cable"→连接线插入插孔→连接 PK 刀刀头→机器自动调节功率(开放性手术为 70~80)→正确使用判断效果→拆卸 PK 刀刀头,拔除连接线→关闭面板开关,关闭总开关。

(2)等离子 PK 刀术中及术后的保养:手术过程中,洗手护士应正确将等离子 PK 刀头的连接线传递给巡回护士连接;术中应随时保持 PK 刀头干净、无焦痂,可使用无菌生理盐水纱布在每次使用后对刀头进行擦拭。手术结束后,洗手护士应完全拆卸 PK 刀的通道阀及可张开钳夹部,将其浸没于含酶清洗剂中 10~15 分钟,再用柔软的刷子在流动水下擦洗表面血迹,用高压水枪冲洗各关节和内面部位,用柔软的布料擦干,压缩空气吹干。在运输、包装、灭菌期间防止 PK 刀的连接线扭曲或打折,应顺其弧度盘绕。等离子 PK 刀应由专人负责保管与登记,每次使用等离子 PK 刀结束,均应登记使用情况。如术中发生使用故障应及时联系工程师进行检验和修复。

3.携带心脏起搏器的患者电外科设备的使用

携带心脏起搏器入手术室的患者,可能由于术中电外科设备的使用干扰,引起心律失常、室颤甚至心脏停搏。

(1)术前咨询心脏起搏器生产商及心内科医师相关注意事项,并请专业人员将心脏起搏器调节为非同步模式。

(2)术前,巡回护士必须准备体外除颤仪于手术间,呈随时备用状态。

(3)术中提醒手术医师尽可能使用双极电凝;如果必须使用单极电刀,则尽可能使用最小功率,同时保证单极电刀与电极板放置的位置尽量接近,且两者在手术中使用位置尽量远离心脏起搏器,使电流回路不经过起搏器和心脏。术中严禁在接触患者之前触发单极电刀开关。术中手术团队应使电外科设备的连接线尽量远离心脏起搏器和起搏电极导线。

(4)术中巡回护士采取保暖措施,防止因环境温度低而出现寒战,使起搏器对肌电感知发生错误,导致心律失常。

(5)对于携带心脏起搏器的手术患者,巡回护士应该在单极电刀使用过程中密切监测心电图情况,包括心率、心律、心电波形等,发现异常情况立即和手术医师、麻醉师沟通。

(刘承秀)

第十二章 消毒供应中心护理

第一节 回收、分类

一、回收

（一）目的

对重复使用的医疗器械、器具和物品进行集中回收处理，防止污染扩散，减轻临床负担。

（二）操作规程

1.工作人员着装

工作人员应穿外出服，戴网帽、口罩。

2.回收工具

密闭回收车、密封回收容器或贮物袋，密闭回收车要有污车标记。车上备有手套和快速手消毒液。回收工具存放在标示明确，固定的存放区域。

3.回收

（1）使用科室包括门诊、病区和手术室负责人员，应将重复使用的污染诊疗器械、器具和物品直接放置于密封的容器或贮物袋中，并注明科室、物品名称、数量。

（2）沾染较多血液和污物的器械应在使用科室进行简单冲洗，如手术器械、阴道窥镜、直肠窥镜，来不及处理的采用保湿液保湿并且密封储存。

（3）消毒供应中心回收人员每天定时收回，回收时与使用科室负责人员当面点清已封存好的物品名称、数量，并做好登记，双方签字。在诊疗场所不再对污染的诊疗器械、器具和物品进行拆封清点，以减少对环境的污染。

（4）回收时，污染器械应放在有盖的容器中或使用密封专用车。精密器械应单独放置在容器中运送，防止损坏。

（5）被朊毒体、气性坏疽及突发原因不明的传染病病原体污染的诊疗器械、器具和物品，使用者应用双层黄色胶袋密封，胶袋外标明科室、传染病名称、器具数量，由消毒供应中心单独回收处理。

（6）在回收过程中，应尽量缩短回收时间，防止有机污染物的干涸，增加清洗难度。

（7）保障运输过程中装载物不会发生掉落等意外,任何的撞击对手术器械都会造成一定的伤害,同时也会出现污染的问题。

（8）维护装载物的安全性,任何人不得私自打开/拆开密封容器。也就是说负责运送的操作人员对内装物品不负数量的责任,如容器在运送途中有打开过的迹象,责任就在运送人员,而如果封存完整,则问题就出在临床或消毒供应中心两者上。

（9）使用后的医疗废弃物和材料,不得进入消毒供应中心处理或转运。

（10）回收人员将回收污染器械物品通过消毒供应中心污物接收口与接收分类人员交接,无误后整理、清洗、消毒回收工具。

4.回收工具的处理

回收车、容器等用具,每次使用后用消毒液擦拭消毒,清水冲洗后擦干备用。消毒液通常使用含氯消毒剂擦拭消毒。

（三）质量标准

（1）按规定的时间到科室对被污染的、可重复使用的医疗器械器具和物品进行回收。

（2）与科室责任人做好交接登记,包括日期、时间、科室、物品名称、数量,与交接人员同时签全名。

（3）不在科室内清点数目,直接把科室移交的被封存的污染物品放入密封污物车或密封容器中。分类清楚,摆放整齐,运输途中无丢失、拆封、器械坏损。

（4）严格遵守消毒隔离原则,不得污染环境及工作人员,包括消毒供应中心到科室之间途经的场所、通道、电梯、门等,携带快速手消毒液。

（5）做好个人防护,回收人员必须戴口罩、戴手套,不得徒手操作。

（四）注意事项

（1）回收科室物品时,与科室主管人员当面交接,并认真做好每项登记。

（2）采用密封回收方式,不得将污染液体外漏,以防污染环境。

（3）消毒供应中心回收人员将回收的物品送到去污区,以及时清点数目,发现与登记不符,按规定时间与科室联系,要求科室增补或记账赔偿。

二、分类

（一）目的

将回收后的污染器械、器具、物品进行接收清点、检查和分类,保证物品数量准确、结构完整,同时防止器械在清洗过程中被损坏、洗不干净及工作人员被锐器刺伤。

（二）操作规程

（1）工作人员着装:隔离衣、圆帽、口罩、手套、防护鞋。

（2）在消毒供应中心的去污区,回收人员与接收分类人员对回收的诊疗器械、器具和物品进行清点数目、检查其结构的完好性,并做好登记,包括日期、科室、物品名称、数量、清点人员签字。发现问题立即与相关科室联系。

（3）根据器械物品材质、结构、污染程度、污染物性质、精密程度等进行分类处理。根据器械的材质可分为金属、橡胶、玻璃等,根据形状可分为尖锐器械、单管腔类器械,套管腔类器械、轴节器械、盆、盘、瓶等。各种分类的物品应放置在不同的容器或清洗装置上,注明标记,防止混乱。

（4）根据器械、物品的材质、结构、污染程度,选择清洗的方式,如手工清洗、超声清洗机清洗、全自动消毒清洗机清洗。

(5)标有"特殊感染"的器械,按国家规定选择处理方法。

(6)一些专科器械可根据使用科室的要求,进行特别处理。

(三)质量标准

(1)数目清点及时、准确,器械、器具、物品结构完好。

(2)分类清晰、摆放整齐。

(3)选择正确清洗方法。

(四)注意事项

(1)做好接收分类前的准备工作。将各类清洗容器、篮筐、清洗架等摆放在分类操作台上或周围,便于分类时物品有序摆放,操作便捷。

(2)尖锐器械摆放方向一致,避免清洗时人员被刺伤。

(3)对缺失、坏损的器械,在与科室及时沟通的同时要与护士长请领补充,以保证器械数量,使无菌物品正常供应。

(4)做好自身防护,严格按要求着装,手套破损时及时更换。

(李长荣)

第二节　清洗、消毒、保养干燥

一、清洗

(一)目的

去除医疗器械、器具、物品上的污物(如微生物、颗粒异物、其他有害污染物),物品灭菌前使其污染量降低到可以接受的水平。

(二)操作规程

根据器械、器具、物品的材质、结构、污染程度、污染物性质、精密程度等选择手工清洗或机械清洗。机械清洗包括自动清洗消毒器清洗和超声清洗机清洗。不同清洗方式的选择应遵循相应的工作流程。

1.工作人员着装

戴网帽、口罩、眼罩或面罩,戴手套,穿防水的隔离衣或防水围裙及工作鞋。

2.物品准备

(1)清洁剂。碱性清洁剂:PH 大于等于 7.5,对各种有机物有较好的去除作用,对金属腐蚀性小,不会加快返锈的现象。中性清洁剂:pH 为 6.5～7.5,对金属无腐蚀。酸性清洁剂:pH 小于等于 6.5,对无机固体粒子有较好的溶解去除作用,对金属物品的腐蚀性小。酶清洁剂:含酶的清洁剂,有较强的去污能力,能快速分解蛋白质等多种有机污染物。根据物品的性质及污染程度,选择适宜的清洁剂。不得使用去污粉。

(2)手工清洗用具:棉签,用于擦拭穿刺针针座内部。不同型号的管腔绒刷,用于管腔器械的刷洗。手握式尼龙刷,用于带轴节、咬齿器械的刷洗。禁止使用钢丝球,以防损坏器械。

(3)除垢除锈剂,用于去除器械上的锈迹或污垢。

3.机械清洗流程

(1)将待清洗器械、物品有序摆放在清洗架上,打开轴节,能拆卸的拆至最小结构,放入清洗机。

(2)检查清洗酶、润滑剂液面是否在吸管口之上,吸引管是否通畅和完好。检查电、蒸汽、自来水压力、蒸馏水制水机工作状况是否满足清洗机工作需要。

(3)根据需要选择清洗程序进行清洗。

(4)清洗过程注意观察机器运行情况并做好记录。如有故障,可根据报警提示原因及时处理。

(5)机械清洗程序。①冲洗:使用流动水去除器械、器具和物品表面污物。②洗涤:使用含有化学清洗剂的清洗用水,去除器械、器具和物品污染物。③漂洗:用流动水冲洗洗涤后器械、器具和物品上的残留物。④终末漂洗:用软水、纯化水或蒸馏水对漂洗后的器械、器具和物品进行最终的处理。

(6)进入消毒程序。

4.手工清洗流程

(1)工作人员洗手戴手套、穿专用鞋、戴圆帽、口罩、防水罩衣、面罩。

(2)将器械分类。

(3)将器械在流动自来水下冲洗。

(4)器械在规定配比浓度的多酶清洗液中浸泡5~10分钟。

(5)各种穿刺针座用棉签处理,有水垢、锈迹的除垢、除锈处理。

(6)自来水清洗(管腔用高压水枪冲洗)。

(7)进入消毒程序。

近年来,大量实验证明,物品的清洗质量直接影响灭菌质量,生物膜、有机物污垢均可阻碍灭菌因子的穿透,从而影响灭菌效果,造成医院内恶性感染事件的发生。所以清洗是消毒供应中心工作的一项重要环节。

(三)质量标准

(1)工作人员着装符合要求和分区规定。

(2)环境清洁,地面无杂物、无水迹,垃圾分类处理。

(3)备用物品摆放整齐,保持台面、设备清洁。

(4)正确选择处置方式(机洗/手工清洗)。

(5)清洁剂浓度配制符合要求并做好记录、器械分类浸泡过面。

(6)监测每批次清洗消毒器的物理参数及运转情况并记录。

(7)清洗消毒器维护运转正常、腔体机面无锈迹,清洗程序选择正确。

(8)机洗器械摆放整齐、有轴节器械充分打开。

(9)保证金属类器械表面光亮、齿牙处无血迹、无锈迹、无污渍。

(10)橡胶类保持干爽,管内壁干净、无血迹。

(11)按要求进行清洗,按要求进行制水设备的维修、保养并有记录。

(四)注意事项

(1)清洗组应做好个人防护工作,防护用具包括帽子、面罩、口罩、防水罩袍、防护胶鞋、双层手套。清洗过程中,污水不慎溅入眼睛,应立即用洗眼器彻底清洗眼睛,防止感染或化学试剂对眼睛造成损伤。

(2)清洗时应保证待清洗器械关节全部打开,以保证清洗效果。

(3)手工清洗时应使用软毛刷,在水面下清洗,以防气溶胶对人体造成危害。

(4)当使用自动清洗机时,每层摆放数量应最小化,能拆卸的器械拆卸到最小单位。

(5)管道器械应配合管道刷和气枪、水枪清洗。

(6)超声波清洗器(台式)适用于精密、复杂器械的洗涤。超声清洗时间宜3~5分钟,可根据器械污染情况适当延长清洗时间,不宜超过10分钟。

(7)清洗亚光手术器械禁用除锈除垢剂浸泡,以免破坏器械表面镀层而变色。应用清洗酶浸泡时,严格掌握浸泡时间和浓度。

二、消毒

(一)目的

通过物理或化学方法,进一步降低清洗后器械、器具和物品的生物负荷,消除和杀灭致病菌,达到无害化的安全水平

(二)操作规程

清洗后的器械、器具和物品应进行消毒处理。根据器械、器具、物品的材质及消毒后用途,选择消毒方式。消毒可分为物理消毒和化学消毒。物理消毒包括机械热力消毒、煮沸消毒,化学消毒应选择取得卫健委颁发卫生许可批件的安全、低毒、高效的消毒剂。

1.物理消毒

(1)机械热力消毒方法的温度、时间应参照下表的要求。此流程一般经过清洗程序后自动转入消毒程序,无需人工操作,但要密切观察机器运行参数,温度和时间应达到表12-1规定的标准。

表 12-1 湿热消毒的温度与时间

温度	消毒时间	温度	消毒时间
90 ℃	≥1 分钟	75 ℃	≥30 分钟
80 ℃	≥10 分钟	70 ℃	≥100 分钟

(2)煮沸消毒,将清洗后清洁的耐湿热的器械、物品放入盛有软水的加热容器中煮沸,有效消毒时间从水沸腾开始计算并保持连续煮沸。在水中加入1%~2%碳酸氢钠,可提高水沸点5℃,有灭菌防腐作用。一般在水沸后再煮5~15分钟即可达到消毒目的,可杀死细菌繁殖体、真菌、立克次氏体、螺旋体和病毒。水温100℃,时间大于或等于30分钟,即可杀死细菌芽孢,达到高水平消毒。

2.化学消毒

(1)按要求着装。

(2)根据选用的化学消毒剂使用说明配制消毒液。消毒供应中心常用的化学消毒剂,一般为高水平消毒剂和中度水平消毒剂。高水平消毒剂包括2%戊二醛,浸泡20~90分钟,主要用于内窥镜的消毒;0.2%过氧乙酸,浸泡10分钟,或0.08%过氧乙酸,浸泡25分钟,主要用于手工清洗器械的消毒处理。中水平消毒剂包括500~1 000 mg/L含氯消毒剂,浸泡10~30分钟,主要

用于手工清洗器械的消毒;250～500 mg/L 含氯消毒剂,用于操作台面、车、储物架等物品擦拭消毒;75%乙醇,用于台面、手的消毒;0.5%碘伏,用于皮肤损伤时的消毒;2%三效热原灭活剂,浸泡 1 小时以上,主要用于器械的消毒和去热原。

（3）将清洗达标的器械、物品浸泡在消毒液面以下,记录时间。

（4）浸泡规定的时间后,使用自来水彻底冲洗,去离子水再次冲洗后进入干燥程序。

(三)质量标准

（1）消毒后直接使用的诊疗器械、器具和物品,湿热消毒温度应大于或等于 90 ℃,时间大于或等于 5 分钟,或 A0 值大于或等于 3 000;消毒后继续灭菌处理的,其湿热消毒温度应大于或等于 90 ℃,时间大于或等于 1 分钟,或 A0 值大于或等于 600。

（2）在全自动或半自动清洗消毒器工作运行中要密切观察并记录各项参数,以保证消毒质量。

（3）记录煮沸消毒每次消毒物品的锅次、器械名称、数量、水沸腾时间、停止煮沸时间。

（4）记录化学消毒剂配制浓度、浸泡时间,可测试浓度的,将测试结果留档。消毒剂在有效期内使用。

(四)注意事项

严格按照器械、物品的材质要求选择消毒方式。

1.物理消毒

（1）煮沸消毒时,器械、物品浸没在水面以下,煮沸时容器要加盖。

（2）水沸腾开始计时后,中途不增加其他物品。

（3）防止烫伤。

2.化学消毒

（1）配置化学消毒剂时要注意安全防护,戴手套、口罩和眼罩。

（2）正确选择和使用消毒剂,严格按照产品使用说明书配置消毒剂浓度,测试消毒剂浓度达到有效浓度标准时方可使用。

（3）消毒剂现用现配,浸泡消毒时一定要加盖。

（4）使用对金属器械有强腐蚀作用的消毒剂时,按产品要求加放抗腐蚀剂,并严格控制浸泡时间,以免损坏器械。

（5）亚光金属器械禁止使用强腐蚀性消毒剂,以防破坏表面镀层而变色。

三、保养干燥

(一)目的

防止器械表面及轴节腐蚀生锈、藏污纳垢,保证各种灭菌方法的灭菌质量,延长器械的使用寿命。

(二)操作规程

清洗消毒后的器械应及时干燥处理。保养干燥目前也有机械和手工两种方式,如经济条件允许应首选机械保养干燥。消毒后直接使用的物品,应机械干燥,不允许使用手工干燥或自然干燥方法,以防止细菌污染。

1.机械器械保养干燥

保养液应该使用水溶性润滑剂,以利于灭菌因子穿透,保证灭菌效果。其流程如下。

(1)根据选用的水溶性润滑剂的产品使用说明书,调节全自动或半自动清洗消毒器抽吸润滑剂的时间,直至达到需要的浓度。

(2)根据器械的材质选择适宜的干燥温度,金属类干燥温度 70～90 ℃,需时间为 20～30 分钟;塑胶类干燥温度 65～75 ℃,防止温度过高造成器械变形,材质老化等问题,一般烘干约需要40分钟。

(3)机器根据设定的干燥时间结束程序自动开门。

2.手工器械保养干燥

(1)根据选用的水溶性润滑剂的产品使用说明书配置润滑剂浓度。

(2)将器械浸泡在润滑剂液面以下,浸泡时间遵照产品说明书的要求。

(3)捞出器械,用低纤维絮擦布擦干。穿刺套管针及手术吸引头等管腔器械可用高压气枪或95%的酒精干燥,根据厂商说明书和指导手册,软式内窥镜等器械和物品也可选用 95%的酒精处理,保证腔内彻底干燥。

(三)质量标准

(1)器械、物品干燥无水迹。

(2)器械有光泽,无锈迹(润滑剂浓度过低易生锈)。

(3)器械表面无白斑、花纹(出现此现象可能是润滑剂浓度过高或水质不达标所致)。

(4)操作台面用 500 mg/L 含氯消毒剂擦拭,2 次/天。

(5)低纤维絮擦布一用一清洗、消毒、干燥备用。

(四)注意事项

(1)禁止使用石蜡油(液状石蜡)作为润滑剂保养。石蜡油为非水溶性油剂,阻碍水蒸气等灭菌因子的穿透,影响灭菌效果。

(2)消毒后直接使用的器械、物品,禁止采用手工干燥处理,以防在擦拭过程中再次污染。

(3)不使用容易脱落棉纤维的棉布类擦布,如纱布等。避免影响器械洁净度,造成微粒污染。

(4)不允许采用自然干燥方法进行器材干燥。

(李长荣)

第十三章 护理管理

第一节 管理理论引入护理管理

护理管理学是管理学在护理事业中的具体应用,是一门系统而完整的管理分支学科。它结合护理工作的特点,研究护理的规律性,是实现护理学科目标的一种重要手段及根本保证。在大量的护理实践中,护理人员要运用科学的管理方法,组织履行护理职责、完成护理任务,因此,它也是护理中基本的重要的、工作内容。

一、概念

联合国世界卫生组织(WHO)护理专家委员会认为:"护理管理是发挥护士的潜在能力和有关人员及辅助人员的作用,或者运用设备和环境、社会活动等,在提高人类健康中系统地发挥这些作用的过程。"美国护理专家吉利斯(Gillies)认为:护理管理过程应包括资料收集、规划、组织、人事管理、领导与控制。他认为卓越的护理管理者若能具备规划、组织、领导、控制的能力,对人力、财力、物力、时间能做最经济有效的运用,必能达到最高工作效率与收到最大效果。

护理管理是以提高护理质量和工作效率为主要目的的活动过程。管理中要对护理工作的诸输入要素,进行科学的计划、组织、领导、控制、协调,以便使护理系统达到最优运转,放大系统的效能,为服务对象提供最优的护理服务输出,并同时提高工作人员的护理水平和得到一定的研究成果。

二、护理管理的任务

护理管理是应用现代管理理论,紧密结合我国卫生改革的实际和护理学科的发展,研究护理工作的特点,找出其规律性,对护理工作中的人员、技术、设备及信息等进行科学的管理,以提高护理工作的效率和效果,提高护理质量。所以,护理管理的任务如下:①向人们提供最良好的护理。②应用科学化的管理过程。

中国的护理管理学经过多年的建立和发展,已经有所成就,但距离国际先进管理理论和在实践中的应用仍有很大差距。目前,我国护理管理面临的任务仍很艰巨。今后应进一步加快步伐,加强科学研究,并将研究成果推广、应用到医疗卫生改革的实践中。主要研究方向可考虑:①我国卫生改革的发展形势和护理管理的环境特点。②我国护理管理实践中的成功经验和存在问题。③研究、学习现代护理管理的理论、经验和技能并加以运用。④结合我国实际,考虑护理管理发展战略和策略。⑤发展、完善具有中国特色的护理管理学科。

三、护理管理研究范围

根据管理学的研究内容和特点,凡护理学研究的领域或护理活动所涉及的范围都是护理管理学的研究范围。

美国护理专家 Barbara J Stevens 博士提出了一个护理管理模型(图 13-1)。

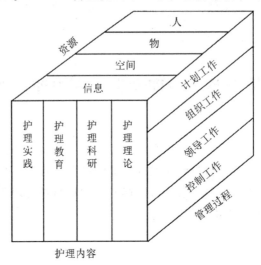

图 13-1　护理管理模型

该模型表示护理管理作为一个过程所涉及的范围。护理实践、护理教育、护理科研、护理理论都是管理应研究的部分。人、物、空间、信息是管理的要素,主要的资源。人力资源包括工作人员的数量、智力和类型;物质资源包括仪器、设备、物资和工程应用技术;空间资源包括建筑设计布局和规模;信息资源将提供社会和环境对护理服务的影响及反映等。

四、护理管理的特征

现代护理学已经发展为一门独立学科,护理服务的模式也发生了很大变化。护理服务面对的是人的健康和生命,它不同于工业、农业、商业等其他专业,有自己的学科特点。护理管理需要结合护理工作的实际特点和适应其规律性,因此要研究护理学科的特点,注意在实践中与之相适应。护理管理除具有一般管理学的特点外,还有以下特征。

(一)护理管理要适应护理作为独立性学科的要求

现代护理学综合应用了自然科学、社会科学、行为科学方面的知识,帮助、指导、照顾人们保持或重新获得体内外环境的相对平衡,以达到身心健康、精力充沛。护理工作有与医师协作进行诊断、治疗的任务,但主要是要独立地进行护理诊断和治疗人们现存的和潜在的健康问题,有区别于医疗实践,工作有相对独立性。由于医学模式的转变,促使护理工作发展更具有独立性、规律性的特点,这就要求在管理中应加以适应。例如,对患者的分类与护理、工作人员的分工与培养教育及质量管理都应适应整体护理模式的需要,管理体制和管理方法均需要适应独立性的要求。

(二)护理管理要适应护理与多专业集体协作的协同性要求

医院是多种专科技术人员和医护、医技分工协作的单位。护理工作需要与各级医师协作对患者进行诊断、治疗,同时与手术、理疗、药房、放射、其他各种功能检查等医技科室及后勤服务部门工作有密切的联系。大量的护理质量问题与各方协同操作、协调服务有关,需要与各方面加强协同管理,以便更好地发挥整体协调与合作功能。

(三)护理管理要适应专业对护士素质修养的伦理性要求

由于护理职业主要工作对象是患者,面对的是人的健康与生命,是服务性很强的工作。因此对护士素质修养提出了特殊的要求。①安心本职,有良好的医德,树立革命的人道主义精神。②要有高度的责任感和认真细致的工作作风。③业务技术上要精益求精,有严谨的科学态度。④仪表整洁、举止大方,使患者感到亲切、信赖、安全并能充分合作。培养和保持护士的良好伦理道德和素质修养是护理管理建设的重要内容之一。

(四)护理管理要适应护理工作的科学性和技术性的要求

现代护理理论和实践的不断发展,新技术、新知识的引入,提高了护理的科学性、技术性。由于护理是为人类健康服务的工作,尤其是临床护理是以患者为中心,具有较强的科学性、技术性和脑力劳动特征,要求护理管理中重视护理业务技术管理,加强专业化、信息化建设;通过继续教育和建立学习型组织,提高人员业务水平和终身学习的自觉性与能力,并培养一批专业带头人才;还要注意培养护理人员工作的责任心、主动性及创造精神。

(五)护理管理要适应护理人员人际沟通广泛性的要求

护理工作在医院内需要与各方协作,因此,与各部门广泛交往,与医师、后勤人员、患者及家属和社区人员的人际关系及沟通技巧甚为重要。培养护理人员良好的人际沟通技巧、准确表达能力与符合专业要求的礼仪也是护理管理建设的重要内容。

(六)护理管理要适应护理工作的连续性、时间性和性别特点的要求

护理工作连续性强,夜班多,操作技术多,接触患者密切,精神紧张,工作劳累,生活很不规律。

时间性对护理工作也非常重要。患者较多时要分清轻重缓急,治疗时要分清药物的时间性,所有治疗、护理必须按时间进行。没有时间概念也就没有护理质量。

护理人员中妇女又占绝大多数,身心均有特殊性,且一般在家庭中负担较重。

护理管理者实施管理措施时,一方面必须十分重视保证临床工作的连续性、时间性、重视护理效果和质量,另一方面也要重视适当解决护理人员各种困难,保证愉快、安心工作。

(七)护理管理要适应护理工作的安全性的要求

患者到医院首先需要在安全的基础上进行诊疗,保证护理安全性是护理管理的重要特点。护理工作中危险因素很多,经常会遇到一些突发或危机事件,造成大量患者同时就诊或住院,需要紧急抢救及护理。护理操作多和工作环节多,也容易发生护理差错和事故,或出现医疗护理纠纷等。这些都需要在管理中加强控制,时时处处把关,保证患者的治疗正确、及时、彻底、安全、有效。遇到危机情况,则需加强危机管理。

(八)护理管理综合性和实践性的特点

管理本身即有综合性和实践性,需综合利用有关的知识和理论。护理管理又是以管理学作为基础,在实践中还具有护理学科多种影响因素。例如基层护理管理者决策时,需综合考虑各方面影响因素。①医院内外环境因素:包括政策、法律、风俗习惯、地理位置、建筑条件、设备设施等。②组织机构因素:包括现行体制要求、自己的权限、成员编制数量及选择补充渠道、薪资和培训等管理措施、信息系统等。③组织目标宗旨:包括质量要求、工作效率、社会效益等。④人员状况:包括护理人员学历、经历、价值观、内聚力、工作动机及积极性等素质。⑤任务技术因素:包括医院任务的种类、计划,医疗护理技术水平、工作程序、要求的身体条件等。可见,实践中要综合考虑多方面因素,运用多方面业务和知识。

护理管理的实践性,即需要理论结合我国目前护理实践加以应用,积累自己的管理经验,增加对实际情况的切身体验。不断提高工作艺术性。

(九)护理管理广泛性的特点

护理管理涉及的范围广泛,包括行政管理、业务管理、教学管理、科研管理、信息管理等多方面广泛的内容。由于管理内容广泛,要求管理人员应具有相关的管理理论和较广泛的知识。

在医院内,几个层次护理管理人员各有自己的管理职责。护理副院长、护理部正副主任的职责主要是建立全院性的护理工作目标、任务和有关标准,组织和指导全院性护理工作,控制护理质量等;科护士长主要是组织贯彻执行上层管理部门提出的决策、任务,指导和管理本部门护理管理人员及所管辖的护理工作;基层护士长主要是管理和指导护士及患者工作;护士作为管理者也都有参与管理患者、管理病房、管理物品等职责,进行一定的管理活动。所以,护理中参加管理的人员较广泛。由于以上特点,要求护理管理知识的普及性及广泛性。

(刘承秀)

第二节　SWOT 分析

一、SWOT 分析模型简介

SWOT 分析法又称态势分析法,20 世纪 80 年代初由美国旧金山大学的管理学教授韦里克提出,经常被用于医疗机构战略制订、竞争对手分析等场合。在现在的战略规划报告里,SWOT分析已经成为众所周知和必用的分析工具。SWOT 分析包括分析医疗机构的优势(strength)、劣势(weakness)、机会(opportunity)和威胁(threats)。因此,SWOT 分析实际上是对医疗机构内外部条件各方面内容进行综合和概括,进而分析组织的优劣势、面临的机会和威胁的一种方法。通过 SWOT 分析,可以帮助医疗机构把资源和行动聚集在自己的强项和有最多机会的地方。

二、SWOT 分析模型内容

优劣势分析主要是着眼于医疗机构自身的实力及其与竞争对手的比较,而机会和威胁分析将注意力放在外部环境的变化及对医疗机构的可能影响上。在分析时,应把所有的内部因素(即优劣势)集中在一起,然后用外部的力量来对这些因素进行评估。

(一)机会与威胁分析(OT)

随着经济、社会、科技等诸多方面的迅速发展,特别是世界经济全球化、一体化过程的加快,全球信息网络的建立和医疗消费需求的多样化,医疗机构所处的环境更为开放和动荡。这种变化几乎对所有医疗机构都产生了深刻的影响。环境分析成为一种日益重要的医疗机构的职能。环境发展趋势分为两大类:一类表示环境威胁;另一类表示环境机会。环境威胁指的是环境中一种不利的发展趋势所形成的挑战,如果不采取果断的战略行为,这种不利趋势将导致医院竞争地位受到削弱。环境机会就是对医院行为富有吸引力的领域,在这一领域中,该医院将拥有竞争优势。

(二)优势与劣势分析(SW)

每个医疗机构都要定期检查自己的优势与劣势,这可通过进行。医疗机构或医疗机构外的咨询机构都可利用"医疗机构经营管理检核表"的方式检查医疗机构的营销、财务、服务和组织能力等,每一方面都要按照强弱进行等级划分。两个医疗机构处在同一医疗服务市场,或者说它们向同一患者群体提供服务时,如果其中一个医疗机构有更高的服务能力或服务潜力,这个医疗机构就比另外一个医疗机构更具有竞争优势。换句话说,竞争优势是一个医疗机构超越其竞争对手的能力,这种能力有助于医疗机构战略目标的实现。竞争优势实际上说明了一个医疗机构比其竞争对手有更强的综合优势,但是实际上医疗机构更希望明确在哪一方面具有优势,因为可以扬长避短。

(三)SWOT分析步骤

(1)确认当前的战略是什么。

(2)确认医疗机构外部环境的变化。

(3)根据医疗机构资源组合情况,确认医疗机构的关键能力和关键限制。

(4)按照通用矩阵或类似的方式打分评价。

(5)把识别出的所有优势分成两组,是与行业中潜在的机会有关,还是与潜在的威胁有关。用同样的办法把劣势分成两组:一组与机会有关;另一组与威胁有关。将结果在SWOT分析图上定位或者用SWOT分析表,将刚才的优势和劣势按机会和威胁分别填入表格,形成SWOT战略方针,见图13-2、图13-3。

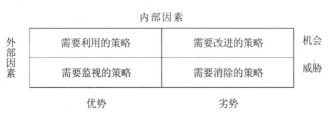

图 13-2 SWOT 分析矩阵

三、使用方法及注意事项

(一)成功应用SWOT分析法时应注意

(1)进行SWOT分析的时候必须对医院的优势与劣势有客观的认识。

(2)必须区分医院的现状与前景。

(3)必须全面考虑各种情况。

(4)必须与竞争对手进行比较,优于或劣于竞争对手的方面。

(5)保持SWOT分析法的简洁化,避免复杂化与过度分析。

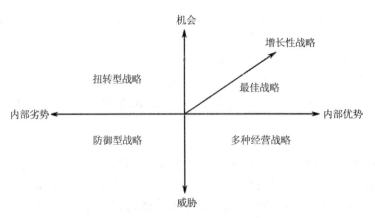

图 13-3　SWOT 分析结果的实施战略

(6)SWOT 分析法因人而异。

(二)整体观念

由于医疗机构是一个整体,而且竞争性优势来源十分广泛,所以,在做优劣势分析时必须从整个价值链的每个环节上,将医疗机构与竞争对手做详细的对比。如果一个医疗机构在某一方面或几个方面的优势正是该行业医疗机构应具备的关键成功要素,那么,该医疗机构的综合竞争优势就强些。衡量一个医疗机构及其服务是否具有竞争优势,只能站在患者角度上,而不是站在医疗机构的角度上。

(三)局限性

与很多其他的战略模型一样,SWOT 模型也带有时代的局限性。以前的医疗机构可能比较关注成本、质量,现在的医疗机构可能更强调组织流程。SWOT 没有考虑到医疗机构改变现状的主动性,医疗机构是可以通过寻找新的资源来创造医疗机构所需要的优势,从而达到过去无法达成的战略目标。

(刘承秀)

第三节　品　管　圈

一、品管圈的简介

品管圈(quality control circle,QCC)是由日本石川馨博士于 1962 年所创。指同一工作现场、工作性质相似的人员自动自发进行品质管理所形成的小组,这些小组作为全面质量管理环节的一环,在自我启发、相互启发的原则下,灵活运用各种统计工具,以全员参与的方式不断进行维护改善自己工作现场的活动。通过轻松愉快的现场管理方式,使护理人员自动自发地参与管理活动,在工作中获得满足感与成就感。

二、品管圈的主要内容

(一)组圈

由工作目标相同、场所相同、性质相同的3～10人组成品管圈,选出圈长。圈长通常由班长、组长或部门主管、技术骨干担任。圈名由圈员共同商讨决定,最好选择富有持久性及象征性工作性质和意义的名字。

(二)选定主题

在充分了解、掌握部门工作现场问题的基础上,选定主题。工作现场的问题大致有效率问题、服务问题、品质问题等。选定主题应该慎重,要考虑其共通性,是圈能力可以解决的,可以数据量化,可以收到预期效果并且符合主要目标方针的主题。

(三)拟定活动计划

主题选定后,应拟定活动计划,事先拟定计划表对品管活动能否顺利推行并取得显著成效具有十分重要的作用。计划表可以周为单位来拟定,在实施过程中,如发现实际与计划有出入或停止不前,应立即找出问题所在并及时加以改进。在拟定计划表时应明确各步骤具体负责人看在活动推进过程中,需明确标注实施线,且计划线应在实施线之上。

(四)现况把握与分析

对工作现场进行调查分析,分析需用数据说话,这种数据的客观性、可比性、时限性,通过数据整理,分层分析,找到问题的症结。针对存在的问题进行原因分析,对诸多原因进行鉴别,找到主要原因,为制订策略提供依据。

(五)制订活动目标并解析

设定与主题对应的改善目标,目标要明确,最好用数据表示目标值并说明制订目标值的依据。

(六)检查对策

确定对策,用5W2H做法,具体为做什么(what);为什么做(why);谁来做(who);何地进行(where);何时(when);如何做(how);成本如何(how much)。讨论出的改善计划内容应包括改善项目主题、发生原因、对策措施、责任人、预定完成时间。

(七)实施对策

拟定具体的实施方法,实施前召集相关人员进行适当培训。实施过程中,负责专项责任的圈员应该负担起交到的责任,并控制过程中正确的做法。小组成员严格按照对策表列出的改进措施计划加以实施。每条对策实施完毕,应再次收集数据,与对策表中锁定的目标进行比较,检查对策是否彻底实施并达到要求。

(八)确认成效

把对策实施后的数据与实施前的现状及小组置顶的目标进行比较,计算经济效益,鼓舞士气,增加成就感,调动积极性。

(九)标准化

评价活动效果,优秀或良好者应保持下去,并将实施方案标准化,写成标准操作程序,并经有关部门确定。已经标准化的作业方法,要进行认真培训,并确定遵守,确保活动收获成效。

(十)检讨与改进

据实评价活动开展过程中每个步骤的实施效果,分析其优缺点,总结经验,探讨今后应努力的方向,为下一圈活动的顺利推行提供经验。

三、使用方法及注意事项

(1)品管圈已广泛应用于病房管理、专科护理、健康教育等护理质量管理的层面,实现了护理质量管理以物为中心的传统管理模式向以人为中心的现代管理模式的转化,体现并强调了全员、全过程、全部门质量控制的全面质量管理理念,对促进护理人才队伍发展亦有重要实践意义。

(2)推行以单位为主的品管圈是护理人员作为改善护理工作问题的常用策略,通过活动的不断改进,提升医疗护理水平。品管圈方法的应用提高了全员质量意识,充分调动了基层护理人员的积极性,开发了管理潜能,引导他们在临床工作中以护理质量为核心,以满足患者需求为导向,发现及寻求方法解决工作中的一些实际问题,包括工作流程的改进、相关制度的落实、质量监控的方法、护理程序的应用、护理表格的制作等。通过品质改善活动,提高管理效益和执行力,提高护理质量。

(3)在护理质量管理过程中成功推行品管圈活动的关键是准确把握问题点。来自临床一线工作现场的问题点往往很多,以手术室护理质量管理为例,常见的护理质量相关的问题有手术体位安全摆放、术后标本正确处置等,当圈员从不同角度提出问题后,如何准确把握关键问题,确保品管圈活动能顺利推行并收获实效,首先需要把问题整理分类,从各个角度加以分析,确定上述哪些是将来可能解决的,哪些是当下亟须解决的,哪些是潜在问题;其次是要考虑问题的共通性;同时要兼顾圈能力,对上述问题的把握能定量化,可用数据表示;并且要评估项目实施的预期效果。只有通过这样严谨的流程确定的问题点,才是关键问题点,只有准确把握好关键问题点才能为品管圈活动顺利推行打下坚实基础。

(刘承秀)

第四节　PDCA 循环

一、PDCA 循环简介

PDCA 循环又称戴明循环(Deming cycle)。20 世纪 20 年代美国著名统计学家有"统计质量控制之父"美名的沃特·阿曼德·休哈特,率先提出"计划－执行－检查(plan-do-see)"的概念,后由美国质量管理专家戴明发展成为计划－执行－检查－处理(plan-do-check-action)的 PDCA 模式,又被称为"戴明环"。PDCA 循环是计划、执行、检查、处理 4 个阶段的循环反复的过程,是一种程序化、标准化、科学化的管理方式,是发现问题和解决问题的过程。作为质量管理的基本方法,广泛应用于医疗和护理领域的各项工作中。

PDCA 循环的优点:①适用于日常管理,既适用于个人的管理,也适用于组织或团队管理。②PDCA 循环是发现问题、解决问题的过程,会随着一个问题的解决,随之产生新的变化演变出新的问题,也就可以使问题得到持续改进和提高。③适用于项目管理,在护理管理中特别适用于护理专项管理工作的改进,包括护理质量管理、护理人力资源管理等方面。④有助于持续改进和提高,因此也适用于护理服务的改进或护理新技术的研发和应用,如护理服务流程的不断改进,

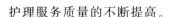

护理服务质量的不断提高。

二、PDCA 循环的主要内容

PDCA 循环是一个质量持续改进模型,包括持续改进与不断提高的 4 个阶段 8 个步骤。①计划阶段:第 1 步分析质量现状,找出存在的质量问题;第 2 步分析产生质量问题的原因或影响因素;第 3 步找出影响质量的主要因素;第 4 步针对影响质量的主要原因研究对策,制订相应的管理或措施,提出改进计划和行动方案,并预测实际效果。②实施阶段:将预定的质量计划、目标、措施及分工要求等,予以实施,成为 PDCA 循环的第 5 步。③检查阶段:根据计划要求,对实际执行情况进行检查,将实际效果与预计目标进行比较,寻找和发现计划执行中的问题并进行改进,作为 PDCA 循环的第 6 步。④处理阶段:对检查结果进行分析、评价和总结,具体分为两个步骤,第 7 步把结果和经验纳入有关标准和规范中。巩固已取得的成绩,防止不良结果再次发生。第 8 步把没有解决的质量问题或新发现的质量问题转入下一个 PDCA 循环,为制订下一轮循环计划提供信息。处理阶段通过总结经验,巩固成绩,工作结果标准化;提出尚未解决的问题,转入下一个循环。原有的问题解决了,又会产生新的问题,问题不断出现又被不断解决,使得 PDCA 循环周而复始地不停运转,使得管理问题得到不断完善。

三、使用方法及注意事项

(1)PDCA 循环作为科学的工作程序,是一个有机的整体,缺少任何一个环节都不可能产生预期效果,工作都很难得到改善。PDCA 循环作为科学的管理方法,是用于护理管理的各项工作和环节。对于循环过程的各个循环彼此联系,相互作用。护理质量管理作为医院质量管理的子循环,与医疗、医技、行政、后勤等部门的质量管理的子循环共同构成医院质量管理的大循环。各护理单元或护理服务项目又是医院护理质量体系中的子循环,这些大小循环相互影响,相互作用,整个医院的质量取决于各个子系统、各部门和各个环节的质量,而这些子系统、各个部门和环节又必须围绕医院的总的质量目标协同行动,因此,医院作为大循环是小循环的依据,小循环又是大循环的基础。PDCA 循环将医院各系统、各部门、各项工作有机地组织起来,彼此影响和促进,持续改进和提高。

(2)PDCA 循环是一个持续改进型,需要不断改进和完善,阶梯式、螺旋式提高,每次循环的结束,都意味着新的循环的开始,使管理的效果从一个水平上升到另一个水平。

(3)应用 PDCA 循环 4 个阶段 8 个步骤来解决质量问题时,需要收集和整理信息,要采用科学的方法进行数据分析,用数据说话,用事实说话。最常用的排列图、因果图、直方图、分层法、相关图、控制图及统计分析表七种统计方法,以数理统计为理论基础,科学可靠、直观地可以使 PDCA 循环建立在坚实的问题提出和分析的基础上。统计方法与 PDCA 循环关系见表 13-1。

表 13-1　统计方法与 PDCA 循环关系表

阶段	步骤	主要方法
P	1.分析现状、找出问题	排列图、直方图、控制图
	2.分析各种影响因素或原因	因果图
	3.找出主要影响因素	排列图、相关图
	4.针对主要原因,制订措施计划	回答"5W1H"(why、what、where、when、who、how)

阶段	步骤	主要方法
D	5.执行、实施计划	
C	6.检查计划执行结果	排列图、直方图、控制图
A	7.总结成功经验,制订相应标准	制订或修改工作规程,检查规程及有关规章制度
	8.把未解决或新出现问题转入下一个 PDCA 循环	

（刘承秀）

第五节　护理人员的培训

一、护理人员培训的目的与功能

（一）护理人员培训的目的

1.角色转变需要

帮助护理人员了解医院宗旨、文化、价值观和发展目标,增进护理人员对组织的认同感和归属感,尽快适应角色。

2.满足工作需要

学校教育主要是完成基础教育和基本专业技术教育,毕业时所拥有的仅仅为基础理论知识与技能操作方法。进入医院护理岗位后将从事的工作大多数则是专业性较强的理论知识与技能,所以必须对他们进行相应的培训。

3.适应发展需要

随着社会、经济、医学科学技术和教育的发展,只有接受培训,才能顺应发展的需要,不断转变观念,更新知识,提高技能,发展能力。

4.提升素质需要

培训可以促使具有不同价值观、信念、工作习惯的护理人员,按照社会、市场、岗位及管理的要求,形成统一、团结、和谐的工作团队,使其拥有饱满的精神状态,提升护理人员整体素质,提高工作效率与护理服务质量。

（二）护理人员培训的功能

（1）掌握工作基本方法:通过培训,使新上岗的护理人员或调到新岗位的护理人员尽快进入工作角色,掌握工作基本方法,履行角色职责。

（2）理解护理工作宗旨:通过培训,帮助护理人员理解组织和护理工作的宗旨、价值观和发展目标,提高和增进护理人员对组织的认同感和归属感。

（3）改善护理工作态度:通过培训,强化护理人员的职业素质,为打造优质护理服务奠定基础。

（4）制订职业生涯规划:通过培训,协助护理人员结合自身特点制订职业生涯发展规划,使护理人员在完成各项护理工作的同时有意识地关注自身的发展,自觉地提高个人素质,最大限度地发展个人潜能。

在注重对个体培训的同时,有计划地进行护理人力资源团队的建设,以利于护理工作的顺利开展,有效优化护理质量,保障护理人力资源的可持续发展。

二、护理人员培训的程序

目前的护理人员培训程序一般由 3 个阶段组成:培训前准备阶段、培训中实施阶段和培训后评价阶段。

(一)培训前准备阶段

培训前准备阶段主要是进行培训需求分析、培训前测试和确立培训目标。培训需求分析是从医院发展、工作岗位需求及护理人员个人要求 3 个方面考虑。培训需求分析是确立培训目标、制订培训计划和评价培训效果的依据。

(二)培训中实施阶段

在确定培训需求的基础上,培训者要根据目标制订出相应的培训计划。培训计划包括培训内容、时间安排、培训方法、学习形式、培训制度、受训人员和培训人员及必要的经费预算等内容。培训内容的选择应体现学习目标,既要考虑培训的系统性,也要考虑培训的可行性、适宜性。培训人员的选择要注重资格(教师本身的专业性)和责任心。培训方法与学习形式的选择应根据培训的目标、医院条件和岗位需求综合考虑。

(三)培训后评价阶段

培训评价是保证培训效果的重要一环,其主要包括 4 个步骤。

1.确立评价目标

以目标为基础确立评价标准。标准应具体、可操作、符合培训计划。

2.控制培训过程

控制培训过程是指培训过程中不断根据目标、标准和受训者的特点,矫正培训方法和控制培训进程。培训过程中注意观察,以及时了解培训情况,以及时获得培训过程中的信息,矫正偏差,保证培训取得预期效果。

3.评价培训效果

包括培训效果的评价和培训经费使用的审核两个方面,常用的评价方法如下。

(1)书面评估表评价课堂理论培训效果。

(2)小组讨论形式评价,让受训者讲述学习收获和对培训的建议。

(3)相关试卷测试及技能考核。

(4)岗位实际工作考核,观察受训者在工作中使用新知识、新技能的情况。

(5)问卷调查,通过问卷比较受训者培训前后的工作表现。

(6)培训经费使用的审核包括培训费用支出的有效性、可控性及合理性。

4.迁移评价效果

迁移评价效果是指把培训的效果应用于临床护理工作中,促进临床护理工作的优质化。

三、护理人员培训的形式和方法

(一)培训形式

1.岗前培训

岗前培训是使新员工熟悉组织,适应环境和岗位的过程。对刚进入工作单位的护士来说,最重要的是学会如何去做自己的工作,以及保持与自己角色相适应的行为方式。岗前培训能帮助新护士放弃自己与组织要求不相适应的理念、价值观和行为方式,以便尽快地适应新组织的要求、工作准则和工作方法。岗前培训首先要使新护士在和谐的气氛中融入工作环境,为以后的工作打下良好的基础。其次,要使护士了解医院的组织文化、经营思想和发展目标,帮助护士熟悉胜任工作的必要知识技能和职业道德规范,了解医院和护理系统的有关政策、规章制度和运转程序,熟悉岗位职责和工作环境。

2.脱产培训

脱产培训是根据医院护理工作的实际需要选派不同层次的护理骨干,集中时间离开工作岗位,到专门的学校、研究机构或其他培训机构进行学习。这种培训可以系统地学习相关理论,因此,对提高培训人员的素质和专业能力具有积极影响。脱产培训包括短期或长期脱产学习、学历教育和新技能培训等形式。

3.在职培训

在职培训是指护理人员边工作边接受指导、教育的学习过程。这种培训方法多采用导师制,即由高年资护士向低年资护士传送知识和技能的过程。这种指导关系不仅体现在操作技能方面,同时,在价值观的形成、人际关系的建立及合作精神培养等方面都具有指导意义。

培训的安排有集中式、分散式、集中与分散相结合3种。集中式是由护理部统一安排所有新护士参加护理部组织的培训;分散式则由各临床科室护士长组织相应的临床师资,对进入本科室的新护士进行针对性的专科培训。集中与分散相结合则兼有上述两种形式。

(二)培训的方法

1.讲授法

讲授法是一种以教师讲解为主的知识传授方法。通过教学人员的讲解可帮助学员理解有一定难度的知识。并且可同时对数量较多的护理人员进行培训。讲授法培训也可以结合案例分析进行讨论。可用于职业道德、规章制度、专科护理技术、护士礼仪等培训。

2.演示法

演示法是借助实物和教具,通过操作示范,使学员了解某项操作的完成步骤的一种教学方法。如心肺复苏术,呼吸机、监护仪、输液泵的使用等内容。演示法能激发学习者的学习兴趣,有利于加深对学习内容的理解。也可通过运用光盘、录像带、幻灯片等教具介绍医院的发展情况、医院环境、组织规模等,进行护士职业道德、行为规范、基础护理操作技术等教育。

3.案例分析法

案例分析法是通过观察和分析,让学员针对案例提出问题并找出解决问题方法的一种教学方法。案例分析法可以培养学员观察问题、分析问题和解决护理问题的实际能力。

4.讨论法

讨论法是一种通过学员之间的讨论来加深对知识的理解、掌握和应用,并能解决疑难问题的培训方法。讨论法有利于知识和经验的交流,促使受训者积极思考,从而锻炼和培养实际工作能力。

5.研讨会

研讨会是以学员感兴趣的题目为主,进行有特色的演讲,并发放相关材料,引导学习者讨论的培训方法。研讨会需要合适的场地,对参会人员数量和时间也有一定要求,这些因素都限制了研讨会的举行。适宜于在学校、研究机构或其他培训机构进行。

6.其他方法

视听和多媒体教学法、角色扮演等方法均可选择性地运用于护理人员的培训教育。计算机网络技术的发展、远程教育手段等技术的应用,为提高护理人员的培训质量提供了更加广阔的前景。

(三)培训的内容

1.公共部分

由护理部制订培训计划并组织实施,一般为1～2周。包括医院简介、医院环境、医院组织体系、相关规章制度、职业道德、护士礼仪与行为要求、相关法律法规、护理纠纷的防范、基本护理技术、急救技术(如心肺复苏)、院内感染预防、护理文书书写等,有些医院还组织新护士的授帽仪式。

2.专科部分

由各临床科室分别制订计划并逐项落实,普通科室为3～4周,ICU、CCU、急诊科一般为6～8周。包括熟悉本科室环境、人员结构、各类人员职责、各班工作要求、质量控制标准等,以及本科室常见病和常见急症的主要临床表现、治疗(救治)原则及护理措施、主要专科检查和特殊诊疗技术的临床应用及主要护理措施(如各种造影检查、心电监护、呼吸机的应用)等。

(四)培训的考核

(1)公共部分由护理部统一组织安排,分为理论和技能两部分,理论部分包括有关规章制度、职业道德、护士礼仪与行为要求、相关法律法规及护理纠纷的防范、护理文书书写等内容;技能部分主要为基础护理操作技术、护士礼仪及语言的考核。

(2)专科部分由各专科护士长组织有关临床师资负责,以理论考试为主,包括护士的职责、各班工作要求、本科室常见病和常见急症的临床表现、治疗(救治)原则及护理措施、专科主要检查和特殊诊疗技术的临床应用及护理(如各种造影检查、心电监护、呼吸机的应用)等。

(五)护士的继续护理学教育

继续护理学教育是继护士的规范化培训之后,以学习新理论、新知识、新技术和新方法为主的一种终生性护理学教育。主要内容包括学术会议、专题讲座、调研考察报告、护理疑难病例讨论会、技术操作示教、专题培训班等,一般以短期和业余学习为主。

1.学分授予

继续护理学教育实行学分制,分为Ⅰ类学分和Ⅱ类学分。

2.学分制管理

继续护理学教育实行学分制,可按照《继续医学教育学分授予试行办法》执行。护理人员继续教育学分制要求护理技术人员每年参加经认可的继续护理学教育活动的最低学分为25学分,其中Ⅰ类学分须达到3～10学分,Ⅱ类学分须达到15～22学分。省、自治区、直辖市级医院的主管护师及其以上人员5年内必须获得国家级继续护理学教育项目授予5～10学分。护理技术人员在任期内每年须修满25学分以上(包括25学分),才能再次注册、聘任及晋升。

(刘承秀)

第六节　护理规章制度

护理规章制度是护理管理的重要内容,是护理人员正确履行工作职责、工作权限、工作义务及工作程序的文字规定。它是护理管理、护理工作的标准及遵循的准则,是保障护理质量、护理安全的重要措施,并具有鲜明的法规性、强制性等特点。因此,护理人员必须严格遵守和执行各项护理规章制度。

本节仅列举主要的护理规章制度,各级管理者可根据医院实际情况不断修改补充,完善更新各项护理制度,并认真贯彻执行,定期督促检查执行情况。

一、护理部工作制度

(1)护理部有健全的组织管理体系,根据医院情况实行三级或二级管理,对科护士长、护士长进行垂直领导。

(2)按照护理部工作职责,协助医院完成护理人员的聘任、调配,负责培训、考核、奖惩等相关事宜。

(3)实行护理工作目标管理,护理工作有中长期规划,有年计划,季度安排,月、周工作重点,并认真组织落实,每年对执行情况有分析、总结,持续改进。

(4)依据医院的功能、任务制订护理工作的服务理念,建立健全适应现代医院管理的各项护理规章制度、疾病护理常规、护理技术操作规程及各级护理人员岗位职责和工作标准。

(5)根据医院的应急预案,制定护理各种应急预案或工作指南。

(6)有护理不良事件管理制度,并不断修订、补充、完善。

(7)有健全的科护士长、护士长的考核标准,护理部每月汇总护理工作月报表,发现问题及时解决。

(8)组织实施护理程序,为患者提供安全的护理技术操作及人性化的护理服务。

(9)定期深入科室进行查房,协助临床一线解决实际问题。

(10)护理质量管理实施三级或二级质量控制。护理部、护理质量安全管理委员会、大科护士长严格按照护理质量考核标准,督促检查护理质量和护理服务工作,护理部专人负责护理质量管理,对全院护理质量有分析及反馈,有持续质量改进的措施。

(11)定期组织召开各种会议,检查、总结、布置工作。

(12)护理教学:护理部专人负责教学工作,制订年度教学计划及安排,制定考核标准。定期组织各级各类护理人员继续医学教育培训及岗前培训、业务考核,年终有总结及分析。

(13)护理科研:有护理科研组织、有科研计划并组织实施,对科研成果和优秀论文有奖励方案。

二、会议制度

(1)医院行政办公会:护理副院长和护理部主任(副主任)参加。获取医院行政指令并汇报护理工作情况。

（2）医院行政会：全体护士长应参加。了解掌握医院全面工作动态，接受任务，传达至护士。

（3）护理部例会：1～2周召开1次。传达医院有关会议精神，分析讨论护理质量和工作问题，做工作小结和工作安排。

（4）护士长例会：每月召开1次。全体护士长参加，传达有关会议精神；组织护士长业务学习。通报当月护理工作质量控制情况，分析、讲评、研究护理工作存在问题，提出改进措施，布置下月工作。

（5）临床护理带教例会：护理部每学期召开不少于2次，科室召开每月1次。传达有关会议精神，学习教学业务。检查教学计划落实情况，分析、讲评、教学工作，做教学工作小结，布置工作。

（6）护理质量分析会：每年召开1～2次，对护理管理及护理工作中存在的问题、疑点、难点及质量持续改进等问题进行分析、通报，加强信息交流，采取有效的护理措施，规范护理工作。

（7）医院护理质量安全管理委员会会议：每年至少召开2次，分析、讲评、研究护理质量安全管理问题，修改、补充和完善护理规章制度、护理质量检查标准和护理操作规程。

（8）全院护士大会：每年召开1～2次。传达上级有关会议精神，护理专业新进展新动态，表彰优秀护士事迹，总结工作、部署计划。

（9）晨交班会：由护士长主持，全科护士参加，运用护理程序交接班，听取值班人员汇报值班情况，并进行床旁交接班，解决护理工作中存在的主要问题，布置当日的工作。每天08:00～08:30。

（10）病区护士会：每月召开1次，做工作小结，提出存在问题和改进措施，传达有关会议精神，学习业务及规章制度。

（11）工休座谈会：每月召开1次，由护士长或护士组长主持。会议内容：了解患者需求，听取患者对医疗、护理、生活、饮食等方面的意见和建议；宣传健康保健知识；进行满意度调查；要求患者自觉遵守病区规章制度等。

三、护理部文件档案管理制度

（1）护理部文件包括：①全院护理工作制度、工作计划、工作总结。②护理质量控制、在职培训、进修、实习情况。③各种有关会议纪要、记录。④护士执业注册、出勤、奖、惩、护理不良事件、晋升资料。⑤护理科研、新技术、新项目、科研成果、学术论文申报及备案资料。⑥上级有关文件及申报上级有关文件存底。⑦护理学习用书、资料。⑧护理部仪器设备，如打印机、扫描仪、计算机、相机等。

（2）护理部指定专人负责资料收集、登记和保管工作。

（3）建立保管制度，平时分卷、分档存放，年终进行分类、分册装订，长期保管。

（4）严格遵守保密原则，机密文件、资料的收发、传阅、保管须严格按有关程序办理，加强计算机、传真机的管理，护理部以外其他人员不得动用各种文件及仪器设备，严禁通过无保密措施的通信设施传递机密文件及信息。

（5）护理部文件不得带出护理部。如需借用，填写借用单，妥善保管，不能丢失，并在规定时间归还。

四、护理查房制度

(一)护理部查房

(1)管理查房每月 1 次。查阅护士长管理资料。依据相关标准,进行全面质量检查、评价,提出改进意见。

(2)业务查房每季度 1 次,护理部组织。由科室确定查房病例,对各科危、重患者的护理每周 1 次,对护士的岗位职责、护理服务过程、分级护理质量、危重患者护理、疾病护理常规、技术操作规程、病区管理、差错事故隐患、医院感染控制、抢救药品、器械完好情况等工作进行检查、督促、落实。

(二)教学查房

全院教学查房每季 1 次,科室教学查房每季 1~2 次。对护理病例进行分析、讨论,对主要发言人作点评,会前做好提问和答疑准备。

(三)全院护士长夜查房

每周 2 次。夜班护士长不定时到科室查房,重点巡视护士岗位职责、规章制度的落实情况,解决护理工作疑难问题、临时调配护理人员,指导或参与危重患者抢救并做好值班记录。

(四)节假日查房

节假日安排查房。护理部或科护士长组织对全院各病区进行巡查,检查各科值班人员安排是否合理,护士工作状态和规章制度的落实情况,指导危重患者抢救护理,以及时解决护理工作中疑难问题。

(五)护士长参加科主任查房

每周 1 次,掌握特殊、危重患者病情,了解护理工作情况和医疗对护理的要求。

五、护理会诊制度

(1)护理会诊的目的:为了解决重危、复杂、疑难患者的护理问题,切实、有效地提高护理质量。

(2)护理会诊工作由护理部负责,由各护理专科小组承担会诊任务,定期进行工作总结、反馈、整改。全院性会诊,由护理部安排有关护理专家进行,会诊地点常规设在护理会诊申请科室。

(3)对于临床危重、复杂、疑难病例的护理,科室先组织护士进行讨论,讨论后仍难以处理,报告大科护士长协调处理,由大科护士长决定是否申请院内护理会诊。

(4)认真填写护理会诊申请单,经护士长书面签字后送交或电话通知大科护士长,再由大科护士长汇报护理部。

(5)护理部主任负责会诊的组织、协调有关护理人员进行会诊。

(6)会诊由护士长或管床护士汇报情况,会诊小组提出处理意见,并记录在会诊单上,科室执行处理意见详细记录在护理记录单上。会诊记录单一式两份,护理部一份,科室留存一份。

(7)参加护理会诊的人员由医院护理质量安全管理委员会成员、专科护士(经专科护士培训取得合格证,并具有一定临床工作能力)组成。

(8)普通会诊 24 小时内完成,急护理会诊 2 小时内完成。请院外护理会诊须经主管护理的院领导同意,由护理部向被请医院护理部提出会诊邀请。

六、护理制度、护理常规、操作规程变更制度

(1)护理制度、操作常规、操作规程变更,应立足于适应临床工作需要,规范护理行为,提高工作质量,确保患者安全。

(2)护理制度、操作常规、操作规程变更,由护理质量管理委员会负责。如有变更需求,护理部、科室提出变更意见和建议,待委员会讨论批准后执行。

(3)变更范围。①对现有护理制度、操作常规、操作规程的自我完善和补充。②对新开展的工作,需要制定新的护理制度、护理常规或操作规程。

(4)护理制度、护理常规、操作规程变更后,应试行 3~6 个月,经可行性再评价后方可正式列入实施。文件上须标有本制度执行起止时间及批准人。

(5)变更后的护理制度、护理常规、操作规程由护理部及时通知全院护士,认真组织培训并贯彻执行。

(6)重大护理制度、护理常规、操作规程变更需与医疗管理职能部门做好协调,保持医疗护理一致性,并向全院通报。

七、护士管理规定

(1)严格遵守中华人民共和国《护士条例》,护士必须按规定及时完成首次执业注册和定期延续注册。

(2)护士执业过程中必须遵守相关法律法规、医疗护理工作的规章制度、技术规范和职业道德。

(3)护士需定期考核,接受在职培训,完成规范化培训和继续教育有关规定。

(4)护士应对自己的护理行为负责,热情工作,尊重每一位患者,努力为患者提供最佳的、最适宜的护理服务。

(5)护士要养成诚实、正直、慎独、上进的品格和沉着、严谨、机敏的工作作风。护士通过实践、教育、管理、学习等方法提高专业水平。

(6)护士的使命是体现护理工作的价值、促进人类健康;护士应与其他医务人员合作,为提高整个社会健康水平而努力。

八、护士资质管理规范

(1)护理部每年审核全院护士执业资质,按上级通知统一组织护士首次执业注册和延续注册(在注册期满前 30 天),对《中华人民共和国护士执业证》进行集体校验注册。

(2)护理部协助人事部门审核招聘护士的身份证、毕业文凭、《中华人民共和国护士执业证书》。

(3)护理部负责审核进修护士的身份证、毕业文凭、《中华人民共和国护士执业证书》。

(4)护理部为转入护士及时办理变更执业注册,在有效变更注册前不得在临床单独值班。

(5)实习护士、进修护士、未取得《中华人民共和国护士执业证书》并有效注册的新护士不能单独工作,必须在执业护士的指导下进行护理工作。

(6)护理部对资质审核不合格的护士,书面通知相关人员,确保做到依法执业。

(7)按"各级护士考核制度"进行定期考核,考核合格方可注册。

(8)护士长严格执行上述规范,加强依法执业管理。

九、护理质量管理制度

(1)建立护理质量安全管理委员会,在分管院长及护理部主任的领导下进行工作,成立三级护理质量控制组织,负责全院的护理质量监督、检查与评价,指导护理质量持续改进工作。

(2)依据相关法律法规和卫生行政相关规范和常规,修订完善医院护理质量管理标准、规章制度、护理不良事件等管理制度。

(3)定期监督、检查各项护理规章制度、岗位职责、护理常规、操作规程落实情况,发现问题及时纠正。

(4)检查形式采取综合检查、重点检查、专项检查、夜班检查等。

(5)护理质量控制要求。①全院各病区每月检查不得少于1次,有整改措施、有记录。②根据护理工作要求,制定和完善患者对护理工作满意度调查表,每季度满意度调查1次,每个病区5张调查表。③按照《临床护理实践指南(2011)》进行护士的培训和考核,每年急救技术(CPR)操作培训,要求人人参训并掌握。

(6)对患者及家属的投诉、纠纷及护理安全隐患,做到三不放过(事件未调查清楚不放过;当事人未受教育不放过;整改措施未落实不放过)。对问题要调查核实讨论分析,提出改进措施和投诉反馈。

(7)每月汇总各类质控检查结果,作为护理部和科室质量改进的参考依据,存在问题作为次月质控考核的重点,年终质控结果与科室护理工作奖惩挂钩。

(8)护理不良事件管理登记完整,以及时上报汇总,定期组织讨论,提出预防和改进措施。

(9)强化对全院护士的质量管理教育,树立质量管理意识,参与质量管理,定期进行护理安全警示教育。

十、重点科室、重点环节护理管理制度

(一)重点科室护理管理制度

(1)重点科室包括重症医学科、急诊科、产房、血液透析室、手术室、供应室。

(2)根据相关要求,制定各重点科室的护理质量管理考评标准。

(3)科护士长严格按照质量标准的各项要求管理、督导护理工作。

(4)护理质量管理委员会对上述科室的护理工作进行重点检查。

(二)重点环节护理管理制度

(1)重点环节包括以下内容。①重点环节:患者交接、患者信息的正确标识、药品管理、围术期管理、患者管道管理、压疮预防、患者跌倒/坠床、有创护理操作、医护衔接。②重点时段:中班、夜班、连班、节假日、工作繁忙时。③重点患者:疑难危重患者、新入院患者、手术患者、老年患者、接受特殊检查和治疗的患者、有自杀倾向的患者。④重点员工:护理骨干、新护士、进修护士、实习护士、近期遭遇生活事件的护士。

(2)落实组织管理:护士长应组织有关人员加强重点时段的交接班管理和人员管理,根据病房的具体情况,科学合理安排人力,对重点时段的工作、人员、工作衔接要有明确具体的要求,并在排班中体现。

(3)落实制度:严格执行各项医疗护理制度,护理操作规程。

(4)落实措施:病房针对重点环节,结合本病房的工作特点,提出并落实具体有效的护理管理

措施,保证患者的护理安全。

(5)落实人力:根据护士的能力和经验,有针对性地安排重点患者的护理工作,以及时检查和评价护理效果,加强对重点患者的交接、查对和病情观察,并体现在护理记录中。

(6)控制重点员工,工作职责有明确具体的要求,并安排专人管理。

十一、抢救及特殊事件报告制度

各科室进行重大抢救及特殊病例的抢救治疗时,应及时向医院有关部门及院领导报告。

(一)需报告的重大抢救及特殊病例

(1)涉及灾害事故、突发事件所致死亡3人及以上或同时伤亡6人及以上的重大抢救。

(2)知名人士、保健对象、外籍、境外人士的抢救,本院职工的病危及抢救。

(3)涉及有医疗纠纷或严重并发症患者的抢救。

(4)特殊危重病例的抢救。

(5)大型活动或其他特殊情况中出现的患者。

(6)突发甲类或乙类传染病及新传染病患者。

(二)应报告的内容

(1)灾害事故、突发事件的发生时间、地点、伤亡人数、分类及联络方式;伤病亡人员的姓名、年龄、性别、致伤、病亡的原因,伤者的伤情、病情,采取的抢救措施等。

(2)大型活动和特殊情况中发生的患者姓名、年龄、性别、诊断、病情、预后及采取的医疗措施等。

(3)特殊病例患者姓名、性别、年龄、诊断、治疗抢救措施、目前情况、预后等。

(三)报告程序及时限

(1)参加院前、急诊及住院患者抢救的医务人员向医务部(处)、护理部报告;参加门诊抢救的医务人员向门诊部报告;节假日、夜间向院总值班报告。在口头或电话报告的同时,特殊情况应填报书面报告单在24小时内上交医务部和护理部。

(2)医务部(处)、护理部、门诊部、院总值班接到报告后,应及时向院领导报告。

十二、护理投诉管理制度

(1)在护理工作中,因服务态度、服务质量、技术操作出现的护理失误或缺陷,引起患者或家属不满,以书面或口头方式反映到护理部或有关部门的意见,均为护理投诉。

(2)护理投诉管理制度健全,有专人接待投诉者,使患者及家属有机会陈诉自己的观点,并做好投诉记录。

(3)接待投诉时要认真倾听投诉者意见,并做好解释说明工作,避免引发新的冲突。

(4)护理部设有护理投诉专项记录本,记录事件发生的时间、地点、人员、原因,分析和处理经过及整改措施。

(5)护理部接到护理投诉后,调查核实,应及时反馈给有关科室的护士长。科室应认真分析事发原因,总结经验,接受教训,提出整改措施。

(6)投诉经核实后,护理部可根据事件情节严重程度,给予当事人相应的处理。①给予当事人批评教育。②当事人认真做书面检查,并在护理部或护士长处备案。③向投诉者诚意道歉,取得谅解。④根据情节严重程度给予处罚。

（7）对护理投诉，进行调查、分析并制定相应措施，要及时在护士长会议通报，减少投诉、纠纷的发生。

十三、护理不良事件报告及管理制度

护理不良事件是指医院对住院患者、孕妇及新生儿，由于护理不周，直接或间接导致患者受伤、昏迷，甚至死亡等事件。

（1）护理不良事件包括护理差错、护理事故、在院跌倒、坠床、护理并发症、护理投诉及其他意外或突发事件。

（2）主动及时报告：凡发生护理不良事件，当事人或者知情人应立即主动向科室领导或护士长报告，护士长向护理部报告，护理部及时上报医院领导。发生严重差错逐级上报，不得超过24小时。

（3）护理部接到护理投诉，应热情接待，认真调查、尊重事实、耐心沟通、端正处理态度，避免引发新的冲突。调查核实后，应及时向有关科室的护士长进行反馈。

（4）及时补救：对护理不良事件采取积极有效的补救措施，将问题及对患者造成的不良后果降到最低限度，并立即报告医师及时抢救、启动应急预案及时处理。

（5）调查分析：发生护理不良事件，护理部应组织有关人员了解情况，核对事实，同时指导科室确定不良事件的性质及等级，找出原因，进行分析，上报书面材料。

（6）按规定处理：对护理不良事件，应根据医院有关规定进行处理，以事实为依据，客观、公正地按护理不良事件的判定标准评定处理，既考虑到造成的影响及后果，又要注意保护当事护理人员。护理事故由医院医疗事故技术鉴定委员会定性或由医学会组织专家鉴定。

（7）吸取教训：护理不良事件的处理不是最终目的，关键是吸取教训，将防范重点放在预防同类事件的重复发生上。应视情节及后果，对当事人进行批评教育，召开会议。对事件的原因与性质进行分析、讨论，吸取经验教训，提出处理和改进措施，不断提高护理工作质量。

（8）发生护理不良事件的各种有关记录、检验报告、药品、器械等均应妥善保管，不得擅自涂改、销毁，必要时封存，以备鉴定。

（9）各科室及护理部如实登记各类护理不良事件，护理部指定专人负责护理不良事件的登统，详细记录不良事件发生的原因、性质、当事人的态度、处理结果及改进措施等。

（10）执行非惩罚性护理不良事件主动报告制度，并积极鼓励上报未造成不良后果但存在安全隐患的事件及有效杜绝差错的事例。对主动报告、改进落实有成效的科室及护士长，在当月护士长会上给予口头表扬，并对不良事件进行分析、总结。对主动报告的当事人按事件性质给予奖励50～100元。如不按规定报告、有意隐瞒已发生的护理不良事件，经查实，视情节轻重严肃处理。

十四、紧急状态护理人员调配制度

（1）护理部、科室有护理人员紧急调配方案，担任紧急任务的人员需保持联络通畅。

（2）突发事件发生时，护理部、科室依照情况需要，统一组织调配。夜间、节假日由科室值班护士立即向医院总值班和病区护士长报告，总值班根据情况统一组织调配。

（3）院内、外重大抢救时，正常工作时间由护理部统一调配人员；夜间、节假日听从院总值班和护理部统一调配，同时向科护士长、病区护士长通报。护理部、科护士长或护士长接报后立即

妥善安排工作。

（4）在岗护理人员有突发情况不能工作时，首先通知该病区护士长，安排人员到岗。病区有困难时，应逐级向科护士长、护理部汇报，由上级部门协调解决。

（5）病事假原则上应先请假或持有相关部门的有效假条作凭证。如遇临时特殊情况急需请假有书面报告，应立即向病区护士长报告，病区内安排有困难可逐级请科护士长、护理部协调解决，等待替换人员到岗后方可离开。

十五、护理人员培训与考核制度

（一）岗前培训制度

新护士必须进行岗前培训。由护理部负责组织护理专业相关内容培训。

（二）在岗培训与考核制度

（1）每年对各级护士要制订护理培训考核计划，包括基础理论、基本操作、基本技能、专科技能、新业务技术及应急处置技能培训。由护理部组织实施。

（2）要求护士参训率、考核合格率达标。

（3）根据专科发展需要，有计划选送护士进修学习。

（4）护理部每月组织业务授课，科室每月组织业务学习。

（5）组织继续护理学教育，完成年度规定学分，考核登记归档。

十六、护理人员技术档案管理制度

（1）护理人员技术档案由护理部指定专人管理，负责收集资料、整理、登记和档案保管工作，档案用专柜存放并上锁。

（2）档案内容包括护士的一般资料（姓名、年龄、婚否、性别、家庭地址和电话号码、学历、职称、职务、毕业学校、毕业时间、执业注册、论文发表、科研、晋升时间等）护士年度行为评价资料、继续教育情况及一些特殊情况记录。

（3）技术档案登记完善、准确、不得随意涂改、伪造或遗失，保管者调动工作时应及时移交。有记录。

（4）每年核对补充整理档案，发现问题及时解决。

（5）技术档案不得外借，以确保档案保密性。

（刘承秀）

参考文献

[1] 张翠华,张婷,王静,等.现代常见疾病护理精要[M].青岛:中国海洋大学出版社,2021.

[2] 张薇薇.基础护理技术与各科护理实践[M].开封:河南大学出版社,2021.

[3] 刘爱杰,张芙蓉,景莉,等.实用常见疾病护理[M].青岛:中国海洋大学出版社,2021.

[4] 杨杰.现代临床专科护理新进展[M].开封:河南大学出版社,2020.

[5] 张俊英.精编临床常见疾病护理[M].青岛:中国海洋大学出版社,2021.

[6] 王雪菲,彭淑华,邹永光.临床危重患者护理常规及应急抢救流程[M].武汉:华中科技大学出版社,2022.

[7] 顾宇丹.现代临床专科护理精要[M].开封:河南大学出版社,2022.

[8] 洪梅.临床护理操作与护理管理[M].哈尔滨:黑龙江科学技术出版社,2021.

[9] 刘楠楠.内科护理[M].北京:人民卫生出版社,2021.

[10] 冉健,李金英,陈明.现代急危重症与护理实践[M].汕头:汕头大学出版社,2021.

[11] 姜雪.基础护理技术操作[M].西安:西北大学出版社,2021.

[12] 徐明明.现代护理管理与临床护理实践[M].北京:科学技术文献出版社,2021.

[13] 于翠翠.实用护理学基础与各科护理实践[M].北京:中国纺织出版社,2022.

[14] 纪欢欢,孟萌,侯涛.神经外科疾病护理常规[M].北京:化学工业出版社,2022.

[15] 王艳秋,玄春艳,孙健,等.现代临床护理实践与管理[M].重庆:重庆大学出版社,2022.

[16] 周红梅.实用临床综合护理[M].汕头:汕头大学出版社,2021.

[17] 陈素清.现代实用护理技术[M].青岛:中国海洋大学出版社,2021.

[18] 安旭姝,曲晓菊,郑秋华.实用护理理论与实践[M].北京:化学工业出版社,2022.

[19] 周霞.护理教学与临床实践[M].北京:中国纺织出版社,2021.

[20] 吴旭友,王奋红,武烈.临床护理实践指引[M].济南:山东科学技术出版社,2021.

[21] 杨秀霞.现代妇产科护理技术与应用[M].汕头:汕头大学出版社,2020.

[22] 高正春.护理综合技术[M].武汉:华中科技大学出版社,2021.

[23] 高淑平.专科护理技术操作规范[M].北京:中国纺织出版社,2021.

[24] 蒋运兰,王芳.中医护理理论与实践精编[M].北京:人民卫生出版社,2022.

[25] 王庆秀.内科临床诊疗及护理技术[M].天津:天津科学技术出版社,2020.

[26] 姜鑫.现代临床常见疾病诊疗与护理[M].北京:中国纺织出版社,2021.

［27］万霞.现代专科护理及护理实践［M］.开封:河南大学出版社,2020.

［28］吕巧英.医学临床护理实践［M］.开封:河南大学出版社,2020.

［29］李和军.急诊护理实用手册［M］.哈尔滨:黑龙江科学技术出版社,2020.

［30］董桂银,卢唤鸽.临床常见急危重症护理研究［M］.北京:中国纺织出版社,2021.

［31］王艳.常见病护理实践与操作常规［M］.长春:吉林科学技术出版社,2020.

［32］吴雯婷.实用临床护理技术与护理管理［M］.北京:中国纺织出版社,2021.

［33］窦超.临床护理规范与护理管理［M］.北京:科学技术文献出版社,2020.

［34］周晓丹.现代临床护理与护理管理［M］.北京:科学技术文献出版社,2021.

［35］张晓霞,于丽丽.外科护理［M］.济南:山东人民出版社,2021.

［36］王春娥,陈清山,焦琳琳,等.利用行为阶段管理模式提高品管圈活动开展质量［J］.中国卫生质量管理,2022,29(8):84-87.

［37］朱佳珍.精细化护理模式用于预防血液透析导管感染的临床效果［J］.中国医药指南,2022,20(31):178-180.

［38］任紫萍.优质护理干预在异位妊娠患者中的应用价值探讨［J］.中国冶金工业医学杂志,2022,39(3):359-360.

［39］孙晶,王施展,王钰.全方位护理干预在冠心病心律失常患者中的应用效果［J］.中国当代医药,2022,29(11):193-196.

［40］白莉莉.优质康复护理对老年冠心病患者的影响观察［J］.中国冶金工业医学杂志,2022,39(6):656-657.